心血管疾病
新理论新技术2015

XINXUEGUAN JIBING XINLILUN XINJISHU 2015

主　编　沈卫峰　张瑞岩

副主编　张　奇　陆　林

编　者　（以姓氏汉语拼音为序）

安宣齐	陈桢玥	戴道鹏	丁风华	杜　润
杜　萱	范　騄	方跃华	顾　刚	何玉虎
金　奇	金　玮	李菲卡	凌天佑	刘　艳
陆国平	陆　林	吕安康	罗晓颖	倪靖炜
潘文麒	沈卫峰	沈　迎	苏秀秀	孙嘉腾
陶　蓉	王　芳	王鸿珍	王继光	王　真
吴立群	席　锐	辛仰勋	许建忠	严子君
杨震坤	应　远	虞　冬	张　琳	张　凝
张　奇	张瑞岩	张小杰	章安迪	赵潇然
朱鼎良	朱劲舟	朱理敏	朱天奇	朱　茜
朱政斌				

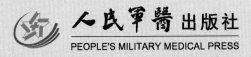
人民军醫出版社

PEOPLE'S MILITARY MEDICAL PRESS

北京

图书在版编目(CIP)数据

心血管疾病新理论新技术.2015/沈卫峰,张瑞岩主编.—北京:人民军医出版社,2015.1
ISBN 978-7-5091-8087-7

Ⅰ.①心…　Ⅱ.①沈…②张…　Ⅲ.①心脏血管疾病—诊疗　Ⅳ.①R54

中国版本图书馆 CIP 数据核字(2014)第 286031 号

策划编辑:路　弘　　文字编辑:陈　娟　陈　卓　　责任审读:黄栩兵
出版发行:人民军医出版社　　　　　　　　经销:新华书店
通信地址:北京市 100036 信箱 188 分箱　　邮编:100036
质量反馈电话:(010)51927290;(010)51927283
邮购电话:(010)51927252
策划编辑电话:(010)51927300—8061
网址:www.pmmp.com.cn

印、装:三河市春园印刷有限公司
开本:889mm×1194mm　1/16
印张:22.5　字数:697 千字
版、印次:2015 年 1 月第 1 版第 1 次印刷
印数:0001—1500
定价:120.00 元

内容提要

　　编者分 6 章从指南解读、冠心病、介入治疗、心脏电生理、危险因素代谢疾病及其他心血管疾病等方面，详细地介绍了心血管疾病国内外基础理论研究最新进展和最新技术。本书由上海交通大学附属瑞金医院著名专家编写，内容丰富，系统性、理论性和实用性较强，学术水平较高，对心血管疾病科研人员有很好的参考价值，也可作为心血管专科医师继续教育参考教材，以及医学院校医学生、研究生参考。

前　言

自 2003 年以来,每年由上海交通大学(交大)医学院心血管病研究所主办、交大各附属医院协办的"上海交大心脏论坛"在上海瑞金医院内召开,这一学术性盛会集心血管领域医疗、科研和教学于一体,已成为深受大家青睐的学术交流平台。为了使参会者(特别是基层医院临床医生)能比较全面地了解和掌握近年来心血管疾病诊治新进展,尤其是目前国内外的诊治规范、技术方法,我们除了安排精彩的学术活动、操作演示外,还定期编写《心血管疾病新理论新技术》一书,赠予参会同道。

《心血管疾病新理论新技术 2015》从多个侧面介绍了当前心血管领域的发展现状,并结合交大附属医院同道自身的医教研成果进行编写,力争为心血管科医生和接受学科培训的医学生提供对心血管疾病诊治进展的总体认识,其重点内容如下。

第 1 章,主要是对欧美和中国最新公布的心血管疾病诊治指南进行解读。在过去的 1 年中,国内外公布了多个指南,涉及急性冠状动脉综合征(包括 ST 段抬高型心肌梗死、非 ST 段抬高型急性冠状动脉综合征)、心力衰竭、高血压和高胆固醇血症及糖尿病诊治。这些新指南为进一步规范和优化相关心血管疾病的诊治提出了新的观点。尽管某些方面的推荐建议(如高胆固醇血症治疗及高血压指南)还需与中国的国情结合,但正确应用指南对临床医生的日常实践具有重要的指导意义,且国外指南中的原则对我们制定中国相关指南具有重要的参考价值。

第 2、3 章,主要阐述冠心病诊治和心血管疾病介入治疗的进展,这是当前临床心脏病学领域的热点。冠心病诊治方面包括动脉粥样硬化斑块消退及降脂治疗的作用,各种类型冠心病的抗栓策略(尤其是支架术后双联抗血小板的疗程)和新开发抗凝药物的临床应用,以及改善心肌微循环的方法,国内外有关冠状动脉侧支循环的研究及缺血性心力衰竭的处理。

心血管疾病介入治疗发展迅速,因此仍是本书的重点内容之一。除急性冠状动脉综合征处理策略外,还详细叙述了冠状动脉介入新方法(经桡动脉冠状动脉介入时 5 进 6 技巧、经皮主动脉瓣置入术等)和新的影像学技术在评估冠状动脉病变、解剖变异和功能学的意义、检出支架内血栓形成方面的作用,以及某些新介入器材的临床应用等。展望经皮介入和外科手术治疗的长期疗效。

第 4 章,为起搏电生理和射频消融治疗,重点讨论起搏部位和模式、心房颤动和室性心律失常(室性期前收缩、室性心动过速)的射频消融治疗,这些是当前临床心电生理学的热点和难点。一些新技术的开展(如磁导航)有望进一步提高介入治疗的质量。

第 5、6 章,描述心血管疾病与糖尿病、慢性肾病等其他系统疾病的关系,以及主动脉和肺血管疾病诊治现状,这些充分反映了不同学科之间的联系,同时也体现了"以人为本"的行医宗旨。

参加本书编写的作者多为上海交通大学医学院附属瑞金医院心脏科和高血压科的专家,以及上海市高血压研究所的专家,他们在百忙中查阅文献、认真整理,并结合自己的临床经验和科研成果,力争使内容新颖和实用,并确保如期出版。在此谨向他们表示衷心的感谢。

我们相信,本书能为临床一线的心血管科医生提供诊治指导。

沈卫峰　张瑞岩

2014 年 11 月 18 日

目 录

第 1 章

指南解读

1. "2013 年 ACCF/AHA 有关 ST 段抬高性心肌梗死处理指南"点评

自 2009 年美国心脏学会基金会(ACCF)和美国心脏协会(AHA)公布"ST 段抬高性心肌梗死(STEMI)处理指南"以来,在 STEMI 管理、再灌注策略、抗栓药物和无创性风险分层等方面进行了许多大规模随机对照试验,为进一步规范 STEMI 诊治提供大量的临床证据。为此,最近 ACCF/AHA 联合美国急诊医师学会(ACEP)和心血管造影和介入治疗协会(SCAI)对原有的指南进行全面的修改,进一步充实临床证据,制定了 2013 年 STEMI 处理指南(以下简称"新指南")。

一、STEMI 再灌注网络管理

新指南强调 STEMI 区域网络管理,以达到在规定时间内再灌注治疗的目标,这种网络建设应包括救护车、医疗机构,参加统一的项目:如 Stent-For-Life(欧洲)或 Lifeline 或 Door-to-Balloon Alliance(美国)。新指南要求所有 STEMI 患者在首次医疗接触(first medical contact,FMC)10 min 内(救护车内)记录心电图;将症状发生 12 h 内的 STEMI 患者优先分诊(triage)到直接冠状动脉介入治疗(PCI)的医院。并且,一旦到达 PCI 医院,应当立即将患者送至导管室(绕过急诊室)。对溶栓反指征、溶栓失败(不能开通梗死相关动脉或开通后再阻塞)、心源性休克或严重急性心力衰竭的患者,无论自 FMC 至直接 PCI 时间延迟如何,均应转运后行直接 PCI 治疗。

如患者最初就诊于无直接 PCI 条件的医院,且自 FMC 至直接 PCI 时间延迟 < 120 min(理想 < 90 min),则应立即转运至直接 PCI 医院。但如 FMC 至直接 PCI 时间延迟 > 120 min,则可在患者到达医院 < 30 min 内行溶栓治疗(无溶栓反指征时)。对症状发生 12~24 h 的 STEMI 患者,如仍存在心肌缺血的临床和心电图表现,也可行溶栓治疗。将溶栓成功(即使血液动力学稳定)的 STEMI 患者转运至行 PCI 的医院也是合理的;并于 3~24 h(但不应在溶栓后 2~3 h)行冠状动脉造影/介入治疗。

心电图证实 STEMI 后院外心脏骤停行复苏治疗的患者,应立即冠状动脉造影和 PCI。直接 PCI 时,常规应用导管血栓抽吸是合理的;对无双联抗血小板治疗禁忌证、依从性好的患者,优先考虑药物洗脱支架术。

二、抗栓策略

(一)抗血小板治疗

直接 PCI 前应给予负荷量阿司匹林,术后推荐小剂量(75~100 mg/d)长期维持。所有 STEMI 患者直接 PCI 术前或术中给予负荷量 P2Y12 受体抑制药:氯吡格雷(600 mg)、普拉格雷(60 mg)或替格瑞洛(180 mg)。接受冠状动脉内支架术治疗患者维持量(氯吡格雷 75 mg/d,普拉格雷 10 mg/d 或替格瑞洛 90 mg,2/d)治疗 1 年(某些患者可 1 年以上)。对某些 STEMI 直接 PCI 患者在普通肝素治疗时可静脉给予血小板Ⅱb/Ⅲa 抑制剂(上游或冠状动脉内给药可能合理)。普拉格雷不能用于以往卒中或一过性脑缺血史患者。接受溶栓的 STEMI 患者阿司匹林用量和用法原则上与直接 PCI 相同。氯吡格雷负荷量在≤ 75 岁患者为 300 mg,在＞75 岁者为 75 mg。维持量 (75 mg/d)持续 7 d 至 1 年。未接受氯吡格雷负荷量 患者,一旦冠状动脉解剖情况清楚,可给予普拉格雷 负荷量(60 mg)。但普拉格雷至少在注射特异性纤溶 酶原抑制剂 24 h 后或非特异性纤溶酶原抑制剂 48 h 后方可使用。

(二)抗凝治疗

接受直接 PCI 的 STEMI 患者抗凝治疗包括普通 肝素(根据 ACT 和是否合并应用血小板Ⅱb/Ⅲa 抑 制药调整剂量)和比伐卢定(单独或与普通肝素联合 使用)。尤其对出血高危患者,单独比伐卢定治疗较 普通肝素＋血小板Ⅱb/Ⅲa 抑制剂更优先考虑。磺 达肝癸钠不能单独使用,以防止导管内血栓形成的风 险。普通肝素应用 48 h 或至血管重建(剂量根据体 重和 APTT1.5～2 倍正常值决定);依诺肝素(剂量根 据年龄、体重、肌酐清除率)静脉推注 15 min 后皮下 注射。磺达肝癸钠首先静脉推注,24 h 后皮下注射 (如肌酐清除率＞30 ml/min)。上述抗凝治疗需至少 48 h(最好整个住院期或至 8 h 或血管重建)。

对 STEMI 合并心房颤动的患者,应结合 CHADS2 或 CHADS2-VASc 评分选择抗栓方案。如 CHAD2-VASc 评分≥2 分、机械瓣换瓣、静脉血栓栓 塞或高凝状态,则建议阿司匹林、P2Y12 受体抑制剂 和口服抗凝药物的"三联抗栓治疗",但使用时间尽量 缩短,以防止出血(INR 2～2.5)。无症状性左心室附 壁血栓或前壁心尖部矛盾运动或无收缩时,应用维生 素 K 拮抗药可能也是合理的。

三、延迟 PCI

溶栓或未接受再灌注治疗的 STEMI 患者,如发 生心源性休克或严重心力衰竭,或出院前无创性检查 提示中高危心肌缺血时,应行冠状动脉造影和梗死相 关动脉介入治疗。对溶栓失败或梗死相关动脉再阻 塞患者或溶栓成功的稳定患者出院前行冠状动脉造 影和梗死相关动脉介入治疗也是合理的。对梗死相 关动脉完全阻塞＞24 h 的 1 或 2 支血管病变的无症 状 STEMI 患者,如血液动力学和心电均稳定,则不应 行延迟 PCI。

出院前非梗死相关动脉介入治疗适用于有自发 性心肌缺血或无创性试验提示中高危患者。溶栓后 PCI 时,抗血小板药物的用量和用法原则上与直接 PCI 相同。如术前 8 h 已接受皮下注射依诺肝素,则 PCI 时不需追加剂量;对术前 8～12 h 皮下注射依诺 肝素者,PCI 时应静脉追加 0.3 mg/kg。

四、冠状动脉旁路移植术(CABG)

STEMI 患者冠状动脉病变不适宜 PCI 但伴反复 心肌缺血、心源性休克、严重心力衰竭或其他高危表 现(如机械性并发症)时,应紧急 CABG。对血液动 力学不稳定和需紧急 CABG 者需行机械辅助循环支持。 但对无心源性休克和不行 PCI 或溶栓治疗的 STEMI 患者,症状发生 6 h 内不行急诊 CABG。

紧急体外循环下 CABG 前可继续服用阿司匹林, 但尽可能 24 h 停用氯吡格雷或替格瑞洛;替罗非班 停 2～4 h,阿昔单抗停 12 h。紧急非体外循环下 CABG 时,术前氯吡格雷或替格瑞洛尽可能停 24 h。 体外循环下 CABG 时,根据出血风险,尽可能氯吡格 雷或替格瑞洛停 5 d,普拉格雷停 7 d。

五、常规内科治疗

STEMI 患者,如无心力衰竭、低心排血量、心源 性休克或其他反指征(PR 间期＞0.24s、二度或三度 心脏阻滞、活动性哮喘、反应性气道疾病)时,均应最 初 24 h 开始口服 β 受体阻滞药治疗,并持续至出院 后。有反指征的患者,24 h 后应重新估价,以决定是 否可以重新使用。同样,前壁心肌梗死、心力衰竭或 射血分数≤40%者,除非存在反指征,均应接受血管 紧张素转化酶抑制剂(ACEI),不能耐受 ACEI 者,用 血管素受体阻滞剂(ARB)。对已接受 β 受体阻滞药、 ACEI、射血分数≤40%、心力衰竭症状和糖尿病患 者,可给予醛固酮拮抗药。所有 STEMI 患者,如无反 指征,均应开始强化他汀治疗,并在 24 h 内测定空腹 血脂水平。

六、并发症

对因心泵衰竭引起的心源性休克合适患者,无论 从心肌梗死发病至治疗的时间延迟如何,均应行急诊 血运重建(PCI 或 CABG)。不适宜 PCI 或 CABG 者, 如无反指征,应溶栓治疗。心源性休克但不能很快药 物稳定的患者,可行主动脉内气囊泵反搏。难治性心 源性休克患者可用左心室辅助装置作循环支持。 STEMI 后 48 h 以上持续性室速/室颤患者,如心律失 常不是由于一过性或可逆性心肌缺血、再梗死或代谢 异常引起,则出院前有置入性心脏转复-除颤器指征。 对药物治疗无反应的症状性心动过缓,可进行临时 起搏。

STEMI 心包炎主张用阿司匹林,如无效,则可用 解热镇痛药醋氨酚、秋水仙碱或麻醉镇痛药。糖皮质 激素和非类固醇抗炎药物可能有害。

七、STEMI 患者风险评估

对住院期间未行冠状动脉造影的 STEMI 患者，出院前应行无创性心肌缺血评估，以测定其严重性和梗死相关动脉狭窄的功能性意义。无创性心肌缺血评估也为出院后运动方案提供指导。

所有 STEMI 患者均应测定左心室射血分数。对最初射血分数减低并可能考虑行置入型心脏转复-除颤器的患者，应在出院 ≥ 40 d 重新测定左心室射血分数。

八、出院后管理

出院后管理应注重减少再入院，对所有 STEMI 患者实施有效和协调的门诊随访管理，包括基于运动的心脏康复/二级预防，遵循指南的治疗，合适的饮食和活动。鼓励 STEMI 患者戒烟和避免被动吸烟。

显然，"2013 年 ACCF/AHA 急性 STEMI 处理指南"和"2012 年 ESC 急性 STEMI 治疗指南"及最近公布的"全球心肌梗死定义"，为 STEMI 的规范化诊治提供重要的临床信息和新的进展，这些更新意见无疑是当前急性 STEMI 优化治疗的关键性文件。在这种形势下，我觉得非常有必要对"2010 年中国急性 STEMI 诊治指南"作适当的修订。愿本文点评的内容能为广大临床工作者提供某些有益的指导。

（沈卫峰）

2. NSTE-ACS 诊治指南解读

中华医学会心血管病学分会冠心病和动脉粥样硬化学组根据近年来有关临床试验的研究结果,参考2011年 ACCF/AHA 和 ESC 公布的不稳定型心绞痛/非 ST 段抬高性心肌梗死诊治指南的更新意见,并结合我国心血管病防治的具体情况,制定了非 ST 段抬高急性冠状动脉综征性(NSTE-ACS)诊治指南(以下简称新指南),并于2012年5月在"中华心血管病杂志"上发表,以期为临床实践和规范化管理提供指导。

新指南强调,NSTE-ACS 早期风险评估时,主要根据临床状况(缺血性胸痛和合并情况、年龄、糖尿病、肾功能不全或其他合并症)、心电图表现(ST 段压低导联数及压低程度的定性和定量分析、动态监测 ST 段变化)、心肌损伤标志物(cTn、CK-MB)等。但是必须指出,危险分层是一个连续的过程。随着干预手段的介入,其缺血/出血的风险不断变化,对患者的危险分层也应随之更新,并根据其具体情况进行个体化评估。新指南推荐用缺血积分系统(包括 TIMI 和GRACE 积分系统)对 NSTE-ACS 患者进行综合风险评估。炎症因子(hs-CRP)、神经体液激活因素(BNP或 NT-proBNP)等对 NSTE-ACS 患者早期评估的临床价值还需研究。

出院前风险评估时,应根据临床病程的复杂性、左心室功能、冠状动脉病变严重程度、血运重建状况及残余缺血程度,以选择适当的二级预防,改善患者的远期预后,提高其生活质量。

NSTE-ACS 的治疗旨在改善严重心肌耗氧与供氧的失平衡,缓解缺血症状,保护心功能;稳定斑块、防止冠状动脉血栓形成发展,降低并发症和病死率。药物治疗是 NSTE-ACS 抗心肌缺血措施最重要的内容之一。除明确禁忌证外,NSTE-ACS 患者应常规使用 β 受体阻滞药;如仍然存在心肌缺血症状,则加用硝酸酯类药物。但硝酸类对 NSTE-ACS 患者远期临床终点事件的影响,尚需随机双盲试验证实。目前尚无证据显示 CCB 可以改善 NSTE-ACS 患者的长期预后。血管紧张素转换酶抑制剂(ACEI)通过 RAS 系统而发挥显著的心血管保护作用。尼可地尔推荐用

于对硝酸酯类不能耐受的 NSTE-ACS 患者。当NSTE-ACS 患者存在大面积心肌缺血或濒临坏死、血液动力学不稳定时,可在血运重建前后采用主动脉内囊泵反搏治疗,降低心脏负担,改善心肌缺血,以提高患者对手术耐受能力,有助于术后心功能恢复。但尚无大规模临床试验证实主动脉内囊泵反搏术对围术期心血管终点的有益影响。

新指南指出,中或高危及准备行早期 PCI 的NSTE-ACS 患者入院后(诊断性血管造影前)应尽快开始双联抗血小板治疗,除 ASA 外,在 PCI 前加用氯吡格雷 300～600 mg 或替格瑞洛 180 mg,对出血危险性低、冠状动脉旁路术可能性小、准备行 PCI 的NSTE-ACS 患者,入院后或术后 1 h 迅速给予普拉格雷 60 mg。出血风险较小时,也可考虑上游静脉给予血小板糖蛋白(GP)Ⅱb/Ⅲa 受体抑制剂。接受 PCI治疗(尤其是置入药物洗脱支架)的 NSTE-ACS 患者,术后抗血小板治疗至少 12 个月。不主张常规基于血小板功能测定增加氯吡格雷维持量;少数患者可考虑作血小板功能试验或 CYP2C19 功能丧失变异的基因测定,以评估血小板抑制反应。准备行 CABG 或非心脏性手术的 NSTE-ACS 患者,可继续应用 ASA,但术前停用氯吡格雷或替格瑞洛 5 d 或普拉格雷 7 d,减少出血并发症。术前 4 h 停用 GPⅡb/Ⅲa 抑制剂替罗非班。

所有 NSTE-ACS 患者均应接受抗凝治疗,并根据缺血/出血风险和疗效/安全性选择抗凝剂。单纯非手术治疗的 NSTE-ACS 患者,且其出血风险增加,选择磺达肝癸钠优于依诺肝素或普通肝素,抗凝治疗应维持至出院。抗凝治疗时应注意肾功能。CABG或非心脏手术前,可继续应用普通肝素;术前 12～24h 停依诺肝素,24 h 停磺达肝癸钠,3 h 停比伐罗定,必要时给予普通肝素。目前常用 CRUSADE 出血风险分级评估 NSTE-ACS 早期出血风险,以达到最佳的风险/获益和费用/获益比。

心肌血运重建使 NSTE-ACS 患者缓解症状、缩短住院期和改善预后。其指征和最佳时间及优先采用的方法(PCI 或 CAGB)取决于临床情况、危险分层、

合并症和冠状动脉病变的程度和严重性。对高危NSTE-ACS患者主张于症状发生最初72 h内行诊断性冠脉造影,然后根据病变情况作血运重建治疗。对心肌缺血极高危患者(即难治性心绞痛伴心力衰竭、危及生命的室性心律失常或血液动力学不稳定),可行紧急(urgent)冠状动脉造影(<2 h)。对GRACE积分>140合并Tn或ST-T波变化的高危患者,推荐早期(early)(<24 h)侵入性策略。目前,从症状至介入治疗的最佳时间对NSTE-ACS患者预后的作用研究尚少。对最初稳定的高危NSTE-ACS患者,选择早期介入(入院12~24 h)较延迟介入更为合理。对最初稳定且无严重合并征和血运重建反指征的NSTE-ACS患者,最初可考虑非手术治疗,以后的治疗决策(非手术或介入)由医生根据病情或病人的意愿决定。特殊人群(如老年人、糖尿病、女性、慢性肾病、贫血、变异型心绞痛等)的血运重建策略也在新指南中也进行了阐述。

NSTE-ACS患者经急性期处理、病情稳定后,仍因冠脉粥样硬化病变持续发展,而引起心肌缺血事件复发,影响临床预后。因此,抗血小板、抗心绞痛、他汀治疗和控制冠心病易患因素进行二级预防至关重要。最后,为NSTE-ACS患者提供诊治的医生和医院宜参加标准的高质量资料注册,以追踪和测定预后、并发症和遵循指南治疗的情况,改善NSTE-ACS的治疗质量。

(沈卫峰)

3. 2012年欧洲心力衰竭指南解读

一、简介

ESC2012年颁布了最新欧洲急慢性心力衰竭诊疗指南,该指南涵盖心力衰竭的定义、诊断及检查措施,心力衰的药物、器械及手术治疗,相关合并症的治疗及急性心力衰竭的治疗等,内容丰富、表述清晰,为急慢性心力衰竭的诊断、评估及治疗提供了切实可行的方法,并具备循证医学基础,具有十分重要的临床价值。

较2008年颁布的指南相比,此次指南主要就心力衰竭的治疗措施方面做出了重要改动。其主要亮点包括醛固酮受体拮抗药的应用扩展、伊伐布雷定的推荐、CRT的使用、冠状动脉血运重建在心力衰竭患者中的地位、心室辅助装置的发展及经导管瓣膜介入治疗的出现等。标志着近年来人们在心力衰竭药物治疗及器械治疗方面均取得的长足进步,同时也为此前的一些经验治疗方法增加了循证医学证据。此外,指南运用图表的形式介绍了急慢性心力衰竭的诊治流程,条理清晰,方便临床医师据此做出合适的诊断及治疗。

本文主要阐述此次欧洲心力衰竭指南做出的几个重要更新,尤其是醛固酮受体拮抗药、伊伐布雷定及CRT的临床应用和相关临床试验证据做一解读。

二、指南更新内容

(一)拓展了盐皮质激素(醛固酮)受体拮抗剂(MRAs)的应用

MRA主要包括非选择性的螺内酯和选择性的依普利酮。研究表明,应用MRA能有效抑制RAAS系统,具有降低血压、改善心室重构、减少心律失常发生的功能,在心力衰竭患者中具有重要应用价值。

近年来越来越多的证据表明,MRA作为收缩性心力衰竭患者的Ⅰ类推荐药物,能有效降低患者因心力衰竭入院或早期死亡的风险。在本指南中,其具体适应证为:所有使用ACEI/ARB及β受体阻滞药后仍然有症状(NYHA Ⅱ～Ⅳ级),且EF≤35%的患者(Ⅰ类A级)。

较2008年相比,指南扩大了醛固酮受体拮抗药的应用范围,由原先有严重症状的心力衰竭患者(NYHA Ⅲ～Ⅳ级)扩大到所有有症状的心力衰竭患者(NYHA Ⅱ～Ⅳ级)。另外,此次指南也为醛固酮受体拮抗药的应用提供了更多的临床试验证据,将其推荐等级由原先的B级上升为到A级。

1. 主要的临床研究证据　支持MRA应用价值的临床试验包括最早的RALES研究,以及此次更新的EMPHASIS-HF研究和EPHESUS研究。

(1)最早的RALES研究证实了MRA在症状严重的慢性心力衰竭患者中的应用价值。

试验将EF≤35%、NYHA Ⅲ级(过去6个月内心功能Ⅳ级)的1663例心力衰竭患者在传统治疗的基础上,随机给予安慰剂或螺内酯25～50 mg治疗。在平均治疗2年后,患者的死亡率、因心力衰竭再入院率均有下降,且这一获益与传统治疗包括ACEI的使用无关。

(2)此次更新的EMPHASIS-HF研究证实了MRA在ACEI或ARB及β受体阻滞药应用基础上,对症状轻微的收缩性心力衰竭患者的治疗地位。本试验的对象为年龄≥55岁、NYHA Ⅱ级、EF≤30%(如果QRS时限>130 ms则≤35%)的心力衰竭患者。患者必须在过去6个月内曾因心血管原因住院或血浆利钠肽水平增高,并同时在使用ACEI或ARB及β受体阻滞药治疗。给予这些患者依普利酮(50 mg每日1次)平均治疗21个月。治疗后患者全因病死率、心血管死亡、任何原因所致的住院率及心力衰竭所致住院率均有下降,且获益与ACEI或ARB及β受体阻滞药的使用无关。

(3)EPHESUS研究则证实了MRA在急性心肌梗死后心力衰竭患者中的使用价值。试验将急性心肌梗死后3～14 d,EF≤40%伴心力衰竭或糖尿病的6632例患者随机分为两组,在包括ACEI或ARB和β受体阻滞药基础上分别使用安慰剂或依普利酮25～50 mg治疗。试验表明依普利酮能降低病死率。

2. MRA的实际应用　MRA的禁忌证包括:血钾>5.0 mmol/L;血肌酐>220 mmol/L;与保钾利尿药

或补钾药物联用；联合应用 ACEI 及 ARB 的患者。使用前应首先检查患者的肾功能及血电解质，排除相关禁忌证。而后采用起始剂量：螺内酯 25 mg 每日 1 次或依普利酮 25 mg 每日 1 次治疗。开始使用 4～8 周，在肾功能良好、无高血钾的情况下考虑增加药物剂量，逐步加量至螺内酯 50 mg 每日 1 次或依普利酮 50 mg 每日 1 次，或其最大耐受剂量。在药物的应用过程中应定期复查肾功能及血电解质，减少不良反应的发生，必要时减量或停药。

3.MRA 的不良反应　螺内酯和依普利酮均可能导致高钾血症和肾功能损害，尤其在老年人群中多见；此外螺内酯还可导致男性乳房发育，而在依普利酮服用者中这一改变不常见。

（二）增加了对窦房结抑制药伊伐布雷定的应用

本指南增加了对新药伊伐布雷定的推荐，明确其适应证，并提供了相关临床试验证据证明其有效性及安全性。

1.伊伐布雷定的适应证　伊伐布雷定的药理作用为抑制窦房结 If 通道、降低窦性心律患者心率，对房颤患者心率无效。据此，指南对伊伐布雷定的使用作出如下推荐。

（1）应考虑用于窦性心律、心率持续≥70/min 且 EF≤35%、尽管已使用推荐剂量的 β 受体阻滞药（或低于推荐剂量的最大耐受剂量）、ACEI/ARB、MRA/ARB 后症状仍持续（NYHA Ⅱ～Ⅳ级）的患者，以降低因心力衰竭住院风险。Ⅱa 类 B 级。

（2）可考虑用于窦性心律、心率≥70/min 且 EF≤35%、且无法耐受 β 受体阻滞药的患者，以降低因心力衰竭住院风险。患者需同时服用 ACEI/ARB、MRA/ARB 治疗。Ⅱb 类 C 级。

2.主要的临床试验证据　证实伊伐布雷定有效性的试验主要为 SHIFT 研究，而 BEAUTIFUL 研究则证明了伊伐布雷定使用的安全性。

（1）SHIFT 研究证实了伊伐布雷定在特定人群中能有效降低心血管死亡和心力衰竭入院风险。试验对象主要为 NYHA Ⅱ～Ⅳ级、窦性心律且心率≥70/min，EF≤35% 的患者共 6588 人，并且这些患者在过去 12 个月内曾因心力衰竭住院。这些患者中在心力衰竭理想治疗的基础上，随机给予伊伐布雷定（逐渐加到最大剂量 7.5 mg 每日 2 次）或安慰剂，平均随访时间 23 个月。结果：主要复合终点（心血管死亡或心力衰竭入院风险）下降，心血管死亡率（或全因死亡率）的降低并不显著，但心力衰竭入院率明显下降。同时该研究证实伊伐布雷定能有效改善左心室功能，

提高生活质量。

（2）BEAUTIFUL 研究证明，伊伐布雷定在患有冠心病且左心室功能不全患者中使用的安全性。该试验中，10 917 例患有冠心病且 EF＜40% 的患者被随机分为 2 组，分别使用伊伐布雷定 7.5 mg 每日 2 次或安慰剂治疗，平均观察 19 个月。尽管伊伐布雷定在该研究中并不能减少包括心血管死亡、心肌梗死、因心力衰竭住院等主要终点事件，但药物的耐受性良好。

3.伊伐布雷定的已知不良反应　在 SHIFT 研究中，5% 使用伊伐布雷定的患者出现有症状的心动过缓，而安慰机组仅 1%；视觉的不良反应（光幻视）的发生率为 3%

上述结果表明，伊伐布雷定能安全有效地降低窦性心律患者的心率，并降低其因心力衰竭住院的风险，具有重要的临床价值。但对于其具体在各类患者中的应用有效性及不良反应等仍需进一步研究。

（三）扩展修改了心脏再同步化治疗（CRT）的应用范围

CRT，即心脏再同步化治疗，主要通过双心室起搏的方式治疗心室收缩不同步的心力衰竭患者。CRT 通过多部位起搏恢复心室的同步收缩，能有效增加左心室充盈时间、升高左心室射血分数，并降低左心室收缩末期和舒张末期容积，减轻二尖瓣反流和室间隔活动异常，从而逆转左心室重构，有效改善心力衰竭患者的心脏功能，提高运动耐量及生活质量。

ESC 在此次指南中对于 CRT 的使用推荐进行了较大幅度的更新，扩展了 CRT 的应用范围，主要包括提升轻中度心力衰竭患者中 CRT 的推荐级别，并强调 CRT 在心电图呈 LBBB（完全性左束支）图形患者中的应用价值。此外，由于临床证据不足且疗效不确定，指南降低了在永久性房颤的心力衰竭患者及具有传统起搏适应证的心力衰竭患者中使用 CRT 治疗的推荐级别。

1.CRT 适应证的拓展　此前的 CRT 的应用范围主要局限于症状严重的心力衰竭患者，且未强调 QRS 形态的重要性。随着研究的不断发展，最新的临床试验（尤其是 MADIT-CRT 研究及 RAFT 研究）证实了 CRT 在症状较轻的患者（NYHA Ⅱ级）中的应用价值，并且证明 QRS 波形呈 LBBB 的患者能最好地从 CRT 的治疗中获益。因此，根据患者的心功能分级和心电图特点，指南对 CRT 的适应证做了如下修改，见表 1-1。

表 1-1　CRT 的适应证指南

适应证	推荐等级	证据水平
明确证据推荐使用 CRT： 窦性心律，已接受最佳药物治后仍 NYHA Ⅲ～Ⅳ级、EF 降低的中重度心力衰竭患者		
QRS 波呈 LBBB： 推荐使用 CRT-P/CRT-D：窦性心律患者，QRS 时限≥120 ms 并呈 LBBB 图形，EF≤35％，在良好的功能状态下预期寿命＞1 年，以降低心力衰竭住院及过早死亡的风险	Ⅰ	A
QRS 波呈非 LBBB： 考虑使用 CRT-P/CRT-D：窦性心律患者，QRS 时限≥150 ms 且不论其形态，EF≤35％，在良好的功能状态下预期寿命＞1 年，以降低心力衰竭住院和过早死亡的风险	Ⅱa	A
明确证据推荐使用 CRT： 窦性心律，已接受最佳药物治疗后仍 NYHA Ⅱ级，EF 降低的轻中度心力衰竭患者		
QRS 波呈 LBBB： 推荐使用 CRT，尤其是 CRT-D：窦性心律患者，QRS 时限≥130 ms 并呈 LBBB 形，EF≤30％，在良好的功能状态下预期寿命＞1 年，以降低心力衰竭住院和过早死亡的风险。	Ⅰ	A
QRS 波呈非 LBBB： 考虑使用 CRT，尤其是 CRT-D：窦性心律患者，QRS 时限≥150 ms 而不论其形态，EF≤30％，在良好的功能状态下预期寿命＞1 年，以降低心力衰竭住院和过早死亡的风险	Ⅱa	A
尚无明确证据推荐使用 CRT： 尽管采取最佳药物治疗后仍有心力衰竭症状（NYHA Ⅱ～Ⅳ级）、EF 降低，伴房颤或具有传统起搏适应证的患者 永久性房颤患者： 可考虑使用 CRT-P/CRT-D：患者 NYHA Ⅲ～Ⅳ级，QRS 时限≥120 ms，EF≤35％，在良好的功能状态下预期寿命＞1 年，可根据以下情况考虑使用 CRT 以降低心力衰竭恶化风险		
① 患者因内在原因心室率缓慢需要起搏器治疗	Ⅱb	C
② 患者房室结消融术后依赖起搏器治疗	Ⅱa	B
③ 患者静息时心室率≤60/min，运动时≤90/min	Ⅱb	C
具有传统起搏器适应证且并不具有其他 CRT 指征的患者，且在良好的功能状态下预期寿命＞1 年		
① 考虑使用 CRT：患者 NYHA Ⅲ～Ⅳ级，EF≤35％，不论 QRS 时限如何，以降低心力衰竭恶化风险	Ⅱa	C
② 考虑使用 CRT：患者 NYHA Ⅱ级，EF≤35％，不论 QRS 时限如何，以降低心力衰竭恶化风险	Ⅱb	C

2. 主要的临床试验证据

（1）CRT 在中重度心力衰竭患者中的应用：其应用价值主要通过 2 个重要的 RCT 研究：COMPANION 研究和 CARE-HF 研究证实。

在这两项试验中，2333 例中至重度心力衰竭患者（NYHA Ⅲ～Ⅳ级）被随机分配进行最佳药物治疗和最佳药物 ＋ CRT 治疗。COMPANION 试验收录的对象为：窦性心律，EF≤35％，QRS 时限≥120 ms，且入组前 1 年曾因心力衰竭入院的患者。CARE-HF 收录的患者则为：窦性心律，EF≤35％，QRS 时限≥120 ms（如果 120～149 ms，心超标准必须证实心室不同步），左心室舒张末径≥30 mm 的患者。

结果：两个临床试验均表明，CRT 能降低因任何原因引起的死亡风险及因心力衰竭恶化而住院的风险。COMPANION 研究中使用 CRT-P 及 CET-D 的患者死亡率均有下降，同样的，CARE-HF 研究表明使用 CRT-P 后患者死亡率及因心力衰竭入院率都明显下降。患者的获益是独立于传统的治疗措施之外的。同时，这两项试验均表明 CRT 能有效缓解症状，提高患者生活质量并改善左心室功能。

（2）CRT 在轻中度心力衰竭患者中的应用：其应用价值主要由 MADIT-CRT 研究和 RAFT 研究证实。

MADIT-CRT 的研究对象为症状轻度（NYHA Ⅰ～Ⅱ级），EF≤30％，QRS 时限≥130 ms，窦性心律的患者；而 RAFT 的研究对象则为症状中度（NYHA Ⅱ～Ⅲ级），EF≤30％，QRS 时限≥120 ms 的患者。研究者随机对患者进行最佳药物治疗＋ICD 或最佳药物治疗＋CRT-D治疗。

2个临床试验的结果都表明CRT较ICD能更多降低主要复合终点死亡或心力衰竭住院的风险。并且RAFT研究表明CRT能降低全因死亡率,而在MADIT-CRT研究中死亡率并未下降。两个临床研究都表明CRT能改善心室结构,改善患者症状,提高生活质量。

此外,上述两个临床试验中对不同亚组的分析表明QRS波时限影响了CRT的治疗效果(QRS≥150ms的患者使用CRT更有效),并且LBBB患者较RBBB或室内传导阻滞患者获益更多。这些结果已被心脏超声分析证实。

(3)CRT在房颤患者中的应用:针对该类患者的研究目前仅有一个小规模的单盲MUSTIC研究。研究对象为EF降低的心力衰竭患者,患者呈持续性或永久性房颤表现,并且心室率缓慢伴QRS波时限≥200 m,需要永久的心室起搏治疗。该试验为交叉设计,分为3个月传统起搏和3个月CRT治疗。结果因过高的中途退出率(42%)无法得出重要结论,主要终点6 min步行试验表明两者之间并无明显区别。

考虑到室率过快的影响,大多数大型临床RCT研究均剔除了房颤患者,使得目前没有有效证据支持CRT在房颤患者中的使用价值。仅有的包括一部分房颤患者的RAFT试验也并不能表明基础节律与治疗效果之间的联系。尽管一些数据提示房颤患者(在没有房室结射频消融的情况下)可能会从CRT中获益,但仍然没有足够的证据支持CRT的使用,且其疗效尚不确定。因此对于伴有房颤的心力衰竭患者是否要使用CRT治疗仍需更多的临床研究来得出结论。

(4)CRT在具有传统起搏适应证的患者中的应用:关于具有传统起搏适应证的患者是否要行CRT治疗目前仍无有力的临床证据。所有关于CRT的主要RCT研究,除了RAFT研究都排除了具有传统起搏器指征的患者。而RAFT研究也仅包含了135个QRS波时限≥200 ms的患者,因该亚组人数太少,以致无法进行有意义的分析。

传统的右心室起搏改变了正常的心脏激动顺序,使其表现类似LBBB,实验性和观察性数据表明这会导致左心室收缩功能的恶化。

因此,当EF降低的心力衰竭(HF-REF)患者具有安装起搏器指征或者需要更换传统起搏器时,CRT被推荐作为传统右心室起搏的替代治疗。然而关于其应用的确切价值尚需更多的研究来进一步证实。

3.仍需进一步解决的问题 如上所述,目前关于CRT的大多数研究均是基于窦性心律患者的,对于伴有永久性房颤的心力衰竭患者,是否需要使用CRT需要进一步研究。另外,上述研究表明QRS波时限明显延长(尤其≥150 ms)、ECG显示LBBB的患者最能从CRT治疗中获益,不论其症状严重与否。而对于QRS时限＜120 ms,但心脏超声显示心室运动不同步的患者及RBBB或IVCD患者,尚待更多研究来证实CRT在这些患者中的作用价值。

(四)为心力衰竭患者中冠状动脉血供重建术的作用提供了新的信息

流行病学研究显示,CAD是导致心力衰竭的最常见原因,有60%～70%的CAD患者伴有心力衰竭及左心功能不全。冠状动脉的缺血情况亦与心力衰竭患者的死亡率相关。因此,对于伴有冠心病的心力衰竭患者,及时进行血供重建能有效改善预后,并且明显减轻HF-REF或EF保留的心力衰竭(HF-PEF)患者的心绞痛症状,提高生活质量。

冠状动脉血运重建包括CABG(冠状动脉旁路移植术)及PCI(经皮冠状动脉介入治疗)。指南为冠状动脉血供重建术的运用增加了新的临床试验信息,并且较2008年相比具体扩充了CABG术的适应证,尤其体现在对于3支或左主干病变患者及包括左前降支在内的2支血管病变的患者CABG术的应用。

1.在慢性心力衰竭及左心室收缩功能障碍患者中进行冠状动脉血供重建的建议

(1)CABG:适用于有心绞痛且严重左主干狭窄,一般情况适宜手术,在功能状态良好的状态下预期寿命＞1年的患者,以降低早期死亡的风险。Ⅰ类C级。

(2)CABG:适用于有心绞痛,有包括左前降支狭窄在内的2支或3支血管病变,一般情况适宜手术,在功能状态良好的状态下预期寿命＞1年的患者,以降低心血管原因住院风险和心血管原因所致的过早死亡风险。Ⅰ类B级。

(3)CABG的替代治疗:PCI可考虑用于存在上述情况但无法耐受CABG手术的患者。Ⅱb类C级。

(4)CABG和PCI不被推荐用于没有心绞痛且没有存活心肌的患者。Ⅲ类C级。

2.主要的临床试验证据 指南主要更新了STICH研究的结果。说明了在HF-REF合并轻度冠心病的患者中血供重建术的作用价值。

研究者将EF≤35%且适合手术治疗的冠心病患者随机分为两组,一组在药物治疗的基础上进行CABG术,另一组仅采取药物治疗。

研究对象平均年龄60岁,大多数为男性(88%),

NYHA Ⅰ（11％）、Ⅱ（52％）、Ⅲ（34％），心绞痛分级 0（36％）、1（16％）、2（43％）、3（4％）、4（1％）；大多数患者有 2 支血管病变（31％）或 3 支血管病变（60％），68％患者有严重的左前降支近端狭窄；极少数患者（2％）左主干狭窄。

研究结果表明，CABG 并不能使主要终点（全因死亡率）下降。但可以降低心血管原因死亡及因任何原因或心血管原因住院而导致的死亡。

STICH 研究的结果扩大了 CABG 的适应证，使得对于有包括左前降支在内的 2 支血管病变，且一般情况良好的患者同样适宜采取手术治疗。

此外，对于没有心绞痛/心肌缺血或没有存活心肌的患者进行 CABG 术的利弊尚未确定。而研究表明，存活心肌越多的患者从冠状动脉血供重建术中获益越多，有＞10％功能减退但存活的左心室心肌的患者，较存活心肌≤10％的患者将从手术获益更多。为了提高手术有效率，术前采取合适的手段检测存活心肌亦十分重要。

而对于是进行 PCI 还是 CABG 的选择需进行整体而全面的考量。对于符合 CABG 适应证的患者，若无禁忌证则首选 CABG 术，患者情况无法耐受手术时考虑 PCI 替代。

3. 其他推荐进行冠状动脉血供重建的情况

除上述情况，指南也就其他一些心力衰竭伴随的情况进行了血供重建术的推荐。

（1）对于心力衰竭伴室性心律失常，且有冠状动脉疾病的患者，推荐行冠状动脉重建术。Ⅰ类C级。

（2）对于心力衰竭伴心绞痛患者，若使用两种抗心绞痛药后症状仍持续，推荐行冠状动脉血供重建术。Ⅰ类A级。

（3）对于伴急性心力衰竭的 ACS 患者，若 ST 抬高或出现新的 LBBB，推荐行急诊 PCI（必要时CABG），以减小心肌坏死范围并降低过早死亡的风险。Ⅰ类A级。

（4）对于伴急性心力衰竭的非 ST 抬高 ACS 患者，推荐早期 PCI（或 CABG）来降低再发 ACS 风险；若患者血流动力学不稳定则推荐进行紧急血供重建。Ⅰ类A级。

（五）推进了心室辅助装置的应用

对于特定的终末期心力衰竭患者来说，心脏移植一直是最佳治疗措施，能提高长期生存率。然而由于进入终末期心力衰竭的患者越来越多，而可供移植的心脏有限，加上技术水平的提高，左心室辅助装置或者双心室辅助装置越来越多地作为心脏移植的替代治疗被用于这些患者。

在 2008 年的指南中，左心室辅助装置（LVAD）主要被推荐用于急性暴发性心肌炎患者移植术前的过渡支持治疗（Ⅱa 类C级），并考虑作为无其他治疗方法的终末期心力衰竭患者的长期辅助支持治疗（Ⅱb 类C级）。

由于近年来对于 LVAD 研究的不断深入，以及置入技术的发展，越来越多的证据支持终末期心力衰竭患者能从 LVAD 的使用中获益，同时一些等待心脏移植手术的患者也能通过 LVAD 的支持过渡，以获得更多的手术机会、减少等待手术过程中心力衰竭恶化或死亡的风险。随着技术的发展，心室辅助装置可能最终变为心脏移植的常规替代治疗。研究表明，在被选择的患者中使用最新的连续流装置能明显提高 2～3 年的生存率，这较单独使用药物治疗要好得多。

针对以上这些结果，指南扩展了 LVAD 或双心室辅助装置（BiVAD）的应用范围，并具体提出了 LVAD 使用的适应证，以便更好地指导临床。

1. 适宜置入心室辅助装置的患者　指南指出，经过最佳药物治疗和器械治疗后仍然有＞2 个月的严重临床症状，且具备下列至少 1 种情况的患者被认为适合置入心室辅助装置。

（1）LVEF＜25％ 及 VO_2 峰流速＜12 ml/（kg·min）。

（2）在过去的 12 个月内没有明显直接诱因下因心力衰竭住院≥3 次。

（3）依赖静脉用正性肌力药维持。

（4）由于低灌注导致的进行性加重的末梢器官功能障碍[加重的肝和（或）肾功能异常]，而并非由于心室充盈压不足所致[PCWP≥20 mmHg，SBP≤80～90 mmHg 或 CI≤2 L/（min/m²）]。

（5）右心室功能恶化。

2. 对收缩性心力衰竭患者心室辅助装置的使用推荐

（1）LVAD 或 BiVAD：Ⅰ类B级。

推荐用于尽管采用最佳药物和装置治疗仍处于终末期心力衰竭，并适宜进行心脏移植的患者，在其等待移植期间可使用心室辅助装置来改善症状、降低因心力衰竭加重入院及过早死亡的风险。

（2）LVAD：Ⅱa 类B级。

适用于尽管采用最佳药物治疗和装置治疗仍然处于终末期心力衰竭的患者，且其不适宜接受心脏移植，但预期寿命＞1 年且功能状态良好，可置入心室辅助装置来改善症状，降低因心力衰竭入院和过早死亡风险。

3. 心室辅助装置的禁忌证和并发症 对于急性感染,严重肾、肺或肝功能异常,或者心脏停搏或心源性休克后神经功能状态未知的患者,通常不宜采用心室辅助装置作为移植过渡或终末替代支持。其并发症包括出血、血栓栓塞(可能导致脑卒中)、感染和设备失效等,需引起更多重视。

除此之外,评估患者右心室功能同样重要,术后右心室衰竭常常会大幅度增加围术期的死亡率并降低移植术中和术后的生存率。因此,对于双心室衰竭和 LVAD 置入后有较高的发展成为右心室衰竭风险的患者而言,BiVAD 而不是 LVAD 更适合作为移植过渡支持被应用。实际上,在疾病尚不十分严重的患者中尽早置入心室辅助装置,以及在右心室或多器官衰竭发展前就使用能产生更好的手术结果。

然而,对于 LVAD 长期应用的有效性和安全性仍需更多的研究来加以证实。

(六)对瓣膜病经导管介入治疗的出现

对于伴有心力衰竭的瓣膜病患者的手术治疗向来是治疗的难点。在决定手术之前需充分考虑患者的临床表现、心脏大小、心功能状态、心血管和非心血管合并症,以及患者的一般情况、年龄、可能面对的风险等,尤其对于伴有血流动力学障碍的主动脉瓣狭窄、反流,或二尖瓣反流的患者需进行慎重的评估。

传统手术具有创伤大、并发症多等风险,而本指南首次提出了瓣膜病的经导管介入治疗,为更多患者尤其是高风险、不适宜或无法耐受传统手术的患者提供了新的治疗机会,通过治疗原发瓣膜疾病而有效改善心力衰竭患者的预后。此次提出的经导管介入治疗有经导管的主动脉瓣置换术及经皮二尖瓣修复术。

对于瓣膜病的导管介入治疗技术在今后会得到更多的完善与发展。

三、小结

结合 2012 欧洲心力衰竭指南,我们可以看出心力衰竭的临床表现多变,病因多样,且因为病因及疾病进展过程的不同表现出不同的病理生理特点。针对心力衰竭的诊断和治疗应当是整体的、动态的,诊疗过程中应当对症与对因相结合、共性与特性相结合、药物与器械相结合、治疗与监测相结合,以改善患者预后为目的,降低病死率,并提高终末期患者的生存质量。

与此同时,对于心力衰竭的诊断与治疗目前仍有许多问题需要解决,如对于舒张性心力衰竭尚无切实有效的治疗方法,再如 CRT 在 QRS 时限正常,但心肌超声显示心室不同步的患者或者心电图示 RBBB 患者中的应用价值等,这些问题都有待我们进一步研究,以期更好地指导心力衰竭的治疗。

(范 骏 陶 蓉)

4. 2013 年 ACCF/AHA 心力衰竭指南解读

2013 年 6 月,2013ACCF/AHA 心力衰竭指南(以下简称新指南)在循证医学新证据的基础上定稿出版。新指南在心力衰竭(heart failure,HF)的分类、评估、治疗、护理等方面进行了更新,强调以患者为中心,让患者更好地依从指南推荐的治疗。目的在于提供最有效的治疗策略,从而提高医疗质量,优化患者预后,减少医疗支出。

新指南提出"指南指导的医学治疗"(guideline-directed medical therapy,GDMT)这一新概念,内涵包括"生活方式的优化"和"遵循指南的药物治疗"两个方面。强调在没有禁忌证的情况下,治疗应尽可能按照指南推荐的治疗方案进行(主要是Ⅰ类推荐),以使患者最大程度获益。

尽管新指南的编写主要针对北美成人心力衰竭的管理(不包括儿童心力衰竭和成人先天性心脏病所致的心力衰竭),但是对全球慢性心力衰竭诊治具有重要的借鉴意义,现就新指南做一解读。

一、心力衰竭的定义和分类

新指南提出用射血分数降低的心力衰竭(HF With Reduced EF,HFrEF)和射血分数保留的心力衰竭(HF With Preserved EF,HFpEF)代替"收缩性心力衰竭"和"舒张性心力衰竭"。HFrEF 是指 LVEF≤40%的心力衰竭,相当于收缩性心力衰竭,目前有效的治疗措施仅在此类患者中得到验证。HFpEF 是指 LVEF≥50%的心力衰竭,相当于舒张性心力衰竭,为排他性诊断,目前尚无明确有效的治疗。HFpEF 还包括两个亚型,即 HFpEF(临界型):LVEF 41%～49%,其临床特点、治疗和预后与 HFpEF 相似;HFpEF(改善型):LVEF＞40%,既往为 HFrEF,经治疗后 LVEF 值改善或恢复,这些患者的临床特点可能与 HFpEF 和 HFrEF 均不同,需要进一步研究。

二、心功能分期与分级

新指南沿用 ACCF/AHA 分期和 NYHA 分级,前者强调心力衰竭的发生、进展,后者关注心力衰竭患者的活动耐量和症状的严重程度,是独立的死亡预测指标。

ACCF/AHA 分 4 期,分别为 A 期:前心力衰竭阶段。有危险因素无心脏结构性改变,无症状。B期:前临床心力衰竭阶段。有心脏结构变化,无症状。C 期:临床心力衰竭阶段。有心脏结构改变,曾经或目前有症状。D 期:难治性终末期心力衰竭阶段。需要特殊干预的难治性心力衰竭。

ACCF/AHA 制订的心力衰竭阶段划分体现了重要的预防理念,其中预防患者从 A 期进展至 B 期,即防止发生结构性心脏病;预防患者从 B 期进展至 C 期,即防止出现心力衰竭的症状和体征。

三、心力衰竭危险因素和病因

新指南强调心力衰竭危险因素的控制和相关疾病的早期诊断与治疗,可以延缓甚至阻止心力衰竭的发生。危险因素包括:①高血压,最重要的独立危险因素,长期控制血压可以使心力衰竭的风险降低约50%。②糖尿病,肥胖和胰岛素抵抗是心力衰竭重要的危险因素,糖尿病不仅促进心力衰竭的发生,而且影响其预后。③代谢综合征,包括腹部肥胖、高三酰甘油血症、高密度胆固醇降低、高血压、空腹血糖升高中的 3 项,有效调节代谢功能可以显著降低心力衰竭风险。④动脉粥样硬化性疾病,包括冠心病、脑血管病及外周血管疾病,应该根据相关指南控制血管危险因素。

心力衰竭的主要病因包括:①扩张型心肌病(DCM),该病因导致的心力衰竭患者预后较差,1 年死亡率为 25%,5 年死亡率 50%,GDMT 使扩张型心肌病患者获益。②家族性心肌病。③内分泌代谢异常性心肌病,包括:a. 肥胖;b. 糖尿病,将糖化血红蛋白控制在 7.1%＜HbA1≤7.8%的患者死亡风险最低,过低或过高都会增加死亡率;c. 甲状腺疾病,甲状腺功能亢进与窦性心动过速、房颤和心脏扩大有关,而甲状腺功能降低同样影响心室收缩及舒张功能;d. 肢端肥大症和生长激素缺乏:与心肌肥大和心血管功能受损有关。④中毒性心肌病。a. 酒精;b. 可卡因;c. 抗肿瘤药物;d. 其他心脏毒性药物,包括麻黄、含钴制剂、促蛋白合成类固醇、氯喹、氯氮平、苯丙胺、哌醋甲酯(利他灵)、儿茶酚胺等。⑤心动过速引起的心肌病,治疗原则是维持窦性心律和控制心室率。⑥心肌炎及感染引起的心肌病,如艾滋病、Chagas病。⑦非感染性炎症引起的心肌病,如过敏性心肌炎、结缔组织病。⑧围生期心肌病,主要与血流动力学、免疫因素有关,在发病后6个月内治疗,其预后多数较好。⑨应激性心肌病,出现特征性的心尖球形样变,与心理、生理压力负荷过高有关。⑩铁超载引起的心肌病、心肌淀粉样变性、心脏结节病。

四、首次和持续性评估

(一)临床检查

1. 病史和体格检查　Ⅰ类推荐:根据病史、体格检查寻找引起心力衰竭的基础病因(Level C);特发性DCM患者询问家族史(Level C);评估患者容量状态、生命体征,包括体重、颈静脉压、周围性水肿、端坐呼吸(Level B)。

详实的病史询问和体格检查是心力衰竭患者评估的基石,病史包括:家族史、既往病史、发病时间、诱发因素、治疗情况、体重变化、缺血发作的症状等。查体包括:生命体征、BMI、体位改变对血压/心率的影响、心音、杂音、肺功能的情况等。新指南还强调了对特发性DCM患者家族史的询问,因为20%～35%该类患者可能为家族遗传。

2. 风险评分　Ⅱa类推荐:应用经证实的多变量风险评分模型评估心力衰竭患者死亡风险(Level B)。

预测模型包括西雅图心力衰竭模型、心力衰竭存活评分和CHARM风险评分等。I-PRESERVE评分尤其适用于慢性HFpEF。ADHERE模型等适用于急性失代偿性心力衰竭。

(二)辅助检查

(1)Ⅰ类推荐:血尿常规、血生化(包括肝肾功能)、血脂、血糖、甲状腺功能(Level C);连续性监测,包括血电解质、肾功能(Level C);12导联心电图(Level C)。

(2)Ⅱa类推荐:在特定的患者筛选血色素沉着症、HIV(Level C);在特定的患者针对性检测风湿病、淀粉样变性、嗜铬细胞瘤(Level C)。

(三)生物指标

1. 门诊患者

(1)Ⅰ类推荐:BNP或NT-proBNP可以帮助诊断有呼吸困难的门诊患者(Level A)。帮助评估慢性门诊患者的预后或疾病严重程度(Level B)。

(2)Ⅱa类推荐:监测BNP或NT-proBNP有助于最优化GDMT的实现(Level B)。

(3)Ⅱb类推荐:持续检测BNP或NT-proBNP是否减少住院次数和降低死亡率并不确定(Level B);反映心肌损伤或纤维化的生物指标可能可以用于慢性心力衰竭患者的风险分层(Level B)。

2. 住院患者

(1)Ⅰ类推荐:BNP或NT-proBNP有助于住院患者的急性失代偿性心力衰竭的临床诊断(Level A);单独或结合心肌肌钙蛋白可评估急性失代偿性心力衰竭的严重程度(Level A)。

(2)Ⅱb类推荐:BNP或NT-proBNP指导的急性失代偿住院患者治疗是否有益尚不清楚(Level C);反映心肌损伤或纤维化的生物指标可能可以用于急性失代偿性患者进行风险分层(Level A)。

指南同时强调引起血清BNP或NT-proBNP升高的原因包括心源性因素和非心源性因素,应予以鉴别。心源性因素包括心力衰竭、心肌病、急性冠状动脉综合征、瓣膜性心肌病、心包疾病、心肌炎、房颤、心脏手术、心肺复苏等。非心源性因素包括高龄、贫血、肾衰竭、呼吸系统疾病、重病、菌血症、严重烧伤、中毒损伤等。心肌坏死标志物(cTnT/cTnI)升高表明心力衰竭的患者存在心肌的坏死,提示血流动力学的损害、左心室功能的恶化和升高的死亡率,在急性失代偿性心力衰竭中推荐常规检测心肌坏死标志物。反映心肌纤维化的指标、溶解性ST2及半乳糖凝集素-3可以预测心力衰竭住院和死亡。反映肾功能的指标可能也具有一定的预测价值。

(四)无创性检查

(1)Ⅰ类推荐:所有患者应进行胸部X线检查(Level C);首次评估运用多普勒心脏超声(Level C);再次评估LVEF和心室重构可为以下情况提供信息:临床状况显著改变、从某一临床事件中恢复、接受心功能可能显著改善的治疗、可能进行器械治疗(Level C)。

(2)Ⅱa类推荐:合并冠心病但无心绞痛症状的患者,在可能进行血运重建的情况下,进行心肌缺血和心肌存活的无创成像检查(Level C);计划进行血运重建的合并冠心病的心力衰竭患者进行心肌存活的无创检查(Level B)。在心脏超声不适用的情况下利用心室核素成像或磁共振成像(MRI)评估LVEF和左心室容积(Level C);MRI评估心肌浸润或瘢痕(Level B)。

(3)Ⅲ类推荐(无益):在临床病情无变化或治疗干预不充分的情况下常规重复评估左心室功能是无益的(Level B)。

(五)有创性检查

(1)Ⅰ类推荐:在呼吸窘迫或低灌注的患者,临床评估不足时,应用肺动脉导管血流动力学监测(Level C)。

(2)Ⅱa类推荐:急性心力衰竭伴有持续性症状和(或)血流动力学状态不明确患者,谨慎应用有创血流动力学监测(Level C);心肌缺血与心力衰竭发作有关时,可行冠状动脉造影(CAG)检查(Level C);考虑特殊诊断并影响治疗时,可行心内膜心肌活检(Level C)。

(3)Ⅲ类推荐(无益):对血压正常的急性失代偿性心力衰竭患者,以及利尿药和血管扩张药有效的充血性心力衰竭患者,不常规采用有创血流动力学监测(Level B)。

(4)Ⅲ类推荐(有害):不推荐常规进行心内膜心肌活检(Level C)。

五、治疗

(一)心力衰竭A期

积极治疗高血压、血脂异常,降低心力衰竭发生的风险;控制其他导致心力衰竭的危险因素,如肥胖、糖尿病、吸烟、心肌毒性药物。Ⅰ类推荐。

(二)心力衰竭B期

所有心肌梗死(MI)或急性冠状动脉综合征(ACS)病史伴有EF值降低的患者,应用ACEI预防症状性心力衰竭,当ACEI禁忌时,可用ARBs替代;所有MI或ACS伴有EF值降低的患者,应用有循证依据的β受体阻滞药治疗;所有MI或ACS病史的患者,应用他汀类降脂药物预防症状性心力衰竭和心血管事件;无MI或ACS病史,有心脏结构异常(如左心室肥厚)的患者,根据相关指南控制血压;所有EF降低的患者,都应使用ACEI和β受体阻滞药预防心力衰竭。Ⅰ类推荐。

对于MI病史超过40 d,LVEF≤30%,已给予恰当地治疗、预期寿命超过1年的患者,为预防猝死置入ICD是合理的(Ⅱa类推荐)。非二氢吡啶类CCB由于其负性肌力作用,在无症状的低LVEF患者或无心力衰竭症状的陈旧性MI患者,其应用是有害的(Ⅲ类推荐)。

(三)心力衰竭C期

1. 非药物治疗 针对心力衰竭患者的自我管理教育(Ⅰ类推荐);限制钠盐的摄入(<1.5 g/d)以减轻充血症状(Ⅱa类推荐);心力衰竭伴睡眠呼吸暂停的患者,应用持续性气道正压通气(CPAP)有益(Ⅱa类推荐);适当运动以改善心功能状态(Ⅰ类推荐);控制体重;社会支持。

2. HFrEF的药物治疗 心力衰竭A期和B期Ⅰ类推荐的治疗同样适用于C期心力衰竭(Ⅰ类推荐);GDMT应该成为HFrEF的主要治疗方案(Ⅰ类推荐)。

(1)利尿药:所有HFrEF的患者,若有液体潴留,均须应用利尿药改善症状,除非有禁忌证(Ⅰ类推荐)。利尿药应与ACEI、β受体阻滞药、醛固酮受体拮抗药合用。

(2)ACEI/ARBs:所有HFrEF的患者,均须应用ACEI降低病残率和死亡率,当患者不能耐受ACEI时,应用ARBs替代,除非有禁忌(Ⅰ类推荐)。已经联合应用ACEI和β受体阻滞药但仍有症状,且不耐受醛固酮受体拮药剂的患者,加用ARBs是合理的(Ⅱb类推荐)。不推荐常规联用"ACEI+ARB+醛固酮受体拮抗药"(Ⅲ类推荐,有害)。

(3)β受体阻滞药:所有HFrEF患者,均应使用已经证明可以降低死亡率的3种β受体阻滞药之一(比索洛尔、卡维地洛、缓释琥珀酸美托洛尔),以降低病残率和死亡率,除非有禁忌(Ⅰ类推荐)。β受体阻滞药在ACEI/ARBs小剂量时加用,比ACEI/ARBs大剂量时加用效果更好。β受体阻滞药应与利尿药合用,防止水钠潴留加重,但水钠潴留不是停用β受体阻滞药的指征。

(4)醛固酮受体拮抗药:所有NYHA Ⅱ～Ⅳ级且LVEF≤35%的患者,均应使用醛固酮受体拮抗药降低死亡率,要求患者肌酐(Cr)≤2.5 mg/dl(男性),2 mg/dl(女性),血清K^+<5.0 mmol/L;用药期间密切监测血钾、肾功能、利尿药的用量,防止出现肾功能障碍和高钾血症(Ⅰ类推荐)。急性心肌梗死的患者,伴LVEF≤40%,或有心力衰竭症状或糖尿病史,如无禁忌证应给予醛固酮受体拮抗药(Ⅰ类推荐)。禁用于Cr>2.5 mg/dl(男性),2 mg/dl(女性),血清K^+>5.0 mmol/L患者(Ⅲ类推荐,有害)。

(5)肼屈嗪和硝酸异山梨酯:在NYHA Ⅲ～Ⅳ级的HFrEF非裔美国人,已应用口服ACEI/ARBs和β受体阻滞药,联合应用血管扩张药肼屈嗪和硝酸异山梨酯,能降低病死率(Ⅰ类推荐);在既往或目前有症状的HFrEF患者,如因药物不能耐受、低血压或肾功能不全而不能使用ACEI/ARBs,可联合应用肼屈嗪和硝酸异山梨酯,降低病残率和死亡率(Ⅱa类推荐)。

(6)地高辛:如无禁忌,地高辛可降低HFrEF患者住院率(Ⅱa类推荐),但对死亡率无明显影响。HFrEF患者经GDMT治疗后症状持续存在,或尚未对GDMT起反应,应用地高辛以改善心力衰竭症状。

(7)其他药物:①抗凝药,慢性心力衰竭合并房颤,且有脑卒中危险因素(如高血压、糖尿病、既往脑栓塞或TIA病史、年龄>75岁)应给予个体化抗凝治疗,并监测INR(Ⅰ类推荐)。慢性心力衰竭合并房颤无脑卒中危险因素的患者,给予抗凝治疗是合理的(Ⅱa类推荐)。慢性心力衰竭,无房颤、血栓栓塞史的患者,不建议使用抗凝药(Ⅲ类推荐,无益)。②他汀类降脂药,无其他适应证的心力衰竭患者应用他汀类降脂药是无益的(Ⅲ类推荐,无益)。③Omega-3脂肪酸:NYHA Ⅱ~Ⅳ级心力衰竭患者,给予Omega-3多不饱和脂肪酸是合理的,可以降低死亡率和住院率(Ⅱa类推荐)。

(8)未证实有效或可能加重心力衰竭的药物:营养支持治疗和在没有相应的激素缺乏的情况下进行激素治疗是无益的(Ⅲ类推荐,无益)。任何已知对心力衰竭治疗有害的药物应避免使用或停用,如多数抗心律失常药、CCB、NSAIDs、噻唑烷二酮类药物。Ⅰ类和Ⅲ类抗心律失常药应避免使用,仅胺碘酮和多非利特对死亡率显示中性效果,可以应用(Ⅲ类推荐,有害)。长期静脉输注正性肌力药物对HFrEF有潜在危害,除非常规治疗无效,为了缓解终末期患者的症状(Ⅲ类推荐,有害)。在2012ESC心力衰竭指南中积极推荐的新药伊伐布雷定并未被新指南推荐,其原因可能是出于对该药及其传达的新理念仍心存疑虑,即降低心率治疗是否对慢性心力衰竭患者有益。

3. HFrEF的器械治疗 应用置入式心脏转复除颤器(ICD)作为心源性猝死一级预防的患者包括:①非缺血性扩张型心肌病或心肌梗死40 d后,伴LVEF≤35%、NYHA Ⅱ或Ⅲ级、长期GDMT,预期生存≥1年(Ⅰ类推荐)。②心肌梗死40 d后、LVEF≤30%、NYHA Ⅰ级、长期GDMT,预期生存≥1年(Ⅰ类推荐)。

心脏再同步化治疗(CRT)适用于:LVEF≤35%,心功能NYHA Ⅱ~Ⅲ级或急诊Ⅳ级,完全性左束支传导阻滞,或QRS时限≥150 ms,接受GDMT治疗的HFrEF患者(Ⅰ类推荐)。CRT不推荐用于NYHA Ⅰ或Ⅱ级,非左束支传导阻滞,QRS<150 ms,或预期寿命<1年的患者(Ⅲ类推荐,无益)。

4. HFpEF的药物治疗 根据相关指南控制收缩压和舒张压是最重要的推荐治疗,以降低病残率;应用利尿药减轻容量负荷过重的症状(Ⅰ类推荐)。有心肌缺血症状的CAD患者,实行冠状动脉血流重建是合理的(Ⅱa类推荐);根据相关指南控制房颤,改善心力衰竭症状;有高血压的患者,应用β受体阻滞药、ACEI、ARBs控制血压(Ⅱa类推荐)。应用ARBs可能会降低病人的住院率(Ⅱb类推荐)。不推荐常规应用营养支持治疗(Ⅲ类推荐,无益)。

(四)心力衰竭D期

新指南指出欧洲心脏病学会(ESC)给出的客观诊断指标是实用的,包括:①严重的心力衰竭症状(休息或轻微活动即诱发气短、乏力)。②水钠潴留(肺水肿、肢体水肿)、心排血量降低(低血压)。③心功能不全的客观证据(如下之一):LVEF<30%、二尖瓣血流受限、平均肺毛细血管楔压PCWP>16 mmHg、BNP或NT-proBNP明显升高(排除非心源性因素)。④心脏功能严重损害的表现(如下之一):不能进行体育锻炼、6 min步行≤300 m、Peak VO$_2$<12~14 ml/(kg·min)。⑤过去6个月中至少1次心力衰竭住院。⑥施行最优化治疗后仍出现上述情况。

提示进展期心力衰竭的临床事件和表现有:①在过去1年中多次心力衰竭住院(≥2次)。②肾功能进行性恶化。③无特殊原因的体重减轻。④因低血压或肾功能恶化而不能耐受ACEI治疗。⑤因心力衰竭恶化或低血压而不能耐受β受体阻滞药治疗。⑥经常发生低血压SBP<90 mmHg。⑦轻微活动(如穿衣服)即出现心力衰竭症状。⑧平路步行不到1个街区即出现胸闷、明显乏力。⑨最近经常需要增加利尿药的用量,达到呋塞米160 mg/d。⑩血钠进行性下降<133 mmol/L。⑪ICD频繁放电。

治疗上首先应该排除引起心力衰竭症状的其他原因,确认患者的依从性;重新审视是否所有合适的措施都已实施,限制液体入量(1.5~2 L/d),尤其是伴有低钠血症的患者,以减轻充血的症状(Ⅱa类推荐),对以下患者使用静脉正性肌力药物:①临时静脉应用以改善症状,增加器官血供(Ⅰ类推荐);②持续性静脉应用以过渡至患者接受器械治疗或心脏移植(Ⅱa类推荐)。如果没有低血压、低心排血量、低灌注的情况,长期静脉应用强心药是有害的(Ⅲ类推荐)。

六、住院患者的治疗

有别于2009年的心力衰竭指南,新指南将住院患者的治疗单独列为一个部分,因为住院患者往往已经出现血流动力学恶化或严重的伴发疾病,在诊治上有其特殊性和重要性,需要引起重视。

(1)诊断和分类:这一部分患者相当于"急性失代偿性心力衰竭"患者。BNP和NT-proBNP可以明确急性失代偿性心力衰竭的诊断,尤其在诊断不明的伴有呼吸困难的患者中。胸部X线因其较低的敏感性,不作为排除急性失代偿性心力衰竭的依据。通过病史及体格检查判断患者充血程度(干/湿)和外周灌注水平(温/冷)。

(2)失代偿性心力衰竭的诱因:即刻应用心电图和血清生物指标,确定急性失代偿心力衰竭是否由ACS所致,并采取最佳治疗措施。初次评估时应考虑导致急性心力衰竭的常见因素(包括患者未遵医嘱、急性心肌缺血、未纠正的高血压、房颤、近期新增负性肌力药物、肺栓塞、水钠潴留、内分泌异常、感染、急性心血管病)。Ⅰ类推荐。

(3)GDMT方案:在血液动力学稳定且无禁忌者,继续GDMT。充分利尿后和成功停用静脉利尿药、血管扩张药和正性肌力药物后,对症状稳定者,从低剂量开始使用β受体阻滞药。对需使用正性肌力药者,开始β受体阻滞药治疗时应谨慎。Ⅰ类推荐。

(4)利尿药:入院时有严重液体负荷过重者,应迅速静脉应用襻利尿药;若患者正在接受襻利尿药治疗,首次静脉用药剂量应相当于或超过其长期口服剂量,可间隔多次推注,也可连续滴注;应多次确定尿量和心力衰竭的体征与症状,并据此调整利尿药剂量,减轻症状和容量负荷过重,避免低血压;仔细评估液体出入、生命体征、体重(每天同一时间)和体循环灌注与充血的临床症状与体征,监测心力衰竭的治疗效果;监测血清电解质、尿素氮和肌酐浓度(Ⅰ类推荐)。利尿药不足以减轻症状时,增加静脉襻利尿药剂量或加用第2种类型的利尿药(如噻嗪类)是合理的(Ⅱa类推荐)。可静脉滴注低剂量多巴胺,提高利尿效果,改善肾血流,保护肾功能。Ⅱb类推荐。

(5)肾脏替代治疗:有明显容量负荷过重的患者,可考虑超滤治疗减轻肺充血的症状和降低血容量;难治性肺水肿,对药物治疗无效的患者,可考虑超滤治疗。Ⅱb类推荐。

(6)肠外治疗:静脉用硝酸甘油、硝普钠或奈西立肽可作为症状性低血压患者利尿治疗的辅助治疗,以缓解呼吸困难。Ⅱb类推荐。

(7)静脉血栓栓塞的预防:如果获益大于风险,急性失代偿期患者应行抗凝治疗预防静脉血栓栓塞。Ⅰ类推荐。

(8)精氨酸加压素拮抗药:经限水和最大限度GDMT治疗,仍有持续严重的低钠血症,且有主动认知症状者,可短期应用V_2受体选择性或非选择性加压素拮抗药,以改善低钠血症。Ⅱb类推荐。

(9)出院过渡期治疗:①尽早启动GDMT;②寻找心力衰竭的原因及治疗上的困难;③确定患者的容量状态和血压,调整心力衰竭治疗;④优化心力衰竭的长期口服治疗;⑤评估肾功能和电解质;⑥治疗伴发疾病;⑦进行患者自我管理和依从性教育;⑧姑息治疗或临终关怀。Ⅰ类推荐。在出院后3d内进行电话随访,7~14d门诊随访;应用临床风险预测工具和(或)生物指标识别高危患者。Ⅱa类推荐。

七、手术及介入治疗

有心绞痛、左主干严重狭窄或等同疾病、解剖适合并且正在接受GDMT者,可行冠状动脉旁路移植术(CABG)或经皮冠状动脉介入治疗(PCI)(Ⅰ类推荐)。有轻、中度左心室收缩功能障碍和严重多支病变或前降支近段狭窄(有存活心肌),可行CABG提高存活;LVEF<35%,且有严重冠状动脉狭窄的患者,可行CABG或药物治疗,改善症状和降低死亡率;有严重主动脉瓣狭窄且预期外科手术病死率不高于10%者,可施行外科主动脉瓣置换,不能手术者,可行经导管主动脉瓣置换术(Ⅱa类推荐)。有缺血性心脏病、严重左心室收缩功能障碍(EF<35%),且解剖适合(无论是否存活心肌)的患者,可行CABG;经导管二尖瓣修复或成形术治疗功能性二尖瓣关闭不全的获益不明确;难治性HFrEF伴室性心律失常者,可手术反向重构或行左心室室壁瘤切除术(Ⅱb类推荐)。

八、协调慢性心力衰竭患者的治疗

新指南强调以患者为中心的系统协调管理,患者及其家庭、医护人员、社区应该共同参与到慢性心力衰竭的管理中来。针对每一例慢性心力衰竭患者,制订有效的医疗协调系统和有临床证据支持的治疗目标,从而保证GDMT、有效治疗伴发病和避免再次住院;做到及时随访,指导患者适当饮食和活动,遵循心血管疾病的二级预防指南。姑息治疗和临终关怀能够有效改善有症状的进展期心力衰竭患者的生活质量。Ⅰ类推荐。

总之,新指南在心力衰竭诊断、治疗等方面为临床医护人员提供了清晰的指导,指南强调GDMT的重要性,并提出10条帮助达到最优GDMT的策略:小剂量开始缓慢加药;调整用药期间密切关注患者,监测实验室指标;监测生命体征;监测肾功能和电解质;轮流调整不同类型药物;为患者建立信心;避免突然中断GDMT;调整药物期间仔细检查不同类型药物的剂量;伴发非心源性疾病时,可以考虑暂时调整药物;对患者、家属及相关医护人员进行教育。但我们也看到新指南在HFpEF患者、住院患者药物及器械治疗等方面证据的不足,因此,对心力衰竭的认识和研究工作仍然任重而道远,将来的研究需要更加关注新型药物治疗、细胞再生治疗、新型器械治疗、出院过渡期治疗等方面。

(戴道鹏 陶蓉)

5. ACC/AHA 降低成人 ASCVD 风险之胆固醇治疗指南解读

美国心脏病学会（ACC）/美国心脏学会（AHA）与美国国立心肺血液研究所（NHLBI）联合制订的 2013 ACC/AHA《降胆固醇治疗降低成人动脉粥样硬化性心血管病（ASCVD）风险指南》（简称新指南）于近期公布。新指南替代了预期中的 ATP IV，与 ATP III 相比发生了实质性的改变，不再针对血脂代谢紊乱进行百科全书似的介绍，而是围绕降低 ASCVD 风险的进行胆固醇治疗。新指南强调了他汀类药物在降低 ASCVD 风险方面的获益，倡导了新的治疗模式，放弃了传统的降脂治疗目标值，聚焦在通过他汀治疗可以明确获益的人群。对 ASCVD 的一、二级预防及风险评估、他汀类药物应用等方面提出了具体建议，引发了国内外专家的热烈讨论和不少争议。

在新指南制定过程中，NHLBI 与 ACC/AHA 有着明确的分工，NHLBI 进行文献、证据的筛选、整理与系统回顾，并提供完整的报告给 ACC/AHA 撰写指南时审阅、参考及应用。ATP IV 的所有 16 位专家加入到了 ACC / AHA 指南的专家组团队。专家小组对相关文献进行全面审查，对证据的筛选较既往指南更加严格。新指南更关注广泛的 ASCVD（包括冠心病、卒中、外周动脉疾病等动脉粥样硬化相关疾病），其内容是基于高质量随机对照试验（RCT），以及对 RCT 数据的系统回顾和荟萃分析而制订，而那些观察性研究、随访时间<18 个月或 12 个月的非临床预后终点研究被排除在外。

指南的主要更新如下。

一、明确四类他汀获益人群

新指南强调对干患者进行整体评估，以减少 ASCVD 事件为目的，明确了四类他汀获益人群，更多关注这些人群的临床获益：①存在临床证据的 ASCVD 患者，②原发性 LDL-C≥190 mg/dl 的患者，③无 ASCVD 临床证据，年龄为 40～75 岁，且 LDL-C 为 70～189 mg/dl 的糖尿病患者，④无 ASCVD 临床证据或糖尿病，年龄为 40～75 岁，LDL-C 为 70～189 mg/dl，且 10 年 ASCVD 风险≥7.5% 的患者。对于其中需采用高强度他汀治疗的人群，在可耐受范围内接受最高强度他汀治疗所能达到的水平就是治疗的最适目标值。

二、推荐了不同他汀及剂量的治疗强度

对于四类他汀获益人群，推荐大部分患者使用高强度他汀治疗，强调他汀治疗目标是降低 ASCVD 事件。指南建议根据患者类型启动适当强度的他汀类药物治疗以降低 LDL-C 水平。高强度他汀疗法是指 LDL-C 降幅≥50% 的日剂量，中等强度他汀疗法是指 LDL-C 降幅在 30%～50% 的日剂量，低强度他汀疗法是指 LDL-C 降幅<30% 的日剂量。根据中国他汀上市情况，不同强度的他汀疗法见表 1-2。

表 1-2 不可强度的他汀疗法

高强度他汀疗法	中等强度他汀疗法	低强度他汀疗法
LDL-C 降幅≥50% 的日剂量	LDL-C 降低 30%～50% 的日剂量	LDL-C 降幅<30% 的日剂量
阿托伐他汀 40～80 mg	阿托伐他汀 10(20) mg	辛伐他汀 10 mg
瑞舒伐他汀 20～40 mg *	瑞舒伐他汀(5)10 mg	普伐他汀 10～20 mg
	辛伐他汀 20～40 mg	洛伐他汀 20 mg
	普伐他汀 40(80) mg	氟伐他汀 20～40 mg
	洛伐他汀 40 mg	匹伐他汀 1 mg
	氟伐他汀 XL 80 mg 氟伐他汀 40 mg 每日 2 次	
	匹伐他汀 2～4 mg	

* 瑞舒伐他汀 40 mg 剂量在中国未获批准且禁用于亚裔人群

三、不再设定 LDL-C 或非 HDL-C 目标值

专家组认为,目前的 RCT 证据提示,ASCVD 事件的降低是通过最大耐受剂量的他汀治疗实现的,并非通过滴定的方式,逐渐增加药物剂量使 LDL-C 或非 HDL-C 达到某一特定目标值;目前的临床研究没有提示,或表明,或显示目标值是多少,不清楚更低的治疗目标值与另一较高目标值相比,能获得的 AS-CVD 风险降低的幅度大小;为实现特定的目标,可能有潜在的不利影响,如多药联合治疗。目前证据表明,尽管该联合治疗可以进一步降低 LDL-C,但未被证明能够减少 ASCVD 事件。将低密度脂蛋白胆固醇(LDL-C)及非高密度脂蛋白胆固醇(HDL-C)降到特定目标值的传统模式已沿用 15 年,基于上述原因,在新指南中摒弃了传统的血脂异常治疗模式,不设定具体的目标值。

四、关注一级预防的总体风险评估

新指南关注一级预防的总体风险评估,旨在通过更精确地识别高风险他汀治疗人群,使最有可能从他汀治疗中获益的人群得到合适的治疗。不推荐依据风险因素的数量评估 ASCVD 风险,推荐使用汇集队列方程(Pooled Cohort Equations)评估 10 年 ASCVD 事件风险,包括首次发生的冠心病和(或)卒中,评估的风险因素与弗雷明汉评分相比增加了种族和糖尿病。专家组同时表示,可能会有患者不在新指南所列出的四类人群之内,如果无法确定对这些患者是否应该启动他汀类药物治疗,可结合其他的风险标志物进行整体评估,比如一级亲属的 ASCVD 史,尤其是早发 ASCVD 史,高敏 C 反应蛋白(hs-CRP)>2 mg/L,冠状动脉钙化(CAC)扫描提示钙化及踝臂指数(ABI)<0.9 等。指南指出,改变生活方式是治疗的基础。

评估 10 年 ASCVD 风险工具适用于非西班牙裔白种人和非洲裔美国人,年龄在 40~79 岁的男性和女性。因此,该工具是否适合中国人群尚需进一步探讨。

新指南带来的思考与争议

新指南制订的目的非常明确,降低成人 ASCVD 风险。指南推荐的干预手段是聚焦在降低胆固醇,而不是面面俱到的血脂管理。

指南中一级预防过度扩大他汀类药物应用的剂量和范围,带来了安全隐患。中国人群大剂量他汀类药物不良反应远高于欧美人群,胆固醇基线水平较低,中小剂量他汀即可有效降低 LDL-C 水平。

新指南只推荐了他汀剂量,而取消了 LDL-C 治疗目标值。而大量前瞻性研究显示,LDL-C 的降低与心血管事件的降低显著相关。荟萃分析显示,每降低 1.0 mmol/L LDL-C,主要血管事件风险降低 20%,主要冠状动脉事件风险降低 23%。因此,从 1988 年 ATP I 发表到 2013 年 IAS 血脂管理全球建议,所有指南的发表和更新都是向着更低的 LDL-C 目标、更广泛的目标群体、更大的治疗强度演进。而在临床实践中,对于每个患者应个体化治疗,确定 LDL-C 的治疗目标值更具有操作性。新指南的这一推荐饱受争议。

新指南基本概念明确,但部分细节描述仍不甚清晰。如第一类人群没有进一步细分,将急性冠状动脉综合征和冠心病患者归为一种治疗方案过于概括。风险评估工具在大部分国家难于实施。新型风险评分系统来自 FHS、ARIC、CARDIA 和 CHS 等大规模人群研究的相关结论,并不适用于包括动脉粥样硬化的多种族研究(MESA)及卒中的地域和种族差异原因研究(REGARDS)在内的其他人群研究。新风险评估系统没有将早发心血管疾病家族史、三酰甘油水平、腰围、体质指数(BMI)、生活方式及吸烟史等重要因素考虑在内,临床价值仍然有待于进一步检验。

(陈桢玥)

6. 糖尿病、糖尿病前期与心血管疾病——2013年 ESC/ESAD 指南解读

近年来,在全世界范围内(包括中国),糖尿病的发生率逐渐增高。据报道,2011 年全世界 3.6 亿人患有糖尿病(其中 95% 为 2 型糖尿病),至 2030 年预期糖尿病人数达 5.52 亿。糖尿病发生率随年龄增大而增高:年龄 60 岁以下<10%、60~69 岁中 10%~20%、70 岁以上中 15%~20%。此外,尚有 3 亿人存在发生糖尿病的风险,表现为空腹血糖增高、糖耐量异常(IGT)、妊娠糖尿病和血糖正常但胰岛素抵抗(IR)。大多数 2 型糖尿病患者西方生活方式、高脂饮食、缺乏运动、肥胖。胰岛素抵抗(代偿性高胰岛素血症)最终导致胰岛 B 细胞衰竭和 2 型糖尿病。2 型糖尿病和心血管疾病与代谢综合征(众多危险因素加胰岛素抵抗)同时发展,这些提示在发生 2 型糖尿病前已存在心血管风险。高血糖时也存在微血管病变风险。60% 糖尿病患者有心血管疾病。由于 2 型糖尿病和相关心血管风险为逐渐发展,因此,在每个糖尿病患者的生命不同时期均提出挑战。年龄增大、合并症和特殊人群的某些问题也说明,对糖尿病患者应进行个体化处理,需要病人的参与。最近,ESC 与 ESAD 联合制订了"糖尿病、糖尿病前期与心血管疾病指南",为糖尿病心血管预防和处理提供了最新信息,也为我国的糖尿病管理和心血管疾病诊治提供指导。

一、糖代谢异常与心血管疾病

(一)分型、诊断

血糖增高是糖尿病的主要表现。通常,临床上根据世界卫生组织(WHO)和美国糖尿病学会(ADA)对糖尿病进行分型。最近,又将糖化血红蛋白(HbA1c)>6.5% 增加作为糖尿病的诊断标准之一,但对其敏感性尚存在担忧,因 HbA1c<6.5% 不能排除糖尿病。

1. 分型

(1)1 型糖尿病:表现为胰岛 B 细胞破坏使胰岛素绝对缺乏。本病多见于年轻患者,但也发生于任何年龄,表现消瘦、多尿、多饮和体重减轻,容易发生酮症,但有时发展缓慢,例如自身免疫性糖尿病,数年后发展为胰岛素依赖。存在抗胰岛 B 细胞蛋白自身抗体的患者更加容易发生急性或缓慢发展为胰岛素依赖。抗胰岛 B 细胞蛋白自身抗体是 1 型糖尿病的标志,但并非所有 1 型糖尿病患者中均检出到这种抗体,且该抗体随年龄增加而逐渐降低。

(2)2 型糖尿病:表现为胰岛素抵抗和 B 细胞衰竭,伴肥胖(腹型肥胖)和不活动的生活方式。早期特征是胰岛素抵抗和首相胰岛素分泌障碍引起餐后高血糖;然后,2 相反应恶化,持续性空腹高血糖。2 型糖尿病通常见于中年患者(占 90% 成人糖尿病)。但是,随着年轻患者肥胖发生率增高,发生 2 型糖尿病的年龄也趋向降低。

(3)妊娠糖尿病:发生于妊娠时。生产后,大多数血糖会恢复正常,但将来发生明显 2 型糖尿病的风险增大(9 个月时 4%;9 年时 19%)。

(4)其他特殊类型糖尿病:包括单基因突变引起的少见的糖尿病和其他疾病(如胰腺炎、胰腺外伤或手术),或药物或化学品诱发的糖尿病。

(5)糖代谢紊乱:空腹血糖异常(IFG)和 IGT 通常被称为糖尿病前期(pre-diabetes),反映从正常血糖发展至 2 型糖尿病的自然史。IGT 仅在口服糖耐量试验(OGTT)时被发现,即 2h 后血糖(2h-PG)7.8~11.1 mmol/L(140~200 mg/dl)。标准 OGTT 需在清晨(空腹 8~14 h)进行。试验前和摄入葡萄糖(75 g 溶于 250~300 ml 水中,5 min 内饮入)120 min 后采血测定血糖水平。

2. 临床标准 WHO 推荐无明显高血糖时应用 OGTT,ADA 则鼓励应用 HbA1c、空腹血糖和 OGTT。FPG 或 HbA1c 优于 OGTT 主要是由于其测定比较方便。WHO 与 ADA 的高血糖即刻水平相似,但 IFG 不同,ADA 为 5.6 mmol/L(101 mg/dl),而 WHO 为 6.1 mmol/L(110 mg/dl)。为了标准化,推荐静脉血浆葡萄糖(PG)测值,静脉全血的测值较血浆测值低 0.5 mmol/L(9 mg/dl)。应该指出,毛细血管法测值与血浆测值不同,尤其是在负荷试验时。

IFG 患者进行 OGTT 则有助于明确 IGT 或糖尿病。FPG 正常则反映患者有能力维持适当的基础胰岛素分泌以控制肝脏葡萄糖排出。糖负荷后,如维持正常葡萄糖水平,则需适当的胰岛素分泌及周围组织

对胰岛素的敏感性。同时,必须注意血糖和 HbA1c 的测定方法。

大多数 2 型糖尿病患者多年无特殊症状,因此得不到诊断。目前,主张对高危患者进行高血糖筛选,有助于降低心血管风险。此外,最近也重视确定 IGT 的患者,因为这些患者常常发展至糖尿病,而生活方式干预则可以延缓这一过程。传统上,主要根据血糖水平诊断糖尿病,血糖与大血管和小血管病变发生的风险有关。DETECT-2 研究指出,HbA1c>6.5% 和 FPG>6.5 mmol/L 对诊断糖尿病可能更加正确,但亚洲人群还需要进一步研究。同样,对冠心病患者和在心血管风险处理时,用 HbA1c 来检出糖尿病尚有争论。

早期检出 2 型糖尿病和其他血糖异常的方法包括:测定 PG 或 HbA1c;应用人口统计学和临床特征及以往实验室测定,以判断 2 型糖尿病的可能性;应用问卷调查发现 2 型糖尿病病因方面的危险因素。后两者对评估当前血糖情况的作用,仍不太精确。因此,3 种方法均需要进行血糖测定。第 2 种方法尤其适用于以往有心血管疾病和妊娠期糖尿病的患者,第 3 种方法更加适用于普通人群和超重、肥胖者。

目前已有某些糖尿病风险积分,欧洲最常用 FINnish Diabetes Risk Score,预测 10 年糖尿病风险 (包括无症状性糖尿病和 IGT) 的精确性为 85%。对心血管疾病患者则不需糖尿病风险积分,但如 HbA1c 和 (或) PFG 不明确时,可行 OGTT (这些患者仅表现为 2h-PG 增高)。

(二)糖代谢异常与心血管疾病

糖尿病和其他糖代谢异常均为心血管危险因素,糖尿病和 IGT 患者的死亡率增高,但 IFG 者则不增高。经校正其他心血管危险因素后,2h-PG 仍是预测全因死亡的独立因素。IGT (特别是正常 FPG) 患者的心血管死亡率最高。2h-PG 与死亡率呈线性关系,但这并不见于 FPG。某些研究显示,HbA1c 增高与心血管危险性增加相关,但如果同时分析 FPG、2h-PG 和 HbA1c,则 2h-PG 最强,FPG 和 HbA1c 变得无意义。

新诊断糖尿病的女性较男性心血管死亡风险增大 (OR1.46),可能与女性胰岛素抵抗、血压、血脂、内皮功能异常和全身炎症严重有关。同时,女性体重增大,容易发生糖尿病。

不健康饮食、不运动是发生 2 型糖尿病的两大主要因素。以往的随机对照试验表明,生活方式改善 (体重中度减低、增加体力活动) 能预防和延迟 IGT 高危患者 2 型糖尿病的发生和发展。因此,发生 2 型糖

尿病高风险和 IGT 患者应进行适当的生活方式干预的咨询。

二、糖尿病心血管疾病的分子基础

1. 糖尿病时心血管疾病链　2 型糖尿病表现为长期胰岛素抵抗、代偿性高胰岛素血症及不同程度高血糖,伴有众多的心血管危险因素和诊断前微血管病变。早期糖代谢障碍特征性表现为胰岛素敏感性进行性降低、血糖增高 (但低于诊断 2 型糖尿病的水平),被称为 IGT。"血糖链"即指 IFG、IGT、糖尿病和心血管疾病。胰岛素抵抗患者发生心血管疾病是一个进行性过程,表现为早期内皮功能异常和血管炎症,引起单核细胞浸润、泡沫细胞形成,以后发展为脂纹。多年后,导致斑块形成。在炎症成分存在的情况下,斑块变得不稳定或破裂,促发阻塞性血栓形成。糖尿病患者动脉粥样硬化斑块较非糖尿病患者具有更多的脂质、炎症改变和血栓。这些变化常经历 20~30 年。

2. 胰岛素抵抗病理生理　胰岛素抵抗在 2 型糖尿病和心血管疾病的病理生理中具有重要的作用,遗传和环境因素有利于其发展。90% 以上 2 型糖尿病患者表现肥胖,同时脂肪组织释放游离脂肪酸 (FFA) 和炎症因子增加,直接降低胰岛素敏感性。骨骼肌和脂肪组织中,FFA 引起的 ROS 是使胰岛素受体物质 1 (IRS-1) 和 PI3K-Akt 信号活性降低,导致 GLUT-4 下调。

3. 内皮功能异常、氧化应激和血管炎症　FFA 诱发的 PI3K 通路障碍,使 Akt 活性和内皮细胞氧化氮合成酶 (eNOS) 磷酸化减低,NO 产生减少、内皮功能异常和血管重构 (内膜-中层厚度增加),这些是心血管疾病的重要预测因素。ROS 积聚则激活转录因子 NF-kB,导致炎症黏附分子和细胞因子增加。慢性胰岛素抵抗刺激胰腺分泌胰岛素,引起复杂的表型,包括进行性胰岛 B 细胞功能异常、胰岛素水平降低和血糖增高。大量的证据表明,高血糖可进一步减低内皮衍生的 NO 生物利用度,通过一系列机制影响血管功能 (包括过度产生 ROS)。线粒体电子转运链是高葡萄糖的首先目标,增加超氧离子的形成。ROS 诱导的蛋白激酶 C (PKC) 激活,产生更多的超氧离子 (恶性循环)。PKC 被葡萄糖激活后,引起 NADPH 氧化酶上调,线粒体接受体 p66、COX-2 和血栓素产生,NO 释放障碍。线粒体 ROS 转而激活引起心血管并发症的信号通路 (包括 RAGE 是)、PKC 和 HSP。最近的研究提示,高血糖诱发的 ROS 产生在持续血管功能异常中具重要作用 (即使血糖控制,血管功能仍

然异常）。这种现象被称为"代谢性记忆"，同时可解释为何糖尿病患者在血糖控制后，大血管和小血管的并发症仍持续发展。这一过程特别累及ROS所致的表观遗传学改变。

4. 巨噬细胞功能异常　肥胖患者的脂肪组织中巨噬细胞增加，这也是代谢性炎症和胰岛素抵抗的重要过程。此外，胰岛素抵抗使巨噬细胞增加氧化低密度脂蛋白(oxLDL)清道夫受体β的表达，促进泡沫细胞形成和动脉粥样硬化。这些可以被激活PPARγ而逆转(后者主要增强巨噬细胞胰岛素信号)。因此，巨噬细胞异常提供糖尿病与心血管疾病之间的细胞联系(通过增加胰岛素抵抗和促进脂纹形成和血管损伤)。

5. 致动脉粥样硬化血脂异常　胰岛素抵抗由于脂肪溶解导致FFA释放至肝脏增加。因此，由于增加基质生物利用和减低apoB降解、增加脂肪产生，而增加肝脏极低密度脂蛋白(VLDL)产生。2型糖尿病和代谢综合征时，这些变化引起血脂改变，包括高三酰甘油(TG)、低高密度脂蛋白胆固醇(HDL-C)、高残余脂蛋白颗粒、载脂蛋白(apo)B、小而致密LDL颗粒。这些LDL亚型更易被氧化，因此在动脉粥样硬化形成中具重要的作用。另一方面，最近的证据提示，由于2型糖尿病时HDL的结构发生改变(称为促氧化、炎症的表型)，因此其保护作用丧失。2型糖尿病患者中，致动脉粥样硬化性血脂异常是一个较单独高TG或低HDL-C更强的预测心血管风险的因素。

6. 凝血和血小板功能　2型糖尿病患者，胰岛素抵抗和高血糖参与促凝状态，表现为纤溶酶原激活剂抑制物(PAI)-1、Ⅶ因子、Ⅻ因子、纤维蛋白原增高，组织纤溶酶原激活剂(tPA)减低。在增加2型糖尿病冠状动脉事件方面，血小板高反应性是主要的。许多机制导致血小板功能异常，影响其黏附、聚集功能及血小板介导的血栓形成。高血糖改变血小板钙内环境稳定，引起细胞构架异常和促聚集因子释放增加。而且，高血糖诱发的糖化蛋白(Ⅰb和Ⅱb/Ⅲa)、P-选择素和P2Y12信号上调是动脉粥样硬化血栓性事件的重要过程。

7. 糖尿病心肌病　2型糖尿病患者胰岛素敏感性降低，促发心肌结构和功能异常，这些部分解释这些患者中心力衰竭发生率增高。糖尿病心肌病是一种临床情况，主要表现为心室功能异常但无冠状动脉粥样硬化和高血压。在不能解释的扩张型心肌病患者中，75%可能为糖尿病所致。胰岛素抵抗通过减低钙内流使心肌收缩性障碍。慢性高血糖引起PI3K/Akt通路异常是引起2型糖尿病心功能障碍的关键。AGE/RAGE信号通路和氨基己糖代谢与胰岛素

抵抗和高血糖一起，共同通过增加ROS积聚而导致心脏结构异常。ROS通路的激活影响冠状循环，导致心肌肥厚和纤维化，使心室僵硬度增加，心室功能异常。

8. 代谢综合征　表现为众多的心血管易患因素和2型糖尿病，血糖增高和中央型肥胖。目前，对代谢综合征这一名称及其诊断标准尚存在争议。代谢综合征患者发生心血管疾病风险较普通人群增加2倍，发生2型糖尿病风险增高5倍。

9. 内皮祖细胞(EPC)与血管修复　来自骨髓的血循环细胞对内皮修复至关重要。EPC参与维持内皮细胞内环境稳定和新生血管的形成。尽管EPC保护心血管系统的机制尚不清楚，但有证据提示1型和2型糖尿病患者EPC功能减低，数量减少。因此，这些细胞可能成为处理糖尿病血管并发症的潜在靶点。

三、血糖异常患者的心血管风险评估

2012年欧洲心脏学会关于心血管疾病预防指南建议，将糖尿病伴至少1个心血管危险因素或靶器官损害的患者归为极高危患者，其他糖尿病患者为高危患者。DECODE研究指出，2h-PG(而非FPG)预测糖尿病前期患者全因死亡率、心血管疾病和冠状动脉病变。UKPDS、NDR、ADVANCE研究对糖尿病患者进行风险评估。但是最近的荟萃结果表明，应用糖尿病特异性积分可以提供更为精确的心血管风险估测，但这些风险评估积分系统尚需进一步在其他人群中验证。

以往许多研究测定了生物标志物对糖尿病患者风险评估的作用，包括C反应蛋白(CRP)、糖化终末产物(AGE)、白蛋白尿、NT-proBNP等。某些作者应用亚临床动脉粥样硬化指标(如冠状动脉钙化)预测无症状心肌缺血和短期预后。冠状动脉钙化＋心肌灌注显像对预测短期心血管事件又协同作用。踝臂指数(ABI)、颈动脉内膜-中层厚度和斑块、脉冲波速度测定动脉强硬度及用标准反射试验测定心脏自主神经病变，可用于心血管疾病风险估测。

糖尿病患者其冠状动脉病变常为隐匿性，高达60%心肌梗死可无症状，仅凭心电图筛查时发现。通常应用心电图负荷试验、心肌灌注显像或超声负荷检出无症状性心肌缺血。无症状性心肌梗死见于20%～35%糖尿病患者；35%～70%无症状心肌缺血患者有明显冠状动脉造影示严重冠状动脉病变。但另一方面，无症状心肌缺血可以由冠状动脉内皮功能或微循环改变引起。无症状心肌缺血是一个主要的心脏危险因素(特别当伴有冠脉狭窄时)，也为常规危

险评估提供进一步价值。然而,在无症状患者,常规冠状动脉病变筛查尚有争论,ADA 并不推荐,因为其并不改善心血管危险因素对预后的估价作用。为此,有必要作进一步研究,以测定高危糖尿病患者(如合并外周血管病变、冠状动脉钙化积分高或蛋白尿)筛查无症状性心肌缺血的作用。

心血管靶器官损害(包括 ABI 减低、颈动脉内膜-中层厚度增加、动脉强硬、冠状动脉钙化积分、心脏自主神经病变和无症状心肌缺血)可能作为解释心血管残余风险的一部分。这些情形的检出有助于更加精确的风险评估,也有利于危险因素的更强控制,特别是 LDL-C<1.8 mmol/L(<70 mg/dl)。对无症状心肌缺血患者,应根据各例的不同情况作出内科治疗和冠脉血供重建。同时也需考虑这些治疗策略的价-效比。

四、糖尿病患者心血管疾病的预防

1. 生活方式　ADA 和 EASD 均提倡将生活方式改变(包括健康饮食、体力活动和戒烟)、达到体重减轻和心血管风险降低,作为预防和(或)管理 2 型糖尿病的一线措施。某些机构也主张对 2 型糖尿病患者采用个体化方法。由于大多数 2 型糖尿病患者肥胖,因此控制体重被视为生活方式干预的主要方面。体重减轻可能具有多重作用。对极度肥胖者,外科手术可以获得长期体重减轻、减少 2 型糖尿病发生和降低死亡率的作用。

(1)饮食:无肾病患者,总能量中蛋白质占 10%～20%,饱和或反式不饱和脂肪酸占<10%(如 LDL-C 增高者,则<8%),单链不饱和脂肪酸占 10%～20%,多不饱和脂肪酸 10%。总脂肪摄入占总能量<35%,特别是超重者,应<30%(有利于减轻体重)。胆固醇摄入<300 mg/d(LDL-C 增高者则需减低)。尽量减少反式脂肪酸(<1%)。糖类占 45%～60%,但不主张糖尿病患者尽量低糖类饮食,而应根据血糖控制情况作适当的调整。接受降糖治疗患者,应根据用药时间、剂量,适当调整糖类摄入量。饮食中还需包括蔬菜、水果、谷类等。饮食纤维素摄入>40 g/d(或 20 g/1000 kcal/d)(其中一半为可溶性)。适度饮酒(男性≤2 杯或≤20 g/d;女性≤1 杯或≤10 g/d)有利于预防心血管疾病。过度饮酒常伴有高 TG 血症和高血压。2 型糖尿病患者>每天 4 杯咖啡有利于降低心血管疾病风险,但应该指出煮沸又不过滤的咖啡增高 LDL,应当避免使用。

(2)体力活动:体力活动对预防 IGT 患者发生 2 型糖尿病及控制血糖和相关心血管并发症十分重要。

有氧运动和耐力训练改善胰岛素活性和 PG、血脂、血压和心血管风险。有规律的运动对持续获益是必需的。运动加饮食控制可降低 HbA1c。

(3)戒烟:吸烟增加 2 型糖尿病患者心血管疾病和早期死亡风险,戒烟则减低之。

2. 血糖控制　DCCT 和 UKPDS 随机对照临床试验表明,严密控制血糖(HbA1c 6.0%～7.0%)能降低糖尿病微血管并发症。正常高值血糖伴 HbA1c 轻度增高则增加心血管疾病风险。但血糖控制对大血管风险的作用尚不清楚,一般认为需经多年控制血糖后才有可能对大血管病变产生有益的作用。强化降糖结合有效血压控制则进一步降低心血管事件发生率。ACCORD 试验发现,强化降糖使死亡率增高(尤其合并多个危险因素者),可能是由于血糖波动过大。荟萃分析结果显示,HbA1c 每下降 1%,则非致死性心肌梗死的相对风险下降 15%,但对卒中和全因死亡无有益作用。对糖尿病病程较短、基础 HbA1c 较低、无心血管疾病史者,强化降糖治疗可能更为有益。这些结果提示,强化降糖治疗需个体化,并考虑年龄、糖尿病病程和心血管疾病史。早期血糖控制十分重要(代谢记忆)。

根据每个患者的情况,将 FPG 控制在<7.2 mmol/L(<120 mg/dl),餐后血糖控制在<9～10 mmol/L(<160～180 mg/dl)。患者可以自身监测血糖以达到成功的降糖治疗(特别是接受胰岛素治疗者)。对某些病程较短、寿命长、无明显心血管疾病患者,控制 HbA1c 6.0%～6.5% 可以避免低血糖和其他不良反应。同样,并非所有患者均能从强化降糖治疗中获益,还需设定个体化治疗靶目标。

治疗高血糖的药物包括:胰岛素提供者[包括胰岛素、磺脲类、meglitinides、胰高糖素样肽-1(GLP-1)受体增强剂、DDP-4 抑制剂]、胰岛素增敏剂(二甲双胍、匹格列酮)、葡萄糖吸收抑制剂(SGLT2 抑制剂)。在 2 型糖尿病患者,二甲双胍作为一线用药(特别为超重者),但肾功能障碍或肝病患者有发生乳酸性酸中毒的风险。因此,该药常不用于 eGFR<30～50 ml/min(慢性肾病 3～4 期)患者(约见于 25% 2 型糖尿病患者),但仍可用胰岛素或匹格列酮。慢性肾病患者 DDP-4 抑制剂用量需适当调整。SGLT2 抑制剂用量尚不清楚。为了达到血糖靶目标,常常需要联合治疗。后者可更显著降低心血管并发症,但仍缺乏前瞻性研究。同时需注意降糖药的心血管安全性。

强化降糖使 1 型和 2 型糖尿病患者增加严重低血糖 3～4 倍。除了心律失常和心血管事件的短期风险外,长期风险尚包括痴呆、认知障碍、心肌梗死。老年患者常有动脉粥样硬化、肾功能减低和合并症,预期寿命减低,尤其当存在长期并发症时。老年患者的血糖靶目标高于年轻、较为健康者,可以允许 HbA1c <7.5%~8.0%,并根据年龄、血糖自我管理的能力、认知、精神和经济状态作调整。

对每一个糖尿病患者,均应仔细评估多种药物治疗对生活质量的影响,强化降糖治疗的不良反应。就公共健康而言,即使轻微的血糖降低也证明是有益的,但强化降糖将增加经济负担,同时可能有害。每个病人应力求获得最佳的血糖控制与心血管危险性之间的平衡。如果启动强化血糖治疗,必须告知患者治疗的益处和风险。

3. 血压 2型糖尿病患者其高血压发生率较普通人群增高,60%以上有高血压。其病理生理包括:高胰岛素血症增加肾脏钠重吸收;交感张力增高;肾素-血管紧张素-醛固酮系统(RAS)活性增强。肥胖、老年人、肾病将进一步增加高血压发生。糖尿病与高血压对心血管疾病风险具有相加的作用。尽管2型糖尿病使男性心血管风险增高2倍,女性增高3倍,但高血压使2型糖尿病患者心血管疾病风险增高4倍。应该认识到,对2型糖尿病患者血压管理同样需要个体化。存在多个合并症、老年、药物相互反应和血管病变类型,均影响治疗方法和血糖靶目标。

原则上,对所有糖尿病高血压患者均需降压治疗。随机对照试验显示,收缩压<140 mmHg、舒张压<90 mmHg 对糖尿病患者的心血管预后有益。HOT 研究显示,舒张压<80 mmHg 则心血管风险降低。UKPDS 研究表明,严格控制血压(144/82 mmHg)患者较普通控制血压者(154/87 mmHg)大血管事件下降24%。同时。血压每降低10 mmHg(至收缩压120 mmHg),则糖尿病相关死亡率减低15%。目前认为,将糖尿病患者血压控制<140/85 mmHg(合并肾病和蛋白尿时收缩压<130 mmHg)是合理的。必须注意,许多糖尿病合并蛋白尿患者,血压常常不能达到推荐的水平。由于不存在高血压记忆作用,因此必须持续控制血压,持续调整用药。血压降得太低可能增加严重事件,特别是高龄、长期糖尿病患者。因此,强化降压需要做到个体化,综合评估风险-疗效。

降压措施包括生活方式干预(限制钠盐摄入、减轻体重)和药物治疗,其中 ACEI 或 ARB 对高危心血管疾病的糖尿病患者特别有效,较钙离子拮抗药更好地预防和延缓高血压糖尿病患者微量白蛋白尿。但 ACEI 联合 ARB 则无进一步益处,相反不良反应更多。同样,肾素抑制剂 Ariskiren 加 RAS 阻滞剂也并

不减少2型糖尿病伴肾损害患者的心血管事件,甚至有害。由于2型糖尿病患者常常有夜间血压增高,因此需睡前给药。最好先作 24h 动态血压记录。

2型糖尿病患者降压治疗时需注意降压药的代谢不良反应对远期心血管预后的影响。噻嗪类利尿药、β受体阻滞药较钙离子拮抗药和 RAS 阻滞药更易增加2型糖尿病的危险性。UKPDS 研究显示,糖尿病患者β受体阻滞药和利尿药的降压作用优于其代谢不良反应引起的心血管风险。但这些药物不作为代谢综合征患者的一线降压治疗。适当的血压控制通常需 RAS 阻滞剂加噻嗪类利尿药、β受体受体阻滞药或钙离子拮抗药的联合治疗,ACCOMPLISH 研究表明,ACEI 联合钙离子拮抗药优于 ACEI 加噻嗪类利尿药。

4. 血脂异常 2型糖尿病患者血脂异常主要表现为高 TG、apoB100 和低 HDL-C,其他包括富含 TG 的脂蛋白增高(包括 VLDL 和小颗粒致密 LDL)。这些血脂异常存在密切的内在联系,使2型糖尿病时高脂血症(如 LDL-C 增高)可能不表现出来。大量的资料表明,2型糖尿病患者 TG 和 LDL-C 增高和 HDL-C 降低使心血管风险增高。

最近大量的研究报道了他汀类的作用机制和预防2型糖尿病患者心血管疾病的有效性。他汀类的疗效主要通过降低 LDL。荟萃分析显示,糖尿病患者从 LDL2.6 mmol/L 开始,经他汀治疗后 LDL 每降低1 mmol/L,则全因死亡率减低 4.3%,主要心血管事件减低 21%。2.5年随访发现,强化他汀治疗较中等程度他汀治疗冠状动脉死亡或心肌梗死风险降低16%,动脉粥样斑块进展减慢。他汀类加依扎麦布强化降脂有利于降低慢性肾病患者动脉粥样硬化事件。一般讲,这些疗效在糖尿病高危患者更加明显。CADRS 和 HPS 一级预防试验和 ASCOT 亚组分析发现,他汀类可减低糖尿病患者心血管事件。随机对照临床研究证明,他汀类治疗安全、耐受良好。肌病或横纹肌溶解主要见于大剂量他汀与吉非罗齐联合应用时,而非其他贝特类药物。

荟萃分析显示,他汀类药物(尤其是大剂量强化治疗时)增加新发生糖尿病(2/1000),且随年龄增大而增高。他汀类降低心血管事件的疗效(11/1000)明显超越该危害性。此外,他汀类治疗后尚存在心血管残余风险,后者主要由高 TG、低 HDL-C 和小致密 LDL 颗粒所致。以往的研究表明,针对高 TG(>2.2 mmol/L)和/(或)低 HDL-C(<1.0 mmol/L)进行治疗可进一步获益。贝特类治疗降低主要心血管事件,但死亡率不变。代谢综合征和糖尿病患者常存在

HDL-C减低伴 TG 增高，但随机对照试验发现，CETP抑制剂（Torcetrapib 和 Dalcetrapib）尽管增高 HDL-C 30%～40%，但并不降低心血管事件，可能是 HDL 功能异常。如果这是事实，那么单纯增加 HDL 数量而不改善其功能，则不能改变心血管风险。

至今增加 2 型糖尿病患者 HDL-C 的药物不多，非诺贝特的益处很小。烟酸可增高 HDL-C 15%～30%，同时 apoA-1 增高，TG 降低 35%。尽管有研究显示烟酸使颈动脉斑块减小，但最近的临床试验未能证实其心血管保护作用。相反，烟酸治疗时，糖尿病并发症风险高达 3.7%，新发生糖尿病 1.8%，感染发生率增加 1.4%，出血风险增加 1.4%（包括出血性脑卒中）。

目前，生活方式干预加戒烟、增加运动、减轻体重和减少快吸收糖类摄入仍然是增高 HDL-C 的主要疗法。

对高 TG（>5.5 mmol/L），应作改变生活方式的劝告（聚焦体重减轻、减少饮酒）和改善血糖控制。TG 相关的危险性为急性胰腺炎、多发性神经病变。轻度 TG 增高患者，应用他汀类药物可使胰腺炎风险减低。贝特类无保护作用，相反增加风险。对高 TG 血症患者可以应用 ω-3-脂肪酸（2～4 g/d），但这一药物治疗对糖尿病患者的心血管益处还缺乏证据。

5. 血小板功能　血小板在动脉粥样硬化血栓形成中发生和发展中具有关键性作用。糖尿病患者血小板聚集异常，同时，餐后和持续性高血糖均为 2 型糖尿病自然史的早期和晚期血小板激活的主要决定因素。

阿司匹林通过不可逆灭活血小板环氧化酶 1（COX-1）活性，而抑制血栓素（TX）依赖性血小板激活和聚集，但以往尚无关于 2 型糖尿病患者阿司匹林时间、剂量依赖性抗血小板作用的研究。目前主张非糖尿病患者应用阿司匹林 75～162 mg/d，但这一剂量不能完全抑制糖尿病患者的 COX-1 和 TXA2 依赖性血小板功能（可能由于血小板周转增快）。有研究指出，糖尿病伴心血管疾病患者阿司匹林每日 2 次可能使有益作用持续。

糖尿病伴心血管疾病患者抗血小板药物治疗及其疗效原则上与非糖尿病患者相似，也主张对急性心肌缺血综合征和二级预防应用低剂量阿司匹林。同样，糖尿病患者的心血管疾病一级预防也用低剂量阿司匹林，但其疗效和安全性的直接证据尚缺乏、不充分或无结论性。最近的荟萃分析结果显示，阿司匹林使冠状动脉事件（9%）和卒中（15%）无显著性降低。因此，对心血管风险较低的患者，并不主张应用阿司

匹林。基于以往一级预防资料，阿司匹林使糖尿病和非糖尿病患者颅外出血（主要胃肠道）增加 50%～55%，因此建议阿司匹林用于 10 年心血管风险＞10%糖尿病患者。

氯吡格雷是一种不可逆性 ADP（P2Y12）受体阻滞药，其长期二级预防疗效与阿司匹林相似。急性冠状动脉综合征或接受冠状动脉介入治疗患者，联合应用氯吡格雷（75 mg/d）与阿司匹林（75～160 mg/d）疗效更佳，但这一联合治疗在晚期肾病患者可产生不良作用。作用更强的新颖 P2Y12 阻滞药包括普拉格雷和替格瑞洛。与氯吡格雷相比，这些新颖抗血小板药物同样减低糖尿病患者缺血事件，但不增加出血。有趣的是，在急性冠状动脉综合征伴肾功能障碍患者替格瑞洛的疗效优于氯吡格雷。

6. 多重因素处理　血糖异常患者需早期危险分层，以确定合并症和增加心血管疾病风险的因素，包括危险因素（吸烟、高血压、高脂血症）、微血管和大血管疾病和自主神经功能异常、合并症（心力衰竭、心律失常）评估，应用心电图运动试验、超声负荷试验和核素心肌显像发现可诱发的心肌缺血，超声多普勒和（或）磁共振显像测定心肌存活性和左心室功能。但运动试验、超声负荷试验和核素心肌显像检出糖尿病患者心肌缺血方面可能不太可靠。其他混杂因素包括自主神经功能异常使痛阈增高、多支血管病变、心电图异常、合并存在外周血管病变及应用多种药物。

在糖尿病患者，总的心血管并发症风险与胰岛素抵抗、B 细胞功能异常和高血糖及其他心血管易患因素的协同作用相关。因此，对这些患者成功的风险预防取决于对这些危险因素的综合性检出和处理。

五、糖尿病合并稳定和不稳定冠心病的处理

1. 糖尿病合并慢性冠心病的最佳内科治疗（OMT）　糖尿病（包括新诊断糖尿病和 IGT）使急性或稳定性冠心病患者的预后变差，因此，所有冠心病患者均需测定血糖情况。HbA1c 和 FPG 增高可建立糖尿病的诊断，但血糖正常并不排除糖代谢异常，而需 OGTT。后者不应在急性心肌梗死或不稳定型心绞痛的发病 4～5 d 进行，以减少假阳性。

几年来，心肌梗死患者总的住院期和远期死亡率降低，但糖尿病患者的预后仍然较差，原因可能是高并发症发生率和缺乏适当的循证治疗。至今，直接针对糖尿病患者的药物治疗研究较少，绝大多数为亚组分析。糖尿病患者的心血管事件绝对风险较大，但这些患者的绝对获益应该较大，避免心血管事件的需要

治疗的病例数(NNT)较小。

(1)β受体阻滞药:该药适用于所有类型冠心病。β受体阻滞药缓解稳定型冠心病患者的心肌缺血症状(心绞痛),同时提供预后益处(特别是糖尿病合并心肌梗死患者),使再梗死、猝死和室性心律失常减低。β受体阻滞药的不良反应包括增加胰岛素抵抗、掩盖低血糖症状。显然,β受体阻滞药对预后的有益作用明显大于其不良反应。

(2)RAS阻滞药:急性冠状动脉综合征(包括ST段抬高型心肌梗死)患者,如无反指征,入院后即开始ACEI/ARB治疗。2型糖尿病合并左心室射血分数<40%、高血压、慢性肾病者主张持续应用该药;糖尿病合并稳定型冠心病则应用ACEI/ARB。HOPE研究发现,2型糖尿病合并血管病变患者,Ramipiril减低心肌梗死、卒中、心血管死亡25%。EUROPA试验观察到类似的结果。ONTARGET试验报道,ABR替米沙坦与ACEI改善一级终点(心血管死亡、心肌梗死、卒中、心肌衰竭再入院复合终点)同样有效。

(3)降脂药:他汀类药物对糖尿病合并冠心病患者的有益作用已得到充分肯定。

(4)硝酸酯和钙通道阻滞药:硝酸酯改善症状,但对预后无作用。钙通道阻滞药减轻心肌缺血症状,异搏定和地尔硫草可能预防再梗死和死亡。无心力衰竭患者,这些药物可长期应用,作为β受体阻滞药的替代(特别是慢性阻塞型肺病患者)。但是,应避免β受体阻滞药与钙通道阻滞药联合应用,以减低心动过缓、房室传导阻滞、左心室功能减退的风险。但可用二氢吡啶类钙通道阻滞药(如氨氯地平、非洛地平和尼卡地平)。

(5)依伐布雷定:为特异性减慢心率的抗心绞痛药物,抑制If离子流,主要调节窦房结自发性除极。该药对β受体阻滞药有反指征或不能耐受的稳定型心绞痛或急性冠状动脉综合征患者有应用指征,或在应用β受体阻滞药时仍有心绞痛且心率>70/min,也可联合应用。糖尿病患者心率增快预后不良,依伐布雷定能预防这些患者心绞痛,且无安全性方面担忧或糖代谢不良反应。

(6)抗血小板和抗凝药:二级预防方面,低剂量阿司匹林(70~160 mg/d)或氯吡格雷抗血小板(单独或联合应用)减低卒中、心肌梗死、血管性死亡风险,尽管在糖尿病患者其疗效较小。糖尿病急性冠状动脉综合征不伴ST段抬高患者,糖蛋白Ⅱb/Ⅲa受体抑制剂似乎特别有效。其他新颖抗血小板药物与阿司匹林联合应用能降低糖尿病急性冠状动脉综合征患者心血管事件(从11.4%降至9.3%)。CAPRIE研究表明,氯吡格雷较阿司匹林更有效地降低新近发生缺血性卒中、心肌梗死、外周血管疾病,其中糖尿病伴外周血管患者氯吡格雷的保护作用尤其显著。TRITON试验亚组分析发现,糖尿病患者接受普拉格雷治疗后缺血事件减少较氯吡格雷治疗后更加明显,但出血也增加。但是应该指出,大多数研究并未分别报道糖尿病与非糖尿病的预后,因此指南推荐基于所有患者的证据。

(7)急性冠状动脉综合征血糖控制:与非糖尿病患者比较,糖尿病患者急性冠状动脉综合征时血糖增高预后更加不良。高血糖与以往未被检出的血糖异常相关,但可由应激诱发儿茶酚胺释放导致FFA浓度增高、胰岛素产生减低而增加胰岛素抵抗和糖原分解所致,对心肌代谢和功能产生不良影响。用下列2种策略改善急性冠脉综合征患者临床预后。

代谢调整:补充GIK溶液。增加细胞内钾可稳定心肌细胞,有利于葡萄糖转运至细胞内。降低FFA的β氧化,改善能量产生时的葡萄糖利用、内皮功能和溶栓。但是,随机对照试验并未显示补充GIK对死亡率或并发症的益处,可能与GIK治疗时增高血糖和液体有关。

血糖控制:DIGAMI 1和2及HI-5研究证明,糖尿病心肌梗死患者如血糖明显增高(>10 mmol/L或>180 mg/dl),则可从血糖控制中获益,但血糖控制至何等水平(特别对严重合并症患者)尚不清楚,需要个体化。胰岛素对控制血糖水平最有效。

2. 血运重建 约25%接受心肌血运重建患者有糖尿病。由于这些患者冠状动脉病变弥漫、介入治疗后发生再狭窄、CABG后静脉桥容易阻塞、动脉粥样硬化发展引起新病变,因此,血运重建仍然存在挑战,而且心脏事件的风险(包括死亡)高于非糖尿病患者。

(1)稳定和不稳定性冠心病患者心肌血运重建:BARI 2D研究证明,经5年随访,死亡、心肌梗死、卒中复合终点在最佳内科治疗(OMT)组与血运重建组相似(12% vs 12%)。尽管CABG组无心脑血管事件率高于OMT组(78% vs 70%,P=0.01),但两组生存率相似(86% vs 86%,P=0.33)。介入组(冠状动脉病变程度较CABG组较轻)心脑血管事件率和生存率也与OMT组无差异。在以后随访中,OMT组中38%和血运重建组仅20%患者由于症状至少接受一次血运重建。总之,除非特殊情况(左主干狭窄>50%、左前降支近段狭窄、三支血管病变伴左心功能障碍),糖尿病患者血运重建与内科处理相比并不改善生存率。但是必须注意,这些结果从一组选择性的患者中获得,提出了哪些需要即刻血运重建、左主干病变、肌酐＞2 mg/dl（＞177 μumol/L）、HbA1c＞13.0%、心功能 Ⅲ～Ⅳ级患者及以往12个月内接受介入或CABG患者。

（2）急性冠状动脉综合征：以往急性冠状动脉综合征研究表明，不存在血运重建与糖尿病之间相互作用，早期侵入策略改善这些患者的预后，糖尿病患者疗效尤其显著。ST段抬高性心肌梗死再灌注研究表明，糖尿病患者死亡率高于非糖尿病者，直接PCI疗效优于静脉溶栓治疗。但是，糖尿病患者再灌注明显延迟，心肌缺血时间延长，这些可能与糖尿病患者症状不典型有关。但这些患者PCI治疗后30 d死亡率降低更为明显。OAT研究发现，糖尿病患者如心肌梗死后梗死相关动脉阻塞3～28 d则PCI开通后并不改善预后（与非糖尿病患者相似）。

以往多个研究（特别是SYNTAX试验）结果显示，当冠状动脉病变相对不太复杂时，PCI可以作为血运重建选择。而对于复杂冠状动脉病变患者（特别当合并糖尿病时），应该选择CABG。AWESOME随机试验和注册研究包括CABG高危患者（以往CABG、新近心肌梗死、左心室射血分数＜0.30，或应用IABP），结果发现PCI与CABG的3年死亡率无显著差异。但最近的资料还是支持对糖尿病（特别是接受胰岛素治疗）合并复杂冠状动脉病变患者行CABG，后者临床预后（包括死亡率减低）优于药物洗脱支架PCI，尽管卒中发生率增高。MAIN COMPARE研究显示，无保护左主干病变患者PCI或CABG复合终点（死亡、Q波心肌梗死、卒中）相似，但药物洗脱支架PCI再次血运重建率增高，而且未发现预后与糖尿病存在明显相互反应。瑞典冠状动脉造影和介入治疗注册研究及最近的荟萃分析结果显示，新一代药物洗脱支架较以往的药物洗脱支架更进一步降低再狭窄和死亡率。FREEDOM研究（大多数患者3支血管病变、使用新一代药物洗脱支架，接受最佳内科治疗以控制收缩压、LDL-C和HbA1c）3.8年随访结果表明，PCI组一级预后终点发生率显著高于CABG组，主要表现为CABG组心肌梗死和死亡率减低。由于该研究包括了真实世界的患者，因此可以作为我们的临床指导。在作出干预决策前，应与患者讨论，解释CABG的死亡率益处，并作风险分层。

（3）糖尿病患者PCI和CABG的特殊方面：DIABETES试验证明，雷帕霉素或紫杉醇药物洗脱支架较金属裸支架再狭窄降低75%，再次血运重建减少。如双联抗血小板治疗＞6个月，则死亡率与裸支架相似。第2代依维莫司洗脱支架一年的靶病变失败率并不优于以往的药物洗脱支架。糖尿病患者中，zo-

tarolimus洗脱支架较雷帕霉素洗脱支架疗效差。

稳定型心绞痛或急性冠状动脉综合征糖尿病患者接受PCI后的抗栓治疗与非糖尿病相似。接受CABG的糖尿病患者通常冠状动脉病变弥漫，常需多支桥血管。观察性研究结果显示，应用双侧内乳动脉有利于改善预后，但可增加糖尿病患者切口感染和纵隔炎。有研究比较PCI与双侧内乳动脉弯路移植，发现后者改善糖尿病患者的预后（心绞痛、再次干预、主要心脏不良事件），但6年生存率相似。最后，约50%心脏手术后血糖控制不佳的患者，术前并未诊断糖尿病，这些可能导致围术期血糖控制不适当，成为住院期死亡率和并发症的预测因素。

（4）心肌血运重建与降糖治疗：低血糖可影响冠脉造影的安全性及PCI或CABG的早期和晚期疗效。二甲双胍的半衰期为6.2 h，因此冠状动脉旁路移植造影或PCI前24 h停药，术后48 h恢复治疗，无科学根据。比较合理的方法是，如术后肾功能恶化则停二甲双胍治疗，直至肾功能恢复。同样，DIGAMI-2研究也不支持对直接PCI患者停用磺脲类药物。接受格列齐特（glimepiride）的患者心律失常和心肌缺血并发症也并不常见。TZD可能使慢性肾病患者金属裸支架PCI后支架内再狭窄发生率降低。

至今尚无研究证明应用胰岛素或GIK能改善ST段抬高型心肌梗死PCI预后。CABG观察性研究资料提示，连续静脉内滴注胰岛素以获得中等程度的血糖控制（6.6～9.9 mmol/L，或120～180 mg/dl）较严格血糖控制（＜6.6 mmol/L 或＜120 mg/dl）死亡率和严重并发症减低。在BARI 2D研究中，接受胰岛素增敏剂患者与为了控制血糖必要时给予胰岛素治疗的患者，其预后相似。在CABG组，应用胰岛素患者的心血管事件发生率高于应用胰岛素增敏剂者。

接受PCI患者术后适当的二甲双胍治疗策略尚不清楚。心肌血运重建时或术后血糖控制的作用和最佳水平仍需研究。

六、心力衰竭与糖尿病

心力衰竭和2型糖尿病常常同时存在，各自影响对方的自然史。2型糖尿病患者心力衰竭易患因素发生率高，其中冠心病和高血压最为重要。此外，血糖异常本身对心肌产生不良作用。糖尿病心肌病早期表现为左心室舒张功能异常。评估心肌病的临床方法包括：超声心动图测定左心室舒张功能（运动时进一步减退）、胰岛素抵抗，即为心力衰竭综合征。这些是心力衰竭患者发生糖尿病的重要危险因素。尽管有很强的证据表明心力衰竭与糖尿病有关联，但对这些同时存在情况的最佳处理策略尚缺乏临床试验的循证依据。

1. 发生率

（1）糖尿病患者心力衰竭发生率：1%～4%普通人群患有心力衰竭，0.3%～0.5%患者有心力衰竭和2型糖尿病。心力衰竭人群研究发现，2型糖尿病发生率为12%～30%，且随年龄增加而增高。在Framingham研究中，糖尿病是发生心力衰竭的主要独立因素，在男性风险增加2倍，女性则增加6倍。左心室射血分数（LVEF）正常的心力衰竭在女性更为常见。舒张功能不全患者中，26%男性和25%女性有左心收缩功能异常。这些表明，对2型糖尿病患者应寻找心肌功能减退的症状和体征。

某些临床因素与2型糖尿病患者发生心力衰竭独立相关，包括HbA1c增高、BMI增大、高龄、冠状动脉病变、眼底病、肾病、应用胰岛素。同样，最近的研究指出，肾病和终末期肾病、蛋白尿和白蛋白尿、糖尿病病程，是心力衰竭进展的重要因素。

（2）心力衰竭患者糖尿病发生率：普通人群中糖尿病发生率为6%～8%，但在症状性心力衰竭患者中，糖尿病发生率高达12%～30%（住院期患者发生率达40%）。然而，心力衰竭患者常常年龄高于非心力衰竭者。

（3）糖尿病心肌病：长期高血糖（即使无冠脉病变、瓣膜病和高血压）影响心肌组织，增加心功能异常的风险。左心室顺应性减低（糖尿病心肌病早期表现）在糖尿病早期已检测到。糖尿病常常合并高血压，因此很难分辨糖代谢异常和高血压对舒张功能不全的作用。发病机制包括糖基化终末产物（AGE）积聚、胶原形成和纤维化，导致钙内环境稳定和心肌胰岛素信号异常。这些异常改变使心肌强硬度增高，心肌顺应性降低。根据ESC指南，可用常规多普勒测定经二尖瓣血流指数和二尖瓣瓣环组织多普勒指数来评估左心室舒张功能不全，后者伴左心充盈压增高，转而影响经二尖瓣血流频谱类型。一般认为，舒张功能异常后，随着时间发展心肌功能也逐渐异常，引起收缩功能障碍和心力衰竭临床表现。由于糖尿病、高血压和冠心病常常合并存在，因此，是否心肌功能主要由糖代谢异常所致（或由几个因素的协同作用的结果）尚有争论。从临床角度而言，目前预防左心收缩功能不全发生和心力衰竭注重于合并症的联合药物治疗。这也解释为何糖尿病患者仔细的血压控制十分有效。

2. 糖尿病与心力衰竭　在DIABHYCAR试验中，心力衰竭是2型糖尿病患者住院的主要原因。

BEST试验显示，2型糖尿病增加心力衰竭患者入院的风险。糖尿病伴心力衰竭患者1年住院率为31%（无糖尿病者则为24%），1年死亡率高于无心力衰竭者12倍。SOLVD和CHARM研究表明，2型糖尿病是心力衰竭患者死亡的独立因素。

3. 2型糖尿病患者心力衰竭的药物治疗　包括ACEI、ARB、β受体阻滞药和盐皮质激素受体拮抗药（MRA），通常需要联合应用以减轻充血症状，必要时加用依伐布雷定。

（1）ACEI：改善2型糖尿病合并心力衰竭患者的症状、降低死亡率，因此有应用指征。ARB与ACEI的益处相似，因此可用于不能耐受ACEI的患者。LVEF<40%患者如ACEI＋β受体阻滞药治疗时仍有症状，不应联合应用ARB，而可加用MRA，以降低并发症和死亡率。

所有LVEF40%患者均应接受β受体阻滞药治疗。β受体阻滞药降低死亡率和心力衰竭住院率。但是，糖尿病合并心力衰竭患者出院时β受体阻滞药药物较少。目前推荐下列β受体阻滞药用于心力衰竭合并糖尿病患者：美多洛尔缓释剂、比索洛尔、卡维地洛。不良反应主要包括低血糖、代谢异常（糖脂代谢异常、胰岛素敏感性降低、增加2型糖尿病风险），但β受体阻滞药的疗效明显高于其不良反应。

（2）MRA：ACEI（或ARB）和β受体阻滞剂治疗但仍有症状患者（NYHA Ⅱ～Ⅳ级、LVEF<35%），应使用低剂量MRA，以降低再次入院和死亡风险。2型糖尿病合并心力衰竭患者螺内酯与依普利酮的疗效无差异。但对糖尿病合并肾病患者，需监测其肾功能和血钾水平变化。

（3）利尿药：能减轻气急和水肿，但对死亡率和并发症的作用尚不清楚。主张应用襻利尿药。

（4）依伐布雷定：糖尿病合并心力衰竭且心率>70/min患者，依伐布雷定降低复合终点（心血管死亡、因心力衰竭加重而住院）。

4. 糖尿病心力衰竭的非药物治疗　指南推荐心力衰竭心脏同步化治疗，以降低NYHA Ⅱ～Ⅳ级、尽管最佳内科治疗但仍LVEF<35%、窦性心律伴QRS波增宽（>120～130 ms）患者的死亡率。尽管缺乏临床试验，但可以相信糖尿病患者应该相同。

终末期心力衰竭是心脏移植的指征，合并糖尿病并非是反指征，但这些患者脑血管病变、肾功能减退、感染危险性增大。糖尿病也是心脏移植患者10年生存的独立危险因素。

5. 心力衰竭患者的降糖治疗　Gitt等总结了2型糖尿病合并心力衰竭患者的降糖治疗，总的说来，至今仅有 TZD 随机对照试验,其他方面的药物证据均来自观察性或注册研究的亚组分析。

心力衰竭时,二甲双胍以往被认为是反指征,但该药降低死亡率、再次入院和其他不良事件。仅 2.3％患者发生乳酸性酸中毒。UKPDS 研究发现,磺脲类与心力衰竭死亡率无明显关系。但也有研究显示死亡率增高。PPAR-γ 激动剂 TZD 诱发钠潴留和血容量增加,加重心力衰竭,增加再次入院。因此这类药物不能用于心力衰竭患者。GLP-1 同类物或 DPP-4 抑制剂对心力衰竭患者的作用尚不清楚,但动物实验证明,该药改善心肌功能。胰岛素与死亡率和再入院率并无关系。

七、心律失常

1. 糖尿病与房颤　房颤患者糖尿病常见(13％),两者具有共同的前驱因素,包括高血压、动脉粥样硬化、肥胖,但是糖尿病作为房颤的独立因素尚未定论。由于 30％房颤患者并无症状,因此对糖尿病患者怀疑房颤时,应作 12 导联心电图或 24 h Holter 记录。

以往卒中、一过性脑缺血(TIA)或血栓栓塞、老年人、高血压、糖尿病和结构性心脏病史的房颤患者,发生脑卒中的风险增大。CHADS$_2$ 是糖尿病卒中风险分层的最简单方法,也可用 CHA$_2$DS$_2$-VASc。口服抗凝剂能降低卒中相对风险 62％,且严重脑出血并发症很少(每年 0.3％)。阿司匹林降低卒中相对风险 22％。2010 年和 2012 年 ESC 指南推荐对房颤患者应用维生素 K 拮抗药或新颖口服抗凝药。对某一患者来讲,抗凝药的选择应根据卒中和血栓栓塞事件绝对风险和出血危险性。但不主张仅用阿司匹林预防糖尿病和房颤患者血栓栓塞。对不能应用抗凝药患者,可考虑联合应用阿司匹林和氯吡格雷。如糖尿病患者存在一个或以上卒中危险因素时,建议应用口服抗凝药(控制 INR2.0～3.0)。ACTIVE W 试验证明华法林疗效优于氯吡格雷,且不增加出血。氯吡格雷+阿司匹林预防主要血管事件的疗效优于单纯阿司匹林。口服抗凝药联合抗血小板药治疗并不增加疗效但可增加出血,因此应该避免联合应用。

口服直接凝血酶抑制药和口服 Xa 抑制药(利乏沙班等)在预防卒中和全身血栓栓塞方面不劣于维生素 K 拮抗药,但严重出血并发症减少。因此,这些新颖的抗凝药可用作华法林的替代,对糖尿病患者也相同。

2. 心源性猝死　50％心血管死亡为猝死,主要由室性心动过速引起(常由急性冠状动脉综合征触发),患者可无心脏病。糖尿病患者猝死风险较大,为非糖尿病患者的 4 倍。糖尿病增加心力衰竭和心肌梗死存活者的心血管病死率,也是心力衰竭患者猝死的独立危险因素。糖尿病心肌梗死伴 LVEF＞35％患者与非糖尿病伴 LVEF＜30％患者的死亡率相同;糖尿病伴 LVEF＜35％患者心源性猝死明显增加,因此目前主张对症状性(NYHA Ⅱ～Ⅳ级)糖尿病伴 LVEF＜35％患者预防性置入心律转复除颤器(除非有反指征)。同样,对接受心脏复苏(由于室速或室颤)的糖尿病患者,指南也建议置入心律转复除颤器。所有心肌梗死后心力衰竭患者均应接受 β 受体阻滞药治疗,以减低心源性猝死。

糖尿病患者心源性猝死的发病机制是心电不稳定,后者原因尚不清楚,但可能是下列因素共同作用的结果:急性冠状动脉阻塞和冠状动脉病变严重性;心肌纤维化引起左心充盈障碍(舒张功能异常)和收缩性心力衰竭;微血管病变和糖尿病肾病;糖尿病自主神经病变;心肌电传导异常(复极、除极异常);睡眠性呼吸停顿。低血糖也能改变心电生理特征,与 1 型糖尿病年轻患者"睡眠中死亡"有关。高血糖甚至糖耐量异常患者心源性猝死相对风险增高。这些患者的心率变异减低。

八、外周和脑血管疾病

外周血管病变指颅外颈动脉和椎动脉、上肢和下肢动脉、肠系膜动脉和肾动脉的粥样硬化性损害,但不包括主动脉瘤。

1. 糖尿病动脉粥样硬化危险因素　糖尿病是任何部位动脉粥样硬化危险因素,尤其是下肢动脉(较颈动脉风险增加 2 倍)。吸烟、糖尿病(病程和严重性)和高血压是外周血管病变(坏疽和溃疡)的危险因素。糖尿病伴多部位动脉粥样硬化患者预后较差。对糖尿病患者应每年做外周血管病变的筛选。所有外周血管病变的糖尿病患者应在最佳血糖控制的情况下,接受适当降脂、抗高血压和抗血小板治疗。

2. 下肢动脉病变　糖尿病患者的下肢动脉阻塞常发生于远端(腘动脉或小腿动脉),其发生率随年龄和糖尿病病程增加而增高。许多老年患者在糖尿病诊断前已有外周血管病变。下肢动脉病变发展可导致足溃疡、坏疽和最终截肢。在美国,50％非创伤性截肢的原因为糖尿病。下肢动脉病变患者死亡率增高,截肢后 2 年的死亡率高达 50％以上。早期诊断糖尿病下肢动脉病变对预防其发展和判断总体心血管风险十分重要。

提示间歇性跛行的症状包括行走困难(如疲劳、

疼痛、抽筋)、臀部、大腿、小腿或足疼痛,尤其在快走时更为明显,而休息后好转。需对这些患者做认真的体格检查(尤其是下肢的缺血情况)和踝臂指数测定(ABI<0.8提示下肢动脉病变,运动后测定增加其敏感性)。

2型糖尿病患者下肢动脉病变的一级和二级预防措施包括生活方式改变和控制危险因素(包括高血糖、高血脂、高血压)。对间歇性跛行患者,运动结合使用某些药物(如西洛他唑、他汀类)有利于增加步行距离。如非手术治疗不成功,则应考虑血运重建(主动脉或髂动脉病变者首选血运重建),同时控制危险因素。

糖尿病合并下肢血管病变患者β受体阻滞药并非反指征。有研究证明,下肢血管病变伴以往心肌梗死史患者,β受体阻滞药治疗使新发生冠状动脉事件降低53%。对下肢动脉病变患者的处理需要多方面,包括动脉粥样硬化危险因素的控制、必要时血运重建、适当的创口护理、生活关注(穿鞋)、感染治疗和康复。但最关键的是动脉重建和保住下肢。下肢缺血患者病情稳定后,也需进行冠状动脉或脑血管病变的筛选。并启动基础药物治疗,包括抗血小板、他汀类等。血运重建策略的选择主要取决于动脉病变的解剖。糖尿病动脉血运重建后预后较差,远期通畅率较低。糖尿病和非糖尿病患者胫腓动脉病变介入治疗的长期通畅率低,但有助于足溃疡愈合。糖尿病足是一个特殊的临床疾病,可能累及神经病变、创伤、动脉病变、感染和炎症,预后严重(坏疽或截肢)。这些患者下肢动脉病变常常弥漫、远端严重病变。如怀疑糖尿病足,则应仔细临床评估,测定ABI(如果由于动脉壁钙化使ABI测值不精确时,可测定足趾压力、远端多普勒波形分析、经皮氧测定等,可能有助于评估动脉状况。也可行血管造影并计划血运重建。

对糖尿病足患者,重要的是教育,包括戒烟、保护性鞋、定期足护理,必要时足整形。同样,这些患者需要危险因素的控制(血糖管理和血运重建监测)。

3. 颈动脉病变　脑血管疾病是糖尿病患者并发症和死亡的主要原因之一。糖尿病是缺血性卒中的独立危险因素,为非糖尿病患者的2.5~3.5倍。应该指出,约20%缺血性卒中可能主要由颈动脉狭窄引起。颈动脉狭窄者常有颈动脉杂音。症状表现多种多样,但仅在以往6个月内发生卒中和TIA时,才被认为有症状。显然,这些患者将来再发TIA的概率增高,因此需要进行脑部和主动脉上部血管检查,包括多普勒超声、CTA、磁共振显像。治疗取决于症状、病变严重性、5年生存率和血运重建的预后。尽管颈

动脉内膜剥脱术能改善症状性患者的预后,但其对无症状性患者的作用还不清楚。近年来,颈动脉介入治疗发展迅速,其疗效有待进一步研究。

九、眼和肾微血管病变

糖尿病是肾脏和心血管预后的重要危险因素,肾脏损害[尿白蛋白增高和(或)GFR减低]本身是心血管预后独立决定因素。一定程度上,降糖和控制血压可以改善尿白蛋白和预后肾功能减低。眼底病是糖尿病最常见的微血管并发症。尽管近年来由于采用强化治疗使微血管并发症有所下降,但仍有51%的1型糖尿病和29%的2型糖尿病患者产生危及视力的增生性眼底病(黄斑水肿)。快速发展的眼底病提示心血管风险增高,眼底病和肾病提示2型糖尿病患者并发症和死亡率增高。晚期眼底病时,心血管不良预后风险增高2倍。

肾和眼微血管并发症的某些病理生理机制相似,也累及大血管内皮。慢性高血糖诱发生化异常,引起蛋白糖化和ROS过度产生,导致血管损伤和组织特异性生长/修复系统反应性激活。糖尿病微血管损伤的特征性表现是,进行性血管阻塞和通透性增高。在眼底,进行性血管阻塞促进紊乱性、反应性血管新生,引起增殖性眼底病(作为一种晚期并发症)。血管通透性增高则引起眼底增厚,当影响到中央斑时,产生临床症状。

1. 控制血糖　至今尚无应用单纯生活方式改变预防肾病和眼病的研究。严格血糖控制,有利于改善糖尿病患者长期微血管和心血管预后。推荐1型和2型糖尿病患者控制HbA1c<7%。当眼底病变达到一定程度时,即使血糖正常也不能阻断其发展。多重因素治疗有益于延缓眼底病。严格血糖控制能预防肾病的发展。

2. 降压治疗　应用RAS阻滞药强化血压控制,预防2型糖尿病患者微量白蛋白尿、肾病发展和终末期肾衰竭及心血管事件。ARB减低微量白蛋白尿向明显蛋白尿的发展,预防肾脏事件,但不能防止心血管死亡。最近主张控制血压<140/85 mmHg,但对高血压和肾病伴明显蛋白尿患者,如能耐受ACEI或ARB,则控制血压<130 mmHg。血压控制也有利于眼底病的发展,目前主张血压<140/85 mmHg。但DIRECT研究并未显示坎地沙坦能明显减低眼底病的发展。

3. 降脂和抗血小板　目前尚缺乏为了预防眼底病或肾病而设定的血脂(胆固醇、TG)靶目标,但降脂可以延缓眼底病的发展。2型糖尿病患者需用抗血

小板药物进行心血管疾病二级预防,阿司匹林和其他抗血小板药物并不增加眼眶内出血。心血管二级预防时所用的阿司匹林剂量并不改善眼底病预后。促红细胞生成素治疗糖尿病肾病时需十分注意,可加快眼底病发展和增加心血管风险。

4. 危及视力的眼底病 必须将严重非增殖或增殖性眼底病或任何糖尿病相关黄斑水肿患者转有经验的眼科专家诊治。危及视力的增殖性眼底病和黄斑水肿需激光治疗。对严重非增殖性糖尿病相关眼底病患者,激光凝血可能有指征。某些黄斑水肿伴subfoveal水肿和视力障碍患者(<20/40)可用玻璃体内注射 ranibizumab(血管内皮生长因子抑制剂)。

总之,"2013 ESC/ESAD 糖尿病、糖尿病前期与心血管疾病指南"对糖尿病的分型、诊断和分子生物学发病机制作了深刻的阐述,充分强调了风险分层和个体化处理策略(特别是生活方式改变)在预防糖尿病和心血管疾病中的重要性。应该指出,近年来公布的心血管疾病防治相关指南(包括高血压、高血脂、稳定性冠心病等)均较以往的指南作了根本性变化,强调以病人为中心、以降低心血管死亡率为目标,这些指导原则有助于患者获得生活方式改变和实践自身管理,多学科团队和护理人员的通力协作,结合简单的用药方案。这样,一方面改善患者遵循指南治疗的依从性,另一方面提高其生活质量,改善预后。从这一点上讲,糖尿病患者的管理尤其应该如此。

(沈 迎 张瑞岩 沈卫峰)

7. 2014中国心力衰竭指南解读

心力衰竭（简称心力衰竭）是各种心脏疾病的严重和终末阶段，是当今最重要的心脏疾病之一。2014年2月24日中华医学会心血管病分会公布了"中国心力衰竭诊断和治疗指南2014"，这是自2007年中国"慢性心力衰竭诊断治疗指南"和2010年"急性心力衰竭诊断和治疗指南"发布以来首次对心力衰竭指南进行的更新和修订。2014心力衰竭新指南根据国内外循证医学的最新证据，并结合近几年发表的欧洲心脏病协会（ESC）、英国国家临床最优化研究所（NICE）及美国心脏病学会基金会（ACCF）和美国心脏协会（AHA）的心力衰竭指南，对心力衰竭的定义、分类、评估、药物和非药物治疗、心力衰竭病因及合并临床情况的处理、病人的管理等内容均作了相应的更新和更清晰的全面阐述。

2014心力衰竭新指南囊括心衰诊疗的四大主题：心力衰竭诊断和检查、慢性心力衰竭治疗、急性心力衰竭治疗及心力衰竭综合治疗和随访管理。与以往颁布的心衰指南相比，新指南对以上4个方面均做了重要修改，本文将对此做一简要解读。

一、心力衰竭诊断和检查

2014心力衰竭新指南仍采用原来的心力衰竭定义，再次肯定了左心室射血分数（LVEF）在心力衰竭分类中的价值，建议采用LVEF降低的心力衰竭（HF-REF）（即LVEF≤40%）和LVEF保持的心力衰竭（HF-PEF）代替收缩性心力衰竭和舒张性心力衰竭的传统名称，并给出了HF-PEF的新诊断标准：①主要表现。有典型心力衰竭症状和体征；心脏（主要是左心室）不大，LVEF≥45%；有心脏结构性改变（如左心室肥厚、左心房增大）和（或）舒张功能障碍；②其他考虑因素。符合流行病学特征——老年人、女性、高血压、糖尿病、肥胖、房颤；BNP/NT-proBNP轻中度升高，或至少在灰区值之间。

在检查方面，2014心力衰竭新指南推荐应用BNP/NT-proBNP动态监测评估慢性心力衰竭治疗效果，将BNP、NT-proBNP、MR-proBNP与心电图、二维超声心动图及多普勒超声、肌钙蛋白、X线胸片一起列为心力衰竭常规检查。对心力衰竭诊断尚未确定的可疑患者，可用于鉴别心源性和肺源性呼吸困难；血浆利钠肽对慢性心力衰竭诊断敏感性和特异性较低，但可用于排除急性心力衰竭诊断（BNP<100 pg/ml，NT-proBNP<300 pg/ml不支持诊断）。

二、慢性心力衰竭的治疗

在药物治疗方面，2014心力衰竭新指南将醛固酮受体拮抗药适用人群扩大至所有伴有症状（NYHA Ⅱ～Ⅳ级）的心力衰竭患者。传统上醛固酮受体拮抗药仅适用于NYHA Ⅲ～Ⅳ级患者。大量临床研究证实，醛固酮受体拮抗药在心力衰竭患者中的应用基本是安全的，是继β受体阻滞药后又一个获得证实能显著降低心脏性猝死率并能长期使用的药物。此次修订的新指南将醛固酮受体拮抗药的适用人群扩大至所有伴有症状（NYHA Ⅱ～Ⅳ级）的心力衰竭患者，无疑肯定了其在此类患者中的治疗作用。至关重要的是，这一有益作用使此类药物终成为可与ACEI、β受体阻滞药并驾齐驱的治疗心力衰竭不可或缺的良药，心力衰竭的基本治疗方案也从"黄金搭档"（ACEI加β受体阻滞药）转变为"金三角"（前两者加醛固酮受体拮抗剂），成为慢性HF-REF的基本治疗方案。

过去强调必须应用利尿药使液体潴留消除才开始加用ACEI和（或）β受体阻滞药，否则会影响疗效和产生不良反应。这一观点并无不妥，但可能会推迟这两种改善预后药物开始应用的时间，而对于住院的心力衰竭患者则很难做到初始几天只使用利尿药。2014心力衰竭新指南不再做这样的要求，其含义是让临床医生酌情处置，具体病例分别对待。对于轻至中度水肿，尤其是住院并可作密切观察的心力衰竭患者，ACEI和（或）β受体阻滞药可以与利尿药同时使用。由于襻利尿药具有强大的功能，可以在数天内消除或减轻潴留液体，而在这一时段内ACEI和（或）β受体阻滞药仅应用小剂量，一般不会引起不良反应。这种做法具有积极的意义，使改善预后的药物尽可能早用而又不致产生安全性问题。不过，对于严重水肿的心力衰竭患者，还是应待利尿药充分发挥作用，水肿消除或明显消退后才开始应用 ACEI 和（或）β 受体阻滞药。

"金三角"的出现是历史的必然选择，也是慢性心力衰竭治疗的最新进步。但三药合用的风险会有所增加：3 种药均具有降压作用；ACEI 和醛固酮拮抗药的不良反应可以叠加，如电解质紊乱、血肌酐升高，甚至肾功能损害等。防止不良反应的方法包括密切观察、小剂量起始、逐渐递增剂量，甚至将同一天药物应用的时间交叉开来。在 ACEI 和 ARB 的选择上，2014 心力衰竭新指南仍推荐先应用 ACEI，不能耐受者可改用 ARB。该建议是合理的，但临床情况复杂，我国心力衰竭患者 ACEI 不良反应（尤其咳嗽）发生率达 20%～30%，而 ARB 最大优点是不良反应少，依从性好，对于一种需长期甚至终身应用的药物，安全性和耐受性比疗效更重要。

2014 心力衰竭新指南在药物治疗方面的另一大改动是推荐应用单纯减慢心率的药物伊伐布雷定。伊伐布雷定是慢性心力衰竭的治疗新进展，该药以剂量依赖性方式抑制 If 电流，降低窦房结节律，减慢心率。由于心率减缓，舒张期延长，冠状动脉血流量增加，亦可产生抗心绞痛和改善心肌缺血的作用。伊伐布雷定的推荐主要基于 SHIFT 试验，该试验纳入了 6505 例中至重度的心力衰竭患者，在基础治疗的基础上随机分配为加用伊伐布雷定组和安慰剂组，跟踪随访两年后发现，加用依伐布雷定组心力衰竭患者的心率降低 8～11/min，主要复合终点（心血管死亡或心力衰竭住院）相对风险较安慰剂组下降 18%。2014 心力衰竭新指南推荐伊伐布雷定的适应证包括窦性心律的 HF-REF 患者，使用 ACEI 或 ARB、β 受体阻滞剂、醛固酮受体拮抗药，达到推荐剂量或最大耐受剂量，基础心率仍≥70/min，并持续有症状的患者（NYHA Ⅱ～Ⅳ级）（Ⅱa 类，B 级），或不能耐受 β 受体阻滞药者（Ⅱb 类，C 级）。该药应用方法：起始 2.5 mg，2/d，最大 7.5 mg，2/d；根据心率调整用量，患者静息心率宜控制在 60/d 左右，不宜低于 55/d。不良反应包括心动过缓、光幻症、视物模糊、心悸、胃肠道不适等。

此次 2014 心力衰竭新指南的修订（图 1-1），对药物治疗的推荐有增有改，对推荐药物进行了"列清单"。排序方式是首先列出可改善心力衰竭预后的药（第 1～5 种），继以可改善心力衰竭症状且可长期应用的药，包括利尿药。

2014 心力衰竭新指南还明确提出可能有害而不予推荐的药物。因可能有害而明确不予推荐的药物（或组合）包括噻唑烷二酮类（格列酮类）降糖药、大多

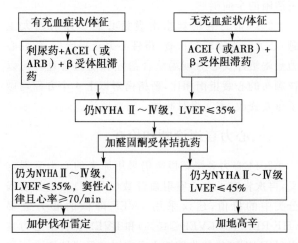

2007版指南	2014版指南
一、利尿药（Ⅰ类，A级）	一、ACEI（Ⅰ类，A级）
二、ACEI（Ⅰ类，A级）	二、β 受体阻滞药（Ⅰ类，A级）
三、β 受体阻滞药（Ⅰ类，A级）	三、醛固酮拮抗药（Ⅰ类，A级）
四、地高辛（Ⅱa类，A级）	四、ARB（Ⅰ类，A级）
五、醛固酮拮抗药（Ⅰ类，B级）	五、伊伐布雷定（Ⅱa类，B/C级）
六、ARB	六、地高辛（Ⅱa类，B级）
七、神经内分泌抑制剂的联合应用	七、利尿药
八、其他药物	八、神经内分泌抑制剂的联合应用
	九、其他药物

图 1-1　2014 心力衰竭新指南对药物推荐的变化

数钙拮抗药（氨氯地平和非洛地平除外）、非类固醇类抗炎药和环氧合酶（COX)-2 抑制药及在 ACEI 和醛固酮拮抗药合用基础上加 ARB 的三药联合。因缺乏获益证据而不做推荐的药物包括能量代谢药物、肾素抑制剂、他汀、中药、鱼油等。

2014 心力衰竭新指南强调慢性心力衰竭的规范化治疗，并推荐采用"新五步"（图 1-2）。

```
┌─────────────────┐        ┌─────────────────┐
│ 有充血症状/体征   │        │ 无充血症状/体征   │
└─────────────────┘        └─────────────────┘
         ↓                          ↓
┌─────────────────┐        ┌─────────────────┐
│ 利尿药+ACEI（或   │        │ ACEI（或ARB）+    │
│ ARB）+β 受体阻滞  │        │ β 受体阻滞药      │
│ 药               │        │                  │
└─────────────────┘        └─────────────────┘
         ↓                          ↓
┌──────────────────────────────────────────┐
│ 仍NYHA Ⅱ～Ⅳ级，LVEF≤35%                  │
└──────────────────────────────────────────┘
                    ↓
┌──────────────────────────────────────────┐
│ 加醛固酮受体拮抗药                          │
└──────────────────────────────────────────┘
         ↓                          ↓
┌─────────────────┐        ┌─────────────────┐
│ 仍为NYHA Ⅱ～Ⅳ级， │        │ 仍为NYHA Ⅱ～Ⅳ级  │
│ LVEF≤35%，窦性心  │        │ LVEF≤45%         │
│ 律且心率≥70/min   │        │                  │
└─────────────────┘        └─────────────────┘
         ↓                          ↓
┌─────────────────┐        ┌─────────────────┐
│ 加伊伐布雷定      │        │ 加地高辛         │
└─────────────────┘        └─────────────────┘
```

图 1-2　2014 心力衰竭新指南推荐慢性 HF-REF（NYHA Ⅱ～Ⅳ级）治疗步骤

第一步：伴液体滞留的患者先应用利尿药。

第二步：继以 ACEI 或 β 受体阻滞药。

第三步：并尽快使两药联用，形成"黄金搭档"。

第四步：无禁忌证者可再加用醛固酮拮抗药，形成"金三角"。

第五步：如果这 3 种药已达循证剂量，患者仍有症状或效果不够满意，可再加用伊伐布雷定。

在非药物治疗方面，新指南将心脏再同步化治疗（CRT）的适用人群扩大至 NYHA Ⅱ 级心力衰竭患

者。这一推荐主要基于 MADIT-CRT、REVERSE、RAFT 试验等。这些研究入选的对象主要为 NYHA Ⅱ级心力衰竭患者,结果显示,CRT 的应用可显著降低主要心血管事件的复合终点,从而降低心血管死亡率和全因死亡率,可延缓心室重构和病情的进展。在标准和优化药物治疗基础上,CRT 对于有适应证的慢性 HF-REF 患者而言,可使主要复合终点进一步降低约 35%。但 2014 心力衰竭新指南对 CRT 适应证的把握提出了较为严格的标准:主要推荐 CRT 用于有左束支阻滞并伴显著心室激动不同步现象的患者。临床中严格规范 CRT 适应证是必要且合理的,要求医生在决策是否采用 CRT 前,有一段标准和优化内科治疗时间也是适宜和必要的。

对于 HF-PEF 的治疗,主要为针对症状、并存疾病

及危险因素的综合性治疗,首先积极控制血压<130/80 mmHg(Ⅰ类,A 级),优选 β 受体阻滞药、ACEI 或 ARB,其次应用利尿药;消除液体潴留和水肿(Ⅰ类,C 级),同时治疗基础疾病和合并症;控制慢性房颤的心室率(Ⅰ类,C 级),对于存在心肌缺血的患者,应改善心肌缺血,考虑冠脉血运重建(Ⅱ类,C 级)。

三、急性心力衰竭的治疗

既往的中国心力衰竭指南,慢性心力衰竭和急性心力衰竭是分别编写的。2014 心力衰竭新指南包括了急性心力衰竭的内容,并与 2010 急性心力衰竭指南基本一致,但更强调实用性。急性心力衰竭的治疗目标是改善症状、稳定血流动力学状态、维护重要脏器功能、避免急性心力衰竭复发、改善远期预后。

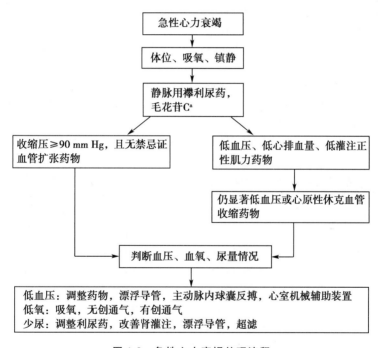

图 1-3 急性心力衰竭处理流程

a 适用于房颤伴快速心室率者,严重收缩功能不全者

四、心力衰竭综合治疗和随访管理

2014 心力衰竭新指南提出患者教育、随访和康复治疗的必要性和重要性,体现了心力衰竭治疗的新理念——整体防治、重在预防。在治疗上强调整体处理的观念,要将医生和患者及其家属,医院、社区和家庭,药物治疗和康复训练结合起来。建议规律的有氧运动可改善心功能状态和症状(Ⅰ,A),临床稳定的心衰患者进行心力衰竭康复治疗是有益的(Ⅱa,B),应对患者进行整体(包括身体、心理、社会和精神方面)治疗,加强随访管理,以显著提高防治效果。这对

规范我国心力衰竭的防治工作,建立中国特色的心力衰竭管理体制产生深远的意义。

尽管人们很早就认识到心力衰竭,并在百年来的探索道路上不断努力,但其中仍有很多领域尚未涉足,也有很多问题有待解决。2014 心力衰竭新指南的重新修订进一步拓展了心力衰竭治疗的广度和深度,采取更加积极、具体的治疗策略,是循证医学证据不断积累的成果,也是对现有纲领性心力衰竭治疗指南的完善和发展。

(金 玮)

参 考 文 献

[1] Yancy CW, Jessup M, Bozkurt B, et al. 2013 ACCF/ AHA guideline for the management of heart failure: a report of the American College of Cardiology Foundation/American Heart Association Task Force on Practice Guidelines. J Am Coll Cardiol, 2013, 62: e147-239.

[2] Januzzi JL, van Kimmenade R, Lainchbury J, et al. NT-proBNP testing for diagnosis and short-term prognosis in acute destabilized heart failure: an international pooled analysis of 1256 patients: the International Collaborative of NT-proBNP Study. Eur Heart J, 2006, 27: 330-337.

[3] Pitt B, Remme W, Zannad F, et al. Eplerenone, a selective aldosterone blocker, in patients with left ventricular dysfunction after myocardial infarction. N Engl J Med, 2003, 348: 1309-1321.

[4] Pitt B, Zannad F, Remme WJ, et al. The effect of spironolactone on morbidity and mortality in patients with severe heart failure. Randomized Aldactone Evaluation Study Investigators. N Engl J Med, 1999, 341: 709-717.

[5] Rogers JK, McMurray JJ, Pocock SJ, et al. Eplerenone in patients with systolic heart failure and mild symptoms: analysis of repeat hospitalizations. Circulation, 2012, 126: 2317-2323.

[6] Faris R, Flather M, Purcell H, et al. Current evidence supporting the role of diuretics in heart failure: a meta analysis of randomised controlled trials. Int J Cardiol, 2002, 82: 149-158.

[7] Willenheimer R, van Veldhuisen DJ, Silke B, et al. Effect on survival and hospitalization of initiating treatment for chronic heart failure with bisoprolol followed by enalapril, as compared with the opposite sequence: results of the randomized Cardiac Insufficiency Bisoprolol Study (CIBIS) Ⅲ. Circulation, 2005, 112: 2426-2435.

[8] Gupta A, Sharma YP. Ivabradine and outcomes in chronic heart failure. Lancet 376: 2069; author reply, 2010, 2069-2070.

[9] Cohn JN, Ziesche S, Smith R, et al. Effect of the calcium antagonist felodipine as supplementary vasodilator therapy in patients with chronic heart failure treated with enalapril: V-HeFT Ⅲ. Vasodilator-Heart Failure Trial (V-HeFT) Study Group. Circulation, 1997, 96: 856-863.

[10] Packer M, O'Connor CM, Ghali JK, et al. Effect of amlodipine on morbidity and mortality in severe chronic heart failure. Prospective Randomized Amlodipine Survival Evaluation Study Group. N Engl J Med, 1996, 335: 1107-1114.

[11] Hunt SA, Abraham WT, Chin MH, et al. ACC/AHA 2005 Guideline Update for the Diagnosis and Management of Chronic Heart Failure in the Adult: a report of the American College of Cardiology/American Heart Association Task Force on Practice Guidelines (Writing Committee to Update the 2001 Guidelines for the Evaluation and Management of Heart Failure): developed in collaboration with the American College of Chest Physicians and the International Society for Heart and Lung Transplantation: endorsed by the Heart Rhythm Society. Circulation, 2005, 112: e154-235.

[12] Swedberg K, Cleland J, Dargie H, et al. Guidelines for the diagnosis and treatment of chronic heart failure: executive summary (update 2005): The Task Force for the Diagnosis and Treatment of Chronic Heart Failure of the European Society of Cardiology. Eur Heart J, 2005, 26: 1115-1140.

[13] McMurray JJ, Adamopoulos S, Anker SD, et al. ESC Guidelines for the diagnosis and treatment of acute and chronic heart failure 2012: The Task Force for the Diagnosis and Treatment of Acute and Chronic Heart Failure 2012 of the European Society of Cardiology. Developed in collaboration with the Heart Failure Association (HFA) of the ESC. Eur Heart J, 2012, 33: 1787-1847.

[14] Moss AJ, Hall WJ, Cannom DS, et al. Cardiac-resynchronization therapy for the prevention of heart-failure events. N Engl J Med, 2009, 361: 1329-1338.

[15] Tang AS, Wells GA, Talajic M, et al. Cardiac-resynchronization therapy for mild-to-moderate heart failure. N Engl J Med, 2010, 363: 2385-2395.

[16] Daubert C, Gold MR, Abraham WT, et al. (2009) Prevention of disease progression by cardiac resynchronization therapy in patients with asymptomatic or mildly symptomatic left ventricular dysfunction: insights from the European cohort of the REVERSE (Resynchronization Reverses Remodeling in Systolic Left Ventricular Dysfunction) trial. J Am Coll Cardiol, 2009, 54: 1837-1846.

8. JNC8 高血压指南的创新与意义

期待已久的美国高血压指南"JNC8",终于在2013年末在《美国医学会杂志(JAMA)》公开发表了。几乎同时,《内科学年鉴》还发表了参与撰写指南的作者中的少数派对若干重要问题的不同观点及论据。也就是说,即便在参与署名发表指南的作者之间对主要问题也存在很大分歧。因此,全球高血压领域的专家学者对这一文件进行臧否,有不同乃至完全两极的评价,完全在情理之中。那么,这一花费了大量时间、精力与资金的文件到底有无创新与意义呢?

一、强化血压管理

经过半个多世纪的不懈努力,高血压诊断与治疗取得了长足进步。在诊断领域,从完全依赖医生,在诊室,使用水银柱血压计测量血压,到使用自动的电子血压计,进行动态血压监测或家庭血压监测;从单纯评估血压,到全面评估心血管系统的结构与功能状态;从简单的继发与原发高血压分类,到对高血压进行更加细致、准确的病因学分型。在治疗领域,从只有几种短效药物,到有多种有效、长效、强效而且安全的药物可供选择;从血压难以控制,高血压急症、危象多发,到血压可以控制,急症与危险明显减少;从单纯控制血压,到全面心血管保护。因为这些诊断与治疗领域的进步,各类高血压急症与并发症明显减少。但高血压的问题仍然十分突出,随着人口的老龄化,包括美国在内的许多国家高血压患病人数仍在不断增加,已患病而未能诊断、未能有效控制的患者人数仍很多。世界各国高血压防治形势仍十分严峻。

"JNC8"的写作理念充分体现了在群体水平上解决高血压问题的基本思路。可以用两句话概括,即"简化诊治流程,强化血压管理";"关注群体获益,关心个体安全"。把高血压从诊治问题,转化为管理问题,简化为降压达标问题。主要做法是把高血压管理分解为3个问题,即:①血压高到什么水平才需要服用降压药物?②需要把血压降低到什么水平?③如何实现降压达标?3个问题的核心是降压达标。为了充分发挥降压达标预防心脑血管并发症的作用,同时又确保每个患者的安全,指南选择了比较保守的目标血压水平,即便高危患者,也只降低到140/90 mmHg;60岁以上的老年高血压患者,如果没有糖尿病,也没有慢性肾病,只需降低到150/90 mmHg。这些做法,主要体现了追求群体获益,而不是每个个体的最大获益,这样可以最大限度地避免因为所谓的J型曲线问题,一部分人因为血压过低,导致其重要脏器因低灌注而受到伤害。

这些理念是先进的,也和我们最近所提出的高血压管理理念相契合。比如,我们所提出的高血压分级、分期、分型的立体化管理理念。该理念的核心也是降压达标,主要手段是使用经过临床试验验证的药物与药物剂量,特别是那些每日一次服用能够控制24 h血压的真正长效的降压药物,并通过全面的血压监测,特别是长期的家庭血压监测,实现真正达标、安全达标。

二、完全依赖随机对照的临床试验证据

"JNC8"是第一个完全依赖大样本随机对照临床试验证据的指南,不考虑任何荟萃分析或观察性研究结果。根据临床试验证据的水平,提出与证据相一致的诊断与治疗建议。这在上述需要回答的3个主要问题中都有深刻体现。比如,之所以将60岁以上老年高血压患者起动降压治疗的收缩压确定为150 mmHg,是因为20世纪80—90年代在美国、欧洲与中国所进行的3个老年收缩期高血压降压治疗临床试验中,降压治疗的目标收缩压都是150 mmHg。3个试验一致显示,平均150 mmHg与平均160 mmHg相比,包括脑卒中、心肌梗死、心力衰竭等心血管事件的风险均显著下降。后来的80岁以上老年高血压降压治疗临床试验,也采用相同的目标血压,并观察到了相似的降压获益。相反,近年所进行的将血压进一步降低到140 mmHg以下或更低的试验中,则未看到进一步获益。

当然,正因其依赖随机对照的临床试验证据,其局限性也因此显而易见。指南在很大程度上甚至完全忽略了近年来高血压领域的许多知识与技术进步。比如,动态血压监测技术。使用该技术可以检测一个

人日常活动下的血压水平,可以发现白大衣性高血压、隐匿性高血压,包括单纯夜间高血压;可以更加准确评估降压治疗的效果,从而可以更加准确判断高血压患者的预后,因而已成为最重要的高血压诊断技术。但因动态血压监测尚未进行过以临床事件为终点的临床试验,因而文件中完全没有涉及。相似的情况还包括家庭血压监测等。

三、强调足剂量用药、及时达标

因为理念与方法的创新,其内容创新无疑很多。这里主要列举一个指南依赖临床试验证据但并未受困于证据的例子。高血压诊治过程中始终有一个难以进行临床试验研究的常见而又十分现实的问题,即到底应该在多长时间内将血压降低到达标水平。指南强调提高降压治疗的效率(efficiency),建议应尽可能在治疗1个月内达标。如未达标,则应采取密切观察血压、调整治疗方案等有效措施,直至达标为止。

有关调整药物治疗方案,指南同样给出了目前尚不能根据临床试验证据进行区分的3个选择:加第二个药物之前将第一个药物的剂量用足;在用足第一个药物的剂量之前,先加上第二个降压药物;或一开始就进行两个药物的联合治疗。需要强调,"足剂量"和"联合治疗"不是对立的,而是统一的。不仅单药治疗时需要"足剂量",联合治疗时同样需要"足剂量",很多时候,只有足剂量使用药物,才能将血压降低到目标水平。许多使用多种降压药物联合治疗仍未达标的患者,往往是因为每个组分药物的剂量未用足,采用初始剂量或半量、1/4量的低效或无效剂量。

不管这一指导性文件是否称为JNC8,或者是否可称为JNC8,它是有很多创新的,其基本理念、方法学和具体内容都有创新。但这些创新是否真的有意义,是否有利于高血压控制与管理,是否能够充分发挥降压治疗预防心脑血管并发症的作用,尚需在未来几年的临床实践中进行检验,需要进行客观地评估。

(王继光)

参 考 文 献

[1] James PA, Oparil S, Carter BL, et al. 2014 evidence-based guideline for the management of high blood pressure in adults: report from the panel members appointed to the Eighth Joint National Committee (JNC 8). JAMA, 2014, 311(5): 507-520.

[2] Wright Jr JT, Fine LJ, Lackland DT, et al. Evidence Supporting a Systolic Blood Pressure Goal of Less Than 150 mm Hg in Patients Aged 60 Years or Older: The Minority View. Ann Intern Med. 2014, Jan 14. doi: 10.7326/M13-2981.

[3] SHEP Cooperative Research Group. Prevention of stroke by antihypertensive drug treatment in older persons with isolated systolic hypertension. Final results of the Systolic Hypertension in the Elderly Program (SHEP). JAMA, 1991, 265(24): 3255-3264.

[4] Staessen JA, Fagard R, Thijs L, et al. Randomised double-blind comparison of placebo and active treatment for older patients with isolated systolic hypertension. The Systolic Hypertension in Europe (Syst-Eur) Trial Investigators. Lancet, 1997, 350(9080): 757-764.

[5] Liu L, Wang JG, Gong L, et al, For the Systolic Hypertension in China (Syst-China) Collaborative Group. Comparison of active treatment and placebo for older Chinese patients with isolated systolic hypertension. J Hypertens, 1998, 16 (12, part 1): 1823-1829.

[6] Beckett NS, Peters R, Fletcher AE, et al. HYVET Study Group. Treatment of hypertension in patients 80 years of age or older. N Engl J Med, 2008, 358(18): 1887-1898.

[7] ACCORD Study Group, Cushman WC, Evans GW, Byington RP, Goff DC Jr, Grimm RH Jr, Cutler JA, Simons-Morton DG, Basile JN, Corson MA, Probstfield JL, Katz L, Peterson KA, Friedewald WT, Buse JB, Bigger JT, Gerstein HC, Ismail-Beigi F. Effects of intensive blood-pressure control in type 2 diabetes mellitus. N Engl J Med, 2010, 362(17): 1575-1585.

第 2 章

冠 心 病

1. 急性胸痛的鉴别和危险分层

急性胸痛是患者到医院急诊部就医最常见的病因之一。对于急性胸痛,往往首先想到的是急性冠状动脉综合征(ACS),然而事实上大概仅15%～25%的急性胸痛患者就医后明确诊断为ACS。其中的难点也就在于如何鉴别ACS与其他胸痛。大约2%的急性心肌梗死(AMI)患者由于各种原因导致漏诊,其急性期病死率是确诊患者的2倍。同时,由于心肌梗死的漏诊而造成的法律纠纷也占据了急诊医疗诉讼的最大份额。相反,若将低危的急性胸痛误诊为ACS也会给患者带来不必要的检查,增加花费,以及出现其他相关的并发症。

近年的研究进展提高了评估急性胸痛患者的准确性和效率。这些研究包括更为精确的心肌损伤相关的血清标志物、运动试验、放射性核素扫描及心脏CT等。

一、急性胸痛的原因

如上所述,因急性胸痛来医院急诊部检查的患者仅15%～25%最终诊断为AMI或者不稳定型心绞痛。另一小部分患者胸痛则是由于其他一些危及生命的疾病,诸如急性肺栓塞或主动脉夹层,然而还有很大一部分患者不能明确诊断或是确诊为非心因性的胸痛。这些非心因性的急性胸痛可包括其他一些脏器或系统的疾病。急性胸痛的常见病因见表2-1。

表 2-1　急性胸痛的常见病因和临床表现

系统	疾病	临床描述	特征
心源性	稳定型心绞痛	胸骨后的压迫感,烧灼感或沉重感;常放射至左肩、左臂,也可放射至颈部、下颌、上腹部	常由运动、寒冷、情绪激动所激发;持续时间一般<2～10 min;休息和舌下含服硝酸甘油能缓解症状
	不稳定型心绞痛	类似于稳定型心绞痛,但通常程度更重	一般持续时间<20～30 min;耐受运动或寒冷的阈值更低;休息和舌下含服硝酸甘油只能暂时或不完全性缓解症状
	AMI	类似于稳定型心绞痛,但通常程度更重	突发,常持续30 min或以上。常伴发呼吸短促、心律失常、低血压和休克、恶心、呕吐
	急性心包炎	锐痛,疼痛可随体位而改变,仰卧或吸气时加重,坐位前倾则缓解	心包摩擦音

（续　表）

系统	疾病	临床描述	特征
血管源性	主动脉夹层	疼痛程度一开始即极为剧烈，呈前胸部突发的撕裂样疼痛，常向后背部扩展	持续性剧痛；常发生于高血压或结缔组织遗传缺陷性疾病（如马方综合征）的患者
	肺栓塞	既往无心肺疾病患者出现呼吸困难或既往有心肺疾病患者呼吸困难加重；胸膜性胸痛	呼吸困难、呼吸急促和右心衰竭体征；常见于深静脉血栓形成（DVT）患者
	肺动脉高压	进行性活动性气短；胸痛与右心肥厚、冠状动脉供血不足有关，可呈典型心绞痛样表现	肺动脉高压体征，如肺动脉瓣区第2心音亢进和时限不等的分裂；右心衰竭（右心衰竭）体征
呼吸系统	胸膜炎	突发刺痛	呼吸和咳嗽时加重，有胸膜摩擦音、胸膜摩擦感
	气管支气管炎	在中线附近烧灼样不适	往往先有上呼吸道感染，咳嗽时加重
	自发性气胸	突发胸痛，多局限于患侧，伴有不同程度的胸闷、呼吸困难	X线可见压缩边缘，胸腔内高透明度气腔，内无肺纹理
消化系统	胃食管反流病	胸骨下、上腹部的烧心感，伴或不伴胃内容物反流至口腔	多在餐后特别是饱餐后、平卧或躯体前屈时出现；抗酸药物可缓解
	胃溃疡	多在餐后0.5～1 h发生	进食加重腹痛，节律性、周期性疼痛
	十二指肠溃疡	饥饿痛、夜间痛	进食可缓解腹痛，节律性、周期性疼痛
	急性胆囊炎	右上腹部持续性疼痛，可向右肩和右肩胛下区放射	常于饱餐或高脂饮食后发作
	急性胰腺炎	突发持续性上腹部胀痛、钝痛	常在胆石症发作不久、大量饮酒或饱餐后发生
骨骼肌肉系统	肋软骨炎	突发的短暂剧痛，病变部位多在胸前第2～5肋软骨处，以第3肋软骨最常见	有压痛和肿大隆起；深吸气、咳嗽或活动患侧上肢时疼痛加剧
	颈椎间盘病	突发的短暂疼痛，可伴头痛、眩晕，颈部酸胀、活动受限，肩背部疼痛、上肢麻木胀痛等	颈部活动时加剧
	外伤或拉伤	持续性疼痛	触诊、胸壁或上肢活动时加重
传染性疾病	带状疱疹	疼痛剧烈难忍，可发生在皮疹出现前，表现为感觉过敏、轻触诱发疼痛。疼痛常持续至皮疹完全消退后，有时可持续数月之久	簇集水泡，沿一侧周围神经作群集带状分布
心理或精神源性	惊恐障碍	胸闷或胸痛，通常伴有呼吸困难，持续30 min或以上，与用力和运动无关	患者有其他情感障碍的迹象

二、心肌缺血或心肌梗死

心肌缺血或梗死是急性胸部不适最常见的严重病因，往往因心肌供氧量小于心肌耗氧量引起。心肌缺血通常发生于冠状动脉粥样硬化，也可发生于冠状动脉血流阻力增大的情况，如冠状动脉痉挛，痉挛可以发生于正常的冠状动脉或冠心病的动脉血管，痉挛位置通常在较细小的冠状动脉或粥样硬化斑块的附近。另外,一些不常见的冠状动脉血流量受损的原因包括一系列影响冠状动脉开口或冠状动脉本身的疾病,如梅毒性主动脉炎、动脉炎、主动脉夹层、心肌桥及冠状动脉先天畸形等。

缺血性胸痛也可由于某些疾病病程中引起冠状动脉闭塞而产生,如粥样硬化斑块破裂引起血栓形成。另外可能的原因是冠状动脉栓子,如感染性或非感染性的心内膜炎,左心房或左心室血栓等疾病栓子脱落至冠状动脉。

心肌缺血可以因冠状动脉内灌注压与心肌耗氧量不匹配引起,如主动脉瓣狭窄、主动脉瓣反流、肥厚性心肌病。在这类患者中心率增快可显著加重缺血,这是由于需氧量增加,同时心肌灌注因心脏舒张期缩短而减少。其他一些疾病,如贫血、脓毒血症和甲状腺功能亢进(甲亢)的患者合并冠状动脉粥样硬化往往会更加影响心肌氧供和(或)心肌耗氧,从而引起心肌缺血和胸痛。

心绞痛是心肌缺血的典型表现,通常患者会描述为心前区沉重感、压榨痛、烧心感或呼吸困难,而且这些不适经常向左肩、颈或臂放射。特点是这种不适往往只持续数分钟。疼痛可以由运动或心理紧张引起,但是ACS的发生通常不需这些因素的存在。

不稳定型心绞痛的疼痛性质与稳定型心绞痛相似,但程度更严重,频度增加,持续时间更长,更轻微的活动即可诱发,可休息时发作。疼痛向新的部位放射。出现新的症状,如恶心、呕吐、心悸或呼吸困难等,休息或含服硝酸甘油可能只能暂时缓解或部分缓解心绞痛。

三、临床评估

急诊医生经常需要面对错综复杂的病情,这时可能很难立即确诊。因而对患者一般情况的评估就显得尤为重要,评估包括:①患者目前是否有循环或呼吸衰竭需要及时对症处理;②患者当前临床情况是否稳定,有无诸如ACS、肺栓塞或主动脉夹层等威胁生命的危险因素。③如果危及患者生命的危险因素较轻,那么让患者去门诊治疗是否足够安全,亦或需要更进一步的检查和观察来指导进一步的治疗。

哪些患者需要及时、进一步的检查呢?有下列主诉者应当给予进一步评估以除外心源性病因:①胸痛,心前区压迫感、紧缩感,或沉重感;疼痛放射至颈部、下颌、肩膀、背部或手臂。②消化不良或烧心感;或胸部不适的同时伴有恶心、呕吐。③持续的呼吸短促。④头晕、眼花、意识丧失。

(一)问诊

问诊应包括患者胸痛部位、性质、持续时间、诱发因素,有无放射性疼痛及其部位,是否有呼吸困难、恶心、呕吐、出汗等伴随症状。这些对各类胸痛的鉴别都至关重要。另外,对于患者的年龄、性别及各类危险因素也不可放过。值得注意的是,相当一部分患者可能没有胸痛的主诉或者胸部不适并不十分明显,而是由于呼吸困难、乏力、腹部不适、恶心、呕吐,出冷汗、晕厥等原因来医院就诊,这类患者常常会造成漏诊或误诊,因此需要我们更小心地对待。

(二)体检

一般的体格检查,如脉搏、血压、呼吸、体温可以帮助我们评估患者一般情况,判断其是否有循环或呼吸衰竭等短期内威胁生命的并发症,从而指导用药,纠正生命体征和避免危险因素的发展。

另外,胸腹部的体格检查,包括望、触、叩、听对于各类胸痛的鉴别可能也会有一定的帮助,其中不乏特异性者。

1. **心绞痛或心肌梗死** 出冷汗提示可能是心绞痛或AMI;闻及奔马律可能是左心室顺应性减弱所致(少数为左心室衰竭所致),亦提示左心室心肌梗死,而右心室心肌梗死严重者可见颈静脉怒张等右心衰体循环瘀血的体征。

2. **急性心包炎** 心包摩擦音是急性纤维蛋白性心包炎的特异性体征,约50%的患者可出现心包摩擦音,其强度受呼吸和体位影响,于坐位前倾呼气后屏气时听得最清楚。当炎性渗出快速增加或积液量大时可出现心包积液的体征,心浊音界增大,心音轻而远,Ewart征(左肩胛下区由于左肺下叶受压迫出现肺实变表现),或心脏压塞征(典型的三联症为颈静脉怒张、低血压和心音低钝)。

3. **主动脉夹层** 1/3～1/2患者有面色苍白、出冷汗及四肢发冷、心率增快、神志改变等休克表现,但与一般休克不同,血压常较高,即使血压一度下降,若能度过急性期,之后血压仍会升高,可能与弓降部中动脉阻塞或肾脏缺血有关。血压下降多见于夹层血肿破溃至空腔脏器。约半数患者主动脉瓣区可闻及舒张期杂音,这是近端型主动脉夹层引起的主动脉瓣管壁不全所致。约1/4患者由于动脉分支受压或内膜片堵塞开口可致肢体无脉或脉搏减弱,用血压计测量时两上臂血压差别明显(>20 mmHg,1 mmHg=0.133 kPa)、上下肢血压差距减小(<10 mmHg)。主动脉夹层部位可有血管杂音及震颤。累及神经、呼吸、消化、泌尿系统时也各自有其相关系统的体征。

4. **肺栓塞** 70%患者有呼吸急促(呼吸频率>

20/min),是最常见的体征,最高可达 40～50/min。气管可向患侧移位。另外常见的有肺动脉高压和右心衰的体征,其中以颈静脉充盈或搏动最有意义。另外由于肺栓塞常继发于 DVT,因此下肢常有肿胀、压痛、僵硬、色素沉着和浅静脉曲张。

5. 肺动脉高压　主要是肺动脉高压和右心衰竭的表现。前者最常见的是肺动脉瓣第二心音亢进及时限不等的分裂。右心衰竭时可见颈静脉怒张,肝肿大、搏动,双下肢水肿等。

6. 胸膜炎　呼吸常浅而快,患侧运动受限,呼吸音可减弱。尽管胸膜摩擦音常听不到,但这是一特征性体征。伴中至大量胸腔积液,患侧呼吸音减弱或消失,患侧叩诊呈浊音,触觉语颤减弱或消失。伴大量胸腔积液时气管、纵隔向健侧移位。

7. 气管、支气管炎　多数体温升高,体检可发现两肺呼吸音粗糙,可闻及散在干、湿啰音,啰音部位常常不固定,咳嗽后可减少或消失。

8. 自发性气胸　含气量少时可无体征或只有语音和呼吸音减弱;含气量大或张力性气胸时患侧运动减弱、胸廓饱满、肋间隙增宽,纵隔向健侧移位,语颤减弱或消失,叩诊呈鼓音,心或肝浊音界消失,呼吸音明显减低或消失,搔刮征阳性。亦可有心率增快、低血压、发绀等表现。

9. 胃食管反流病和消化道溃疡　缺乏特异性体征。在溃疡活动期右上腹部局限性压痛,十二指肠溃疡压痛点常偏右。若溃疡穿孔可有腹膜炎的板样腹体征;若胃食管反流病并发 Barrett 食管或溃疡出血,则可有贫血体征;若溃疡瘢痕形成引起幽门梗阻则可有胃潴留体征,震水音阳性。

10. 急性胆囊炎　右上腹压痛,肌紧张,或有反跳痛,莫菲(Murphy)征阳性。如发生胆囊穿孔,可有弥漫性腹膜炎体征。1/3 患者出现轻度黄疸。

11. 急性胰腺炎　上腹部或左上腹部压痛。轻型者仅有压痛,不一定有肌紧张。重型者则压痛、反跳痛、肌紧张明显,且范围较广泛,但不及溃疡穿孔那样呈"板样腹"。胰周大片坏死渗出或并发脓肿时,上腹部可扪及明显压痛或肿块。重型者因引起麻痹性肠梗阻,腹胀明显,肠鸣音消失,渗出液较多时有移动性浊音。少数患者有 Grey-Turner 征或 Cullen 征。

12. 肋软骨炎　好发于一侧的第 2～4 肋软骨,亦可为双侧,局部肋软骨轻度肿大隆起,表面光滑,皮肤正常。局部有压痛,上肢活动或转身时疼痛加重。

13. 颈椎间盘疾病　颈部活动时加剧。压颈试验阳性,表现为诱发根性疼痛,或者颈部处于强迫体位或颈部僵硬。亦可有局部感觉障碍、肌力减退、腱

反射减退或消失、病理征阳性等表现。

14. 外伤或拉伤　触诊、胸壁或上肢活动时加重。

15. 带状疱疹　沿单侧周围神经分布的簇集性小水疱,伴有神经痛。

16. 惊恐障碍　与用力和运动无关,有其他情感障碍的体征。

(三)辅助检查

1. 心绞痛或心肌梗死　稳定型心绞痛患者静息时心电图一般是正常的,最常见的心电图异常是非特异性 ST-T 段改变,心绞痛发作时的心电图出现暂时的因心肌缺血引起的 ST 段移位。心内膜下心肌容易缺血,故常见 ST 段压低 0.1 mV(1 mm)以上,发作缓解后恢复。有时出现 T 波倒置。在平时有 T 波持续倒置的患者,发作时可变为直立(即所谓的"假性正常化")。而心电图运动试验对静息心电图正常的稳定型心绞痛患者尤其具有价值。放射性核素心肌灌注显像可显示心肌缺血区。心导管检查和冠状动脉内超声是诊断冠心病最准确的方法。

不稳定型心绞痛在胸痛发作时有一过性的 ST 段偏移(降低或抬高)和(或)T 波倒置,心绞痛缓解时,动态 ST-T 段改变(症状消失时至少部分恢复)是不良预后(如 AMI 或死亡)的重要标志。不稳定型心绞痛也可出现 U 波倒置。胸前导联的 ST-T 段改变代表前降支病变,是病危的表现。如果有既往的心电图作比较,异常心电图改变的准确性可以提高。动态心电图监测可发现无痛性心肌缺血。肌钙蛋白 T(cTnT)或 I(cTnI)及 C 反应蛋白阳性是预后较差的指标。冠状动脉造影病变常呈偏心性或表面毛糙或充盈缺损。冠状动脉内超声可以准确反映出斑块的性质、破溃的大小及位置、斑块内有无血栓形成。

心肌梗死时在面向透壁心肌坏死区的导联上出现病理性 Q 波,ST 段抬高呈弓背向上型,T 波倒置,往往宽而深,两支对称。动态心电图可以记录 AMI 最具诊断价值的特征性改变即"动态演变"。心肌损伤标志物[如磷酸肌酸激酶(CK)、CK 同工酶(CK-MB)、cTnT、cTnI、乳酸脱氢酶(LDH)]的异常升高也是临床诊断 AMI 的重要依据,其中 cTnT 和 cTnI 是最特异和敏感的心肌坏死指标。但是在 ACS 症状开始的 2～4 h 以上的标志物虽有很高的特异性,但是敏感性却相对较低,红细胞分布宽度(RDW)的早期检测则弥补了这点不足。再结合以上这两种方法,敏感性可达 99%。心脏超声能检测出梗死区室壁节段运动减弱、消失、矛盾运动甚至膨出,还能评价整体收缩功能。放射性核素心肌灌注显像可检出梗死区充盈缺损。而冠状动脉造影也可明确病变位置,对于

ST 段抬高型心肌梗死(STEMI)还可以进一步行经皮冠状动脉内介入治疗(PCI)。有病例报道结合院前心电图诊断能减少 STEMI 患者就诊到首次球囊扩张时间(door-to-balloon,DTB)时间。近来发现,对于非 ST 段抬高型的急性胸痛,B 型尿钠肽(BNP)可作为其预测早期或晚期心脏病病死率的独立标志。

2. 急性心包炎 除 aVR 和 V1 外,所有导联 ST 段呈弓背向下抬高,T 波高耸、直立。心脏超声是诊断心包积液简便、安全、灵敏和可靠的无创性方法。当心包渗液超过 250 ml 以上时,X 线胸片可出现心影增大,呈烧瓶状。血明确心包积液后,心包穿刺有助于确定其性质或病源。

3. 主动脉夹层 心电图可见左心室劳损改变,病变累及冠状动脉时可出现心肌缺血甚至 AMI,此时心肌损伤标志物也可升高。以上心电图与 CK 等的改变,很容易与 ACS 相混淆,有文献报道近 1/3 的主动脉夹层引起急性胸痛的患者最初被误诊。超声检查对升主动脉夹层有重要意义,可见主动脉夹层内正负双相湍流信号和内膜破口。CT 和磁共振(MRI)能显示主动脉夹层的真假腔,确定夹层的范围和分型。CT 血管造影 CTA)则被认为是最可靠的诊断本病的方法。

4. 肺栓塞 血 D-二聚体升高。心电图的典型表现是 S I Q III T III,即 I 导联 S 波深,ST 段压低,III 导联 Q 波显著和 T 波倒置。肺通气和灌注显像为通气正常而灌注缺损,结合临床即可诊断本病。肺动脉造影是目前诊断本病最可靠的方法。而下肢血管多普勒超声对诊断 DVT 有帮助。

5. 肺动脉高压 右心导管术是唯一准确测定肺血管血流动力学状态的方法,所以严格地讲,如无右心导管资料不能诊断特发性肺动脉高压(IPAH)。WHO 提出的 IPAH 诊断标准是静息时肺动脉平均压＞25 mmHg,运动时＞30 mmHg。心脏超声是临床上应用最广、操作最简便的无创影像诊断技术,既可估测肺动脉压,又可评价心脏的结构和功能,因此是最常用的筛查肺动脉高压的手段。IPAH 超声心动图表现为右心室内径扩大、右心室壁肥厚、室间隔向左移位、肺动脉明显增宽。

6. 胸膜炎 干性胸膜炎病变局限者 X 线片可无明显变化。胸腔积液较少时见肋隔角变钝,胸腔积液较多时可见弧形积液影。超声检查可见液性暗区,可提示穿刺的范围、部位和深度。胸腔积液和组织学检查可明确病因。

7. 气管支气管炎 多数病例白细胞计数和分类无明显改变,细菌感染严重时白细胞总数和中性粒细胞可增多。痰液涂片和培养可发现致病菌。胸部 X 线表现为肺纹理增粗。

8. 自发性气胸 X 线检查是目前诊断气胸最正确、可靠的方法。典型的 X 线征象为肺有一弧形外凸的阴影,阴影以内为压缩的肺组织,以外无肺纹理。而 CT 对于少量气胸或某些普通正位 X 线胸片气胸易受组织重叠者显示出其优势,为胸膜腔内无肺纹理的低密度影。

9. 胃食管反流病 平卧或头低脚高位进行吞钡 X 线透视是了解有无胃食管反流的简易方法,但敏感性不高。在反流性食管炎患者可见下段食管黏膜皱襞粗乱、食管蠕动减弱,运动不协调或不规则收缩。内镜检查在半数患者中可见食管黏膜出血、糜烂、溃疡等病变。24 h 食管 pH 监测有助于明确在生理活动状态下有无过多的胃酸食管反流,也有助于阐明胸痛与胃酸反流的关系。

10. 消化道溃疡 幽门螺杆菌(HP)的检测可提供有无 HP 感染的信息。X 线钡餐检查中,龛影是溃疡的直接征象。内镜检查不仅可对溃疡进行直接观察,还可以取活组织做病理检查。

11. 急性胆囊炎 超声检查为首选诊断方法。血白细胞、血清转氨酶和血清总胆红素常升高。

12. 急性胰腺炎 血、尿淀粉酶是诊断急性胰腺炎最常用的实验室指标,对诊断意义极大。血清淀粉酶超过 5000 U/L,尿淀粉酶超过 3000 U/L 应考虑胰腺炎的诊断。CT 对急性胰腺炎的诊断和鉴别诊断、评估胰腺炎的严重程度具有重要价值,增强 CT 是目前诊断胰腺坏死的最佳方法,对胰腺坏死具有确诊意义。另外,血白细胞常升高,血钙常降低,血糖常升高。

13. 肋软骨炎 X 线检查及实验室检查多无异常发现,但可排除胸内病变、肋骨结核及肋骨骨髓炎。

14. 颈椎间盘疾病 影像学检查的 X 线片、CT、MRI 是主要的辅助检查手段。

15. 外伤或拉伤 X 线片和 CT 可显示骨骼和软组织损伤。

16. 带状疱疹 一般根据典型的临床表现即可作出诊断,疱底刮取物涂片找到多核巨细胞和核内包涵体有助于诊断。

17. 惊恐障碍 主要依据身体和精神两方面的症状来诊断。

四、小结

急性胸痛的病因十分繁杂,较容易引起误诊和漏诊。在诊断过程中应尽早对疾病进行评估,诊断思路应从高危到低危。高危患者生命体征不稳定,应该首先稳定生命体征,做到先救命,后诊病。要动态、严密地观察病情变化,必要时要重复检查及请相关科室会诊。

（张瑞岩　虞　冬）

参 考 文 献

[1] Filippo O,Nicola B,Casagranda I,et al. Commissione Congiunta ANMCO-SIMEU. Chest pain evaluation project. Giornal Italiano di Cardiologia (Rome),2009,10(1):46-63.

[2] Lippi G,Filippozzi L,Montagnana M,et al. Clinical usefulness of measuring red blood cell distribution width on admission in patients with acute coronary syndromes. Clinical Chemistry Laboratory Medicine. 2009 Feb 4. [Epub ahead of print]

[3] Dada MR,Hirst JA,Kiernan FJ,et al. Use of prehospital electrocardiograms for the treatment of patients with ST-segment elevation myocardial infarction. Connecticut Medicine,2009,73(2):69-72.

[4] Bassan R,Tura BR,Maisel AS. B-type natriuretic peptide:a strong predictor of early and late mortality in patients with acute chest pain without ST-segment elevation in the emergency department. Coron Artery Disease,2009,20(2):143-149.

[5] Asouhidou I,Asteri T. Acute aortic dissection:be aware of misdiagnosis. BMC Research Notes,2009,20,2:25.

2. 冠状动脉粥样硬化斑块消退研究进展

一、对动脉粥样硬化斑块进展的新认识

(一)斑块形成和进展的机制

近几十年的研究结论证明了胆固醇和低密度脂蛋白在动脉粥样硬化的发病中起着直接的作用。但近年来的研究发现,粥样硬化的发生并不是简单的脂质堆积,许多其他的因素,诸如炎症反应、血管内皮功能减退等在动脉粥样硬化的发病中起着重要的推动和控制作用。

1. 炎症反应促进动脉粥样硬化进展的机制 炎症反应是动脉粥样硬化始动因素之一。在致动脉粥样硬化因素的影响下,血管内皮细胞表达黏附分子,如单核细胞化学引导蛋白(MCP-1)、T 细胞化学引导物家族、可溶性血管细胞黏附分子(VCAM)等,诱导炎症细胞穿过血管内膜,启动局部炎症反应。巨噬细胞在巨噬细胞克隆刺激因子(M-CSF)的作用下,大量表达清道夫受体,不断吞噬进入内膜下的氧化低密度脂蛋白,从而形成泡沫细胞,开始脂质堆积。T 淋巴细胞释放 γ-干扰素和淋巴细胞毒素(TNF-β),刺激巨噬细胞、血管内皮细胞和平滑肌细胞的增殖。在炎症进展的同时,激活的粒细胞还释放一些肽类生长因子,促进平滑肌细胞的增殖,使得细胞外基质更紧密。这是使得粥样斑块进入纤维化期的主要机制之一。

炎症反应在动脉粥样斑块的破裂过程中也起着重要作用。激活的巨噬细胞可释放多种蛋白水解酶,降解细胞外基质,从而使斑块表面纤维帽变薄,导致斑块结构改变,随着脂质核心的不断增长和纤维帽的不断销蚀,最终引起斑块破裂。T 细胞产生的 γ-干扰素可阻止平滑肌细胞合成胶原蛋白,使斑块易损性增加。此外,巨噬细胞还释放组织因子,成为斑块破裂后血栓形成的始动因素。在 ACS 患者中,血清炎症因子水平,如 CRP、IL-1、IL-6 水平与住院期和出院后 4～6 个月的短期预后相关。

可见炎症反应贯穿了从脂质堆积到斑块进展、血栓形成的过程,通过炎症介质调控炎性细胞、内皮细胞和平滑肌细胞的增殖和效应,推动粥样斑块病变的程度和斑块结构的改变。

2. 内皮功能降低在动脉粥样硬化发展中的作用 内皮功能的减退是动脉粥样硬化发展的重要驱动因素,内皮依赖的血管舒张功能受损与动脉粥样硬化时炎症反应的参与密不可分。在动脉粥样硬化发生的早期,内皮功能受损后一氧化氮(NO)合成的减少可以使得内皮表面表达更多黏附分子和炎症因子,从而加速炎性细胞的聚集和致动脉粥样硬化作用的产生。在冠心病患者中,上臂内皮舒张功能的减退与炎症因子 hs-CRP 水平相关。除此以外,内皮产生的 NO 还能够限制血小板的激活、黏附和聚集,内皮功能受损可以加速血栓形成。

3. 常见危险因素与动脉粥样硬化进展的相关性 近年来,一些常见的与动脉粥样硬化进展相关的危险因素也被证实,通过不同的机制加剧炎症反应、降低内皮舒张功能,进而加速粥样斑块的进展。

高血压患者血清高血管紧张素 II 水平不仅能够诱导平滑肌细胞释放炎症因子,如 IL-6、MCP-1 等,并促使内皮细胞表达 VCAM-1 从而介导炎症效应,还促使血管内皮细胞和平滑肌细胞产生更多的超氧化阴离子,从而与 NO 中和,降低内皮依赖的舒张功能。

糖尿病患者由于高血糖促使生物大分子糖基化,形成的糖基化终末产物(AGEs)。AGEs 可在细胞外发生绞联,改变细胞外基质的结构,增加血管硬化的程度。AGEs 与其主要作用受体 RAGEs 结合后,激活多种信号转导过程,如 NAD(P)H 氧化酶系统、P21 RAS 系统和丝裂原激活蛋白酶系统(MAPKs)等,促使核转录因子 NF-KB 表达,进而增加 VCAM-1、ICAM-1、E-选择素、组织因子、血栓调节素及至炎症因子如 IL-1α、IL-6、TNF-α 等的基因表达。此外,AGEs 可使一氧化氮合酶 eNOs 转录 RNA 活性降低,缩减 eNOs 半衰期,绞联的 AGEs 还使得 eNOs 丝氨酸残基磷酸化,从而降低 eNOs 活性,减少 NO 合成,加速动脉粥样硬化进展。

肥胖不仅与胰岛素抵抗、脂质代谢异常等因素有关,脂肪组织具有合成炎症因子,如 TNF-α、IL-6 的功能,因此肥胖也能够促进动脉粥样硬化的进展。

(二)动脉粥样斑块的临床特征

动脉粥样硬化是全身系统性疾病,各大血管,如

主动脉、颈动脉、冠状动脉等都可以形成不同程度的粥样斑块。冠状动脉承受的血流应力大，发生缺血时临床症状显著，因而往往是首发的临床表现。

冠状动脉粥样硬化发展的最终结果是斑块破裂、血栓形成，这是导致临床表现为急性冠状动脉综合征的主要原因。研究表明发生 ACS 的冠状动脉与粥样斑块的大小、多少及病变的复杂程度有关。粥样斑块破裂往往发生在不严重狭窄处，不稳定斑块破裂时的平均管腔狭窄率低于 50%，坏死的脂质内核直径独立于管腔内径，与斑块破裂的发生正相关。复杂的冠状动脉病变也并不都发生破裂，有研究结果显示复杂冠状动脉病变发生破裂的预后与血清 CRP 水平有关。这说明了斑块结构和炎性浸润与粥样斑块破裂有一定的关联。

发生 ACS 后"罪犯"血管的粥样斑块仍在进展，而临床上 ACS 的发生也有相当一部分是复发的斑块破裂。缺乏临床表现的静息性斑块破裂往往是由于未形成血栓而不引起心肌缺血表现，并可以自我修复愈合。但随着粥样斑块的进一步进展，这些不稳定斑块随时都可能引起具有临床表现的 ACS 的发生。因此，如何通过可行的方法改善斑块结构、降低炎症反应、稳定甚至消退斑块对预防不良心血管事件的发生具有重要意义。

二、粥样斑块消退的临床意义

(一)稳定斑块对临床预后的影响

近年来强化降脂治疗逐渐深入人心，其基础建立在一些大型临床试验的有力结论之上。著名的 PROVE IT-TIMI22 研究是其中的代表。在这项临床研究中，收录了 4162 例发生 ACS 后 10 d 内的患者，随机给予普伐他汀 40 mg/d 常规降脂和阿托伐他汀 80 mg/d 强化降脂，目标分别使得患者血清 LDL 水平降低至 100 mg/dl 和 70 mg/dl。2 年后，强化降脂组患者发生终点事件(包括死亡、心肌梗死、需住院的不稳定型心绞痛、冠状动脉成形术和卒中)的相对危险度较常规降脂组降低 16%($P<0.05$)。提示 ACS 患者住院期间早期和持续应用他汀类降脂治疗可以显著改善预后。虽然这项研究未能应用血管内超声(IVUS)来证实强化他汀治疗与改善粥样斑块的相关性，但其结论从临床预后的角度证实了强化他汀治疗有利于稳定粥样斑块，减少不稳定斑块的破裂。

尽管 LDL 水平与斑块负荷呈正相关，但他汀类对斑块的稳定作用不能仅仅以降低 LDL 水平来解释。其原因有三：首先，在一些与脂质代谢无关的疾病中，应用他汀类药物也能够改善预后；第二，早期应用他汀类强化治疗的获益不完全与降脂有关；第三，强化他汀类治疗对斑块的稳定作用可能超越降脂效应。这提示有其他机制作用于他汀类稳定斑块的效应中。

(二)他汀类药物稳定斑块的机制探讨

研究发现，hs-CRP 只与氧化低密度脂蛋白和凋亡细胞结合，不与非修饰的低密度脂蛋白和正常细胞结合，因此与冠状动脉粥样硬化有良好的相关性。相比其降脂作用，他汀类药物所发挥的抗炎症作用不仅与临床预后有更好的相关性，而且早期作用对改善 ACS 患者预后有重要意义。

大型临床研究 Aggrastat to Zocor(A~Z)收录了 4497 例 ACS 患者，随机分为强化他汀治疗组：辛伐他汀 40 mg/d，1 个月后改为 80 mg/d($n=2265$)；和对照组：不应用他汀类治疗，4 个月后开始服用辛伐他汀 20 mg/d($n=2232$)，结果显示强化他汀治疗组在 2 年内发生终点事件的可能性并未显著低于对照组($P=0.14$)。比较 PROVE IT-TIMI22 研究和 A~Z 研究可以发现，强化他汀治疗组都将 LDL 水平降低到相似水平，但其结果却显示了差异性。这说明在 ACS 患者中，不能仅以 LDL 的降低程度来评判他汀类药物的稳定斑块作用。进一步分析发现，在 A~Z 研究中，两组相比 hs-CRP 降低 16.7%，而 PROVE IT-TIMI22 研究降低了 38%。提示早期强化他汀类治疗所发挥的抗炎症作用对改善 ACS 患者预后有积极意义。

在 A~Z 研究中，患者 30 d 与 4 个月的 hs-CRP 水平与预后显著相关。30 d hs-CRP>3 mg/L 者 2 年死亡率显著高于 hs-CRP<1 mg/L 的患者(6.1% vs 1.6%，$P<0.0001$)。4 个月 hs-CRP>3 mg/L 者比<1 mg/L 者 2 年死亡率高 3 倍以上。而早期接收他汀类药物治疗的患者显著降低了 30 d($P=0.028$)和 4 个月($P<0.0001$)的血清 hs-CRP 水平。进一步证实了他汀类药物控制炎症反应对于 ACS 患者的斑块稳定作用。

近年来，较多研究针对他汀类多效性作用进行了分析，发现他汀类药物除了降脂和抗炎症作用外，还通过多种途径遏制动脉粥样硬化的进展。阿托伐他汀可通过降低还原型 NADPH 合成酶和升高接触酶的表达发挥抗氧化作用，减少 NO 的消耗，从而改善内皮功能。阿托伐他汀可显著减少内皮细胞 E-选择素、P-选择素、ICAM-1、VCAM-1 的表达，减少内皮对炎症细胞的吸附作用。辛伐他汀能够抑制内皮细胞和平滑肌细胞增生，减少基质金属蛋白酶(MMP)的产生，降低血管紧张素Ⅱ受体表达。这些研究证实他汀类稳定粥样斑块作用是多效性的,除降脂外还涉及了抗炎、抗氧化、改善内皮功能等多个方面,从各个环节阻止粥样硬化斑块的进展,发挥其抗粥样硬化作用。

(三)斑块进展逆转和消退的现状和展望

近几年,国际心血管病核心刊物上相继发表数项关于他汀类药物遏制和逆转粥样斑块的临床研究结论,其中最主要的有 ESTABLISH、REVERSAL 和 ASTEROID 研究,其研究分析见表 2-2。这些大型研究均采用血管内超声定量检测粥样斑块的横截面积,并以此评价斑块的进展,其共同的结论是早期强化应用他汀类药物可以显著遏制甚至逆转粥样斑块,且并不显著增加临床不良反应的发生率。

冠状动脉斑块消退的机制目前尚不明确,但通过分析以上这些临床试验的结果,研究者发现了一些线索。ESTABLISH 研究的结论是在 ACS 患者中应用阿托伐他汀 20 mg/d 相比对照组使斑块消退,而 IVUS 分析显示 6 个月斑块消退程度和 LDL 水平下降程度显著相关,提示降低 LDL 是使 ACS 患者斑块消退的促动因素之一。阿托伐他汀组的 hs-CRP 水平虽然从 0.90 ± 2.84 降低到了 0.09 ± 0.10,但未显示出显著差异,也未显示与斑块消退程度的相关性。这项研究的局限性在于样本量小,随访时间短,而且纳入研究的 ACS 患者本身可能存在较大的差异性,因而对研究结论有一定的掩盖作用。相比之下 REVERSAL 研究一定程度上弥补了这些不足,随访 18

个月的 IVUS 分析发现斑块进展的遏制作用不仅与 LDL 的降低程度相关,也与 hs-CRP 水平显著相关;且 IVUS 分析发现强化他汀治疗使得血管壁结构发生了改变,脂质缩减而纤维化成分增多,这与 hs-CRP 降低程度显著相关。提示强化他汀治疗可能通过抗炎症反应,降低基质金属蛋白酶(MMX)活性等途径从结构上逆转了粥样斑块。2006 年新发布的 AS-TEROID 研究是迄今为止最大的应用 IVUS 研究斑块退缩的临床试验,该研究应用瑞舒伐他汀 40 mg/d 达到了使冠心病患者粥样斑块显著退缩的结果,超越了 REVERSAL 研究结论。这项研究指出除了降脂作用外,强化他汀治疗升高 HDL 的作用是使得斑块退缩的独立因素。其作用机制尚待进一步临床研究探索。

动脉粥样硬化自明确病因和病理学改变以来,始终被认为是不可逆转的。而这些临床研究的结论使粥样斑块的逆转成为可能,这是否意味着冠心病从此将被列入可治愈疾病之列尚不能定论,更多的临床研究将逐渐向我们揭示这一答案。可以相信,随着他汀类药物更加广泛地应用于冠心病二级预防,冠状动脉硬化性心脏病的发病趋势将在一定程度上得到延缓和遏制,虽然目前仍不足以与迅速上升的发病率相抗衡,但对 ACS 的发病率和死亡率将带来一定程度的获益。

表 2-2 临床研究分析

临床研究/发布时间	针对人群/时间	应用药物	IVUS 检测结果	结论
ESTABLISH/2004 年	ACS 患者/6 个月	阿托伐他汀 20 mg/d	斑块消退 $13.1\pm12.8\%$(较对照组 $P<0.0\,001$)	阿托伐他汀 20 mg/d 使 ACS 患者粥样斑块消退
REVERSAL/2004 年	冠心病患者/18 个月	阿托伐他汀 80 mg/d 普伐他汀 40 mg/d	阿托伐他汀组斑块消退 0.4%;普伐他汀组斑块增长 2.7%	阿托伐他汀 80 mg/d 使斑块进展遏制;普伐他汀 40 mg/d 对斑块无显著抑制作用
ASTEROID/2006 年	冠心病患者/24 个月	瑞舒伐他汀 40 mg/d	斑块消退 0.79%(较基础值显著降低,$P<0.001$)	瑞舒伐他汀 40 mg/d 逆转了粥样斑块的进展

(张瑞岩 朱政斌)

参 考 文 献

[1] Ballantyne CM. Low-density lipoproteins and risk for coronary artery disease. Am J Cardiol, 1998, 82: 3Q-12Q.

[2] Qiao JH, Tripathi J, Mishra NK, et al. Role of macrophage colonystimulating factor in atherosclerosis:

studies of osteopetrotic mice. Am J Pathol, 1997, 150: 1687-1699.

[3] Hansson G, Libby P. The role of the lymphocyte. In: Fuster V, Ross R, Topol E, et al. Atherosclerosis and Coronary Artery Disease. New York, NY: Lippincott-

Raven,1996,557-568.

[4] Libby P. Current concepts of the pathogenesis of the acute coronary syndromes. Circulation, 2001, 104: 365-372.

[5] Libby P,Simon DI. Inflammation and thrombosis: the clot thickens. Circulation,2001,103:1718-1720.

[6] Heeschen C,Hamm CW,Bruemmer J,et al. Predictive value of C-reactive protein and troponin T in patients with unstable angina: a comparative analysis. CAPTURE investigators. Chimeric C7E3 Antiplatelet Therapy in Unstable Angina Refractory to Standard Treatment Trial. J Am Coll Cardiol, 2000, 35: 1535-1542.

[7] Tomita H,Egashira K,Kubo-Inoue M,et al. Inhibition of NO synthesis induces inflammatory changes and monocyte chemoattractant protein-1 expression in rat hearts and vessels. Arterioscler Thromb Vasc Biol, 1998,18:1456-1464.

[8] Fichtlscherer S,Rosenberger G,Walter DH,et al. Elevated C-reactive protein levels and impaired endothelial vasoreactivity in patients with coronary artery disease. Circulation,2000,102:1000-1006.

[9] Loscalzo J. Nitric oxide insufficiency,platelet activation, and arterial thrombosis. Circ Res, 2001, 88: 756-762.

[10] Tummala PE,Chen XL,Sundell CL,et al. Angiotensin II induces vascular cell adhesion molecule-1 expression in rat vasculature: a potential link between the renin-angiotensin system and atherosclerosis. Circulation,1999,100:1223-1229.

[11] Griendling KK,Ushio-Fukai M,Lassegue B,et al. Angiotensin II signaling in vascular smooth muscle: new concepts. Hypertension,1997,29:366-373.

[12] Li J,Schmidt AM. Characterization and functional analysis of the promoter of RAGE,the receptor for advanced glycation end products. J Biol Chem, 1997, 272,16 498-16 506.

[13] Basta G,Schmidt AM,De Caterina R. Advanced glycation end products and vascular inflammation: implications for accelerated atherosclerosis in diabetes. Cardiovasc Res,2004,63:582-592.

[14] Rojas A,Romay S,Gonzalez D,et al. Regulation of endothelial nitric oxide synthase expression by albumin-derived advanced glycosylation end products. Circ Res,2000,86:E50-E54.

[15] Xu B,Chibber R,Ruggerio D,et al. Impairment of vascular endothelial nitric oxide synthase activity by advanced glycation end products. FASEB J,2003,17:

1289-1291.

[16] Yudkin JS,Stehouwer CD,Emeis JJ,et al. C-reactive protein in healthy subjects: associations with obesity, insulin resistance, and endothelial dysfunction: a potential role for cytokines originating from adipose tissue? Arterioscler Thromb Vasc Biol, 1999, 19: 972-978.

[17] Attilio Maseri,Valentin Fuster,PhD. Is There a Vulnerable Plaque? Circulation,2003,107:2068-2071.

[18] Kolodgie F D,Virmani R,Burke A P,et al. Pathologic assessment of the vulnerable human coronary plaque. Heart,2004,90:1385-1391.

[19] Zairis M,Papadaki O,Manousakis S,et al. C-reactive protein and multiple complex coronary artery plaques in patients with primary unstable angina. Atherosclerosis,2000,164:355-359.

[20] Morteza Naghavi, Peter Libby, Erling Falk S, et al. From Vulnerable Plaque to Vulnerable Patient: A Call for New Definitions and Risk Assessment Strategies: Part II. Circulation,2003,108:1772-1778.

[21] Jean Rouleau. Improved outcome after acute coronary syndromes with an intensive versus standard lipid-lowering regimen: results from the Pravastatin or Atorvastatin Evaluation and Infection Therapy-Thrombolysis in Myocardial Infarction 22 (PROVE IT-TIMI22) trail. Am J med,2005,118:28s-35s.

[22] Luckman SP, Hughes DE, Coxon FP, et al. Nitrogen-containing bisphosphonates inhibit the mevalonate pathway and prevent post-translational prenylation of GTP-binding proteins, including ras. J Bone Miner Res,1998,13:581-589.

[23] Tsunekawa T,Hayashi T,Kano H,et al. Cerivastatin, a hydroxymethylglutaryl coenzyme A reductase inhibitor,improves endothelial function in elderly diabetic patients within 3 days. Circulation, 2001, 104: 376-379.

[24] Nissen SE. American Heart Association Annual Meeting. Orlando,Florida. November,2003.

[25] Chang MK,Binder CJ,Torzewski M,et al. C-reactive protein binds to both oxidized LDL and apoptotic cells through recognition of a common ligand: phosphorylcholine of oxidized phospholipids. Proc Natl Acad Sci U. S. A,2002,99:13 043-13 048.

[26] Nissen SE. High-dose statins in acute coronary syndromes: not just lipid levels. JAMA, 2004, 292: 1307-1316.

[27] David A,James A,Marc S,et al. Clinical relevance of C-reactive protein during follow-up of patients with a-

cute coronary syndromes in the Aggrastat-to-Zocor Trail. Circulation,2006,114:281-288.

[28] Sven W,Ulrich L,Kirsten M,et al. Cellular antioxidant effects of atorvastatin in vitro and in vivo. Aterioscler Thromb Vasc Biol,2002,22:300-305.

[29] Seljeflot I,Tonsatd S,Hjermann I,et al. Reduced expression of endothelial cell markers after 1 year treatment with simvastatin and atorvastatin in patients with coronary heart disease. Atherosclerosis, 2002, 162(1):179-185.

[30] Walter DH,Ritting K,Bahlmann FH,et al. Statin therapy accelerates reendothelialization:a novel effect involving mobilization and incorporation of bone marrow-derived endothelial progenitor cells. Circulation, 2002,105(25):3107-3124.

[31] Luan Z,Chase AJ,Newby AC,et al. Statins inhibit secretion of metalloproteinase-1、-2、-3and-9 from vascular smooth muscle cells and macrophages. Arterioscler

Thromb Vasc Biol,2003,23(5):769-775.

[32] Shinya O,Takayuki Y,Katsumi M,et al. Early Statin Treatment in Patients With Acute Coronary Syndrome:Demonstration of the Beneficial Effect on Atherosclerotic Lesions by Serial Volumetric Intravascular Ultrasound Analysis During Half a Year After Coronary Event: The ESTABLISH Study. Circulation,2004,110:1061-1068.

[33] Paul S,E Murat T,Carolyn AH,et al. Determinants of Arterial Wall Remodeling During Lipid-Lowering Therapy: Serial Interavascular Ultrasound Observations From the Reversal of Atherosclerosis With Aggressive Lipid Lowering Therapy (REVERSAL) Trial. Circulation,2006,113:2826-2834.

[34] Steven E,Stephen J,Ilke S,et al. Effect of Very High-Intensity Statin Therapy on Regression of Coronary Atherosclerosis: The ASTEROID Trail. JAMA, 2006,295.

3. 稳定型缺血性心脏病的处理

冠心病已成为当前西方发达国家和中国的最常见的心血管疾病。在美国,在年龄60～79岁人群中,约23%男性和15%女性患有缺血性心脏病。而在80岁或以上人群中,缺血性心脏病发生率更高(男性33%,女性22%)。缺血性心脏病也是男性和女性的首要死亡原因(27%),且高于癌肿死亡率(22%)。每年1500万以上患者发生心肌梗死,更多缺血性心脏病表现为不稳定型或稳定型心绞痛。急性冠状动脉综合征者(如急性心肌梗死)即使经治疗后症状减轻,但仍然是高危患者,应考虑其存在无症状缺血性心脏病(silent ischemic heart disease)。约50%缺血性心脏病患者中,心绞痛作为最初症状。在女性,随着年龄增大,心绞痛发生率持续增高;而在男性,年龄55～65岁时心绞痛发生率最高,以后逐渐降低。在心肌梗死住院患者中,30%有稳定型心绞痛,且大多数患者的症状控制较差。缺血性心脏病直接或间接消耗了大量的医疗费用。最近,美国ACCF/AHA/ACP/AATS/PCNA/SCAI/STS和欧洲心脏病学会分别公布了"稳定型缺血性心脏病[stable coronary (ischemic) heart disease]诊治指南",就这一领域的诊治规范提出了新的推荐意见。为了提高我国临床医师在这一相关领域中的诊治水平,现特将这两个指南作如下解读。

一、稳定型缺血性心脏病的定义

美国和欧洲的指南针对的稳定型缺血性心脏病人群是指稳定的明确或可疑缺血性心脏病患者,后者包括具有"缺血相当"(ischemia equivalent)症状(如气急)的患者;以往已有冠心病但经治疗后症状消失、需定期随访者;新近发生心绞痛但经治疗后稳定者(低危不稳定型心绞痛)。实际上,可疑(suspected)冠心病包括了除主要由于血栓形成引起的急性冠状动脉综合征之外的其他冠心病不同情况[包括微血管性心绞痛和血管痉挛性(变异性)心绞痛]。

二、可疑缺血性心脏病的诊断

(一)临床估价

在对所有胸痛患者进行实验室检查以前,均应接受完整的病史采集和体格检查,以测定缺血性心脏病的可能性(IC)。急性心绞痛患者应分为稳定或不稳定;不稳定型心绞痛需进一步危险分层(高危、中危、低危)(IC)。无明显、非心源性胸痛患者应记录静息时心电图(IB)。

对能运动的稳定型心肌缺血性心脏病患者,推荐行标准运动试验(IA);如静息心电图异常且影响运动试验结果分析时(如左束支阻滞或心室起搏心律),则加用核素心肌显像或超声心动图检查(I,B);或药物负荷试验加心脏磁共振显像(Ⅱa,B)或冠状动脉CTA(Ⅱb,B)。

对不能运动的无症状性心肌缺血性心脏病患者,推荐行核素心肌显像或超声心动图(IB)或心脏磁共振显像(Ⅲa)或冠状动脉CTA(Ⅱb,C)。

对猝死或发生致命性心律失常的无症状性心肌缺血患者根据临床特征、无创性检查结果作出冠状动脉造影决定(IC)。某些心绞痛患者治疗后生活质量提高不满意,左心功能尚可(EF>50%),也可行冠状动脉造影。

(二)风险评估

对可疑无症状性心肌缺血患者还可行负荷试验和影像学检查作风险分层。对已知或可疑无症状性心肌缺血性心脏病患者,以往心肌梗死、病理性Q波、心力衰竭症状、复杂室性心律失常、诊断不明心脏杂音患者,或者高血压、糖尿病、异常心电图患者,推荐应用多普勒超声心动图,以测定静息时左心室收缩和舒张功能,估价心肌功能、瓣膜或心包异常(IB)。对以往心肌梗死或病理性Q波患者(即使不需要评价其心力衰竭症状、复杂室性心律失常或异常心电图),也可行核素左心功能测定(Ⅱb,C)。

对能够运动的无症状性心肌缺血性心脏病患者,推荐标准的运动试验作风险评估(IB);如静息心电图异常且影响运动试验结果分析时(如左束支阻滞或心室起搏心律),则加用核素心肌显像或超声心动图(I,B);或药物激发试验加心脏磁共振显像(Ⅱa,B)或冠状动脉CTA(Ⅱb,B)。

对不能运动的无症状性心肌缺血性心脏病患者,

推荐行核素心肌显像或超声心动图(ⅠB)或心脏磁振显像(Ⅱa,B)或冠状动脉CTA(Ⅱb,C)。

对冠脉狭窄准备行血运重建的无症状性心肌缺血性心脏病患者,在风险分层时可行运动或药物负荷影像学检查(核素心肌显像、超声心动图或心脏磁振显像)(ⅠB)。对功能学测定不能决定的患者,则可应用冠状动脉CTA(Ⅱa,C)。对不能进行负荷试验的无症状性心肌缺血性心脏病患者,也可考虑冠状动脉CTA,后者或作为中至高危患者冠状动脉造影的替代。

无症状性心肌缺血性心脏病患者发生心力衰竭症状和体征时应评估是否需要行冠状动脉造影,以进行风险分层(ⅠB)。对某些已接受无创性测定的患者,如测定结果和临床特征提示可能存在严重冠状动脉病变时或益处大于风险时,应推荐冠状动脉造影(ⅠC)。对左心室功能减低(LVEF<50%),或无创性检查提示中度风险或预后信息不明确的无症状性心肌缺血性心脏病患者,冠状动脉造影也是合理的(Ⅱa,C)。对因心绞痛而生活质量不满意、左心功能尚可(EF>50%)、无创性检查提示中度风险的无症状缺血性心脏病患者也可行冠状动脉造影(Ⅱa,C)。

三、内科处理推荐

稳定型缺血性心脏病患者的治疗目的是改善预后和缓解症状。应对这些患者作生活方式干预,包括控制体重、腰围、血脂、血压、戒烟(避免二手烟)、正确饮食(低钠)、减低精神压力,并进行适当的教育(包括药物治疗的依从性,运动水平,对疾病加重的认识,维持适当的体重指数等),以提高疗效。遵循指南,进行内科治疗。

(一)控制危险因素

1. 调脂治疗 所有稳定型缺血性心脏病患者应作生活方式干预,包括适当日常体力活动和控制体重;饮食指导,即减少饱和脂肪和胆固醇摄入(<7%总热量和200 mg/d)。如无不良反应,应给予充分剂量他汀治疗(ⅠA)。对不能耐受他汀的患者,应用其他药物(包括烟酸等)(Ⅱa)。

2. 控制血压 无症状性缺血性心脏病且血压>140/90 mmHg患者,应接受抗高血压治疗,减少钠和奶制品摄入;根据患者的临床特异性给予药物治疗,包括血管紧张素转换酶抑制剂(ACEI)和(或)β受体阻滞药,并根据血压情况适当加用利尿药、钙通道阻滞药等(ⅠB)。

3. 糖尿病处理 病程短、预期寿命长者,应控制HbA1c<7%(ⅠB);对某些患者,根据年龄、低血糖发生史、是否存在微血管病变并发症或其他合并症,控制HbA1c 7%~9%(ⅠC)。无症状性缺血性心脏病患者不应给予罗格列酮治疗。

4. 体力活动 应鼓励稳定型缺血性心脏病患者每周5~7 d做30~60 min中至大活动量的有氧运动(如行走),同时参加其他活动,以改善心肺功能;对这些患者用运动试验进行危险分层,评价预后;有条件者,可进行心脏康复锻炼。

5. 控制体重 每次患者就诊时,均应测定体重指数(BMI)和腰围,鼓励患者控制体重、生活方式干预、体力活动等,使体重和腰围控制在一定的范围内。最初的措施是使体重下降55%~10%(ⅠC)。

6. 戒烟 鼓励缺血性心脏病患者戒烟和避免二手烟(ⅠB)。

7. 精神因素处理 应筛选稳定型缺血性心脏病患者是否存在忧郁症,并必要时应给予治疗(ⅠB)。

8. 酒精摄入 适当控制酒精摄入。

9. 环境污染 稳定型缺血性心脏病患者应避免接触污染环境,减低心血管事件(Ⅱa,C)。

(二)预防心肌梗死和死亡

1. 抗血小板治疗 稳定型缺血性心脏病患者,如无反指征,均应每天接受75~150 mg阿司匹林(ⅠA);如存在阿司匹林反指征,则应用氯吡格雷也是合理的(ⅠB);对某些高危患者,可联合应用阿司匹林和氯吡格雷(Ⅱb,B)。不用双嘧达莫作为抗血小板治疗。

2. β受体阻滞药 心肌梗死或急性冠状动脉综合征且左心功能正常患者,应接受β受体阻滞药治疗,持续3年(ⅠB);所有左心功能异常(LVEF<40%)伴心力衰竭或以往心肌梗死史患者,如无反指征,应启动β受体阻滞药治疗(如卡维地洛、琥珀酸美多洛尔、比索洛尔),以减低死亡风险(ⅠA);对冠心病和其他血管性疾病患者也应考虑β受体阻滞药治疗(Ⅱb,C)。

3. 肾素-血管紧张素-醛固酮系统阻滞剂 所有稳定型缺血性心脏病伴高血压、糖尿病、LVEF<40%、慢性肾病患者,如无反指征,均应接受ACEI(ⅠA);不能耐受ACEI时改用血管紧张素受体阻滞药(ARB)(ⅠA)。对缺血性心脏病合并其他血管病变患者,ACEI(Ⅱa,B)和ARB(Ⅱa,C)治疗也是合理的。

4. 感冒疫苗接种 对无症状性缺血性心脏病患者推荐每年疫苗接种(ⅠB)。

不推荐其他治疗(如更年期女性激素替代疗法、维生素C、维生素E、β胡萝卜素、叶酸或维生素B6、维生素B12)以试图减低心肌梗死或死亡风险的。不推荐用螯合治疗以减轻无症状缺血性心脏病患者症状或降低心血管风险；也不推荐用大蒜素、辅酶 Q10 等减低无症状缺血性心脏病患者的心血管风险和改善预后。

（三）对症处理

1. **抗心肌缺血治疗** β 受体阻滞药应是缓解无症状缺血性心脏病患者的最先治疗（IB）；当 β 受体阻滞药治疗控制症状不佳时，可用钙通道阻滞药或长效硝酸酯，或联合应用 β 受体阻滞药（IB）；舌下含服硝酸甘油或硝酸甘油喷雾有助于迅速缓解症状（IB）。

也可用长效非二氢吡啶类钙通道阻滞药（维拉帕米或地尔硫䓬）替代 β 受体阻滞药（Ⅱa，B）；如应用 β 受体阻滞药缓解症状时引起明显不良反应或 β 受体阻滞药有反指征时，可用雷诺嗪（Ⅱa，B）；也可两种药物联合使用（反指征除外）。

某些其他药物也可能在抗心肌缺血治疗具有一定的作用，如依伐布雷定（Ivabradine）、尼可地尔、曲美他嗪、别嘌醇（Allopurinol）和吗的明（Molsidomine）。

2. **难治性心绞痛其他治疗** 体外反搏和经心肌血管重建（Ⅱb，B）和脊神经刺激（Ⅱb，C）可考虑用于顽固性心绞痛。但针灸不改善症状及减低心血管风险。

四、血运重建治疗

（一）心脏团队作出血运重建决策

推荐对无保护左主干或复杂冠脉病变患者由心脏团队作出血供重建决策（IC）；对无保护左主干患者计算 STS 和 SYNTAX 积分是合理的（Ⅱa，B）。

（二）改善生存率

1. **左主干病变** 对明显左主干病变（狭窄＞50％）患者，推荐用冠状动脉旁路移植术（CABG）以改善生存率（IB）。对某些选择性无保护左主干患者可以用 PCI 替代 CABG，包括解剖上 PCI 时并发症低；远期疗效好（如 SYNTAX 积分＜22 分）；开口或体部病变；临床特征预示 CABG 风险高（如 STS 预测死亡率＞5％）（Ⅱa，B）。对不稳定型心绞痛/非 ST 段抬高性心肌梗死患者，如左主干病变为罪犯病变，且患者不适合 CABG 时，用 PCI 改善生存率也是合理的（Ⅱa，B）。左主干病变伴远端血流低于 TIMI 3 级者，PCI 较 CABG 更迅速和安全（IC）。

对某些选择性稳定的无保护左主干病变患者，解剖上 PCI 低风险，但预后上中等或重度不佳（如 SYNTAX 积分＜33、左主干远端分叉病变），或者存在 CABG 高风险的临床情况（如中重度慢阻肺、卒中史或以往心脏手术史、STS 积分预测手术死亡率＞2％）的患者，PCI 也是合理的（Ⅱb，B）。

左主干病变合并 PCI 的不利解剖因素的稳定患者，则不应 PCI，而推荐 CABG。

2. **非左主干病变** 三支血管病变（伴或不伴前降支近端病变），或前降支伴其他一支血管病变时，CABG 对改善生存率有益（IB）。对心脏性猝死伴怀疑心肌缺血诱发室性心律失常的患者，CABG 或 PCI 对改善生存率有益（IC）。CABG 对改善 2 支血管病变伴严重和广泛心肌缺血患者的生存率有益（Ⅱa，B），也对改善轻中度左心功能不全（LVEF 35％～50％）的多支血管病变患者或左前降支近端狭窄但心肌存活患者的生存率有好处（Ⅱa，B）。对 3 支血管病变且 SYNTAX 积分＞22 或累及前降支的患者，CABG 较 PCI 更优先考虑。同样，糖尿病多支血管病变患者（尤其是可以应用左内乳动脉作为旁路血管时），可能 CABG 较 PCI 更优先考虑（Ⅱa，B）。在对前降支 CABG 时，应尽量使用内乳动脉作为旁路血管。

对以往接受过 CABG 的患者，尚存在 1 支或多支血管病变不能 PCI 治疗时，为了控制心绞痛症状 CABG 可能较 PCI 更为合理（Ⅱb，C）。对有存活心肌的心绞痛患者，CABG 时行经心肌血管重建可以改善症状（Ⅱb，B）。

如果患者不能耐受适当的双联抗血小板治疗，则不宜冠状动脉内支架术治疗（裸金属或药物洗脱支架）。

五、冠状动脉杂交手术

冠状动脉杂交手术是指计划中左内乳动脉全前降支搭桥＋其他冠脉血管 PCI 治疗，适用于：以往经典的 CABG 患者（如严重主动脉钙化、靶血管 CABG 条件较差但能 PCI 治疗）；缺乏合适的移植血管；前降支不宜 PCI（血管明显扭曲、慢性完全阻塞）（Ⅱa，B）。这一疗法可能也用作为多支血管病变 PCI 或 CABG 的另一治疗方法的替代，以提高风险-疗效比（Ⅱb，C）。

六、随访

（一）常规、定期随访时临床和超声心动图估价

稳定型缺血性心脏病患者应接受定期随访（一般每年至少 1 次），包括症状和临床心功能状态的评估，检测某些并发症（如心力衰竭、心律失常）；监测心脏危险因素和改变生活方式及药物治疗的依从性。对新发或加重心力衰竭或心肌梗死患者，应用超声心动图或核素显像测定 LVEF 和节段性室壁运动（IC）。定期筛选稳定型缺血性心脏病患者常见的重要合并症（包括糖尿病、忧郁、慢性肾病）是合理的（Ⅱb，C）。稳定的患者每年 1 次心电图检查。但是，不主张对稳定和低危患者作定期常规超声心动图或核素显像检

查(Ⅲ,C)。

(二)新近发生或症状加重,但不支持不稳定型心绞痛诊断的缺血性心脏病患者的无创性测定

对能够运动的稳定型缺血性心脏病患者,如新近发生或症状加重但又不支持不稳定型心绞痛诊断者,则推荐标准运动试验。如不能运动或心电图不能分析(如完全性左束支阻滞),则推荐核素心肌显像或超声心动图(IB)。对新近发生或症状加重,但不支持不稳定型心绞痛诊断、能够运动或无合并症、以往需要运动负荷心肌显像、已知或很可能多支血管病变的稳定型缺血性心脏病患者,核素心肌显像或超声心动图也是合理的(Ⅱa,B)。对新近发生或症状加重支持不稳定型心绞痛、能运动、无合并症的患者,不主张药物负荷核素心肌显像、超声心动图或心脏磁共振显像(Ⅲ,C)。

对不能运动的稳定型缺血性心脏病患者,如新近发生或症状加重并不支持不稳定型心绞痛诊断的患者,则推荐药物负荷核素心肌显像、超声心动图(IB)。对这些患者行药物负荷的心脏磁共振显像也是合理的(Ⅱa,B)。

稳定型缺血性心脏病患者,新近发生或症状加重但并不支持不稳定型心绞痛诊断的患者,不管其运动能力如何,用冠状动脉CTA对评估CABG或直径>3 mm冠状动脉是合理的(Ⅱa,B)。这些患者如无中度钙化,冠状动脉CTA对评估<3 mm支架也可能有用(Ⅱa,B)。但冠状动脉CTA不主张用于直径<3 mm的自身冠状动脉、中重度钙化的新近发生或症状加重并不支持不稳定型心绞痛诊断的稳定型缺血性心脏病患者(Ⅲ,B)。

(三)稳定型缺血性心脏病患者的无创性测定

对以往存在无症状性心肌缺血、反复发生心脏事件危险性高、不能适当运动、心电图不能解释、以往不完全血运重建的稳定型缺血性心脏病患者,每2年行核素心肌显像、超声心动图或心脏磁共振显像随访(Ⅱa,C)。对以往存在无症状性心肌缺血、反复发生心脏事件危险性高、能适当运动、心电图可以解读的稳定型心肌缺血患者(Ⅱb,C),可考虑每年1次标准心电图运动试验(ⅡB,c)。但对无新近发生症状或症状加重、以往没有无症状性心肌缺血证据、不存在复发心脏事件高风险的稳定性心肌缺血患者,每年心电图运动试验的有用性还未明确(Ⅱb,C)。对无症状性心肌缺血患者不推荐CABG后每5年或PCI后每2年行运动或药物负荷核素心肌显像、超声心动图或磁共振显像或冠状动脉CTA的随访(Ⅲ,C)。

(沈 迎 沈卫峰)

参 考 文 献

[1] Fihn SD,Gardin JM,Abrams J,et al. 2012 ACCF/AHA/ACP/AATS/PCNA/SCAI/STS guideline for the diagnosis and management of patients with stable ischemic heart disease:a report of the American College of Cardiology Foundation/American Heart Association task force on practice guidelines,and the American College of Physicians,American Association for Thoracic Surgery,Preventive Cardiovascular Nurses Association,Society for Cardiovascular Angiography and Interventions,and Society of Thoracic Surgeons. Circulation,2012,18 Dec,126(25):e354-e471.

[2] Fihn SD,Gardin JM,Abrams J,et al. 2012 ACCF/AHA/ACP/AATS/PCNA/SCAI/STS guideline for the diagnosis and management of patients with stable ischemic heart disease:executive summary:a report of the American College of Cardiology Foundation/American Heart Association task force on practice guidelines,and the American College of Physicians,American Association for Thoracic Surgery,Preventive Cardiovascular Nurses Association,Society for Cardiovascular Angiography and Interventions,and Society of Thoracic Surgeons. Circulation,2012,126(25):3097-3137.

[3] Montalescot G,Sechtem U,Achenbach S,et al. 2013 ESC guidelines on the management of stable coronary artery disease:The Task Force on the management of stable coronary artery disease of the European Society of Cardiology. Eur Heart J eht296 first published online August 30,2013 doi:10. 1093/eurheartj/eht296.

[4] Qaseem A,Fihn SD,Williams S,et al. Clinical Guidelines Committee of the American College of Physicians. Diagnosis of stable ischemic heart disease:summary of a clinical practice guideline from the American College of Physicians/American College of Cardiology Foundation/American Heart Association/American Association for Thoracic Surgery/Preventive Cardiovascular Nurses Association/Society of Thoracic Surgeons. Ann Intern Med,2012,157(10):729-734.

4. 急性冠状动脉综合征双联抗血小板治疗新认识

以往大量的研究证实,急性冠状动脉综合征的病理生理表现为动脉粥样硬化斑块破裂(易损斑块),血小板黏附、聚集和凝血因子激活、炎症过程(易损血液),这些因素的相互作用最终导致冠状动脉血栓阻塞。有趣的是,通常对这些病变行冠状动脉介入治疗(PCI),增大管腔、改善血供。但是,由于支架本身是一种异物,因此也增加了血栓形成的倾向。术后支架的内皮覆盖需要一定的时间(特别是药物洗脱支架),为此有效的双联抗血小板治疗(包括阿司匹林和氯吡格雷)是必需的,以预防晚期血栓形成。此外,近年来新型口服抗血小板药物(如替格瑞洛、普拉格雷)也开始在临床上应用。同样,在抗栓(抗心肌缺血)治疗还必须注意出血问题,特别当存在临床合并症(如糖尿病、慢性肾病、房颤)时,个体化治疗更为重要。本文就当前急性冠状动脉综合征双联抗血小板治疗的策略、PCI后双联抗血小板治疗时间和出血预防作一讨论。

一、急性冠状动脉综合征双联抗血小板治疗策略

COMMIT/CCS-2 和 CLARITY TIMI-28 证明,双联抗血小板治疗降低接受溶栓的 ST 段抬高心肌梗死患者病死率和联合终点(死亡、再梗死、卒中)。显然,新型的抗血小板药物由于其起效快、作用强,因而可能使接受直接 PCI 的 STEMI 患者临床疗效更佳。

众多的指南指出,非 ST 段抬高心肌梗死(NSTE-MI)非手术治疗中,阿司匹林和氯吡格雷双联抗血小板是关键策略。PLATO 研究表明,急性冠状动脉综合征患者不管是否接受血供重建,替格瑞洛较氯吡格雷均显著降低有效复合终点和病死率。高敏肌钙蛋白 T 增高的高危患者获益更加明显。TRILOGY 试验结果显示,与氯吡格雷比较,普拉格雷未降低非手术治疗患者的主要终点时间(心血管死亡、心肌梗死或卒中),且增加出血。

合并糖尿病的急性冠状动脉综合征患者血小板反应性增高,血栓性缺血事件风险增大,更加需要有效的双联抗血小板治疗。TRITON TIMI-38 研究亚组分析发现,普拉格雷并不显著增加未使用胰岛素或使用胰岛素糖尿病患者的出血风险,因此临床净获益增加。这些提示,普拉格雷更适用于准备接受 PCI 的糖尿病患者。PLATO 试验糖尿病亚组分析显示,替格瑞洛较氯吡格雷显著减少有效符合终点、全因死亡和支架血栓形成。尤其是 HbA1c 水平增高者这些疗效更佳明显。Alexopoulos 等发现,以往接受氯吡格雷的患者,换用替格瑞洛较换用普拉格雷更加明显降低血小板反应性(PRU)。因此,糖尿病合并急性冠状动脉综合征接受 PCI 患者可能优先选用替格瑞洛。

急性冠状动脉综合征患者其慢性肾病发生率增高;急性冠状动脉综合征患者 PCI 术前仔细评估肾功能十分重要。显然,慢性肾病通过众多的血液动力学和代谢及炎症等机制加重冠状动脉病变,增加血栓形成风险。但同时慢性肾病也影响抗栓药物的排泄,从而增加抗栓治疗时的出血并发症。PLATO 试验指出,替格瑞洛较氯吡格雷更加有效地降低肾功能减退(GFR<60 ml/min)患者复合终点事件(死亡/心肌梗死/卒中),出血并发症(包括严重、致死性出血和非冠状动脉旁路移植相关出血)相似,因此临床净获益增大。

卒中/一过性脑缺血(TIA)急性冠状动脉综合征患者常常接受双联抗血小板治疗,降低心血管事件。但普拉格雷因显著增加出血风险而被列为禁忌。最新的资料显示,替格瑞洛 1 年治疗,较氯吡格雷更显著降低复合终点事件,且颅内出血不增加。

Ferreiro 等的荟萃分析显示,与常规剂量氯吡格雷治疗比较,双倍剂量氯吡格雷、常规剂量普拉格雷或替格瑞洛均显著减少急性冠状动脉综合征患者 PCI 后支架血栓形成并发症。

急性冠状动脉综合征患者如对阿司匹林过敏,则可应用氯吡格雷加华法林,维持 INR2～2.5,不推荐双嘧达莫。

急性冠状动脉综合征(或同时置入药物洗脱支架)合并房颤患者,建议评估血栓形成(CRUSADE 和 CHA2DS2VASc)与出血风险,双联抗血小板加华法林治疗或氯吡格雷加华法林治疗 6～12 个月。

二、急性冠状动脉综合征双联抗血小板治疗时氯吡格雷抵抗问题

氯吡格雷是一种前药(pro-drug),需经肝脏细胞色素P450(CYP450)系统代谢后才发挥作用,为此,对氯吡格雷的反应性(血小板集聚抑制程度)存在个体差异。氯吡格雷抵抗是指在标准的氯吡格雷治疗下仍不能达到预期的药效学作用,仍发生血栓性心血管事件,用流式细胞仪测定舒血管物质刺激磷酸蛋白指数>50%。服药后24 h氯吡格雷抵抗发生率为4%~30%;5~30 d时15%~31%患者有"抵抗"或低反应性(hyporesponsiveness)。这些使缺血和血栓性不良临床事件(包括支架血栓形成、心肌梗死等)发生率增高。许多因素(如胃肠道吸收、肥胖、肝细胞CYP3A4活性和其他代谢产物竞争性结合P2Y12血小板表面受体密度降低、P2Y12基因多肽性,特别是影响氯吡格雷代谢的基因,CYP450 2C19*2等位基因)引起功能丧失(loss-of-function),导致氯吡格雷转变为活性代谢产物减低。其他细胞、临床和遗传因素很可能引起氯吡格雷的低反应性,包括临床因素:充血性心力衰竭、体重增大、心肌梗死和糖尿病;阿司匹林抵抗;应用质子泵抑制药;联合应用钙通道阻滞药等。

对CURE试验12 562例非ST段抬高性急性冠状动脉综合征患者的基线CYP2C19基因多态性分析发现,野生型(wild type)为63%,功能丧失为13%,功能获得(gain-of-function)为24%。CYP2C19功能丧失等位基因对氯吡格雷的疗效和安全性无影响,而功能获得等位基因对疗效终点有益作用。同样,对1156例高危心房颤动患者的氯吡格雷和安慰剂治疗随机对照研究(随访3.6年),结果显示CYP2C19功能丧失对复合终点事件和出血并发症无明显作用。最近,Sibbing等研究证明,携带CYP450 2C19*2等位基因(carrier)的急性冠状动脉综合征患者,其不良心血管事件发生率增高,支架血栓形成增多。联合应用某些质子泵抑制药通过竞争性影响CYP2C19活性,而可能使晚期或极晚期支架血栓形成发生率增高。大规模荟萃分析显示,与非携带CYP450功能丧失者比较,这些功能丧失基因变异携带者严重冠状动脉不良事件的危险性增加30%,支架血栓形成发生率增高。为此,美国心脏病学院/美国心脏协会报告,基因测试有望发现易感人群,CYP2C19多态性占氯吡格雷血小板反应性变异的12%。目前,临床上已有为筛选高危患者的CYP2C19基因型的简单测试方法。但CYP2C19基因多态性测定对临床预后判断的作用并未得到充分的证据支持。

同样,最近ARCTIC试验也不支持应用血小板聚集试验来调整急性冠状动脉综合征患者的抗血小板药物治疗。基于现有的临床试验证据,目前的"急性冠状动脉综合征诊治指南"均不强烈推荐对这些患者在抗血小板治疗时,常规进行血小板聚集试验和(或)基因筛选,后者仅应用于某些选择性高危患者。

目前,有3种方法有利于克服氯吡格雷低反应性或抵抗:①增加氯吡格雷初始负荷剂量。CURRENT-7和GRAVITAS试验表明,增加氯吡格雷的负荷和维持量,使非ST段抬高急性冠状动脉综合征患者的缺血事件发生率降低,但出血增加。而且,也有研究发现,即使增加氯吡格雷维持剂量,基因多态性仍然影响药物的疗效,且不能有效克服CYP2C19功能丧失等位基因携带者的治疗后血小板活性增高。②三联抗血小板药物(阿司匹林、氯吡格雷、西洛他唑)。西洛他唑为选择性磷酸二酯酶抑制剂,常用剂量为100~200 mg/d。采用三联抗血小板治疗可进一步抑制血小板聚集。最近的荟萃分析结果显示,与常规双联抗血小板(阿司匹林、氯吡格雷)比较,三联抗血小板使主要心血管事件、靶病变再次血运重建、再狭窄发生率降低,但死亡和支架血栓形成发生率无差异,出血发生率也相似。③采用新颖的抗血小板药物。如前所述,新的P2Y12受体抑制药如替格瑞洛和普拉格雷与氯吡格雷相比,具有更迅速、更强的血小板抑制作用,总死亡率和心血管死亡率降低,严重心血管事件减少。且替格瑞洛严重出血不明显增加。与氯吡格雷150 mg/d维持剂量比较,普拉格雷10 mg/d使PCI后30 d血小板活性显著减低。但仅在CYP2C19*2功能丧失等位基因携带者中该差异有显著性意义。对PLATO试验中10 285例患者的DNA标本做CYP2C19和ABCB1基因多态性测定,并比较替格瑞洛和氯吡格雷疗效与基因多态性作用的关系。结果发现,不管是何种CYP2C19基因型,替格瑞洛的一级终点事件发生率均低于氯吡格雷。对CYP2C19功能丧失等位基因的患者,替格瑞洛和氯吡格雷的一级终点发生率为86.6%和11.2%(P=0.038);而不携带CYP2C19丧失功能等位基因的患者,两种药物治疗的一级终点事件发生率为(8.8% vs 10.0%,P=0.0608)。同样,ABCB1基因高表达患者,替格瑞洛治疗组的心血管事件发生率也较氯吡格雷明显降低(8.8% vs 11.9%)。总之,该研究亚组分析表明,替格瑞洛的疗效与CYP2C19及ABCB1基因多态性无关。这些替格瑞洛的疗效和安全性在慢性肾病的急性冠状动脉综合征患者同样存在。但是,其他基因多态性(如CYP3A4、CYP3A5)是否影响该药的药代动力学和疗效还需进一步研究。

目前还有一些新的抗血小板药物正在进行临床研究中,并取得令人鼓舞初步结果。血小板蛋白酶激活受体拮抗剂(PAR)阻断血小板 PAR-1 受体,干扰凝血酶的细胞作用。由于该药并不干扰胶原和 ADP 诱导的血小板激活、凝血酶引起的纤维蛋白形成,因此其对正常凝血过程无明显影响。INNOVATE PCI 试验将非急诊 PCI 患者随机接受直接作用和可逆性 P2Y12 受体抑制剂—Elinogrel 或氯吡格雷,发现 Elinogrel 明显改善血小板抑制且并不增加严重出血和轻度出血。尽管其增加气急的发生率,但两种药物治疗的临床预后相似。在另一个研究中,标准治疗加用一种新型蛋白酶激活受体-1 拮抗剂 E5555,可使冠心病和急性冠状动脉综合征患者主要心血管事件减少,且并不增加严重出血发生率。总之,随着对 CYP450 基因多态性与抗血小板治疗关系的认识逐渐深入,以及新的抗血小板制剂的不断出现,临床疗效和安全性将有更进一步的提高。

三、急性冠状动脉综合征 PCI 后双联抗血小板治疗时间间期

急性冠状动脉综合征患者 PCI 后(尤其是置入药物洗脱支架),通常须双联抗血小板治疗,以降低缺血性心血管事件(死亡/心肌梗死/卒中)和支架血栓形成。病理研究发现,药物洗脱支架术后,支架被内皮细胞充分(完全)覆盖需要一定的时间,同时个体间变异也较大。因此,目前大多数 PCI 指南均推荐急性冠状动脉综合征患者在药物洗脱支架术后双联抗血小板治疗至少 12 个月。显然,无限制地延长双联抗血小板治疗必然会增加出血风险,影响非心脏外科手术,甚至严重时可能导致死亡。因此,近 3 年来人们致力于探讨最佳(optimal)双联抗血小板治疗时间间期,以达到获益与出血风险的平衡。

药物洗脱支架技术的发展,使临床医生提出,能否在应用新一代药物洗脱支架后不必 3～6 个月或以上的上联抗血小板治疗。但至今尚无在急性冠状动脉综合征患者中进行这方面的研究。PRODIGY 试验入选 2013 例接受金属裸支架或各种药物洗脱支架患者(其中约 75% 为急性冠脉综合征),随机分组 6 个月或 24 个月双联抗血小板治疗。2 年时,两组的复合终点事件(死亡/心肌梗死/脑血管事件)相似(约 10%),但 24 个月双联抗血小板治疗组的出血并发症为 6 个月双联抗血小板治疗组的 2 倍。RESET 研究包括 2117 例接受佐他莫司洗脱支架或其他类型药物洗脱支架患者(约 55% 为急性冠状动脉综合征),结果显示佐他莫司洗脱支架术后 3 个月双联抗血小板治疗的一级复合终点(死亡/心肌梗死/支架血栓形成)与其他药物洗脱支架术后 12 个月双联抗血小板治疗相似。但作者指出,将这些发现做推广还需注意。最近的 EXCELLENT 研究入选 1443 例接受第一或第二代 Xience V/Promus 患者(其中约 50% 为急性冠状动脉综合征),随机分为 6 个月或 12 个月双联抗血小板治疗,随访 1 年发现,两组的心源性死亡、心肌梗死或缺血驱动的靶血管再次血运重建无差异,但 6 个月双联抗血小板治疗患者支架血栓形成增加。糖尿病亚组分析发现,6 个月双联抗血小板治疗组靶血管失败率高于 12 个月组,提示对冠心病合并糖尿病患者(通常这些患者冠状动脉病变较复杂)应该行 12 个月以上双联抗血小板治疗。

总之,对非 ST 段抬高患者应用指南的规范治疗极其重要。但是,目前某些亚组患者(如 TnI/T 不高、肾功能异常和多种合并症)其指南的规范治疗仍然不足。为此,临床医师尚需努力,使更多的非 ST 段抬高患者得到合理和有效的诊治,进一步改善预后。

(沈 迎 陶 蓉 沈卫峰)

参 考 文 献

[1] Giugliano RP, Braunwald E. The year of non-ST-segment elevation acute coronary syndrome. J Am Coll Cardiol, 2006, 48:386-395.

[2] Dixon SR, Grines CL. The year in interventional cardiology. J Am Coll Cardiol, 2006, 47:1689-1706.

[3] Andreotti F, Testa L, Biondi-Zoccai GGL, et al. Aspirin plus warferin compared to aspirin alone after acute coronary syndrome3s: an updated and comprehensive meta-analysis of 25307 patients. Eur Heart J, 2006, 27:519-526.

[4] Cuisset T, Frere C, Quilici J, et al. Benefit of a 600-mg loading dose of clopidogrel on platelet reactivity and clinical outcomes in patients with non-ST-segment elevation acute coronary syndrome. J Am Coll Cardiol, 2006, 48:1339-1345.

[5] Hoekstra J, Goodman SG, Langer A, et al. A subgroup analysis of the impact on prerandomization antithrombotic therapy on outcomes in the SYNERGY trial: Enoxiparin versus unfractionated heparin in non-ST-segment elevation acute coronary syndromes. J

Am Coll Cardiol,2006,48:1346-1354.

[6] James SK,Lindback J,Tilly J,et al. Troponin-T and N-terminal pro-B-type natriuretic peptide predict mortality nenefit from coronary revascularization in acute coronary syndromes:A GUSTO-IV substudy,2006, 48:1146-1154.

[7] Giugliano RP,Braunwald E. The year in non-ST-elevation acute coronary syndrome. J Am Coll Cardiol, 2009,54:1544-1555.

[8] Eagle KA,Ginsburg GS,Musunuru K,et al. Identifying patients at high risk of a cardiovascular event in the near future:current status and future directions: report of a national heart,lung,and blood institute working group. Circulation,2010,121:1447-1454.

[9] Sanz J,Moreno PR,Fuster V. The year in atherothrombosis. J Am Coll Cardiol,2010,55:1487-1498.

[10] Selvin E,Steffes MW,Zhu H,et al. Glycated hemoglobin,diabetes,and cardiovascular risk in nondiabetic adults. N Engl J Med,2010,362:800-811.

[11] Morrow DA,Scirica BM,Sabatine MS,et al. B-type natriuretic peptide and the effect of ranolazine in patients with non-ST-segment elevation acute coronary syndromes:observations from the MERLIN-TIMI 36 (Metabolic Efficiency With Ranolazine for Less Ischemia in Non-ST Elevation Acute Coronary-Thrombolysis In Myocardial Infarction 36) trial. J Am Coll Cardiol,2010,55:1189-1196.

[12] Januzzi JL Jr.,Bamberg F,Lee H,et al. High-sensitivity troponin T concentrations in acute chest pain patients evaluated with cardiac computed tomography. Circulation,2010,121:1227-1234.

[13] Eggers KM,Kempf T,Lagerqvist B,et al. Growth-differentiation factor-15 for long-term risk prediction in patients stabilized after an episode of non-ST-segment elevation acute coronary syndrome. Circ Cardiovasc Genet,2010,3:88-96.

[14] Reichlin T,Hochholzer W,Stelzig C,et al. Incremental value of copeptin for rapid rule out of acute myocardial infarction. J Am Coll Cardiol,2009,54:60-68.

[15] Buysschaert I,Carruthers KF,Dunbar DR,et al. A variant at chromosome 9p21 is associated with recurrent myocardial infarction and cardiac death after acute coronary syndrome:the GRACE Genetics Study. Eur Heart J,2010,31:1132-1141.

[16] Cardinal H,Brophy JM,Bogaty P,et al. Usefulness of soluble fas levels for improving diagnostic accuracy and prognosis for acute coronary syndromes. Am J Cardiol,2010,105:797-803.

[17] Eggers KM,Armstrong PW,Califf RM,et al. ST2 and mortality in non-ST-segment elevation acute coronary syndrome. Am Heart J,2010,159:788-794.

[18] Seneviratne S,Truong QA,Bamberg F,et al. Incremental diagnostic value of regional left ventricular function over coronary assessment by cardiac computed tomography for the detection of acute coronary syndrome in patients with acute chest pain:from the ROMICAT trial. Circ Cardiovasc Imaging,2010,3: 375-383.

[19] Kwok CS,Loke YK. Meta-analysis:effects of proton pump inhibitors on cardiovascular events and mortality in patients receiving clopidogrel. Aliment Pharmacol Ther,2010,31:810-823.

[20] Bhatt DL,Cryer BL,Contant CF,et al. For the COGENT Investigators. Clopidogrel with or without omeprazole in coronary artery disease. N Engl J Med, 2010,363:1909-1917.

[21] Ho PM,Tsai TT,Wang TY,et al. Adverse events after stopping clopidogrel in post-acute coronary syndrome patients:insights from a large integrated healthcare delivery system. Circ Cardiovasc Qual Outcomes,2010,3:303-308.

[22] Park SJ,Park DW,Kim YH,et al. Duration of dual antiplatelet therapy after implantation of drug-eluting stents. N Engl J Med,2010,362:1374-1382.

[23] Mehta SR,Bassand JP,Chrolavicius S,et al. Dose comparisons of clopidogrel and aspirin in acute coronary syndromes. N Engl J Med,2010,363:930-942.

[24] Dixon SR,Grines CL,O'Neill WW. The year in interventional cardiology. J Am Coll Cardiol,2010,55: 2272-2286.

[25] Fox KA,Clayton TC,Damman P,et al. Long term outcome of a routine versus selective invasive strategy in patients with non-STsegment elevation acute coronary syndrome:A meta-analysis of individual patient data. J Am Coll Cardiol,2010,55:2435-2445.

[26] Sorajja P,Gersh BJ,Cox DA,et al. Impact of delay to angioplasty in patients with acute coronary syndromes undergoing invasive management:analysis from the ACUITY (Acute Catheterization and Urgent Intervention Triage strategY) trial. J Am Coll Cardiol, 2010,55:1416-1424.

[27] Montalescot G,Cayla G,Collet JP,et al. Immediate vs delayed intervention for acute coronary syndromes:a randomized clinical trial. JAMA,2009,302:947-954.

[28] Deyell MW,Ghali WA,Ross DB,Zhang J,Hemmelgarn BR. Timing of nonemergent coronary artery by-

pass grafting and mortality after non-ST elevation acute coronary syndrome. Am Heart J, 2010, 159: 490-496.

[29] Cohen MG, Filby SJ, Roe MT, et al. The paradoxical use of cardiac catheterization in patients with non-ST-elevation acute coronary syndromes: lessons from the Can Rapid Stratification of Unstable Angina Patients Suppress Adverse Outcomes With Early Implementation of the ACC /AHA Guidelines (CRUSADE) Quality Improvement Initiative. Am Heart J, 2009, 158:263-270.

[30] Peterson ED, Delong ER, Masoudi FA, et al. ACCF/AHA 2010 Position Statement on Composite Measures for Healthcare Performance Assessment: a report of the American College of Cardiology Foundation/American Heart Association Task Force on Performance Measures (Writing Committee to Develop a Position Statement on Composite Measures). J Am Coll Cardiol, 2010, 55:1755-1766.

[31] Amsterdam EA, Peterson ED, Ou FS, et al. Comparative trends in guidelines adherence among patients with non-ST-segment elevation acute coronary syndromes treated with invasive versus conservative management strategies: results from the CRUSADE quality improvement initiative. Am Heart J, 2009, 158:748-754.

[32] Xian Y, Pan W, Peterson ED, et al. Are quality improvements associated with the Get With the Guidelines-Coronary Artery Disease (GWTG-CAD) program sustained over time? A longitudinal comparison of GWTG-CAD hospitals versus non-GWTGCAD hospitals. Am Heart J, 2010, 159:207-214.

[32] Wright RS, Anderson JL, Adams CD, et al. 2011 ACCF/AHA Focused Update of the Guidelines for the Management of Patients With Unstable Angina/Non-ST-Elevation Myocardial Infarction (Updating the 2007 Guideline): A Report of the American College of Cardiology Foundation/American Heart Association Task Force on Practice Guidelines American Academy of Family Physicians, American College of Emergency Physicians, Society for Cardiovascular Angiography and Interventions, and Society of Thoracic Surgeons. J Am Coll Cardiol published 28 March 2011, 10. 1016/j. jacc. 2011. 02. 009.

[33] Eggers KM, Lagerqvist B, Venge P, et al. Prognostic Value of Biomarkers During and After Non-ST-Segment Elevation Acute Coronary Syndrome. J Am Coll Cardiol, 2009, 54:357-364.

[34] Sorajja P, Gersh BJ, Cox DA, et al. Impact of Delay to Angioplasty in Patients With Acute Coronary Syndromes Undergoing Invasive Management: Analysis From the ACUITY (Acute Catheterization and Urgent Intervention Triage strategY) Trial. J Am Coll Cardiol, 2010, 55:1416-1424.

[35] Damman P, Hirsch A, Windhausen F, et al. 5-Year Clinical Outcomes in the ICTUS (Invasive versus Conservative Treatment in Unstable coronary Syndromes) Trial: A Randomized Comparison of an Early Invasive Versus Selective Invasive Management in Patients With Non-ST-Segment Elevation Acute Coronary Syndrome. J Am Coll Cardiol, 2010, 55:858-864.

[36] Plein S, Greenwood JP, Ridgway JP, et al. Assessment of non-ST-segment elevation acute coronary syndromes with cardiac magnetic resonance imaging. J Am Coll Cardiol, 2004, 44:2173-2181.

[37] Giugliano RP, Braunwald E. The Year in Non-ST-Segment Elevation Acute Coronary Syndrome. J Am Coll Cardiol, 2010, 56:2126-2138.

[38] Stone GW. Balancing ischemia and bleeding with dual antiplatelet therapy: a resolute endeavor. Eur Heart J, 2014, 35:1914-1916.

5. 再议 Xa 因子抑制剂在急性冠状动脉综合征治疗中的地位

在临床心脏病学领域中,急性冠状动脉综合征是当前最为常见的冠心病类型。其发生机制主要累及动脉粥样硬化斑块破裂、血小板黏附和聚集、凝血因子激活、血栓形成,引起冠状动脉狭窄或阻塞,心肌缺血或坏死。其处理策略包括危险分层、药物治疗(抗心肌缺血、抗血小板和抗凝、他汀抗炎)、冠状动脉血运重建和二级预防。

显然,抑制 Xa 以阻断凝血酶产生和血栓形成,可降低急性冠状动脉综合征患者再梗死、卒中和死亡风险。磺达肝癸钠(Fondaparinux)是一种人工合成的戊糖,与抗凝血酶Ⅲ(AT Ⅲ)结合,引起 Xa 抑制率较基础水平 340 倍增加。皮下注射后迅速吸收,且其药代动力学呈线性。每日 1 次给药即可导致有效的抗凝作用,且不需要监测凝血水平。

OASIS-5 研究包括 20 078 例非 ST 段抬高性急性冠状动脉综合征患者,比较磺达肝癸钠与低分子肝素克塞的疗效。结果显示,两种药物治疗后一级终点事件(死亡、心肌梗死、难治性心绞痛)发生率相似(均为 5.8%),但磺达肝癸钠治疗组 30 d 和 180 d 死亡率较克塞治疗组显著减低,而且出血并发症明显减少。OASIS-6 研究包括 12 092 例 ST 段抬高性心肌梗死患者,于症状 24 h 内随机分成磺达肝癸钠或常规抗凝治疗组。结果显示,磺达肝癸钠治疗使 9 d,30 d 和试验结束时的死亡或再梗死发生率显著降低,两组的出血并发症无差异。但进一步分析发现,在接受直接 PCI 的患者中,磺达肝癸钠治疗的严重出血及导管内血栓形成增多。这些结果提示,接受早期侵入性诊治的急性冠状动脉综合征患者,磺达肝癸钠可能无益。而对接受非手术治疗的患者,磺达肝癸钠较其他抗凝药更为有益(特别是高危出血的患者)。基于这些研究发现,最近的 ACC/AHA 和 ESC 关于急性冠状动脉综合征诊治指南对磺达肝癸钠的抗凝推荐做了相应的修订。

利乏沙班(Rivaroxaban)是首个口服 Xa 抑制剂,其抗凝活性不通过 AT Ⅲ 结合。ATLAS ACS 2－TIMI 51 试验是一个大型Ⅲ期临床研究,测定该药在以往无缺血性脑卒中或一过性脑缺血的急性冠状动脉综合征患者作为辅助治疗的作用。15 526 例新近发生急性冠状动脉综合征患者随机接受利乏沙班 2.5 mg、5 mg,每日 2 次,或安慰剂,平均治疗 13 个月(试验前用其他药物治疗或 PCI 以稳定病情)。结果显示,三组中各有 25%～30% 患者过早停药。与安慰剂比较,利乏沙班治疗使一级终点事件(死亡、心肌梗死、卒中)显著减低(8.9% vs 10.7%,$P=0.008$),即经利乏沙班治疗 2 年后,每 56 例中减少 1 例不良心血管事件。此外,利乏沙班减低支架血栓形成发生率(2.3% vs 2.9%,$P=0.02$),但非冠状动脉旁路术 TIMI 严重出血明显增加(2.1% vs 0.6%)。与安慰剂比较,大剂量利乏沙班(5 mg)无死亡率益处,但 2.5 mg 利乏沙班则减低死亡率。同样,全因死亡率在小剂量利乏沙班优于大剂量利乏沙班,且非冠状动脉旁路术 TIMI 严重出血也低于大剂量利乏沙班,但高于安慰剂组。鉴于上述证据,经广泛复习以往的研究资料,2012 年美国 FDA 拒绝批准利乏沙班应用于急性冠状动脉综合征的治疗。

AAPRAISE 2 试验测定了阿派沙班(Apixaban)对急性冠状动脉综合征患者的治疗作用,发现在双联抗血小板治疗的基础上加用阿派沙班,并不减少缺血性事件,但明显增加出血。因此,该试验早期被终止。

总之,现有的 Xa 抑制剂在急性冠状动脉综合征的抗凝治疗方面仍然比较局限。将来,我们期待更多的临床试验为本病的治疗提供更多的证据,并期待更多的新制剂。当前,个体化应用抗凝策略对提高抗凝治疗的疗效和安全性十分重要。

(沈 迎 张瑞岩 沈卫峰)

6. 改善急性 STEMI 直接 PCI 时冠状动脉微循环灌注

一、概述

急性 ST 段抬高型心肌梗死（STEMI）通常由于冠状动脉粥样硬化斑块侵蚀（erosion）或破裂（rupture）引起血小板聚集和血栓形成，使梗死相关动脉急性阻塞所致。2010 年我非常有幸负责整理《中国急性 ST 段抬高性心肌梗死诊断和治疗指南》，并于同年"中华心血管病杂志"第 7 期发表。指南明确指出，早期、快速、完全开通梗死相关动脉，以期获得充分的心肌再灌注是治疗的关键。同时，直接冠状动脉介入治疗（PCI）较静脉内溶栓提供更佳的梗死相关动脉血流分级（TIMI 3 级血流），使 STEMI 患者的生存率提高、综合临床终点事件明显减低。为此，直接 PCI 已成为急性 STEMI 的标准和优先采用的疗法，而且推广建立适当的院前急诊心脏救护系统。但是，该《指南》对如何进一步提高直接 PCI 时（后）心肌微循环灌注未做详细阐述，甚至对冠状动脉内注射抗血小板药物也未提及，这是因为当时尽管有小样本临床观察性研究报道，但尚缺乏随机对照临床试验的循证证据。实际上，某些 STEMI 患者直接 PCI 时，尽管梗死相关动脉开通，但心肌微循环水平灌注仍然不足，表现为抬高的 ST 段回落幅度减小、心肌呈色程度（MBG）或 TIMI 心肌灌注分级（TMPG）减低，这些患者的近期和远期临床较差。尽管心肌微循环灌注与年龄、入院时梗死相关动脉开通状态及心肌缺血时间有关，但其对预后的作用则独立于其他临床因素。最近，许多研究结果表明，应用药物（如血小板糖蛋白（GP）Ⅱb/Ⅲa 受体阻滞药，他汀类）或机械方法（如导管血栓抽吸）可减低直接 PCI 时冠状动脉慢复流（slow re－flow）或无复流（no re-flow）现象，改善心肌微循环灌注和临床预后。

（一）冠状动脉慢复流或无复流

是指 PCI 时心外膜大冠状动脉血管已狭窄解除，但远端前向血流明显减慢（TIMI2 级，慢血流）或丧失（TIMI 0～1 级，无复流），心肌细胞灌注不能维持的一种现象，与临床情况、冠状动脉病变和介入操作有关。以往的研究指出，冠状动脉慢复流或无复流多见于急性冠状动脉综合征急诊 PCI 时（包括急性 STEMI 直接介入治疗）；旋磨术引起冠状动脉痉挛和微动脉栓塞，导致无复流产生；对血栓性病变行机械性血运重建术时无再流现象较为常见。退行性大隐静脉旁路血管 PCI 或将空气误推入冠状动脉血管，也常发生慢复流或无复流。冠状动脉直接支架术时无再流发生率略低于球囊预扩张后支架术时。

冠状动脉无复流通常产生即刻不良心脏事件（包括心肌梗死或死亡），同时，无复流时有侧支循环功能障碍，其不良后果较急性冠状动脉闭塞更加严重。冠状动脉无复流也是决定远期预后的独立因素。冠状动脉无复流的临床表现与其支配的心肌范围、基础心功能和其他血管病变情况有关，严重时血压下降、心肌梗死、心源性休克，甚至死亡。PCI 时无复流现象是一个复杂和多因素的病理生理过程，其确切机制尚未清楚。而且，每个病人发生无复流的特异性机制也可不同。例如，退行性静脉桥血管病变介入治疗或在行机械性斑块旋磨术时，无复流主要由于血栓或斑块碎片栓塞远端微血管引起。但在广泛前壁心肌梗死延迟 PCI 时，典型表现为严重心肌坏死和再灌注损伤的作用，导致间质和心肌细胞水肿（可能同时伴出血）。后者使心肌内压力增高、毛细血管塌陷、外源性阻力增大，局部微血管灌注障碍，无再流形成。显然，这些患者的微血管无复流也可能由于血栓或斑块组织远端栓塞及内皮等缺血再灌注损伤所致。毫无疑问，每一种情况时的无再流解剖和病理生理机制差异，对治疗的反应产生不同的影响。

PCI 技术的发展降低了无复流的发生。由于急性 STEMI 时血栓形成风险显著增高，介入治疗前及术中使用辅助药物治疗（阿司匹林、氯吡格雷、肝素、血小板 GP Ⅱb/Ⅲa 受体拮抗药等）可能对减少无复流现象的发生有一定的作用。目前主张，在直接 PCI 前给予高剂量氯吡格雷（负荷量 600 mg），以进一步减少冠状动脉远端栓塞和无再流发生率，改善总体临床预后。急性 STEMI 伴心源性休克时，必要的循环支持（包括多巴胺和主动脉内气囊泵反搏）有助于稳定血流动力学，恢复冠脉血供，减少无复流的发生。

在冠状动脉斑块旋磨时应用某些药物或在对静脉桥血管病变行介入治疗时应用远端保护装置,似也可降低无复流的发生率。许多药物已被用于无再流的治疗,包括冠状动脉内注射硝酸甘油(200 μg)、维拉帕米(100～500 μg)、地尔硫草(2.5～3.5 mg)、腺苷(12.1±3.4 mg)、罂粟碱(10 mg/10 s)和血小板 GP Ⅱb/Ⅲa 受体拮抗药。但在某些病人中,严重无复流可持续存在。对这些难治性无复流,可用冠状动脉内注射硝普钠(剂量根据血压)或肾上腺素(50～200 μg),后者通过激活 β₂ 受体而具明显冠状动脉扩张作用,同时其增快心率和增加心肌收缩性。以往的研究指出,当无复流用常规药物治疗无效时,冠状动脉内注射肾上腺素常能改善冠状动脉血流,完全消除无再流现象。特别是无再流伴低血压患者,冠状动脉内注射肾上腺素更能使血压升高,冠状动脉血流恢复。若为气栓所致,则自导引导管内注入动脉血,以增快微气栓的清除。

(二)对慢血流或无复流的处理原则应是预防重于治疗

1. 静脉应用血小板 GP Ⅱb/Ⅲa 受体拮抗药 以往的研究指出,急性 STEMI 直接 PCI 前,在口服双联抗血小板药物(包括阿司匹林和氯吡格雷)的基础上,上游静脉应用血小板 GP Ⅱb/Ⅲa 受体拮抗药通过抑制纤维蛋白原与激活的受体复合物、裂解血小板的交叉结合,增加血栓溶解,因而改善梗死相关动脉开通率和心肌灌注。这一疗法被新近的 STEMI 治疗指南视为Ⅱa(直接 PCI 时)或Ⅱb(直接 PCI 前)推荐。在以往众多的国际研究中,阿昔单抗(abciximab)的报道和证据最多。但在中国,替罗非斑(tirofiban)仍是至今唯一临床应用的低分子量血小板 GP Ⅱb/Ⅲa 受体拮抗药。实验研究表明,在增加剂量时,其能迅速和可逆性抑制血小板,并有效进入血小板-纤维蛋白性血栓。因此,对大多数非选择性接受直接 PCI 的 STEMI 患者,替罗非斑使 ST 段抬高完全回落正常(PCI 后心肌灌注状况的间接指标)与阿昔单抗同样有效。而且,轻至中度肾功能不全患者也能耐受该药,有效降低缺血性急性冠状动脉综合征的发生。以往国外的研究及我们的临床试验结果显示,与下游(导管室内)给药相比,上游(急诊室内)静脉应用低剂量替罗非斑[静脉推注 10 μg/kg 后继以静脉滴注 0.15 μg/(kg·min)]有利于改善梗死相关动脉开通率和梗死区心肌灌注。ON-TIME-2 试验证明,常规应用高剂量替罗非斑可进一步改善直接 PCI 患者的临床预后。这些发现支持,对接受直接 PCI 的 STEMI 患者除了术前高负荷量氯吡格雷之外,还需进一

步抑制血小板聚集,以获得更大的治疗益处。

2. 冠状动脉内注射血小板 GP Ⅱb/Ⅲa 受体拮抗药 某些临床随机试验和观察性研究证明,与全身性静脉治疗相比,冠状动脉内推注阿昔单抗和埃非巴肽(eptifibatide)使微血管灌注改善,梗死范围缩小(心肌酶减低),严重心血管不良事件发生率降低。CICERO 研究随机比较冠状动脉内与静脉内阿昔单抗对直接 PCI 伴血栓抽吸 STEMI 患者的治疗作用,结果发现,尽管两者 ST 段抬高回落相似,但前者心肌呈色分级的心肌灌注改善,心肌梗死缩小。这些发现支持对 STEMI 接受直接 PCI 患者行冠状动脉内注射血小板 GP Ⅱb/Ⅲa 拮抗药。

最近的某些临床研究报道了冠状动脉内注射替罗非斑的有益作用。颜红兵等给 STEMI 行直接 PCI 和导管血栓抽吸治疗患者,经抽吸导管向梗死相关动脉内一次性推注替罗非斑 500 μg,发现冠状动脉血流 TIMI 分级增高、CK-MB 和肌钙蛋白降低、左心室射血分数和 9 个月临床预后改善。同样,我们给已接受上游静脉应用小剂量替罗非斑[10 μg/kg 静脉推注,随后 0.15 μg/(kg·min)滴注]的 STEMI 患者,在直接 PCI 时自冠状动脉内再次注射替罗非斑(10 μg/kg),发现这一疗法有利于 ST 段抬高完全回落、冠脉微血管灌注,导致梗死范围和左心室收缩末期容量缩小、心功能和 PCI 后 6 个月临床预后改善。有趣的是,这些有益的作用与静脉内大剂量替罗非斑[25 μg/kg 推注,随后 0.15 g/(kg·min)滴注]相似。而且,出血并发症很低。同时,研究结果表明,直接 PCI 时行或不行导管血栓抽吸的患者,其冠状动脉内注射替罗非斑的益处相似,但是 GRACE 积分中高危者其远期临床疗效更佳。显然,这些研究发现进一步证实,急性 STEMI 直接 PCI 时,在阿司匹林和标准剂量氯吡格雷和上游静脉替罗非斑治疗的基础上,再次在 PCI 操作时附加冠状动脉内注射替罗非斑,以获得进一步血小板聚集的抑制。

冠状动脉内注射血小板 GP Ⅱb/Ⅲa 受体拮抗药改善冠状动脉微循环和心肌灌注的潜在机制可能包括多方面。显然,与全身性静脉给药相比,冠状动脉内直接注射 GP Ⅱb/Ⅲa 拮抗药可使局部的药物浓度显著增高,有利于局部血小板 GP Ⅱb/Ⅲa 受体的结合和占有,更加明显地阻断新的凝血酶诱导的血小板聚集,使心外膜冠状动脉和毛细血管床内的血栓更为迅速和有效的裂解,从而改善心肌微循环,减低无复流发生,缩小心肌梗死范围。动物实验证明,冠状动脉内注射替罗非斑能有效增加血液中一氧化氮浓度,提示该药除抑制血小板外,至少还具内皮保护

作用。我们最近的研究发现,在冠状动脉内注射替罗非斑后即刻及在整个PCI过程中,冠状窦血清促凝和促炎因子(包括P-选择素、vWF,CD40配体和血清淀粉样物质A)显著减低,表明冠状动脉内注射替罗非斑后,局部动脉粥样硬化血栓性病变处,血小板聚集和炎症过程降低。

二、展望

近年来,某些新型的抗血栓药物已在临床上应用(如新型抗血小板药物:普拉格雷、替卡格雷;新型抗凝药物:磺达肝癸钠、比伐罗定、利伐沙班等),这些药物除了较以往的抗栓药物有更快速和更强的抗栓作用外,其出血并发症也明显减低,同时还显著改善患者的临床预后。但是,这些药物对STEMI直接PCI时心肌微循环灌注的作用还有待进一步研究。此外,最近有研究指出,直接PCI后即刻冠状动脉内注射低剂量链激酶,能显著缩小心肌梗死大小,保护冠状动脉和微循环血流指数和左心室功能。因此,有必要进行对急性STEMI患者直接PCI时冠脉内注射替罗非斑和尿激酶(一种国内常用的溶栓制剂)的疗效和安全性比较的研究。已证实,选择性PCI前给予高负荷量他汀类药物能明显减低围术期心肌损伤的发生率,同样对临床预后有益。Kim等最近报道,术前给予STEMI直接PCI患者大剂量阿托伐他汀(80 mg)改善心肌灌注,表现为ST段抬高回落、心肌呈色分级、校正的TIMI帧数增高。可以想象,直接PCI前给予他汀类药物,同时术中冠状动脉内注射替罗非斑,将使疗效更加明显。在我国,经桡动脉途径PCI已相当普及,这一方法确实明显减低出血的绝对发生率,由此可以使我们在直接PCI时应用抗栓作用更强的药物,包括血小板GPⅡb/Ⅲa拮抗药。

总之,急性STEMI直接PCI术前强化抗血小板治疗(负荷量阿司匹林、氯吡格雷、上游静脉应用替罗非斑),术中使用血栓抽吸导管,并给予冠状动脉内注射血小板GPⅡb/Ⅲa拮抗药(如替罗非斑),有助于减低冠状循环中血小板活性和炎症过程,增加心肌再灌注,最终达到改善临床预后且不增加出血风险的目的。新型的抗栓药物和介入器械的应用有望进一步提高STEMI直接PCI的临床疗效,值得继续深入研究。

(沈 迎 沈卫峰)

参 考 文 献

[1] Figueras J,Ferreira—González I,Rizzo M,et al. High incidence of TIMI flow 0 to I in patients with ST—elevation myocardial infarction without electrocardiographic lytic criteria. Am Heart J, 2009, 158: 1011-1017.

[2] Kramer MC,Rittersma SZ,de Winter RJ,et al. Relationship of thrombus healing to underlying plaque morphology in sudden coronary death. J Am Coll Cardiol,2010,55:122-132.

[3] Yang ZK,Zhang RY,Hu J,Zhang Q,et al. Impact of successful staged revascularization of a chronic total occlusion in the non-infarct-related artery on long-term outcome in patients with acute ST-segment elevation myocardial infarction. Int J Cardiol, 2011, 25. [Epub ahead of print]

[4] 中华医学会心血管病分会,中华心血管病杂志.急性ST段型心肌梗死诊断和治疗指南中华心血管病杂志,2010.

[5] Xun YW,Yang JG,Song L,et al. In-hospital delay to primary angioplasty for patients with ST-elevated myocardial infarction between cardiac epecialized hospitals and non-specialized hospitals in Beijing, China.

Chin Med J,2010,123:800-805.

[6] Zhang Q,Zhang RY,Qiu JP,et al. Impact of different clinical pathways on outcomes of patients with acute ST-segment elevation myocardial infarction undergoing primary percutaneous coronary intervention: the RAPID-AMI study. Chin Med J,2009,122:636-642.

[7] Qiu JP,Zhang Q,Lu JD,et al. Direct ambulance transport to catheterization laboratory reduces door-to-balloon time in patients with acute ST-segment elevation myocardial infarction undergoing primary percutaneous coronary intervention: the DIRECT-STEMI study. Chin Med J,2011,124:805-8010.

[8] Zhang Q,Zhang RY,Qiu JP,et al. One-year clinical outcome of interventionalist-versus patient-transfer strategies for primary percutaneous coronary intervention in patients with acute ST-segment elevation myocardial infarction:results from the REVERSE-STEMI study. Circ Cardiovasc Qual Outcomes, 2011, 4: 355-362.

[9] Kushner FG,Hand M,Smith SC,et al. 2009 Focused Updates:ACC/AHA Guidelines for the Management of Patients With ST-Elevation Myocardial Infarction

(updating the 2004 Guideline and 2007 Focused Update) and ACC/AHA/SCAI Guidelines on Percutaneous Coronary Intervention (updating the 2005 Guideline and 2007 Focused Update):a report of the American College of Cardiology Foundation/American Heart Association Task Force on Practice Guidelines. Circulation,2009,120:2271-2306.

[10] Van de Werf F,Bax J,Betriu A,et al. Management of acute myocardial infarction in patients presenting with persistent ST-segment elevation: the Task Force on the Management of ST-Segment Elevation Acute Myocardial Infarction of the European Society of Cardiology. Eur Heart J,2008,29:2909-2945.

[11] Gao RL,Han YL,Yang XC,et al For the Collaborative Research Group of Reperfusion Therapy in Acute Myocardial Infarction (RESTART). Thorombolytic therapy with rescue percutaneous coronary intervention versus primary percutaneous coronary intervention in patients with acute myocardial infarction: a multicenter randomized clinical trial. Chin Med J, 2010,123:1365-1372.

[12] Jollis JG. Moving care forward. Prehospital emergency system. Circulation,2010,122:1443-1445.

[13] Brener SJ,Moliterno DJ,Aylward PE,et al. Reperfusion after primary angioplasty for ST-elevation myocardial infarction:predictors of success and relationship to clinical outcomes in the APEX-AMI Angiographic Study. Eur Heart J,2008,29:1127-1135.

[14] Patti G,Barczi G,Orlic D,et al. Outcome comparison of 600-and 300mg loading dose of clopidogrel in patients undergoing primary percutaneous coronary intervention for ST-segment elevation myocardial infarction. J Am Coll Cardiol,2011,58:1592-1599.

[15] Dörler J,Edlinger M,Alber HF,et al. Clopidogrel pretreatment is associated with reduced in-hospital mortality in primary percutaneous coronary intervention for acute ST-elevation myocardial infarction Eur Heart J,2011,ehr360 first published online September 14,2011.

[16] Huber K,Holmes DR,Jr.,van't Hof AW,et al. Use of glycoprotein IIb/IIIa inhibitors in primary percutaneous coronary intervention:insights from the APEX-AMI trial. Eur Heart J,2010,31:1708-1716.

[17] Danzi GB,Capuano C,Sesana M,et al. Variability in extent of platelet function inhibition after administration of optimal dose of glycoprotein IIb/IIIa receptor blockers in patients undergoing a high-risk percutaneous coronary intervention. Am J Cardiol, 2006,97:

489-493.

[18] Sejersten M,Valeur N,Grande P,et al. Long-term prognostic value of ST-segment resolution in patients treated with fibrinolysis or primary percutaneous coronary intervention results from the DANAMI-2 (DANish trial in acute myocardial infarction-2). J Am Coll Cardiol,2009,54:1763-1769.

[19] Valgimigli M,Campo G,Percoco G,et al. Comparison of angioplasty with infusion of tirofiban or abciximab and with implantation of sirolimus-eluting or uncoated stents for acute myocardial infarction:the MULTISTRATEGY randomized trial. JAMA, 2008, 299: 1788-1799.

[20] Januzzi JL,Snapinn SM,DiBattiste PM,et al. Benefits and safety of tirofiban among acute coronary syndrome patients with mild to moderate renal insufficiency:results from the Platelet Receptor Inhibition in Ischemic Syndrome Management in Patients Limited by Unstable Signs and Symptoms (PRISM-PLUS) trial. Circulation,2002,105:2361-2366.

[21] Shen J,Zhang Q,Zhang RY,et al. Clinical benefits of adjunctive tirofiban therapy in patients with acute ST-segment elevation myocardial infarction undergoing primary percutaneous coronary intervention. Coron Artery Dis,2008,19:271-277.

[22] Heestermans T,van't Hof AW,ten Berg JM,et al. The golden hour of prehospital reperfusion with triple antiplatelet therapy:A sub-analysis from the Ongoing Tirofiban in Myocardial Evaluation 2 (On-TIME 2) trial early initiation of triple antiplatelet therapy. Am Heart J,2010,160:1079-1084

[23] Gu YL,Kampinga MA,Wieringa WG,et al. Intracoronary versus intravenous administration of abciximab in patients with ST-segment elevation myocardial infarction undergoing primary percutaneous coronary intervention with thrombus aspiration:the comparison of intracoronary versus intravenous abciximab administration during emergency reperfusion of ST-segment elevation myocardial infarction (CICERO) trial. Circulation,2010,122:2709-2717.

[24] Deibele AJ,Jennings LK,Tcheng JE,et al. Intracoronary eptifibatide bolus administration during percutaneous coronary revascularization for acute coronary syndromes with evaluation of platelet glycoprotein IIb/IIIa receptor occupancy and platelet function:the Intracoronary Eptifibatide (ICE) Trial. Circulation, 2010,121:784-791.

[25] Hansen PR,Iversen A,Abdulla J. Improved clinical

outcomes with intracoronary compared to intravenous abciximab in patients with acute coronary syndromes undergoing percutaneous coronary intervention:a systematic review and meta-analysis. J Invasive Cardiol, 2010,22:278-282.

[26] Yan HB,Li SY,Song L,et al. Thrombus aspiration plus intra-infarct-related artery administration of tirofiban improves myocardial perfusion during primary angioplasty for acute myocardial infarction. Chin Med J,2010,123:877-883.

[27] Zhu TQ,Zhang Q,Qiu JP,et al. Beneficial effects of intracoronary tirofiban bolus administration following upstream intravenous treatment in patients with ST-elevation myocardial infarction undergoing primary percutaneous coronary intervention: The ICT-AMI study. Int J Cardiol. 2011 Sep 20. [Epub ahead of print]

[28] Gurbel PA,Tantry US. Delivery of glycoprotein Ⅱb/Ⅲa inhibitor therapy for percutaneous coronary intervention. Why not take the intracoronary highway? Circulation,2010,121:739-741.

[29] Yang YJ,Zhao JL,You SJ,et al. Different effects of tirofiban and aspirin plus clopidogrel on myocardial no-reflow in a mini-swine model of acute myocardial infarction and reperfusion. Heart, 2006, 92: 1131-1137.

[30] Maier W,Altwegg LA,Corti R,et al. Inflammatory markers at the site of ruptured plaque in acute myocardial infarction: locally increased interleukin-6 and serum amyloid A but decreased C-reactive protein. Circulation,2005,111:1355-1361.

[31] Sezer M,Cumen A,Aslanger E,et al. Effect of intracoronary streptokinse administered immediately after primary percutaneous coronary intervention on longterm left ventricular infarct soze, volumes, and function. J Am Coll Cardiol,2009,54:1065-1071.

[32] Winchester DE,Wen X,Xie L,et al. Evidence of preprocedural statin therapy. A meta-analysis of randomized trials. J Am Coll Cardiol,2010,56:1099-1109.

[33] Kim JS,Kim J,Choi D,et al. Efficacy of high-dose atorvastatin loading before primary percutaneous coronary intervention in STsegment elevation myocardial infarction:the STATIN STEMI trial. J Am Coll Cardiol Intv,2010,3:332-339.

[34] Chen YQ,Hou L,Wei YD,et al. Feasibility of using 6F angiographic catheter for primary percutaneous coronary intervention in patients with acute myocardial infarction. Chin Med J,2010,123:1345-1346.

[35] Fu XH,Hao QQ,Jia XW,et al. Effect of tirofiban plus clopidogrel and aspirin on primary percutaneous coronary intervention via transradial approach in patients with acute myocardial infarction. Chin Med J, 2008,121:522-527.

[36] Dixon SR,Grines CL. The year in interventional cardiology. J Am Coll Cardiol,2011,57:2207-2220.

7. 降脂治疗对粥样斑块进展的抑制和逆转

一、粥样斑块进展和稳定性在心肌梗死发病中的意义

众所周知,冠状动脉病变发生在血管粥样硬化的基础上。心肌梗死猝死患者的尸检组织学研究证实约70%的患者死于粥样斑块破裂引起的急性血管栓塞。而血管造影和影像学研究发现,绝大多数引起急性心肌梗死的靶血管病变发生在轻到中度狭窄的冠状动脉血管,不良心血管事件发生的主要原因是局部或远处不稳定斑块的破裂。粥样斑块的进展及其稳定性的改变并非是简单的机械增殖,而是一个复杂的生物学过程。斑块的稳定性可因内核的坏死、大量胞外脂质的吸收、巨噬细胞聚集和微钙化而降低。而目前认为斑块的破裂不仅与脂质堆积有关,也与系统性炎症反应、氧化应激等因素相关。

粥样斑块的进展和稳定性在ACS发病中具有决定性意义,因而药物治疗抑制甚至逆转粥样斑块及其对斑块的稳定作用对于减少高危患者不良心血管事件的发生显得尤为重要。血管内超声(IVUS)可以为粥样斑块进展提供定量依据,同时根据组织学定义将IVUS表现为低回声伴菲薄纤维帽的斑块推测为不稳定斑块。应用IVUS精确度量斑块进展和结构改变对于评估不良心血管事件的发生具有直观意义。

他汀类药物作为羟甲基戊二酸单酰辅酶A(HMG-COA)抑制剂,限制胆固醇合成,并上调细胞膜表面LDL-C受体,减少血液中致粥样硬化物质,从而显著降低了冠心病的发病风险。除降脂治疗以外,他汀类药物的多效性作用,包括抗炎、免疫调节、抗氧化、稳定内皮等功能都与其抑制粥样块进展、提高稳定性作用相关。

二、降低LDL的作用

他汀类药物抑制斑块进展的作用是可以肯定的,其首要原因是与他汀类药物降低LDL-C有关。以往的大规模多中心临床试验,包括"4S""WOSCOPS""CARES""LIPID""TexCAPS"等均显示他汀类药物有效降低LDL-C,可明显减少冠心病临床事件、冠心

病死亡率和致残率,减少血管成形术的需求、脑卒中及总死亡率。在一项应用IVUS随访60例左主干病变的研究中,平均18.3个月后发现LDL-C水平与斑块+中膜横截面积增长正相关($r=0.41,P<0.0\ 001$)。而Lisette等对40例CAG显示狭窄率<50%,未行血管重建的缺血性心脏病、高脂血症患者进行研究,在低脂饮食基础上服用辛伐他汀40 mg/d,12个月后LDL-C降低46.2%,同时IVUS显示斑块+中膜面积缩减6.3%。基于这一认识,美国国家胆固醇教育计划ATP Ⅲ和我国血脂异常防治指南都把LDL-C作为降脂治疗的首要目标。

近年来,随着他汀类药物的广泛应用,强化降脂的概念逐渐深入人心。在REVERSAL研究中,比较了普伐他汀40 mg/d和阿托伐他汀80 mg/d的降脂作用及对粥样斑块的影响,结果显示,平均18个月后,普伐他汀组LCL-C由基线水平(150.2 mg/dl)降至110 mg/dl,而阿托伐他汀进一步将之降低到79 mg/dl,并阻止了粥样斑块的进展(斑块体积-0.4%,$P=0.98$),普伐他汀未能阻止粥样斑块进展(斑块体积增长2.7%,$P=0.02$)。2006年报道的ASTEROID研究应用瑞舒伐他汀40 mg/d治疗24个月后,患者LDL-C由130.4 mg/dl降至60.8 mg/dl(降低53.2%,$P<0.001$),同时IVUS显示平均斑块缩减6.1 mm²($P<0.001$)。

但强化降脂LDL-C目标值究竟应该是多少,是否越低越好是值得探讨的。一项前瞻性的大规模、多中心随机临床试验——强化降脂治疗对降低终点事件影响研究(IDEAL)引来了众多争议。阿托伐他汀80 mg/d强化降脂治疗与辛伐他汀20~40 mg/d常规治疗比较,平均经过4.8年的治疗,阿托伐他汀组平均LDL-C降低至81 mg/dl,辛伐他汀组平均LDL-C降至104 mg/dl。但在降低主要心脏终点事件(MACE)方面,阿托伐他汀组未能显示出优势(9.3% vs 10.4%,$P=0.07$),而严重不良事件两者并无显著差异。一些学者对强化降脂治疗的临床意义产生了质疑,但2004年发表的ATP Ⅲ补充报告已经提出,极高危患者应强化降脂,将LDL-C降至<70 mg/dl;

而 2006 年 5 月美国 ACC/AHA 和国立心肺血液研究所更是在《Circulation》和《JACC》联合发表更新指南，指出对所有冠心病患者，将 LDL-C 降至＜70 mg/dl 是合理的，并特别强调对于基线胆固醇很高、不能达标的患者，LDL-C 需要比基线降低 50％以上。

三、升高 HDL 的作用

冠心病患者中低 HDL-C 是常见的，而 HDL-C 低于 35 mg/dl 是男性患者发生冠脉疾病的重要独立危险因素和预测指标。VA-HIT 试验证实了用吉非贝齐升高 HDL-C 后可显著降低心血管事件的发生（降低 22％）。他汀类药物对于 HDL-C 的作用各不相同。发表在《美国心脏杂志上》的药物对 HDL 影响安全性和效果研究（CHESS 试验）是一项多中心随机双盲临床试验，分别比较了辛伐他汀 80 mg 和阿托伐他汀 80 mg 对于高胆固醇患者 HDL-C 及载脂蛋白 A-I 的作用，24 周后，辛伐他汀升高 HDL-C 和载脂蛋白 A-I 的作用明显高于阿托伐他汀（8.3％ vs 4.2％ 3.7％ vs －1.4％），且因不良反应导致停药的发生率更低（1.1％ vs 5.6％）。而在 IDEAL 试验中，研究者 Dr Terje Pedersen 认为，阿托伐他汀 80 mg 强化降脂在降低主要心脏终点事件和总死亡率方面未显示出优于辛伐他汀 20 mg 常规降脂治疗的原因之一，就是辛伐他汀对 HDL-C 的掩盖作用。在他汀类药物药效和安全性比较研究（STELLAR 试验）中，瑞舒伐他汀较普伐他汀、辛伐他汀和阿托伐他汀的降 LDL-C 及升 HDL-C 作用更强。

而 IVUS 研究提示，HDL-C 水平与斑块＋中膜横截面积呈负相关，（$r＝－0.30$，$P＜0.02$）。在最近的 ASTEROID 试验中，患者应用瑞舒伐他汀后 HDL-C 水平由原来的 43.1 mg/dL 提高到 49.0 mg/dl（$P＜0.001$），同时粥样斑块体积显著退缩（－6.8％，$P＜0.001$）。虽然 HDL-C 的治疗目标尚不明确，但可以肯定，在控制 LDL-C 的基础上升高 HDL-C 将成为新的粥样硬化治疗热点。

四、他汀类药物在急性冠状动脉综合征中的早期应用

大规模、多中心研究，强化降脂降低心肌缺血试验（MIRACL 试验）中，早期应用阿托伐他汀 80 mg/d 治疗急性冠状动脉综合征患者，16 周后阿托伐他汀组较对照组的心肌缺血事件再发率显著降低（14.8％ vs 17.4％，$P＝0.048$）。提示阿托伐他汀具有稳定粥样斑块作用。一项应用 IVUS 检测未引起临床症状的斑块破裂，并给予他汀类 40 mg/d 治疗的研究，通过 2 年后随访 IVUS 发现 50％的斑块发生自行愈合，且靶血管狭窄程度趋向减轻（22％ vs 29％，$P＝0.056$）。ESTABLISH 试验应用 IVUS 比较 ACS 患者应用阿托伐他汀 20 mg/d 和对照组 6 个月后斑块进展情况，结果发现阿托伐他汀组斑块体积显著减小（13.1％±12.8％ vs 8.7±14.9％，$P＜0.0001$）。这些试验结果都表明早期应用他汀类药物治疗已发生不良心脏缺血事件的患者对预防 MACE 发生有重要意义。而大规模预后终点随机试验 PROVE-IT 证实了对 ACS 患者使用阿托伐他汀 80 mg/d 强化降脂优于普伐他汀 40 mg/d 的常规干预，主要终点显著降低 16％（$P＝0.005$）。虽然早期强化应用他汀类药物对于已发生 ACS 患者斑块稳定作用的机制尚不明确，但其疗效和使用的必要性毋庸置疑。

五、他汀类药物的非降脂作用与粥样斑块进展

他汀类药物的抑制斑块作用不仅仅与其调脂作用相关，在一项对血脂正常，行 PCI 术的患者（LDL-C＜130 mg/dl）应用辛伐他汀 20 mg/d 的研究中发现，12 个月后用 IVUS 检测辛伐他汀组患者粥样斑块退缩，而对照组斑块进展（－4.0±4.0 vs ＋1.6±3.8 mm³/mm，－14％±10％ vs ＋6％±12％，$P＜0.05$）。另一项研究针对 LDL-C＜80 mg/dl 的未接受过他汀类药物治疗的 ACS 患者应用他汀类药物治疗 6 个月后，各种原因的死亡率、再梗死率或卒中发生率较对照组显著降低（29.0％ vs 9.5％，$P＝0.005$）。证明了他汀类药物具有独立于降脂作用以外的逆转斑块进展和增加斑块稳定性的作用。

CRP 与心脏事件显著相关，是心血管病的独立预测因素。而应用他汀类药物在降低 CRP 水平的同时显著改善了 ACS 患者的预后。REVERSAL 试验中，阿托伐他汀组较普伐他汀组 CRP 水平降低显著（36.4％ vs 5.2％，$P＜0.001$），同时逆转了斑块进展。已经有学者指出，粥样斑块的退缩程度与 CRP 相关性优于与 LDL-C 的相关性。到目前为止，还没有独立应用以 CRP 水平为指导，应用他汀类药物治疗动脉粥样硬化性疾病的研究。但正在进行中的多中心 JIPUTER 试验将收集 15 000 例应用瑞舒伐他汀作为一级预防手段，治疗低 LDL-C 水平、高 hsCRP 水平患者的预后。

此外，他汀类药物逆转斑块的机制可能与异戊二烯化 GTP 结合蛋白，从而减少内皮细胞增殖、平滑肌细胞迁移以达到稳定内皮功能的作用，以及调节氧化应激过程中 NADPH、rt-PA 活性有关。也可能与增

加斑块内胶原成分、降低 MMP 活性、上调 NO 合酶活性等因素有关。这些都需要更多的临床试验来证实。

六、降脂治疗的新途径

他汀类药物问世已近 20 年,在瑞舒伐他汀和匹他伐他汀之后,未有成功研制新他汀类药物的报道。而强化降脂对于稳定粥样斑块,改善粥样硬化性疾病的预后是不可替代的。研究者正在探索新的降脂之路。依折麦布是一种胆固醇吸收抑制剂,Davidson 等研究联合应用依折麦布和辛伐他汀 10～80 mg/d,发现较单独使用辛伐他汀进一步降低 LDL-C 达 13.8%($P<0.01$),而应用依折麦布 10 mg/d 加辛伐他汀 10 mg/d 在降低 LDL-C 方面等同于单独应用辛伐他汀 80 mg/d。ETC-216 是一种人重组载脂蛋白 A-1,NISSEN 等设计在 57 例 ACS 患者中应用不同剂量 ETC-216(15 mg/kg 和 45 mg/kg 每周注射 1 次)或安慰剂对照,5 周后 IVUS 检测发现 ETC-216 组患者粥样斑块体积缩减 1.06%,而对照组增加 0.14%($P<0.01$)。除此以外,CEPT 抑制剂、PPARS 激动剂、内皮脂酶抑制剂、LXR 激动剂等药物均在开发中,他们的作用靶点都将升高 HDL-C 作为目标。联合用药可能将成为调脂治疗的新趋势。

七、总结

他汀类药物对于粥样斑块的逆转和稳定作用已经得到了众多大规模、多中心临床试验的证实,而强化降脂治疗的必要性也逐渐得到了认识。LDL-C 作为降脂治疗的靶点对于指导抗粥样硬化性疾病的治疗是有价值的,而为了进一步提高疗效,以 HDL-C 和 CRP 为靶点的降脂治疗将越来越受到重视。多种降脂药物的联合应用不但可以提高效价比,也有利于减少药物的不良反应,有可能成为新的降脂治疗热点。

(张瑞岩 朱政斌)

参 考 文 献

[1] Vurke AP, Farb A, Malcom GT, et al. Coronary risk factors and plaque morphology in men with coronary disease who died suddenly. N Engl J Med, 1997, 336: 1276-1282.

[2] Asakura M, Ueda Y, Yamaguchi O, et al. Extensive development of vulnerable plaques as a pan-coronary process in patients with myocardial infarction: an angioscopic study. J Am Coll Cardiol, 2001, 37: 1284-1288.

[3] Stefanadis C, Diamantopoulos L, Vlachopoulos C, et al. Thermal heterogeneity within human atherosclerotic coronary arteries detected in vivo: aneu method of detection by application of a special thermography catheter. Circulation, 1999, 99: 1965-1971.

[4] Paul S, Murat T, Stephen G. Plaque vulnerability, plaque rupture, and acute coronary syndromes. (multi)-focal manifestation of a systemic disease process. Circulation, 2002, 106: 760-762.

[5] Erbel R, Ge J, Gorge G, et al. Intravascular ultrasound classification of atherosclerotic lesions according to American Heart Association recommendation. Coron Artery Dis, 1999, 10: 489-499.

[6] Randomised trial of cholesterol lowering in 4444 patients with coronary heart disease: the Scandinavian Simvastatin Survival Study (4S). Lancet, 1994, 344 (8934): 1383-1389.

[7] Screening experience and baseline characteristics in the West of Scotland Coronary Prevention Study. The WOSCOPS Study Group. West of Scotland Coronary Prevention Study. Am J Cardiol, 1995, 76 (7): 485-491.

[8] The effect of pravastatin on coronary events after myocardial infarction in patients with average cholesterol levels. Cholesterol and Recurrent Events Trial investigators. N Engl J Med, 1996, 335(14): 1001-1009.

[9] Prevention of cardiovascular events and death with pravastatin in patients with coronary heart disease and a broad range of initial cholesterol levels. The Long-Term Intervention with Pravastatin in Ischaemic Disease (LIPID) Study Group. N Engl J Med, 1998, 339(19): 1349-1357.

[10] Primary prevention of acute coronary events with lovastatin in men and women with average cholesterol levels: results of AFCAPS/TexCAPS. Air Force/Texas Coronary Atherosclerosis Prevention Study. JAMA, 1998, 279(20): 1615-1622.

[11] Innere M. The role of statins in clinical medicine-LDL-cholesterol lowering and beyond. Swiss med wkly, 2006, 136: 41-49.

[12] Clemens VB, Marc H, Gary S, et al. Relation between

progression and regression of atherosclerotic left main coronary artery disease and serum cholesterol levels as assessed with serial long-term (≥12months) follow-up intravascular ultrasound. Circulation, 2003, 108:2757-2762.

[13] Lisette OJ, Per T, Knud EP, et al. Regression of coronary atherosclerosis by simvastatin. A serial intravascular ultrasound study. Circulation, 2004, 110: 265-270.

[14] Steven EN, E Murat T, Paul S, et al. Effect of intensive compared with moderate lipid-lowing therapy on progression of coronary atherosclerosis. JAMA, 2004, 297:1071-1080.

[15] Steven EN, Stephen JN, Ilke S, et al. Effect of very high-intensity statin therapy on regression of coronary atherosclerosis. JAMA, 2006, 295:1556-1565.

[16] Pedersen TR, Faergeman O, Kastelein JJ et al. High-dose atorvastatin vs usual-dose simvastatin for secondary prevention after myocardial infarction: the I-DEAL study: a randomized controlled trial. JAMA, 2005, 294(19):2437-2445.

[17] Genest JJ, Mcnamara JR, Salem DN, et al. Prevalence of risk factors in men with premature coronary artery disease. Am J Cardiol, 1991, 67:1185-1189.

[18] Rubins HB, Robins SJ, Collins D, et al. Gemfibrozil for the secondary prevention of coronary heart disease in men with low levels of high-density lipoprotein cholesterol. Veterans Affairs High-Density Lipoprotein Cholesterol intervention Trial Study Group. N Engl J Med, 1999, 341:410-418.

[19] Christie M, Michael A, Blazing, et al. Effect on high-density lipoprotein cholesterol of maximum dose simvastatin and atorvastatin in patients with hypercholesterolemia: Results of the comparative HDL efficacy and safety study. (SHESS) Am Heart J, 2003, 146: 862-869.

[20] Jones PH, Davidson MH, Stein EA, et al. Comparison of the efficacy and safety of rosuvastatin versus atorvastatin, simvastatin, and pravastatin across doses (STELLAR Trial). Am J Cardiol, 2003, 15, 92(2): 152-160.

[21] Gregory G, Anders G, Michael D, et al. Effects of atorvastatin on early recurrent ischemic events in acute coronary syndromes. JAMA, 2001, 285: 1711-1718.

[22] Gilles R, Martine G, Gerard F, et al. Evolution of spontaneous atherosclerotic plaque rupture with medical therapy. Long-term follow-up with intravascular

ultrasound. Circulation, 2004, 110:2875-2880.

[23] Shinya O, Takayuki Y, Katsumi M, et al. Early statin treatment in patients with acute coronary syndrome. Demonstration of the beneficial effect on atherosclerotic lesions by serial volumetric intravascular ultrasound analysis during half a year aftercoronary event: the ESTABLISH study. Circulation, 2004, 110: 1061-1068.

[24] Jean R. Improved out come after acute coronary syndromes with an intensive versus standard lipid-lowering regimen: results from the Pravastatin or Atorvastatin evaluation and infection therapy-thrombolysis in myocardial infarction 22 (PROVE IT-TIMI 22) trail. Elsevier, 2005, 118:28s-35s.

[25] Anna S, Giovanni A, Ugo L, et al. Simvastatin does not inhibit intimal hyperplasia and restenosis but promotes plaque regression in normo cholesterolemic patients undergoing coronary stenting: A randomized study with intravascular ultrasound. Am Heart J, 2005, 149:520-526.

[26] Thomas T, Brahmajee K, Debabrata M, et al. Effect of statin use in patients with acute coronary syndromes and a serum low-density lipoprotein≤80mg/dL. Am J Cardiol, 2005, 96:1491-1493.

[27] Kunihiro K, Hiroshi S, Yasuhiko S, et al. Relation of C-reactive protein and one-year survival after acute myocardial infarction with uersus without statin therapy. Am J Cardiol, 2005, 96:617-621.

[28] Nissen SE, Tuzcu EM, Schoenhagen P, et al. Statin therapy, LDL cholesterol, C-reactive protein, and coronary artery disease. N Engl J Med, 2005, 352:29-38.

[29] Ridker PM. Rosuvastatin in the primary prevention of cardiovasculardisease among patients with low levels of low-densitylipoprotein cholesterol and elevated high-sensitivity C-reactiveprotein: rationale and design of the JUPITER trial. Circulation, 2003, 108: 2292-2297.

[30] Liao JK. Isoprenoids as mediators of the biological efects ofstatins. J Clin Invest, 2002, 110:285-288.

[31] Crisby M, Nordin-Fredriksson G, Shah PK, et al. NilssonJ. Pravastatin treatment increases collagen content and decreaseslipid content, inflammation, metalloproteinases, andcell death in human carotid plaques: implications for plaque stabilization. Circulation, 2001, 103:926-933.

[32] Endres M, Laufs U, Huang Z, et al. Stroke protection by 3-hydroxy-3-methylglutaryl (HMG)-CoA reductase inhibitors mediatedby endothelial nitric oxide

synthase. Proc Natl Acad Sci U S A, 1998, 95:
8880-8885.

[33] Davidson MH, McGarry T, Bettis R, et al. Ezetimibe
coadministered with simvastatin in patients with pri-
mary hypercholesterolemia. J Am Coll Cardiol, 2002,
40(12):2125-2134.

[34] Nissen SE, Tsunoda T, Tuzcu EM, et al. Effect of re-
combinant ApoA-I Milano on coronary atherosclerosis
in patients with acute coronary syndromes:a random-
ized controlled trial. JAMA, 2003, 290 (17):
2292-2300.

[35] Kuivenhoven JA, de Grooth GJ, Kawamura H, et al.
Effectiveness of inhibition of cholesteryl ester transfer
protein by JTT-705 in combination with pravastatin
in type Ⅱ dyslipidemia. Am J Cardiol, 2005, 95(9):
1085-1088.

[36] Roglans N, Bellido A, Rodriguez C, et al. Fibrate
treatment does not modify the expression of acyl co-
enzyme A oxidase in human liver. Clin Pharmacol T-
her, 2002, 72(6):692-701.

[37] Park Y, Jones PG, Harris WS. Triacylglycerol-rich
lipoprotein margination: a potential surrogate for
whole-body lipoprotein lipase activity and effects of
eicosapentaenoic and docosahexaenoic acids. Am J
Clin Nutr, 2004, 80(1):45-50.

8. 微血管性心绞痛诊治进展

在心血管疾病临床诊治中,微血管性心绞痛并非罕见,许多冠状动脉造影正常的患者仍表现为典型心绞痛症状,有研究表明直径<200 μm 的冠状动脉微血管功能受损可导致微血管性心绞痛。有创性和非创伤性研究均指出在非心外膜冠状动脉病变时仍可有心肌缺血发生。心肌核素显像、心肌磁共振灌注显像、正电子发射断层扫描和经胸多普勒超声心动图都可用于检测微血管性心绞痛患者的血流特征。

微血管性心绞痛的实质是冠状动脉微循环血管舒张功能受损或不恰当的血管收缩(如微血管痉挛)导致心肌缺血和临床心绞痛症状。传统心血管危险因素、女性雌激素缺乏、慢性炎症和氧化应激引起的冠状动脉微循环血管内皮功能损害与微循环性心绞痛的发生密切相关。在此背景下,治疗目标应定位于改善症状(如钙通道阻滞药和硝酸酯)和改善内皮功能(如血管紧张素转换酶抑制剂和他汀类药物)。本章重点阐述非心外膜阻塞性冠状动脉疾病和心肌病相关的微血管性心绞痛的诊治进展。但值得指出的是,微血管功能受损也可表现在稳定型心绞痛和急性冠状脉综合征的患者中。

一、微血管性心绞痛的起源与定义

近年来广为使用的诊断性冠状动脉造影发现,很大比例表现为典型劳力型心绞痛的患者冠状动脉造影结果为正常或无阻塞性冠状动脉病变。这样的冠状动脉造影结果通常使内科医生将诊断归结为"肋间神经痛"等臆想性诊断,而把心脏相关因素排除在胸痛的原因之外。其实在微血管功能异常的患者中,即使冠状动脉造影正常,心绞痛症状也经常发生。"微血管心绞痛"一词最早于 1988 年被 Cannon 等提出。在 landmark 研究中,他们证实小冠状动脉舒张储备能力降低可引起无心外膜阻塞性冠状动脉疾病患者的心绞痛症状。数项研究指出,微循环血管舒张功能异常或冠状动脉血管收缩功能增强(由血管内皮细胞或血管平滑肌细胞功能异常引起)可导致非阻塞性冠状动脉粥样硬化患者出血心肌缺血和心绞痛表现。

尽管最初有心血管危险因素的患者未被诊断为"微血管性心绞痛",但冠心病的传统危险因素确实可以引起微血管功能异常。以下定义总结了微血管性心绞痛的特征。

(1)典型稳定型心绞痛,仅或主要在劳累时产生。

(2)诊断性检查发现心肌缺血或心脏微血管性缺血依据。

(3)冠状动脉造影显示正常或接近正常(直径狭窄<20%)。

(4)无其他特异性心脏疾病(如变异型心绞痛、心肌病、瓣膜疾病)。

最近,有观点认为在无阻塞性心外膜冠状动脉疾病的患者中,冠状动脉微血管功能异常也可表现为与急性冠状动脉综合征类似的症状。因此根据临床表现提出了将微血管性心绞痛分为稳定原发性微血管性心绞痛和不稳定原发性微血管性心绞痛的观点。在本章中,我们主要讨论稳定原发性微血管性心绞痛的处理。

二、冠状动脉微血管系统的临床评估

虽然目前尚无可以直接在人类活体内观察冠状微循环的技术,但有创和非创伤性检查可以间接提供冠状微循环结构和功能的相关信息。

(一)有创性检查技术

在有创性检查技术中,最常使用能够根据多普勒原理检测血流超声特性的冠状动脉内多普勒导丝检测微循环功能。冠状动脉血流储备指数(CFR)是通过冠脉内或静脉内注射腺苷、经脉内注射双嘧达莫或冠脉内注射乙酰胆碱来到高峰血流值,其与静息状态血流之间的比值。在这项检测中,腺苷和双嘧达莫是内皮非依赖性血管舒张剂,而乙酰胆碱是内皮依赖性血管舒张剂。CFR 代表的是冠状动脉高灌注血流与静息灌注血流之比。由于血流阻力主要由微血管结构决定,因此在心外膜冠状动脉正常时是微血管功能异常的指标。CRF 值低于 2.0 即为异常。然而,在健康人群中 CRF 值随着年龄和不同性别而存在差异。因此,有必要在年龄和性别匹配的基础上比较

CRF值。

Reis等应用冠状动脉内超声多普勒的方法检测了159例患者微血管功能,她们都是有典型胸痛而无阻塞性冠状动脉疾病基础的女性。其中47%的患者冠状动脉血流速率储备(冠状动脉血流速度对冠状动脉内注射腺苷的反应)降低,提示微血管功能异常。此外,Egashira等在冠状动脉内注射乙酰胆碱后应用冠状动脉内多普勒方法检测冠状动脉血流变化。与正常对照相比,冠状动脉造影结果正常但表现为心绞痛的患者冠状动脉注射乙酰胆碱后,血流量增加显著降低。因此,阻力冠状血管的内皮依赖性舒张功能在有胸痛而造影结果正常的患者中存在缺陷,这可能也是其心肌灌注改变的原因。

除了用于检测舒张功能受损以外,乙酰胆碱也可用于检测是否劳力性微血管收缩也是引起造影结果正常患者胸痛的病理表现之一。最近一项针对39例有典型心绞痛患者的研究发现,他们的运动应激试验阳性而冠状动脉造影结果正常,56%的患者冠状动脉内注射负荷剂量乙酰胆碱后出现心绞痛症状和缺血性ST段改变,提示异常微血管收缩可能是微血管性心绞痛的病理机制之一。

一些有关冠状动脉微循环的研究开展了对微血管性心绞痛患者的心内膜下心肌活检。除了Escaned等发现的小动脉闭塞和毛细血管稀疏外,Chimenti等还发现在微血管性心绞痛,尤其是顽固性心绞痛患者中,通常可检测到病毒感染。

(二)无创性检查技术

无创性检测技术用于发现和检测微血管性心绞痛患者的心肌缺血和冠状动脉血流异常。Camici等的研究指出,在胸痛而冠状动脉正常的患者中,约1/3的患者用13N标记氨气并通过正电子发射断层扫描测得的冠状动脉舒张能力对双嘧达莫的反应降低。Panting等发现在微血管性心绞痛患者中,静脉注射腺苷后发生的心绞痛症状总是与磁共振显像提示的心内膜下低灌注有关,这提示微血管性心绞痛患者的症状具有缺血性因素。除此以外,Galiuto等用专用探针经胸多普勒超声的方法检测冠状动脉左前降支(LAD)血供范围内的冠状动脉血流,结果发现在微血管性心绞痛的患者中注射腺苷后检测到的CFR显著受损。在微血管性心绞痛患者中,该方法所得出的结论与心脏磁共振应激灌注检测结果具有相关性。

值得指出的是,尽管这些方法被广泛应用于冠状动脉微循环的研究,但由于微血管功能异常所影响的范围较为分散,因此可能得出的检测结果并不显著,造成这些检测方法的敏感性有限。

三、微血管性心绞痛治疗的当前观点

冠状动脉微血管功能异常在无阻塞性冠状动脉粥样硬化性疾病时,通常是传统冠状动脉危险因素所引起的功能异常。由于这种功能异常至少是部分可逆的,因此其干预措施的目标包括降低危险因素的负荷及扩张冠状动脉血管树。

除了传统心血管危险因素(如吸烟、高胆固醇血症、糖尿病、高血压)以外,生活模式因素,如肥胖也与微血管功能异常相关(表2-3)。除此以外,肾上腺素轴活动增强或异常心血管肾上腺素能神经支配也是引起部分患者微血管性心绞痛的机制之一。女性微血管性心绞痛可能与雌激素缺乏有关,因此这也可以解释为何在绝经期妇女中,心脏X综合征和微血管性心绞痛的发生率升高。

表2-3 冠状动脉微血管功能异常的原因

高胆固醇血症
吸烟
糖尿病
高血压
肥胖
雌激素缺乏(女性)
慢性系统性炎症反应(如类风湿关节炎)
异常心脏肾上腺素能神经支配

此外,即使在没有传统心血管危险因素时,慢性系统性炎症反应,如类风湿关节炎也可能导致微血管性心绞痛。对微血管功能异常的发生机制的理解有助于制定合适的治疗方案。对于微血管性心绞痛的处理应基于患者本身的病理生理基础、对药物治疗的接受度、症状学和参与非药物治疗计划的动机而制定个体化方案。微血管性心绞痛复合治疗方案的关键问题也是治疗的首要目标,应该是危险因素的调控,包括生活模式辅导如戒烟、合理营养和物理锻炼等。例如,Tyni-Lenne提出物理锻炼可以提高微血管性心绞痛患者的活动耐量和生活质量。

当前认为微血管性心绞痛的药物治疗应包括改善微血管内皮功能的他汀类药物和血管紧张素转换酶抑制剂(ACEI),以及改善心绞痛症状和心肌缺血的药物,如β受体阻滞药、钙通道阻滞药或硝酸酯类(表2-4)。有系统性炎症反应状态的患者可能在无任何心血管危险因素时发生微血管性心绞痛,除了标准化的针对他们个体情况的基础治疗以外,也应该考虑钙通道阻滞药、硝酸酯类、他汀类和ACEI类药物的使用,以改善症状和微血管功能。对于疼痛的处理方法还包括药物镇痛药和脊髓刺激。

表 2-4　微血管性心绞痛的治疗方法

药物	作用机制
钙通道阻滞药（如地尔硫䓬）	预防血管收缩，使血管平滑肌放松
β受体阻滞药	降低α肾上腺素能负荷，增加一氧化氮生物活性（如奈必洛尔）
硝酸酯类	扩张血管
ACEI（如雷米普利）	通过血管紧张素Ⅱ效应阻滞和降低氧化应激改善内皮功能
他汀类（如辛伐他汀）	通过降低胆固醇水平和炎症反应改善内皮功能
尼可地尔	三磷腺苷（ATP）敏感性钾通道开放→冠状阻力血管舒张

微血管性心绞痛的药物治疗包括以下几个方面。

（一）血管紧张素转化酶抑制剂（ACEI）

ACEI是治疗微血管性心绞痛的有效药物。一项随机对照研究显示，在典型的微血管性心绞痛患者中，依那普利相比对照组可显著提高患者运动耐量和心电图所示ST段压低1 mm的时间。Chen等的研究发现，长期使用ACEI依那普利能够提高冠状动脉微血管功能并改善微血管性心绞痛患者的心肌缺血。这一效应可能与降低血浆二甲基精氨酸水平并提高内皮一氧化氮生物活性有关。

（二）HMG-CoA还原酶抑制剂（他汀类药物）

他汀类药物也是治疗微血管性心绞痛的有效药物。Kayikcioglu等在一项单盲、随机对照研究中发现，相比对照而言3个月的普伐他汀（40 mg/d）治疗有效改善了微血管性心绞痛患者肱动脉血流量相关的血管舒张功能、活动耐量和心电图所示ST段压低1 mm的时间。这一研究结论在另一项由Fabian等完成的应用20 mg/d辛伐他汀的研究中得到了验证。此外，Pizzi等在一项研究中证实6个月的阿托伐他汀和雷米普利有效提高了微血管性心绞痛患者的内皮功能和生活质量。

（三）钙离子拮抗药（CCB）

钙离子拮抗药也对部分微血管性心绞痛患者有效。一项长期随访观察研究发现，钙离子拮抗药单药治疗胸痛的有效率达31%，而和口服硝酸酯类药物联用则有效率达42%。两项随机对照研究比较了这些药物在胸痛而冠状动脉正常或接近正常患者中的疗效。Cannon等报道钙离子拮抗药使26例胸痛，同时冠状动脉舒张储备能力降低的患者心绞痛发作频率降低，硝酸甘油片消耗减少，且运动耐量升高。但是Bugiardini等却通过一项入选16例符合微血管性心绞痛诊断标准者的研究，发现维拉帕米未能有效减少48 h连续心电监测所示的ST段压低发作频率。在这些小规模的研究中，不同的患者人群选择和研究设计可能与相反的研究结论有关。

（四）硝酸酯类药物

关于硝酸酯类药物对微血管性心绞痛患者的疗效观点不一，且目前尚无大样本随机研究。尽管有研究显示硝酸酯类药物未能有效降低微血管性心绞痛患者运动负荷试验中1 mm ST段压低时间和运动耐量，一些观察性研究仍提示硝酸酯类药物对40%～50%临床表现为胸痛但冠状动脉造影正常的患者有效。口服硝酸酯类药物用于长期微血管性心绞痛治疗的疗效可能存在争议，需要通过大样本、设计良好的研究来澄清这一问题。根据我们的经验，不少患者对口服硝酸酯类药物反应良好，因此我们给予微血管性心绞痛硝酸酯类药物，尤其是那些对舌下含服硝酸甘油有效的患者。

（五）β受体阻滞药

β受体阻滞药也对一部分微血管性心绞痛患者有效。正如Remeo等提出的，β受体阻滞药对那些异常心血管肾上腺素能神经支配的患者尤其有效。在他们的研究中，维拉帕米有效改善了运动耐量和时间，同时，醋丁洛尔只对运动后血压心率高反应的亚组患者有效。在胸痛伴交感兴奋性高的患者和典型心动过速的患者中，β受体阻滞药似乎显得尤为有效。最近一些研究显示，具有一氧化氮释放属性的β受体阻滞药，如奈必洛尔可能对微血管性心绞痛尤其有效。Sen等观察了对两组程度相似的微血管性心绞痛患者（n=38）分别应用奈必洛尔（5 mg/d）和美托洛尔（50 mg/d）12周的疗效，与美托洛尔组相比，服用奈必洛尔12周后，患者血浆一氧化氮水平及其他循环内皮功能指标均显著升高。除此以外，服用奈必洛尔的患者1 mm ST段压低运动耐量和时间均较服用美托洛尔有显著提高。

（六）尼可地尔

尼可地尔是一种三磷酸腺苷（ATP）敏感的钾通道开放剂，与硝酸酯类药物类似，被证实在人体中具有舒张冠状动脉阻力血管和调节交感激活后血管舒缩反应的作用。在一项针对微血管性心绞痛患者的随机对照研究中,Chen 等发现口服尼可地尔 2 周可提高 1 mm ST 段压低的运动时间和峰运动量,但对运动量级和运动相关 ST 段变化发生率无显著作用。最近的多项研究指出,在稳定性冠心病或急性 ST 段抬高性心肌梗死接受 PCI 术的患者中,尼可地尔有效降低了 PCI 相关微血管功能异常引起的心肌损害。尽管如此,尼可地尔是否能够有效治疗微循环缺血仍有赖于更多具有说服力的证据支持,目前的临床指南仅经验性地推荐在那些有缺血症状但其他药物不足以有效控制的患者中使用尼可地尔。

(七)雌激素替代治疗

在雌激素缺乏的女性患者中,激素替代治疗也可以作为选择,但必须权衡雌激素可能的有害作用。最近 Xiao 等进行的一项研究显示,17β-雌二醇和孕激素长期替代治疗可显著降低动脉阻力血管的血管紧张性,从而支持类固醇激素的血管保护特性。尽管如此,雌激素替代疗法应当在与妇科医生充分沟通个体化治疗的优点、缺点和不良反应之后才能给予。

(八)镇痛药物

镇痛药物治疗可能对顽固性心绞痛且对传统药物治疗无效的患者有益。这一作用在应用三环类抗抑郁药物(丙咪嗪)的研究中得到证实。此外,一些特殊治疗中心植入神经刺激器来刺激脊髓也对许多患者有效。通过干扰抑制交感性疼痛可改善胸痛症状,并提高生活质量。

(九)内皮素-1 拮抗药

在微血管性心绞痛患者中,具有血管收缩活性的内皮素-1 常偏高,因此一种更新的观点是使用内皮素-1 拮抗药,以达到一氧化氮和内皮素-1 的血管内稳态。在最近的一项随机临床研究中,Reriani 等研究了 47 例无冠心病但有微血管功能异常的患者。他们的研究结果显示应用阿曲生坦 6 个月可显著改善微血管功能不良,且与对照组相比,阿曲生坦能明显提高乙酰胆碱刺激后的冠状动脉血流。

四、微血管性心绞痛诊治总结与展望

由于微血管功能异常引起的微血管性心绞痛是引起冠状动脉造影正常患者胸痛的常见原因。基于此,内科医生应当考虑将微血管性心绞痛划归为另一种疾病诊断。常规检测冠状动脉微血管异常舒张和收缩功能,以及其潜在机制的特征有利于制定针对该患者人群的治疗。由于存在对传统药物治疗反应欠佳的潜在患者人群,一些新的量身定制的治疗方案应当通过精心筛选合适的患者人群进行研究。在本文中,最近评估的尼可地尔、内皮素-1 受体拮抗药等具有临床应用前景,但需要更多的研究来评价这一新型药物在微血管性心绞痛患者中的疗效。

对微血管性心绞痛的合适处理应当包括危险因素控制、体育锻炼、疼痛处理、血管舒张药和生活模式调控。最后,未来的技术发展将克服冠状动脉微血管组织结构评估方面的困难,提供冠状动脉微循环的可视性客观依据。这将毋庸置疑地引导我们提高对此疾病的认知,并据此制定个体化治疗策略。

(朱政斌)

参 考 文 献

[1] Lanza GA, Crea F. Primary coronary microvascular dysfunction: clinical presentation, pathophysiology, and management. Circulation, 2010, 121 (21): 2317-2325.

[2] Patel MR, Peterson ED, Dai D, et al. Low diagnostic yield of elective coronary angiography. N Engl J Med, 2010, 362(10):886-895.

[3] Rubinshtein R, Yang EH, Rihal CS, et al. Coronary microcirculatory vasodilator function in relation to risk factors among patients without obstructive coronary disease and low to intermediate Framingham score. European heart journal, 2010, 31(8):936-942.

[4] Escaned J, Flores A, Garcia-Pavia P, et al. Assessment of microcirculatory remodeling with intracoronary flow velocity and pressure measurements: validation with endomyocardial sampling in cardiac allografts.

Circulation, 2009, 120(16):1561-1568.

[5] Chimenti C, Sale P, Verardo R, et al. High prevalence of intramural coronary infection in patients with drug-resistant cardiac syndrome X: comparison with chronic stable angina and normal controls. Heart, 2010, 96(23):1926-1931.

[6] Lanza GA, Buffon A, Sestito A, et al. Relation between stress-induced myocardial perfusion defects on cardiovascular magnetic resonance and coronary microvascular dysfunction in patients with cardiac syndrome X. Journal of the American College of Cardiology, 2008, 51(4):466-472.

[7] Recio-Mayoral A, Mason JC, Kaski JC, et al. Chronic inflammation and coronary microvascular dysfunction in patients without risk factors for coronary artery disease. European heart journal, 2009, 30 (15):

1837-1843

[8] Sen N, Tavil Y, Erdamar H, et al. Nebivolol therapy improves endothelial function and increases exercise tolerance in patients with cardiac syndrome X. Anadolu kardiyoloji dergisi：AKD＝the Anatolian journal of cardiology, 2009, 9(5)：371-379.

[9] Xiao D, Huang X, Yang S, et al. Direct chronic effect of steroid hormones in attenuating uterine arterial myogenic tone：role of protein kinase c/extracellular signal-regulated kinase 1/2. Hypertension, 2009, 54 (2)：352-358.

[10] Reriani M, Raichlin E, Prasad A, et al. Long-term administration of endothelin receptor antagonist improves coronary endothelial function in patients with early atherosclerosis. Circulation, 2010, 122（10）：958-966.

[11] Hirohata A, Yamamoto K, Hirose E, et al. Nicorandil prevents microvascular dysfunction resulting from PCI in patients with stable angina pectoris：a randomised study. EuroIntervention, 2014, 9(9)：1050-1056.

[12] IshⅡ H, Ichimiya S, Kanashiro M, et al. Effect of intravenous nicorandil and preexisting angina pectoris on short-and long-term outcomes in patients with a first ST-segment elevation acute myocardial infarction. Am J Cardiol, 2007, 99(9)：1203-1207.

9. 心肌再灌注损伤的机制与治疗策略进展

一、序言

冠状动脉粥样硬化性心脏病是全世界致死致残的首要病因,根据世界卫生组织(WHO)统计,2008年冠心病导致的死亡人数为725万,近年来我国每年死于急性心肌梗死的患者人数已超过100万。对于急性ST段抬高型心肌梗死(STEMI),及时有效的再灌注治疗已成为当前治疗指南的首选(IA推荐)。但矛盾的是,心肌再灌注过程本身也可导致部分心肌细胞坏死,这种现象称为心肌缺血再灌注损伤(ischemic-reperfusion injury,IR injury)。虽然再灌注治疗随着PCI技术的广泛普及而日趋成熟,但由于心肌IR损伤涉及复杂的分子生物学机制,至今仍无公认有效的防治措施,使它成为STEMI治疗领域中亟待解决的问题。本章旨在总结心肌IR损伤的机制并展望当前的研究进展。

二、心肌再灌注损伤的分子生物学机制

迄今为止,大量针对心肌IR损伤的研究结果显示,其分子生物学机制涉及细胞膜稳定性改变、线粒体氧化磷酸化解偶联、氧化应激、细胞凋亡程序启动、细胞内环境pH改变、炎症反应和内皮细胞释放血管活性物质等因素。这些因素间交互影响,但究竟何种因素在何种程度上对心肌IR损伤起着决定性作用,至今尚无定论。然而,STEMI再灌注治疗中出现的"无复流"现象、再灌注心律失常、组织病理改变和临床预后相关性等证据都显示心肌IR损伤是确实存在的。

尽管机制复杂,但这并不意味着心肌IR损伤作用机制无迹可寻,当前研究发现的主要心肌IR损伤分子生物学机制总结如下。

(一)线粒体通透性转换孔(mitochondrial permeability transition pore,MPTP)开放

心脏是体内能量代谢最为旺盛的器官之一,因此心肌细胞所含的线粒体也极为丰富,MPTP是线粒体内膜上的一个非选择性通道,其开放会引起线粒体膜去极化及氧化磷酸化解偶联、破坏膜电位稳态、释放活性氧簇(ROS),并导致ATP耗竭和凋亡体形成。在心肌IR损伤过程中,MPTP被证明在缺血过程保持关闭,再灌注过程中则因线粒体Ca^{2+}与磷酸盐超载、氧化应激、相对ATP耗竭、pH快速纠正而开放。有研究显示,某些药物(如环孢素-A)可能通过抑制心肌再灌注时MTPT的开放起到降低再灌注损伤,进而使梗死面积降低40%~50%。

(二)细胞内Ca^{2+}超载

细胞内和线粒体的Ca^{2+}超载始于急性心肌缺血,由于组织酸中毒环境蓄积了高浓度的Na^+和H^+,Na^+激活肌浆网上的Na-Ca交换体,从而在细胞内释放Ca^{2+},之后进一步通过L型钙通道正反馈释放更多Ca^{2+}入胞质,其结果是再灌注时心肌细胞内纤维过收缩,造成细胞膜和细胞间结构性损害和ATP过度消耗。此外,线粒体重新获能使线粒体膜上的Ca^{2+}单输送体恢复将Ca^{2+}转运入线粒体的功能恢复,从而引起MTPT的开放。

(三)氧化应激

再灌注发生时,多处来源的氧化应激爆发引起心肌损伤和心肌细胞死亡。再灌注过程中大量释放的ROS远超心肌细胞自由基清除能力,其与细胞内脂质(包括膜性结构)、蛋白质和核酸反应,造成结构性损害和细胞凋亡。此外,ROS的损伤机制包括还包括引起MPTP开放(两者互为正反馈)、中性粒细胞趋化和内质网功能障碍等。再灌注时的氧化应激也会降低一氧化氮(NO)的生物利用度,而此时NO对心脏有保护作用。

(四)再灌注时生理pH的快速恢复

心肌缺血过程中,细胞内的pH降至7.0以下。而再灌注时,通过乳酸盐的清除,$Na^{2+}$$H^+$交换装置和$Na^+$-$HCO^-$共输送体的激活,生理pH快速恢复。这种pH的剧变可引起MTPT的开放和心肌细胞高度挛缩,从而导致心肌细胞死亡。

(五)炎症反应

炎症反应是机体修复和瘢痕形成的必要反应。心肌再灌注时,受损的内皮细胞和心肌细胞释放趋化

因子将中性粒细胞聚集至梗死区域,接下来的数十个小时内,在细胞黏附分子协助下它们迁移进心肌组织,引起血管堵塞并释放蛋白水解酶和ROS。急性心肌梗死伴随的炎症反应,究竟是致死性心肌再灌注损伤病理过程的罪因之一,或是急性心肌损伤本身引起的反应,目前尚无定论。

(六)细胞凋亡信号传导

除上述因素相关的细胞结构性损伤外,凋亡信号的表达也是造成心肌IR损伤的重要因素之一。

细胞凋亡的共同途径一般有两条,一条通过细胞外信号,主要是Fas蛋白FasL受体结合,两者皆为肿瘤坏死因子受体(TNFR)家族的跨膜蛋白,激活细胞内的有关凋亡酶半胱氨酶(Caspase);另一条是通过线粒体释放凋亡酶激活因子,如细胞色素C(P450)的释放,与Apaf-1、caspase-9前体、ATP/dATP形成凋亡体,同样可以启动caspase级联反应,最终活化的caspase酶系统可降解细胞内的结构蛋白和功能蛋白,最终导致细胞凋亡。就心脏IR损伤而言,所涉及的凋亡信号转导通路主要包括以下几种:①cAMP/PKA系统。该通路主要由一类GPCR,即α/β肾上腺素受体,儿茶酚胺受体等介导。通过G蛋白的$G\alpha q$亚单位,活化细胞膜上的腺苷酸环化酶(adenylate cyclase,AC),产生cAMP信号分子,进一步激活PKA激酶,从而通过下游信号调控心肌细胞收缩功能。当发生IR时,一类可诱导cAMP早期阻抑物(ICER)明显上调表达,并形成PDE3-ICER正反馈回路,减弱正常心肌的收缩功能,并通过活化细胞外信号调控激酶(ERK1/2)引导细胞凋亡发生。②PLC/PKC系统。主要介导氧化应激损伤,活化的G蛋白水解胞膜上的磷脂酶C(PLC),形成两个重要的第二信使分子二酰甘油(DAG)和1,4,5-三磷酸肌醇(IP$_3$)。其中DAG主流细胞膜继续活化下游PKC激酶,磷酸化核内Fos和Jun因子,两者合成为有效的AP1转录因子,调控下游基因表达致心肌细胞凋亡;IP$_3$分子进入细胞内结合内置网上的RyR2受体,调控Ca^{2+}由肌浆网向细胞内释放,IR损伤过程中释放的Ca^{2+}不仅引起结构性破坏,同时也能够作为第二信使发挥间接促凋亡作用。③cGMP/PKG系统。NO与血管平滑肌受体结合后,与其亚铁血红素基团结合,活化鸟苷酸环化酶(GC),产生cGMP信号分子,然后激活下游PKG激酶,活化PKG可有效抑制心肌动蛋白-肌球蛋白复合物的活力,产生血管松弛效应;此外cGMP/PKG信号通路与cAMP/PKA途径存在信号交叉,因此具有一定的抗凋亡保护作用。④MAPK激酶系统。GPCR受体除了活化经典PKC途径以外,还可以通过旁路途径激活小G蛋白Ras、Raf等,再由MKK激酶级联反应,依次活化MAPK下游通路,主要由3个分支组成:c-JunN端激酶(JNK)、p38激酶和ERK1/2激酶。此信号途径的活化通常存在PKC-RAS双重调节,大量研究显示其调控下游核内转录因子表达机制在IR损伤中具有重要促进作用。

此外,近年来研究显示,心肌细胞表面Toll样受体(TLR),尤其是TLR2和TLR4,因其下游激活凋亡信号,在心肌IR过程中起到放大效应,这也能够解释为何糖尿病患者心肌IR损伤更为显著。

(七)晚期心肌再灌注损伤

前文所述的心肌IR机制大部分发生作用于心肌再灌注过程开始的几分钟内,但某些进程如细胞凋亡、炎症反应等可持续至再灌注后数小时,引起晚期心肌再灌注损伤。

三、心肌再灌注损伤的防治策略

近年来,以减轻急性心肌梗死患者心肌再灌注损伤为目标的多种干预手段均开展了临床试验,但其结果大部分令人失望。

(一)机械治疗干预

1. 缺血后处理(ischemic postconditioning,iPost) 缺血后处理的概念于2003年由Zhao等首次提出,其实验在犬冠状动脉左前降支梗阻后再灌注前进行3次30 s人工闭塞/30 s复流交替的周期性干预,结果表明这种干预可减轻心肌再灌注损伤并降低44%的梗死面积。此后许多临床研究证实了缺血后处理对减轻STEMI患者心肌再灌注损伤的有效性,但并非所有相关的研究都得到了积极的结果。目前丹麦正在进行的一项临床试验DANAMI-3(NCT01435408),研究iPost对PCI术后患者3年临床预后的影响。

2. 高氧疗法和低温疗法 另外两种已在动物实验研究中证实有减轻再灌注损伤作用的干预方法是高氧疗法和低温疗法。高压氧处理可以减轻组织水肿,降低脂质过氧化自由基形成,改变一氧化氮合成酶表达,抑制白细胞附着阻塞微血管循环,从而降低心肌梗死面积。缺血过程中降低心肌温度至32～33℃可以降低代谢需求,减轻炎症反应和血小板凝集,提高心肌效能,从而降低心肌梗死面积。

3. 缺血远程处理 是指针对心脏以外的器官或组织的干预手段,比如在上臂使用血压表套袖进行3次5 min非致命性缺血与5 min再灌注交替的周期性干预。在急性心肌梗死患者抵达冠状动脉介入手术室的途中,Botker等证明使用上述方法可有效减轻心肌损伤。其具体的机制尚不清楚,但可能与某种神经激素通道从四肢向心脏传递心肌保护信号有关。目前欧洲正计划开展一项大型多中心临床试验,研究缺血远程处理能否真正减少急性心肌梗死再灌注患者的主要心脏不良事件。

(二)药物治疗干预

1. 心房利钠肽　有试验表明,再灌注时给予患者心房利钠肽可激活促生存信号通路,从而减少心肌梗死面积。2007 年 Kitakaze 等研究发现,向急性心肌梗死再灌注患者灌输卡培立肽(一种心房利钠肽类似物)能减少心肌梗死面积,提高左心室射血分数。

2. 线粒体通透性转换孔抑制剂　2008 年 Piot 等首次使用环孢素-A 作为线粒体通透性转换孔抑制剂进行临床干预。正在进行的 CIRCUS 临床试验研究环孢素-A 是否能够改善心力衰竭患者的预后和左心室舒张末期容积。两种新的 MPTP 间接抑制剂 TRO40303(Mitocare 研究)和 Bendavia(NCT01572909)也都正在临床研究中。

3. 艾塞那肽　一种新型抗糖尿病心肌保护剂。艾塞那肽是胰高糖素样肽-1 受体激动剂,是一种新型抗糖尿病药物,有动物实验表明再灌注时使用可减少心肌梗死面积。Lonborg 等已开展临床试验。

4. DPP4 抑制剂　DPP-4 是体内的一种酶,又被称为 T 细胞表面抗原 CD26,其作用是分解体内特定蛋白质,其中包括 GLP-1。GLP-1 是由肠道细胞分泌的激素,可刺激胰岛素分泌、抑制升糖素、抑制胃排空和让胰岛细胞重生的方式来降低血糖。最近的研究显示,DPP4 抑制剂西格列汀不仅具有上述调控血糖的作用,其预防性治疗可通过降低凋亡和氧化应激损害的途径,对心肌 IR 损伤起到保护作用。敲除 DPP4 基因的小鼠实验同样验证了上述结论,但其进一步临床应用仍有赖于更多的理论研究。

5. 通过葡萄糖-胰岛素-钾疗法进行代谢调节　有动物实验表明,急性心肌缺血时使用胰岛素调节血糖代谢对心脏有保护作用。多项临床试验使用葡萄糖-胰岛素-钾疗法进行研究,其中 IMMEDIATE 研究表明 GIK 疗法在心肌仍在急性缺血过程时应用有心脏保护作用。

四、总结

心肌再灌注是挽救梗死部位心肌细胞不可替代的方法,然而心肌再灌注损伤却使之存在美中不足。再灌注损伤涉及的机制复杂,目前仍缺乏公认有效的治疗方法防治 STEMI 患者的心肌再灌注损伤,但随着对其发生机制的不断认识,一些新的有潜力的治疗策略和药物逐渐被发现,其中不乏具有较高临床应用价值的药物,如 DPP4 抑制剂。但其有效性和安全性仍有待更多更深入的基础和临床研究进行验证。

(朱政斌　赵潇然)

参 考 文 献

[1] Steg PG,James SK,Atar D,et al. ESC Guidelines for the management of acute myocardial infarction in patients presenting with ST-segment elevation. European heart journal,2012,33(20):2569-2619.

[2] Turer AT,Hill JA. Pathogenesis of myocardial ische-mia-reperfusion injury and rationale for therapy. The American journal of cardiology, 2010, 106 (3): 360-368.

[3] Jennings RB. Historical perspective on the pathology of myocardial ischemia/reperfusion injury. Circulation research,2013,113(4):428-438.

[4] Liu Y,Qu Y,Wang R,et al. The alternative crosstalk between RAGE and nitrative thioredoxin inactivation during diabetic myocardial ischemia-reperfusion inju-ry. American journal of physiology Endocrinology and metabolism,2012,303(7):E841-852.

[5] Heusch G. Reduction of infarct size by ischaemic post-conditioning in humans: fact or fiction? European heart journal,2012,33(1):13-15.

[6] Redington KL, Disenhouse T, Strantzas SC, et al. Remote cardioprotection by direct peripheral nerve stimulation and topical capsaicin is mediated by circu-lating humoral factors. Basic research in cardiology,2012,107(2):241.

[7] Chang G, Zhang P, Ye L, et al. Protective effects of sitagliptin on myocardial injury and cardiac function in an ischemia/reperfusion rat model. Eur J Pharmacol,2013,718(1-3):105-113.

10. 缺血性心力衰竭的治疗

近年来，国民经济发展和生活水平提高及社会老龄化形成，使冠心病的发病率越来越高，但随着冠心病的治疗技术越来越系统、完善，使许多患者得到及时治疗，死亡率显著降低，但这些患者通常会逐渐引起心脏僵硬、扩大、反复心律失常，最终发展为心力衰竭（或称缺血性心力衰竭）；同时心力衰竭也会进一步导致心肌的缺血、坏死。本文旨在针对缺血性心力衰竭的临床治疗研究进展作一综述。

一、缺血性心力衰竭的病理生理

众所周知，冠心病、糖尿病、高血压、心房颤动发作均可促发或加重心力衰竭，其中急性心肌梗死和慢性心肌缺血是引起左心室功能减退的最常见原因。急性心肌梗死和慢性心肌缺血产生的心肌损伤，如心肌细胞肥大、凋亡，胚胎基因和蛋白质的再表达，心肌细胞外基质及其组成变化，使心腔扩大和（或）心肌肥厚，心腔更趋球形，导致心室重构和心力衰竭。这些心腔大小和结构上的变化不仅使衰竭心脏的室壁血流动力学的应力增加，抑制其机械性作功，而且也加重缺血性二尖瓣反流，这些过程转而又加重心室重构，形成恶性循环。

通过对以往单纯针对血流动力学治疗效果的临床观察发现，这些治疗最多仅能改善症状，而对长期预后却有不利影响即疗效与预后不平行，甚至可能增加患者的死亡率。后经研究发现，除某些血流动力学因素加速左心室重构过程外，大量的证据指出，内源性神经激素系统激活在左心室重构和心力衰竭的发生中也具重要的作用。心力衰竭患者血循环和组织中去甲肾上腺素、血管紧张素Ⅱ、醛固酮、内皮素、血管加压素和细胞因子水平增高，这些因素单独或联合作用，对心脏结构和功能产生不良的影响。神经激素因素不仅通过钠潴流和周围血管收缩而增加心室的血流动力学负荷，引起心肌纤维化，进一步改变心室结构，使衰竭心室功能进一步减退，而且神经激素的激活也对心肌细胞和间质产生直接的有害作用，能改变这些细胞的功能和基因表达，促进动脉粥样硬化的进程，进而加重心力衰竭症状。与其他原因所致的心

力衰竭一样，缺血性心力衰竭也特征性地表现为炎症性免疫系统激活，如其中血浆肿瘤坏死因子水平增高，后者与心功能分级及衰竭心肌的肿瘤坏死因子表达显著相关，并具有负性变力的作用。

二、缺血性心力衰竭的临床治疗

目前绝大多数研究表明，对缺血性心力衰竭的某些治疗（如β受体阻滞药、血管紧张素转换酶抑制药）与对其他病因心力衰竭的治疗不尽相同，缺血性心力衰竭的治疗应以防控动脉粥样硬化危险因素为主，把抗缺血药物作为基础治疗手段，准确评估患者心肌缺血或梗死，合理应用包括血运重建在内的综合治疗手段。

（一）药物治疗

1. β受体阻滞药　β受体阻滞药是治疗心力衰竭的一个里程碑。目前已有 20 多个大型临床试验证实，长期应用β受体阻滞药不仅能改善临床症状和左心室功能，而且能降低病死率和住院率。β受体阻滞药作用机制主要是：①β受体阻滞药可以使心肌β受体数目上调，恢复β受体对正性肌力药物的敏感性，增加心肌收缩力，改善心脏功能。②肾上腺素能系统在心力衰竭病理生理中占据着重要的地位，而β受体阻滞药能减轻长期交感神经兴奋所带来的不利影响，可能对疾病的治疗有积极的作用，并能改心力衰竭患者的预后。③β受体阻滞药减慢心率，使舒张期延长，改善左心室充盈，增加舒张末期容量，改善心肌缺血和心肌顺应性，降低心肌张力。④β受体阻滞药可阻滞脂肪分解，使心肌细胞减少利用游离脂肪酸，降低心肌耗氧量。⑤β受体阻滞药过减慢窦房结除极速率，从而降低其自律性，并能延长房室结功能性不应期，减慢浦氏纤维动作电位 0 位相上升最大速率，从而减慢传导速度，有效防止房颤、室速、室颤的发生，起到抑制快速心律失常的作用。另外，β受体阻滞药还有减轻心肌增生肥厚和减少氧自由基的产生，降低细胞钙含量，减轻心肌损伤等作用。使用β受体阻滞药治疗缺血性心力衰竭时一定要注意时机和个体化，根据不同程度的心力衰竭和心率调整剂量。

2. 血管张素转换酶抑制药 2009年《指南更新》再次重申，ACEI是慢性心力衰竭（不论有无症状）药物治疗的基石，ACEI是证实能降低心力衰竭患者死亡率的第一类药物，ACEI有益于心力衰竭主要通过两个机制。第一，抑制肾素-血管紧张素-醛固酮系统（RAAS）。ACEI能竞争性阻断血管紧张素（Ang）Ⅰ转化为AngⅡ，从而降低循环和组织的AngⅡ水平，还能阻断AngⅠ～AngⅦ的降解，使其水平增加，进一步起到扩张血管及抗增生作用。在临床上长期应用ACEI时，尽管循环中AngⅡ水平不能持续降低，ACEI仍能发挥长期效益。第二，作用于激肽酶Ⅱ，抑制缓激肽的降解，提高缓激肽水平，通过缓激肽-前列腺素—一氧化氮(No)通路而发挥有益作用。HOPE和EUROPA试验的结果表明无论患者是否接受血供重建，治疗心力衰竭的药物中只要加入ACEI，均能降低心血管主要事件的发生。进一步分析显示，ACEI短期治疗即有效，长期治疗仍然有效，且其效益与患者的年龄、性别、是否使用利尿药、阿司匹林或β受体阻滞药等均无关。所以除非有低血压或肾衰竭，缺血性心力衰竭患者均应使用ACEI，一般从小剂量开始，逐渐增加到最大耐受量，并终身应用。

3. 血管紧张素Ⅱ受体拮抗药 对于不能耐受ACEⅠ治疗的缺血性心力衰竭患者，常选用血管紧张素Ⅱ受体拮抗药（ARB）替代AECI治疗。ARB可以通过阻断经ACE和非ACE途径产生的AngⅡ和AT1受体结合干扰RAAS，因此理论上这类药物对AngⅡ不良作用的阻断比ACEI更直接、更完全，应用ARB后血清AngⅡ水平上升和AT1受体结合加强，可能发挥有利的效应。同时ARB对缓激肽的代谢无影响，因此不能通过提高血清缓激肽浓度发挥可能对心力衰竭有利的作用，但也不会产生可能与之有关的咳嗽不良反应。即由于ARB特殊的作用形式从而避免了ACEI的某些不良反应。

4. 利尿药 除作为一线基本治疗的血管紧张素转化酶抑制药（ACEI）和β受体阻滞药等神经内分泌抑制剂的生物学治疗外，与其他治疗心力衰竭的药物相比，利尿药是唯一迅速缓解心力衰竭症状的药物，可以使肺水肿和外周水肿在数小时或数天内消退，并能有效控制液体潴留。其使用恰当与否将显著影响其他心力衰竭治疗药物（如ACEI和β受体阻滞药）的疗效，从而直接影响患者预后。因此，利尿药不仅是标准治疗中必不可少的组成部分，而且在心力衰竭治疗中具有首要的基础和关键作用。合理使用利尿药是其他药物成功治疗心力衰竭的关键因素之一，是任何一种有效治疗心力衰竭措施的基础，不仅应尽早使用，而且在水钠潴留消失后，也要以最小有效剂量长期维持。尤其是醛固酮拮抗药，具有抑制左心室重构，改善心力衰竭预后的作用。

5. 洋地黄类 长期以来，洋地黄对心力衰竭的治疗均归因于正性肌力作用，即洋地黄通过抑制衰竭心肌细胞膜Na^+/K^+-ATP酶，使细胞内Na^+水平升高，促进Na^+/Ca^{2+}交换，提高细胞内Ca^{2+}水平，从而发挥正性肌力作用。然而，洋地黄的有益作用还可能部分与非心肌细胞Na^+/K^+-ATP酶的抑制有关，如副交感传入神经及肾脏的Na^+/K^+-ATP酶受抑制，通过降低神经内分泌系统的活性起到一定的治疗心力衰竭作用。一些安慰剂对照的临床试验结果显示，轻、中度缺血性心力衰竭患者经1～3个月的地高辛治疗，能改善症状和心功能，提高生活质量和运动耐量。停用地高辛可导致血流动力学和临床症状的恶化（PROVED、和RADIANCE试验）。因此，地高辛用于心力衰竭的主要益处与指征是减轻症状与改善临床状况，在不影响生存率的情况下降低因心力衰竭住院的危险。其次，肯定了地高辛的长期临床疗效，特别是对重症患者；还进一步确定了对窦性心律患者的疗效，证明了地高辛是安全的，耐受性良好。

6. 血管扩张药 硝酸酯类扩血管药，可以明显扩张冠状动脉，使血液从侧支循环流向缺血区，改善缺血区的血液供应。

7. 曲美他嗪 抗心肌缺血，改善心肌能量代谢的药物。它通过优化心肌能量代谢，尤其是抑制游离脂肪酸氧化，加强心肌葡萄糖代谢，在冠状动脉病变而心肌供氧受限时提高氧的利用度，产生更多的高能磷酸键，有利于减轻心肌缺血引起的组织损伤，改善心功能，目前已广泛应用于临床。

8. 新型药物治疗进展

(1)窦房结抑制剂——伊伐布雷定：伊伐布雷定是第一个窦房结M电流选择特异性抑制剂，通过抑制窦房结内的自发舒张去极化和调节心率，对窦房结有选择性作用而对心脏内传导、心脏收缩或心室复极无作用。有研究表明应用伊伐布雷定后心力衰竭恶化住院率显著降低，心血管事件导致的死亡减少，而且除了视觉障碍和窦性心动过缓外，不良反应小，患者耐受性好。因此伊伐布雷定2012年欧洲心力衰竭指南推荐的新型抗心力衰竭药物：①对窦性心律、射血分数(EF)≤35%、心率持续≥70/min且症状迁延(NYHAⅡ～Ⅳ级)的患者，应考虑使用，以降低心力衰竭住院危险(Ⅱa，B)；②对窦性心律、射血分数(EF)≤35%、心率持续≥70/min、不能耐受β阻滞药的患者，可以考虑使用以降低心力衰竭住院危险，还应接受 ACEI(或 ARB)和 MRA(或 ARB);③对于窦性心律且不能耐受 β 阻滞药的患者,应考虑使用伊伐布雷定缓解心绞痛(抗心绞痛治疗有效且对心力衰竭患者安全性良好);④即使经过 β 受体阻滞药(或替代药物)治疗但仍有心绞痛持续发作时,推荐联合伊伐布雷定缓解心绞痛。

(2)新型的正性肌力药物和血管扩张药—左西孟旦:左西孟旦是 Ca^{2+} 增敏剂,通过与心肌肌丝上肌钙蛋白 C 结合,增加肌钙蛋白与 Ca^{2+} 复合物的构象稳定,促进横桥与细肌丝的结合,增加心肌收缩力。同时通过介导 ATP 敏感钾通道,发挥外周血管和冠状动脉的舒张作用和轻度磷酸二酯酶抑制剂效应。因此,左西孟旦特别适用于左心室收缩功能不全心力衰竭加重,而无过多的容量负荷和未应用大量利尿药患者,已接受 β 受体阻滞药治疗的患者会得到更大的益处。

(3)新型血管扩张剂:重组人脑利钠肽(奈西立肽)为人工合成的人 B 型利钠肽。研究显示,重组人脑利钠肽能与血管平滑肌细胞和内皮细胞上的鸟苷酸环化酶受体结合,增加细胞内的 cGMP 的含量。cGMP 作为第二信使使动静脉平衡扩张,同时利钠、利尿、拮抗 RAAS 系统,拮抗交感神经、去甲肾上腺素、内皮素等;而且,能对平滑肌细胞、纤维母细胞的增生有抑制作用,能拮抗和逆转心肌重构。目前,次药多选择用于严重心力衰竭患者,但也有学者主张早期应用早期获益。

(4)内皮素受体拮抗药——波生坦:内皮素主要由血管内皮细胞合成,是心力衰竭时被激活的神经内分泌因子之一。据报道冠心病患者内皮素升高水平与心力衰竭严重程度及心力衰竭的病死率成正比。有学者认为波生坦能够减少心肌损伤,减少心肌梗死面积,能够降低心肌氧化应激反应,恢复细胞的抗氧化机制。但有些研究使用其他内皮素受体拮抗药并未获益,所以内皮素受体拮抗药对心力衰竭是否获益尚待进一步证实。

(5)松弛素:松弛素是黄体产生的一种多肽激素,具有多种生理功能。心脏和血管是松弛素的靶器官。研究发现,松弛素对血流动力学和心肌肥大有调节作用,并参与坏死心肌细胞的修复和再生,逆转心肌纤维化。重组人纽兰格林,是目前国际上第一个在细胞层面治疗心力衰竭的药物,有望改变传统的心力衰竭治疗模式,从根本上强健心脏。动物实验研究表明,该药物可以降低心肌缺血、缺氧、病毒感染等因素对心肌细胞的损害程度,从而降低心力衰竭的死亡率。

(二)非药物治疗

1.血供重建术 缺血性心力衰竭的非药物治疗主要是冠状动脉的血供重建。对于有较多冬眠心肌或顿抑心肌等存活心肌的患者血运重建改善心功能的作用较好,对于存在机械并发症、室壁瘤形成或者严重瓣膜反流的患者,手术纠正有助于心功能的改善。对于缺血性心肌病阶段的患者,其心力衰竭的预后取决于:①存活心肌的量(冬眠心肌);②心脏解剖和功能恶化程度;③患者的代偿和耐受性。冠状动脉供血范围越大,供血部位越重要,狭窄程度越重,血运重建后获益越大。而血供重建范围内存活心肌量越大,获益也就越大。在缺血性左心衰竭患者中,存活心肌的发生率约为 60%,与药物治疗相比,血供重建术明显改善存活心肌患者的生存率。对多个非随机研究的分析发现,当存在存活心肌时,血运重建术较内科治疗降低死亡近 80%,其他所有事件降低 51%。

(1)经皮冠状动脉介入治疗(PCI):PCI 术是经皮冠状动脉介入治疗的简称。PCI 术已由最初的单纯球囊扩张术(PTCA)经历了多种技术相辅相成的一组 PCI 年代而发展到今天的药物涂层支架年代。冠状动脉内支架术的应用改变了 PCI 治疗的格局,成为 PCI 的第二个里程碑。药物涂层支架的问世,在攻克再狭窄问题上的突破,再次改变了冠心病治疗的总格局。使 PCI 在世界范围内超越 CABG 而一跃成为冠心病的首要治疗手段。被誉为 PCI 的第 3 个里程碑。目前,新一代生物可吸收支架的研发和评估正在进行中。

(2)冠状动脉旁路移植术(CABG):对多支血管病变伴左心室功能障碍,尤其是合并糖尿病的患者,CABG 的有益作用已被证实。在研究中发现,大隐静脉旁路移植后早期出现血管内膜和中层平滑肌细胞增生,粥样硬化斑块形成,远期效果不甚满意,临床统计 5 年通畅率在 80% 左右,10 年通畅率在 60% 左右。进而采用乳内动脉、桡动脉、胃网膜右动脉旁路移植,远期通畅率显著提高,10 年通畅率均在 90% 左右。但是采用动脉旁路移植的全动脉化 CABG 还不能完全推广实施。目前,在 CABG 手术中,各大医疗单位均常规采用左侧乳内动脉作前降支旁路,以达到最大限度地保护心脏功能。其他病变冠状根据情况采用桡动脉、大隐静脉等联合使用,以期达到最佳的远期效果。近年来,为了尽量减少外科手术的创伤,各种微创 CABG 手术开始研发。目前,已由金典的体外循环下 CABG(on-pump CABG)一统天下,发展为不停跳 CABG(off-pump CABG)占到总手术量的 1/3~1/2,进而各种小切口 CABG(miniCABG)、机械手

CABG 在临床上已经比较常见,使手术创伤进一步降低。

(3)关于 CABG 术和 PCI 术的选择问题:目前,两种血供重建术的个体化选择问题还没有明确标准。由于 CABG 具有完全血运重建程度高、血流量大及可同时矫正机械并发症等优点,目前循证医学证实,其改善心功能的作用优于 PCI。但对于某些患者,PCI 也有 CABG 不可替代的优势。2008 年,《循环》杂志上的一篇论文提到,PCI 和 CABG 对于高龄患者左主干疾病的治疗结果具有可比性。回顾性研究发现,79 岁以上患者行 PCI 或 CABG 术后随访 2 年,在心源性死亡、心脏病发作和主要不良事件方面没有显著差异。但由加拿大 JosepRodes-Cabau 博士带领的研究组,评价了 2002—2008 年期间,他们所在中心进行 CABG(145 例)或者 PCI(104 例)术的 249 例 80 岁以上的左主干疾病患者,平均随访(23±16)个月,血供重建后 30 d 内,CABG 患者并发症发生率更高,包括新发房颤、急性肾衰竭、需要输血的出血并发症。整体看来,平均每例采用 CABG 治疗的患者并发症发生率更高、住院时间更长。大约 2 年的随访中,累积心性死亡或者心肌梗死率在 PCI 组是 34.6%,在 CABG 组是 30.3%。随访期间无心性死亡或心肌梗死生存率、无主要不良心脑血管事件(MACE)生存率两组相似。关于血供重建的选择,目前国内外学者观点认为:①远期生存更主要与血管重建是否完全有关,而不受血管重建方法的影响;②在完全性血管重建者 CABG 与 PTCA 组无事件生存率相似;③对于多支病变的左心功能减低者(LVEF<40%),特别是并发糖尿病或有高危形态病变或前降支起始部病变的患者,如果 PCI 不能达到完全性血管重建,应行 CABG 治疗;④对于不愿接受 CABG 的患者,在充分评估 PCI 操作风险和获益的情况下,选择 PCI 是合理的;⑤介入治疗是否行完全血供重建,尚取决于冠状动脉病变解剖、心肌功能及临床情况——如果冠脉病变复杂或患者心肾功能不全,为了手术安全性,应分期介入治疗;通常先对引起症状、供应大面积心肌的冠状动脉或狭窄程度最严重的病变做介入治疗;根据介入疗效及临床情况决定是否再行介入治疗。

2. 心脏再同步化治疗(CRT) 缺血性心肌病患者在使用 ACEI、ARB、β 受体阻滞药、醛固酮拮抗药等药物的充分治疗后症状没有缓解依然反复发作的患者,同时应该进行 CRT 治疗。一般情况下,长期心脏同步治疗 3~6 个月左心室收缩末期及舒张末期容积大约可减少 10%。多项研究表明,CRT 不仅能够逆转左心室重构,改善心功能,减少住院次数,而且可以降低死亡率。虽然 CRT 是心力衰竭治疗的重大突破,但部分缺血性心肌病患者,由于心肌有较多的纤维化和瘢痕形成,对 CRT 治疗不产生反应,故如何提前发现无应答者以提高和完善 CRT 的疗效,已成为起搏领域的研究热点。

3. 干细胞治疗 干细胞移植治疗心力衰竭是近年来心血管疾病治疗领域的另一个热点。一般情况下,成人心肌细胞一旦受损难以再生。心肌梗死后,坏死的心肌细胞只能由成纤维细胞填充,成为瘢痕组织。并逐渐发生心室重构,而心室重构正是缺血性心肌病患者顽固性心力衰竭和死亡的主要原因。近年来,部分患者虽然经过优化而充分的药物治疗和血供重建,但治疗效果依然欠佳。所以如何促使有功能的心肌细胞再生是治愈疾病的关键。干细胞是具有很强的自我更新能力及多项分化潜能的原始细胞。动物实验和初期临床研究表明,干细胞移植可以取代坏死心肌细胞,增加有功能心肌细胞数量,改善心功能,为心力衰竭患者治疗开辟了一条新的途径。

目前观察比较多的是自体干细胞,主要是骨髓干细胞和外周血 CD34$^+$ 移植。而目前困扰心脏干细胞移植的主要问题是室性心律失常,尤其是使用骨骼肌细胞移植时,心脏研究专家 Menasche 教授分析,造成这一问题的原因有多方面。其一,不能完全排除可能存在导致心律失常的干细胞,另一个重要原因是接受干细胞移植的患者原有的心脏缺血性疾病。此外,经心内膜移植干细胞,可以造成局部炎症组织损伤,进一步增加心肌的不稳定性。总体来看,干细胞治疗心力衰竭的具体机制还不是十分明确。细胞实验和动物研究的结果尚不能与临床研究完全吻合,尤其在临床研究中还面临诸多问题,如细胞类型、合适受试人群、细胞数量和效率、移植途径、移植后在体评价方法等问题缺乏量化规范。目前公布的小规模探索性研究由于入选人数偏少、随访时间短,尚不足以得出肯定性结论。因此,尽管目前大多数研究证实该疗法安全有效,我们仍需要谨慎对待。但是干细胞治疗心力衰竭以其特的优势有着广阔的前景。希望将来会使治疗缺血性心力衰竭的手段发生命性的改变。

4. 其他 此外,置入主动脉内球囊反搏、左心室辅助装置及人工心脏在缺血性心力衰竭的治疗中也有不同作用。心脏移植是缺血性心肌病的最终解决方法,但目前由于供体缺乏、技术难度大等因素,应用受限。

三、结语

目前,尽管调节神经内分泌因素治疗缺血性心力衰竭的新药正在不断地被研制和评估,进一步通过抑制神经内分泌或体内其他系统改善死亡率的可能还很遥远，而冠状动脉血供重建术能否最大程度上改善存活心肌供血并保存心功能，还取决于患者个体情况，通过干细胞移植改善和治疗缺血性心力衰竭在临床上还存在很大的挑战性。因此，在加大投入研究心力衰竭治疗的同时，更应该重视患者的教育，积极预防难治缺血性心力衰竭的发生。

（罗晓颖）

第3章

介入治疗

1. 经桡动脉介入治疗5进6双导管技术应用技巧

近年来,经皮冠状动脉介入治疗(PCI)技术发展迅速。由于患者依从性好、出血并发症少等优点,桡动脉已成为目前国内外众多医院PCI治疗的首选入径。但经桡动脉PCI也有一定的局限性,如在处理严重钙化、近端扭曲或慢性闭塞等复杂冠状动脉病变时,指引导管支撑力不足而导致球囊或支架不能成功到达靶病变区域。特别当病变节段已扩张或存在夹层,但因系统支撑力不足支架无法到达病变段时,操作者往往处于进退两难的处境。如何在原有指引导管及钢丝的基础上进一步提高支撑力以成功完成PCI治疗一直是探讨的热点。

既往报道,双钢丝技术、球囊锚定、子母导管技术等均可作为增加PCI过程中导管支撑力的方法。双导丝技术虽增加支撑力,但存在导引钢丝缠绕使器械无法通过等问题。6F指引导管内使用球囊锚定技术,除需要有合适的分支血管来提供锚定点外,也存在钢丝缠绕、应用2根球囊导管或1根球囊及1根支架导管造成输送困难等障碍。与传统的双导丝或单纯球囊锚定技术相比,5进6双导管技术在使用6F指引导管的情况下更为便利及有效。同时该技术保留了冠状动脉内初始时置入的钢丝,避免了某些情况下重新进入钢丝时误入血管夹层的风险(特别是在球囊扩张后)。我们既往研究连续性观察了3年间125例在经桡动脉PCI时补救性应用5进6双导管技术的有效性和安全性。结果表明,该技术操作成功率高(98.4%),应用过程中无相关并发症发生。术后临床随访1年,无MACE生存率为92.8%,与其他研究结果相似,同时也提示该技术的应用不会影响患者远期预后(发表于中国循环杂志,2012,6:415-418)。

早期体外实验结果已表明,5进6双导管技术可显著提高指引导管的支撑力。即使5F导管未露出母导管,和单个6F指引导管相比,5进6系统支撑力已有显著提高($P < 0.01$);若5F导管头端露出5 mm,其整体支撑力已超过单个7F指引导管;随着其露出程度越多,整体支撑力也越强。在临床应用5进6双导管技术时,我们中心选用Terumo公司的5F指引导管(Heartrail Ⅱ),其头端为直头设计,较为柔软,这些特性可使5F指引导管即使在扭曲或钙化的条件下也可深插进入冠脉靶血管。此外,我们研究中44.8%的患者应用远端球囊锚定技术以获得5F指引导管进一步深插的效果。应该指出,锚定球囊通常只需应用初次的预扩张球囊,锚定点也只需选在靶病变位置,但扩张压力可以相对更高(14~18 atm)。

临床5进6双导管技术操作应用技巧可参考如下。

1.5F指引导管进入6F指引导管 保留原有进入的6F指引导管及冠状动脉内指引钢丝,去除Y连接阀,沿原指引钢丝套入5F指引导管并送入原6F指引导管。需要注意的是,在送入5F指引导管的过程中需在透视下观察指引钢丝头端在冠状动脉内的位置,在应用硬钢丝或亲水涂层钢丝时应避免在推送5F指引导管过程中将钢丝进一步带入冠状动脉导致穿孔的风险。我们的经验是在应用软头类钢丝(如

Runthrough、BMW 等)时此类风险几乎不存在;但在
CTO 治疗应用硬钢丝(如 conquest-pro 等),需要在透
视下密切观察钢丝头端位置。通常情况下,0.014 英
寸指引钢丝在 5F 指引导管内游离度很大,进入 5F 指
引导管时过深带入钢丝的可能性不高。体外 5 进 6
双导管系统装配可见图 3-1。

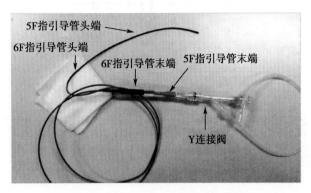

图 3-1 体外 5 进 6 双导管系统实物图

2. 连接 Y 阀、重新装配指引导管系统 一旦
指引钢丝末端露出 5F 指引导管,助手应固定住钢
丝,并在钢丝露出长度足够时重新将 Y 连接阀与
5F 指引导管相连。至此,5 进 6 双导管系统初步装
配完成。术者重新排气及冲刷双导管指引系统,及
时观察血压。在此过程中可能会有两个指引导管
之间空隙漏气或渗血的顾虑,但 5F 指引导管的外
径和目前临床常用的 6F 指引导管内径之间残留空
隙相当小(约 0.13 mm,见表 3-1)。这些几乎不存
在的空隙所造成渗血或压力衰减的顾虑可不做
考虑。

3. 在 5 进 6 双导管系统内进行介入操作 与基
本 PCI 操作相似,重新在钢丝上装载下一步治疗器械
(通常是球囊或支架)。这时需要注意的是,5F 指引
导管头端突出 6F 指引导管的长度,露出长度越长,系
统的整体支撑力就越强。这就需要我们掌握深插技
术,后者通常在单独一根指引钢丝上很难完成。在钢
丝上进入一根球囊导管或应用球囊远端锚定后再深
插 5F 指引导管是经常采用的技术。这一过程中需助
手固定住钢丝及球囊导管(通常扩张固定在冠状动脉
病变处),术者左手固定好 6F 指引导管,右手缓慢深
插 5F 指引导管到冠状动脉内。另外,在操作熟练后,
术者可以在球囊扩张后释放压力抽瘪的瞬间将 5F 指
引导管进一步深插。整个过程中需要观察患者血压、
心率等血流动力学指标,防止 5F 指引导管深插后压
力嵌顿;也可以通过是否有造影剂潴留来判断。在这
过程中,需要注意的是,6F 指引导管应尽量保持在冠
状动脉开口部位以提供足够的支撑来支持 5F 指引导
管深插。在某些特定病变中,如近端血管存在支架
时,深插 5F 指引导管可跨过或进入近端支架,后者可
提供非常强的支撑力。球囊锚定后深插 5F 指引导管
可有效解决初始支架不能通过近段血管扭曲、钙化的
节段,除了提供额外的强支撑力外,5F 指引导管为支
架的通过建立了一条通顺的轨道。

4. 完成介入治疗后 5 进 6 双导管系统的撤出
在完成介入治疗(通常是支架到达目标病变处成功释
放)后,可由助手或术者右手固定指引钢丝,左手先将
5F 指引导管撤出冠状动脉血管到冠状动脉开口或 6F
指引导管内。随后完成最后的造影确认治疗结果后
撤出指引钢丝及指引导管。

表 3-1 临床常用各指引导管参数

公司	指引导管	型号	长度	内径	外径
Cordis	Judkins,XB	6F	100 cm	0.070 英寸/1.80 mm	
		7F	100 cm	0.078 英寸/2.00 mm	
Medtronic	EBU	6F	100 cm	0.071 英寸/1.80 mm	
		7F	100 cm	0.081 英寸/2.06 mm	
Neich	UBS	6F	100 cm	0.068 英寸/1.73 mm	
		7F	100 cm	0.079 英寸/2.01 mm	
Terumo	BL	6F	100 cm	0.071 英寸/1.80 mm	
		7F	100 cm	0.081 英寸/2.06 mm	
Terumo	Heartrail Ⅱ	5F	120 cm	0.059 英寸/1.50 mm	1.67 mm

术者在应用5进6双导管技术前需要知道其风险及局限性，以免应用后仍不能顺利完成介入治疗。5F指引导管一旦进入6F导管甚至冠状动脉后再撤出的话极有可能将冠状动脉内的指引钢丝带出（应用延长钢丝可避免撤出5F导管时带出原有钢丝）。5进6双导管系统的应用风险及局限性包括：①由于原有0.014英寸钢丝仍保留在冠状动脉，因此进入5F导管时可能会使导引钢丝进一步深插，产生冠状动脉穿孔的潜在风险（特别在处理慢性完全阻塞病变应用头端坚硬的钢丝时）。②冠状动脉内深插5F导管还有造成夹层撕裂的风险，因此透视下仔细、缓慢的操作是预防的关键，球囊锚定后进行深插5F导管也可一定程度上避免出现夹层撕裂。③5进6双导管技术的局限性来自于5F导管本身，其较小的内径(1.50 mm)最多容纳2根导引钢丝及1根球囊或支架导管，不能同时进入2根球囊或支架行对吻扩张等操作；5F指引导管的长度为120 cm，治疗极远端冠状动脉病变时需要考虑支架输送杆能否突出5F指引导管到达远端病变处。另外，由于其管腔的因素，在进入球囊或支架后注射造影剂较为困难，可能会对器械定位产生一定的干扰。在使用5进6双导管技术仍不能成功时，换用股动脉入径可能仍是良好的选择。

鉴于国内目前尚无Guideliner导管（其应用可能更为简便，且可提供较好的系统支撑力，但费用昂贵），在经桡动脉对复杂冠状动脉病变进行PCI时，一旦出现因指引导管支撑力不足、球囊或支架无法到达靶病变部位时，5进6双导管技术可安全、有效地解决指引导管系统支撑力不足的问题，值得在临床上进一步推广应用。

（张　奇）

2. 急性心肌梗死血供重建后心肌再灌注及存活性的无创性评价进展

急诊经皮冠状动脉介入治疗(percutaneous coronary intervention,PCI)使急性心肌梗死(AMI)患者的梗死相关动脉(infarct-related artery,IRA)开通率显著提升,但仍有相当一部分患者因心肌组织和细胞未能有效灌注而发生不可逆性损伤,影响心功能恢复和临床预后。为此,准确评价血供重建后心肌灌注水平及存活性,对疗效和预后测定等具有十分重要的价值。本文就当前无创性评价心肌再灌注和存活性方法的进展作一综述。

一、概述

(一)ST 段回落(ST-segment resolution,STR)

多项研究显示,心电图 STR 幅度能间接反映心肌组织的再灌注和前壁心肌梗死后心肌存活性,是预测 AMI 后心功能恢复和长期预后的良好指标。STR 可分为单导联最大 STR 和所有导联的总 STR(Σ STR)。Zeymer 等研究发现,单导联最大 STR 能简便和准确地预测 30 d 内心脏不良事件发生率。但是,近年来临床上更多采用ΣSTR(即心电图相关导联术前与术后 ST 段抬高总和差值除以术前 ST 段抬高总和)。Feldman 等研究 AMI 急诊介入治疗成功后Σ STR 变化,发现ΣSTR 不能很快下降则反映微循环功能障碍。Rakowski 等指出,急诊 PCI 后ΣSTR 和单导联最大 STR 均是预测梗死面积和左心室功能的良好指标。

尽管心电图 ST 段和 T 波演变受到多种因素的影响,但再灌注治疗后心电图 STR 主要反映心肌组织的再灌注状态,可以早期识别术后高危人群,是一种简单有效的无创性评价预后的方法,临床上可广泛应用。

(二)经胸或经食管超声多普勒技术

超声多普勒技术通过测定冠状动脉血流储备(coronary flow reserve,CFR)反映微循环功能状态,间接反映血运重建后的心肌灌注水平。临床上,通常用超声多普勒技术显示心外膜和心肌内冠状动脉血流,结合同步获取的彩色多普勒血流频谱,即可测定各冠状动脉分支的血流速度储备(coronary

flow velocity reserve,CFVR)。经胸超声多普勒对冠状动脉近端成像效果差,且仅显示部分冠状动脉的远端血管。经食管超声多普勒将探头直接置于心脏后方,一定程度上避开胸壁和肺组织的干扰,获得质量较好的冠状动脉图像,可清楚显示冠状动脉开口及分支血流。

目前有关超声多普勒技术测定 CFR 评估再灌注后左心室功能恢复的研究较少,再灌注后实施超声多普勒技术的最佳时间也有待商榷。舒张减速时间(diastolic deceleration time,DDT)缩短、舒张早期反流及收缩期前向血流减少是 AMI 血供重建后早期灌注不良的表现。对首次前壁 AMI 再灌注治疗成功的患者,有研究认为 DDT 小于 185 ms 比 ST 段回落不良及心肌酶峰值更能预测无复流的发生。

尽管多普勒超声使用方便、成本较低、易于推广,但由于超声探头位置的局限性,超声束与三支冠状动脉近端走行存在较大夹角及心脏活动造成测量位置难以固定,因此很难取得较清晰的血流频谱,容易造成测量的误差。

(三)心肌声学造影(myocardial contrast echocardiography,MCE)

约 1/3 冠状动脉循环血液存在于心肌组织中,称为心肌血容量(myocardial blood volume,MBV),其中绝大部分存在于毛细血管中。MCE 时,声学造影剂微泡灌注到冠状动脉循环并特异性残留于冠状动脉微血管腔内而不进入血管外间隙或被心肌细胞摄取,使含血心肌在超声心动图探测时显像增强,其强度反映微泡在心肌中聚集的密度,从而反映该心肌区域的微循环状态。任何回声信号强度改变即反映 MBV 的改变。

在急诊血运重建成功的 AMI 患者中,约 40% 因存在无复流现象而未能实现微循环血流和心肌灌注。急诊冠状动脉介入治疗(PCI)后 24 h 内进行经静脉 MCE 检查同样也显示出预测微循环血流的能力。Dwivedi 等通过 MCE 发现,AMI 再灌注治疗后未发生病理性室壁变薄可预测总体心室功能远期恢复良好。Galiuto 等认为,对于血运重建后 TIMI 血流 3 级的患者,与持续 ST 段抬高及心肌灌注层色分级相比,MCE 检测微循环损伤范围是 AMI 后左心室重构最有力的独立预测指标。同样,急诊 PCI 后 MCE 显示心肌微循环灌注不良,可预测左心室重构、心源性死亡及心力衰竭。这些研究表明,MCE 利用其空间分辨率和时间分辨率高的优势,对判断 PCI 早期心肌再灌注水平有很大帮助。

虽然至今尚无 AMI 时使用声学造影剂的不良事件或血流动力学改变的报道,但 FDA 仍建议声学造影剂仅限于不稳定型冠状动脉疾病患者。与其他检查手段相比,MCE 在 AMI 中的危险性更明显。而且 MCE 在诊断和定量分析等方面尚存在一定的局限性(如缺乏统一标准,技术要求较高)。

(四)同位素心肌灌注显像

随着门控式单光子发射计算机断层扫描(single-photon emission computed tomography,SPECT)、正电子发射计算机断层扫描(positron emission tomography,PET)及新型放射性示踪剂的发展,同位素心肌灌注显像已成为无创性评价心肌存活及功能的重要手段。心脏各部位聚集示踪剂的量与该部位心肌灌注血流量呈正比,经断层扫描后显像,从而可以判断心肌的血流灌注情况。显影密度高说明示踪剂分布多,心肌灌注良好,反之则提示灌注不足,显影缺失说明心肌严重缺血或坏死。目前临床上常用的同位素示踪剂包括 ^{201}Tl、^{99m}Tc-甲氧基异丁基异腈(MIBI)、^{18}F-脱氧葡萄糖(FDG)等。

^{201}Tl 的优点在于其"再分布"特性,只需注射一次示踪剂即可完成运动及静息心肌显像,减少了射线剂量和照射时间。但价格昂贵,图像质量欠佳,容易引起放射性衰减而产生伪影。^{99m}Tc-MIBI 兼具水溶性和脂溶性,还有较快的血液清除率以及较高的心脏/血液比值等特性,允许进入体内的放射性剂量是 ^{201}Tl 的 10～20 倍,可获得质量较高的心肌显像,诊断敏感性和特异性与 ^{201}Tl 无明显差别,而且几乎不产生伪影,临床应用广泛。Ernande 等发现运用门控式 SPECT 结合 ^{99m}Tc-MIBI 可较为准确地预测初次 AMI 后亚急性期的心室重构。目前较多临床试验运用该技术评价 AMI 后冠状动脉灌注和心肌存活性。但 ^{99m}Tc-MIBI 无 ^{201}Tl 的再分布现象,进行运动-静息显像时需隔日注射两次示踪剂,给患者带来一定不便。近年来 ^{18}F-FDG 被用于 SPECT,且与 ^{201}Tl 和 ^{99m}Tc-MIBI 相比,其诊断准确性进一步增高。有研究表明,联合应用 ^{99m}Tc-MIBI 和 ^{18}F-FDG 同步增强心肌灌注代谢显像技术(dual-isotope simultaneous acquisition,DISA)可同时获得心肌血流灌注与代谢图像,较好地检测存活心肌。

PET 将发射正电子的同位素作为标志物,观察并记录其在心肌局部的代谢过程,利用断层扫描技术对标志物所参与的特定代谢过程进行立体成像,并测定心肌组织对葡萄糖的利用率和局部的血流量,从而准确估计静息及负荷状态下局部心肌灌注及代谢功能,被公认为鉴别心肌存活的"金标准"。常用的葡萄糖代谢标志物是 ^{18}F-FDG,心肌血流灌注的标志物是 ^{13}N-NH$_3$,其他标志物包括 ^{15}O-H$_2$O、^{82}Rb 等。目前三维模式 PET 显像已被证实有效并应用于临床。近年来一些 ^{18}F 相关的长半衰期核素标志物成为研究热点,包括 ^{18}F-BMS747158、^{18}F-AlF-NOTA-PRGD2 等。研究显示,其心肌摄取快、血流灌注相关性好、滞留时间长、放射性摄取均匀,以及体内生物分布合理等,有望成为较理想的示踪剂。

SPECT 和 PET 均能精确检测冠状动脉微循环并评价心肌存活状态,但价格昂贵,因此临床应用受到一定限制,同时其对疾病诊断和预后评价的作用尚需进一步研究。

(五)磁共振心肌灌注成像(magnetic resonance myocardial perfusion imaging,MRMPI)

与 SPECT/PET 相比,磁共振成像(magnetic pesonance imaging,MRI)具有无电离辐射、空间及组织分辨率高等特点。增强 MRI 结合造影剂心肌灌注可进一步评价冠状动脉微循环变化、判断心肌活性;通过测定冠状动脉血流速度或血流量计算 CFR 值,反映冠状动脉微循环情况;评估心室容积、射血分数等,为此 MRI 具有"一站式"检查心脏结构与功能变化的能力。目前 MRMPI 主要分为首过法和延迟增强法。

用于首过法的造影剂分为细胞外、血管内和低扩散等几种类型,目前临床应用最多的是二乙三胺五乙酸钆双葡甲胺(Gd-DTPA),属细胞外间质型。研究表明,AMI 后缺血区心肌首过时相可出现低灌注区,与心肌失活有关,因此可用于判断直接 PCI 前后心肌灌注缺损的程度和范围。MRI 首过心肌灌注成像还可作为微创血管重建技术、干细胞及药物治疗技术的理想评价方法。

MRMPI 对 AMI 后心肌细胞存活能力的分析基于 Gd-DTPA 的分布特性。正常情况下,Gd-DTPA 能迅速溢出毛细血管床,在细胞间质中达到平衡。AMI 后心内膜下血管损伤,细胞通透性增加,使 Gd-DTPA 进入细胞内,导致流入时间延长,排空延迟,心肌信号呈稳定平台,造成延迟相心内膜下心肌呈高信号,正常心肌区信号衰减速度明显快于梗死区心肌。研究提示,延迟 MRMPI 增强范围与组织病理学心肌梗死范围近乎完全吻合,而可逆性损伤心肌并没有延迟增强,提示此技术可定量判断非存活心肌。延迟 MPM-RI 的分辨率是 SPECT 的 42 倍,可检测心肌微小坏死灶。与 SPECT 比较,其判断梗死心肌范围更为准确。Gutbedet 等报道,延迟 MPMRI 预测冠状动脉旁路移植术后心功能恢复的敏感性优于 SPECT。与 PET 比较,延迟 MPMRI 对于心内膜下心梗的诊断效能优于 PET。

MRMPI 的优势在于可清晰显示心内膜至心外膜间心肌梗死的透壁程度及梗死区存活心肌的范围等,但其费用高昂且无法床边操作,因此临床推广困难。

(六)多层螺旋 CT 心肌灌注成像(multislice computed tomography,MSCT)

MSCT 具有分辨率高、成像速度快、可重复等优点,使其在心肌灌注成像和心功能评价领域得以应用。研究表明,MSCT 能识别 AMI 的形态和血流动力学特点,在评价 AMI 血运重建后心肌存活等方面具有广泛应用前景。随着射线剂量不断降低,利用 MSCT 来评价 AMI 后冠状动脉灌注及心肌存活性逐渐受到关注。

根据注射造影剂后不同时间段,MSCT 评价心肌灌注的方法包括单相扫描、双相扫描和造影后直接 CT 检查。单相扫描即对注射造影剂后的早期图像进行分析,但受成像原理所限,容易低估梗死范围(冠状动脉再灌注后更为明显),故已较少使用。双相扫描目前较为常用,其原理与 MRI 类似,即利用造影剂在不同时间段内心肌组织分布代谢差异进行成像。在首次扫描后 10 min 内进行第二次扫描,利用两次扫描的不同特征及 CT 值变化来判断梗死心肌范围和评估心肌灌注,其结果与病理染色高度一致。AMI 急诊 PCI 后立刻进行 MSCT 扫描时不注射造影剂。与 MRI 延时扫描相比,在评价梗死心肌容积及透壁性上两者相关性较高。但由于患者临床情况及扫描时间限制,检查结果个体差异较大,仅适用于具备快速转运条件的单位。

MSCT 是评价心肌缺血的良好指标。Paul 等对心梗再灌注后的患者行 MSCT 双相增强扫描,结果表明延迟强化周边的心肌,如存在延迟期不强化则预示永久性再灌注缺损。有研究表明,延迟增强 MSCT 可评价左心功能和室壁重构情况。由于成像原理类似,MSCT 与 MRMPI 的结果一致性较强。Andreas 等发现,MSCT 双相扫描与 MRMPI 检测心肌梗死面积相关良好。Gerber 等研究结果提示,无论早期灌注缺损还是延迟灌注改善的精确性,MSCT 都与 MRMPI 有很好的相关性。

MSCT 的优势在于空间分辨率好,扫描时间短,费用相对较少。但信噪比较差,使用造影剂存在肾毒性作用和过敏现象,临床推广和应用还需大规模试验的验证。

二、展望

AMI 血运重建后,无创、快速、准确地评价心脏形态和功能是发展的趋势。心电图检查简单有效,其作用已得到广泛验证。超声多普勒虽然技术简单,价格低廉,但成像质量不甚理想。MCE 具有无放射性、分辨率高、检查方便、重复性好,可床边操作等优点,是评价心肌微循环血流灌注极具潜力的工具,但其推广还需依靠包括声学造影在内各方面技术的发展。SPECT/PET 在评价冠状动脉再灌注及心肌存活方面最为精确,但价格昂贵且存在放射性,患者接受程度较差,限制其在临床中的进一步应用。MRI 及 MSCT 心肌灌注成像(特别是双相扫描成像技术),可提供冠状动脉及心肌存活的详细信息,预测远期左心室重构与心功能恢复情况,有望成为 AMI 患者急诊血供重建后首选的影像学综合评估手段。联合应用心电图、MCE、SPECT/PET 或 MRI/MSCT 等评估冠状动脉微循环及心肌存活情况,或许是未来的研究重点。

(张 奇 朱天奇 沈卫峰)

参 考 文 献

[1] Sejersten M,Valeur N,Grande P,et al. Long-term prognostic value of st-segment resolution in patients treated with fibrinolysis or primary percutaneous coronary intervention results from the danami-2(danish trial in acute myocardial infarction-2). J Am Coll Cardiol,2009,54:1763-1769.

[2] Zeymer U,Schroder K,Wegscheider K,et al. ST resolution in a single electrocardiographic lead:A simple and accurate predictor of cardiac mortality in patients with fibrinolytic therapy for acute st-elevation myocardial infarction. Am Heart J,2005,149:91-97.

[3] Feldman LJ,Coste P,Furber A,et al. Incomplete resolution of st-segment elevation is a marker of transient microcirculatory dysfunction after stenting for acute

myocardial infarction. Circulation, 2003, 107: 2684-2689.

[4] Rakowski T, Dziewierz A, Siudak Z, et al. ST-segment resolution assessed immediately after primary percutaneous coronary intervention correlates with infarct size and left ventricular function in cardiac magnetic resonance at 1-year follow-up. J Electrocardiol, 2009, 42:152-156.

[5] Murata E, Hozumi T, Matsumura Y, et al. Coronary flow velocity reserve measurement in three major coronary arteries using transthoracic doppler echocardiography. Echocardiography, 2006, 23:279-286.

[6] Richmond ME, Cabreriza SE, Van Batavia JP, et al. Direction of preoperative ventricular shunting affects ventricular mechanics after tetralogy of fallot repair. Circulation, 2008, 118:2338-2344.

[7] Hozumi T, Kanzaki Y, Ueda Y, et al. Coronary flow velocity analysis during short term follow up after coronary reperfusion: Use of transthoracic doppler echocardiography to predict regional wall motion recovery in patients with acute myocardial infarction. Heart, 2003, 89:1163-1168.

[8] Iwakura K, Ito H, Kawano S, et al. Assessing myocardial perfusion with the transthoracic doppler technique in patients with reperfused anterior myocardial infarction: Comparison with angiographic, enzymatic and electrocardiographic indices. Eur Heart J, 2004, 25:1526-1533.

[9] Ito H. Myocardial contrast echocardiography after myocardial infarction. Curr cardiol reports, 2012, 14: 350-358.

[10] Iwakura K, Ito H, Kawano S, et al. Chronic pre-treatment of statins is associated with the reduction of the no-reflow phenomenon in the patients with reperfused acute myocardial infarction. Eur Heart J, 2006, 27:534-539.

[11] Greaves K, Dixon SR, Fejka M, et al. Myocardial contrast echocardiography is superior to other known modalities for assessing myocardial reperfusion after acute myocardial infarction. Heart, 2003, 89: 139-144.

[12] Dwivedi G, Janardhanan R, Hayat SA, et al. Relationship between myocardial perfusion with myocardial contrast echocardiography and function early after acute myocardial infarction for the prediction of late recovery of function. Int J Cardiol, 2010, 140: 169-174.

[13] Galiuto L, Garramone B, Scara A, et al. The extent of microvascular damage during myocardial contrast echocardiography is superior to other known indexes of post-infarct reperfusion in predicting left ventricular remodeling: Results of the multicenter amici study. J Am Coll Cardiol, 2008, 51:552-559.

[14] Khumri TM, Nayyar S, Idupulapati M, et al. Usefulness of myocardial contrast echocardiography in predicting late mortality in patients with anterior wall acute myocardial infarction. Am J Cardiol, 2006, 98: 1150-1155.

[15] Lodge MA, Braess H, Mahmoud F, et al. Developments in nuclear cardiology: Transition from single photon emission computed tomography to positron emission tomography-computed tomography. J Invasive Cardiol, 2005, 17:491-496.

[16] Sharma R, Katz JK. Increased myocardial wall thickening as index of viability assessment: A preliminary report on delayed contrast mri. Contrast Media & Molecular Imaging, 2009, 4:37-41

[17] Tadehara F, Yamamoto H, Tsujiyama S, et al. Feasibility of a rapid protocol of 1-day single-isotope rest/ adenosine stress tc-99m sestamibi ecg-gated myocardial perfusion imaging. J Nucl Cardiol, 2008, 15: 35-41.

[18] Ernande L, Cachin F, Chabrot P, et al. Rest and low-dose dobutamine tc-99m-mibi gated-spect for early prediction of left ventricular remodeling after a first reperfused myocardial infarction. J Nucl Cardiol, 2009, 16:597-604.

[19] Lipiecki J, Monzy S, Durel N, et al. Effect of thrombus aspiration on infarct size and left ventricular function in high-risk patients with acute myocardial infarction treated by percutaneous coronary intervention. Results of a prospective controlled pilot study. Am Heart J, 2009, 157:583 e581-587.

[20] Sezer M, Cimen A, Aslanger E, et al. Effect of intracoronary streptokinase administered immediately after primary percutaneous coronary intervention on long-term left ventricular infarct size, volumes, and function. J Am Coll Cardiol, 2009, 54:1065-1071.

[21] Berman DS, Kang X, Tamarappoo B, et al. Stress thallium-201/rest technetium-99m sequential dual isotope high-speed myocardial perfusion imaging. JACC Cardiovasc Imag, 2009, 2:273-282.

[22] Steele PP, Kirch DL, Koss JE. Comparison of simultaneous dual-isotope multipinhole spect with rotational spect in a group of patients with coronary artery disease. J Nucl Med, 2008, 49:1080-1089

[23] Schinkel AF,Poldermans D,Elhendy A,et al. Assessment of myocardial viability in patients with heart failure. JNucl Med,2007,48:1135-1146.

[24] Schepis T,Gaemperli O,Treyer V,et al. Absolute quantification of myocardial blood flow with 13n-ammonia and 3-dimensional pet. J Nucl Med,2007,48: 1783-1789.

[25] deKemp RA,Yoshinaga K,Beanlands RS. Will 3-dimensional pet-ct enable the routine quantification of myocardial blood flow? J Nucl Cardiol,2007,14:380-397.

[26] Maddahi J,Czernin J,Lazewatsky J,et al. Phase I, first-in-human study of bms747158,a novel 18f-labeled tracer for myocardial perfusion pet:Dosimetry, biodistribution,safety,and imaging characteristics after a single injection at rest. J Nucl Med,2011,52: 1490-1498.

[27] Rischpler C,Park MJ,Fung GS,et al. Advances in pet myocardial perfusion imaging:F-18 labeled tracers. Ann Nucl Med,2012,26:1-6.

[28] Gao H,Lang L,Guo N,et al. Pet imaging of angiogenesis after myocardial infarction/reperfusion using a one-step labeled integrin-targeted tracer 18f-alf-nota-prgd2. Eur J Nucl Med Mol Imag,2012,39:683-692.

[29] Dall'Armellina E,Karamitsos TD,Neubauer S,et al. Cmr for characterization of the myocardium in acute coronary syndromes. Nat Rev Cardiol, 2010, 7: 624-636.

[30] Parkka JP,Niemi P,Saraste A, et al. Comparison of mri and positron emission tomography for measuring myocardial perfusion reserve in healthy humans. Magnetic Resonance in medicine,2006,55:772-779.

[31] Mather AN,Lockie T,Nagel E,et al. Appearance of microvascular obstruction on high resolution first-pass perfusion,early and late gadolinium enhancement cmr in patients with acute myocardial infarction. J Cardiovasc Magnetic Resonance,2009,11:33.

[32] Foo TK,Wolff SD,Gupta SN,et al. Enhanced viability imaging:Improved contrast in myocardial delayed enhancement using dual inversion time subtraction. Magnetic Resonance in Medicine, 2005, 53: 1484-1489.

[33] Lloyd SG,Gupta H. Assessment of myocardial viability by cardiovascular magnetic resonance. Echocardiography,2005,22:179-193.

[34] Ibrahim T,Hackl T,Nekolla SG,et al. Acute myocardial infarction:Serial cardiac mr imaging shows a decrease in delayed enhancement of the myocardium during the 1st week after reperfusion. Radiology, 2010,254:88-97.

[35] Gutberlet M,Frohlich M,Mehl S,et al. Myocardial viability assessment in patients with highly impaired left ventricular function:Comparison of delayed enhancement,dobutamine stress mri,end-diastolic wall thickness,and Tl201-SPECT with functional recovery after revascularization. Eur Radiol, 2005, 15: 872-880.

[36] Nieman K,Shapiro MD,Ferencik M,et al. Reperfused myocardial infarction:Contrast-enhanced 64-section ct in comparison to mr imaging. Radiology, 2008, 247:49-56.

[37] Sanz J,Weeks D,Nikolaou K,et al. Detection of healed myocardial infarction with multidetector-row computed tomography and comparison with cardiac magnetic resonance delayed hyperenhancement. Am J Cardiol,2006,98:149-155.

[38] Lardo AC,Cordeiro MA,Silva C,et al. Contrast-enhanced multidetector computed tomography viability imaging after myocardial infarction:Characterization of myocyte death, microvascular obstruction, and chronic scar. Circulation,2006,113:394-404.

[39] Habis M,Capderou A,Ghostine S,et al. Acute myocardial infarction early viability assessment by 64-slice computed tomography immediately after coronary angiography:Comparison with low-dose dobutamine echocardiography. Journal of the American College of Cardiology,2007,49:1178-1185.

[40] Habis M,Capderou A,Sigal-Cinqualbre A,et al. Comparison of delayed enhancement patterns on multislice computed tomography immediately after coronary angiography and cardiac magnetic resonance imaging in acute myocardial infarction. Heart, 2009, 95: 624-629.

[41] Paul JF,Wartski M,Caussin C,et al. Late defect on delayed contrast-enhanced multi-detector row ct scans in the prediction of spect infarct size after reperfused acute myocardial infarction:Initial experience. Radiology,2005,236:485-489.

[42] Koyama Y,Matsuoka H,Mochizuki T,et al. Assessment of reperfused acute myocardial infarction with two-phase contrast-enhanced helical ct:Prediction of left ventricular function and wall thickness. Radiology,2005,235:804-811.

[43] Mahnken AH,Koos R,Katoh M,et al. Assessment of myocardial viability in reperfused acute myocardial infarction using 16-slice computed tomography in

comparison to magnetic resonance imaging. Journal of the American College of Cardiology, 2005, 45: 2042-2047.

[44] Gerber BL, Belge B, Legros GJ, et al. Characterization of acute and chronic myocardial infarcts by multide-tector computed tomography: Comparison with con-trast-enhanced magnetic resonance. Circulation, 2006, 113: 823-833.

3. 冠状动脉侧支循环研究进展

通常,冠状动脉并非是功能性终末动脉,其以丰富的侧支血管网连接。冠状动脉侧支循环是指同一冠状动脉或不同血管之间相互吻合的微小血管(直径40～200 μm),也被称为"天然旁路系统"(natural bypass system)。临床上,冠状动脉造影并作 Rentrop 评分已成为最常用的评估侧支循环的方法(0分,无侧支;1分,病变远端分支显影;2分,病变远端血管部分显影;3分,病变远端血管完全显影);但也可计算压力或速度相关的侧支血流指数。近年来,无创性技术正在受到青睐,如磁共振显像、正电子发射计算机断层扫描、对比心脏超声等。对冠状动脉侧支循环的心肌保护作用、形成机制、临床影响因素和治疗策略有了更加深刻的理解。

一、冠状动脉侧支循环的临床意义

(一)心肌保护作用

大量的研究表明,约25%患者具有功能性侧支血管,后者在减低和防止急性冠状动脉前向血流阻断时心肌缺血/坏死中具有重要的作用。冠状动脉造影发现,20%～30%冠心病患者存在慢性完全阻塞(时间＞3个月)。此时,尽管严重动脉粥样硬化斑块完全阻断冠状动脉前向血流,但临床上心肌梗死的发生情况变异很大。Choi 等采用磁共振显像发现,慢性冠状动脉完全阻塞时其远端供血区心肌梗死常见(86%),但心肌损伤程度与血管造影显示的冠状动脉侧支循环形成呈负相关。最近报道,某些左主干完全阻塞或三支冠状动脉血管阻塞患者并不发生心肌梗死而仅表现为轻度临床症状。

Regieli 等发现,尽管侧支循环不能使冠状动脉阻塞区心肌血供恢复至正常水平,但能保护缺血心肌,增加残余心肌收缩性,减低心绞痛症状和心血管事件。最近的荟萃分析表明,冠状动脉侧支循环建立充分的患者其死亡风险下降36%,可能是由于侧支循环使冠状动脉急性阻塞时缺血心肌的复极变化得到改善,避免致死性心律失常的发生。心肌梗死大小和透壁程度取决于冠状动脉阻塞时间、濒危心肌范围及冠状动脉急性阻塞时侧支血流的情况。因此,当自身冠状动脉前向血流被中断时,如侧支血流增加,则可减轻梗死的透壁性,改善左心室功能。Wang 等发现,良好的冠状动脉侧支循环使急性前壁心肌梗死接受直接冠脉介入治疗患者的临床预后得到满意的改善。总之,这些发现证实,冠状动脉侧支状态除心肌保护作用外,还对治疗决策选择和临床预后估价具有重要的意义。

(二)侧支循环与再狭窄

Meier 等对包括1425例患者的7个研究的荟萃分析发现,冠状动脉侧支循环建立充分的患者介入治疗后再狭窄发生率增高。其可能的机制与冠状动脉旁路移植术后静脉桥血管通畅更易使自身冠状动脉近端狭窄病变发生阻塞相似,主要由于侧支血流与冠脉前向血流发生竞争,使后者变慢,内皮细胞表面切应力(shear stress)减低,促进细胞黏附于血管壁,同时加剧炎症反应。为此,术前仔细评估冠状动脉侧支循环情况有助于患者的危险分层和药物洗脱支架及抗内膜增生治疗(如西洛他唑)的选择。

二、冠脉侧支循环的形成机制

尽管25%正常冠状动脉或非阻塞性病变患者存在侧支循环,但冠脉侧支形成通常是对慢性心肌缺血的适应性反应,作为严重狭窄或阻塞血管的供血桥梁。冠状动脉侧支形成的机制主要包括血管新生(angiogenesis)和动脉生成(arteriogenesis),前者是指心肌缺血引起新的毛细血管生长,包括血管内皮细胞基底膜降解、细胞外基质吸收;内皮细胞迁移和增殖;内皮细胞伸展连接成中空管腔,并构成血管襻;血管内皮细胞继续以发芽的方式形成新生血管。动脉生成是指原先存在的小侧支血管的重塑过程,使原有的侧支成为功能性血管。动脉生成主要由阻塞近端与阻塞远端产生的压力阶差,引起原先存在的侧支血管内流体切应力增高所致。内皮细胞表面切应力刺激氧化氮(NO)和单核细胞趋化因子(MCP)-1产生,后者吸引单核细胞并在侧支重塑中发挥重要的作用(包括吸引内皮祖细胞)。切应力的变化还使内皮细胞黏附分子上调,增加血管内皮生长因子(VEGF)释放,并刺激内皮细胞产生碱性成纤维生长因子(bFGF)和血小板衍生生长因子(PDGF),加速内皮细胞和平滑肌细胞分裂,从而促进侧支循环的发生和发展。

最近的研究指出,许多与炎症、早期转录、血管新生相关的基因与侧支循环形成有关。局部细胞因子和氧含量梯度增高,使侧支循环形成不佳。TNF-α启动子基因多态性与冠状动脉造影显示的侧支循环程度相关。脂联素(adiponectin)增加侧支循环形成,而C反应蛋白使侧支血管减少。此外,心肌间质中结合株蛋白增加,也促进平滑肌细胞迁移和侧支循环形成。淋巴细胞、组织固有的单核祖细胞和骨髓源性干细胞在动脉生成过程中也发挥一定的作用。有趣的是,即使进行免疫抑制治疗,移植心脏的侧支循环仍不受任何影响,提示基因参与一定的作用。

三、影响冠状动脉侧支循环形成的因素

冠心病患者侧支循环形成的程度个体差异很大,某些临床因素(包括年龄、性别、心率、冠状动脉阻塞和心肌缺血程度、临床合并症等)发挥了重要的作用。

(一)冠状动脉病变

在冠状动脉正常者,基础心率是冠状动脉侧支循环的主要预测因素。冠状动脉狭窄程度加重时,其远端血管腔内压力下降,当压力阶差达到一定水平时,血液流经潜在的吻合支引起局部血管内皮细胞表面切应力增高,产生一系列反应,导致有意义的侧支血管开放。为此,侧支循环常常多见于严重冠状动脉狭窄(尤其是完全阻塞)和多支血管病变患者。同时,由于慢性心肌缺血刺激冠状动脉侧支形成,因此心绞痛病史越长患者,其侧支形成越丰富。

Hsu 等用 Rontrop 积分系统分析连续 950 例冠状动脉造影,发现年龄≥65 岁患者其冠状动脉侧支循环较年轻者为差(积分减低),同时多因素统计分析显示,年龄、糖尿病和病变血管数是侧支形成的独立决定因素,其中年龄与糖尿病具有协同作用。这些说明,即使在老年患者,年龄和糖尿病对冠状动脉侧支循环形成起到负面的影响。一般讲,男性冠状动脉侧支循环发生率高于女性。

(二)糖尿病

2 型糖尿病和代谢综合征患者其心血管预后较差,死亡率较高,其确切机制尚未完全清楚。以往的研究发现,2 型糖尿病、肥胖和代谢综合征对某些促进冠状动脉侧支循环形成的因素(包括促血管生长因子、内皮功能、冠状动脉循环的氧化还原状态、细胞信号通路、白细胞和骨髓来源祖细胞)产生不利的影响,例如高血糖损伤内皮细胞功能,而内皮细胞在冠状动

脉侧支循环形成中起关键性作用。此外,高血糖时,氧化氮(NO)产生、缺氧诱导因子(HIF)-1、VEGF 表达(与血管新生有关)均明显障碍,这些也导致糖尿病患者冠状动脉侧支循环形成减低。同样,胰岛素抵抗也与侧支循环不良有关,除了使内皮功能障碍外,抑制血管新生的因子(如纤溶酶原激活物抑制剂-1)增高。最近的研究显示,糖尿病前期患者冠状动脉侧支循环形成减低。

(三)高血压

高血压常常表现为微血管稀少(即小动脉和毛细血管数量减低),这些可能是结构异常的主要和早期表现。血管新生障碍或微血管稀少可能是由于外周阻力增高和血压升高引起。微血管稀少见于高血压发生前或长期血压增高后,也可能是血管新生障碍和侧支形成不佳所致。尽管以往有关高血压与冠状动脉侧支循环关系的临床研究尚存在许多争论,但大多数作者报道高血压与冠状动脉侧支循环呈负相关。此外,最近的临床研究结果显示,长期降压治疗能有效防止高血压患者的血管稀少。

(四)慢性肾病

许多疾病时(如冠心病、卒中、慢性肾病)存在组织低氧(hypoxia)的病理表现。肾长期低氧是导致终末期肾病的重要表现,其不仅引起调节机制异常,而且明显影响基因表达。某些低氧诱导蛋白(如 HIF-1、VEGF、促红细胞生成素和葡萄糖转运酶-1)在慢性肾病时具有保护作用。Sezer 等发现,肾功能轻至中度减低或衰竭患者较正常肾功能者冠状动脉侧支循环差。

显然,在同一个患者,糖尿病、高血压和慢性肾病可协同作用,使冠状动脉侧支循环形成不良。高血压可能既是慢性肾病的原因,也可以是其结果。慢性肾病患者由于液体超负荷和通过肾素-血管紧张素系统产生血管活性物质,进而加重高血压。糖尿病也可引起慢性肾病。终末期肾病(甚至肾病早期)存在胰岛素和糖代谢紊乱,通过各种机制引起胰岛素抵抗。已有报道,随慢性肾病发展,胰岛素抵抗越严重,且在高血压的发生中具有重要的作用。因此,慢性肾病可加剧高血压和糖尿病,导致冠状动脉侧支循环形成不良。

(五)生化指标

以往的研究指出,血清胆固醇水平增高可能影响冠状动脉侧支循环形成。最近,Kadi 等发现,侧支循环形成不佳患者其高密度脂蛋白胆固醇(HDL-C)减低,而且 HDL-C 是侧支循环形成的独立预测因素。在 175 例非 ST 段抬高性急性冠状动脉综合征患者

中,入院时血清尿酸增高与冠状动脉侧支循环形成不良相关。相反,正常范围高值的血清胆红素水平常有利于慢性冠状动脉完全阻塞患者侧支循环形成,可能与胆红素的抗炎和抗氧化特性有关。冠状动脉侧支也与红细胞分布指数相关。应该指出,这些都是横断面研究,且样本量较小,因此其仅发现生化指标异常与侧支循环不良之间的某些联系(association),而非真正的病因关联(cause link)。

四、治疗策略

目前,有关增加冠状动脉侧支循环的治疗方法仍在探索中,主要将切应力和单核细胞作为治疗的靶点。

运动时血流增快,使血管内皮细胞表面的切应力增高。Togni 等发现,非阻塞性冠状动脉病变患者卧位踏车运动时冠状动脉侧支血流指数较休息时增高2倍。同样,Zbinden 等研究显示,冠心病患者3个月运动锻炼后冠状动脉侧支血流明显增高。体外反搏时,切应力增高,使侧支循环形成增加。由于心动过缓时,内皮切应力增高而有利于侧支循环形成,最近有作者应用伊伐布雷定(Ivabradine)减慢心率、增加切应力,有望改善冠状动脉侧支形成。动物实验指出,该药对侧支血管生长有益。有关临床研究尚在进行中。

就动脉生成而言,单核细胞可能具有关键的旁分泌功能,释放细胞因子(chemokines)和生长因子,促进新的血管生长。粒细胞-巨细胞集落刺激因子(GM-CSF)和粒细胞集落刺激因子(G-CSF)均为生长因子,增加单核细胞数量,改善侧支循环功能。但是,血管生长因子治疗可能产生严重的不良反应。已发现,VEGF 和 bFGF 在改善侧支循环形成的同时,促进动脉粥样硬化斑块内膜小血管增生,引起斑块出血和血栓形成。

Dincer 等发现,严重冠心病患者接受阿托伐他汀(>10 mg/d)治疗,且疗程>3个月后,冠状动脉侧支循环积分显著增高。Altin 等观察到,长期血管紧张素转化酶抑制剂治疗患者冠状动脉侧支循环较差,可能与阻断血管紧张素Ⅱ诱导的血管生长因子产生有关。但动物实验发现,应用血管紧张素转化酶抑制剂则促进侧支循环血流和血管重塑。

五、小结

长期以来,对冠状动脉侧支循环功能学意义尚存在争议,这些主要由于缺乏精确测定侧支血管大小和血流的方法,同时,以往相关临床研究的样本量较小。尽管如此,越来越多的证据表明,在急性或慢性冠状动脉阻塞时,良好的侧支循环为远端缺血心肌提供血流,因此具有明显的心肌保护作用,并改善患者的临床预后。冠状动脉侧支循环形成主要与动脉生成相关。许多临床因素从各种不同的侧面影响冠状动脉侧支循环形成。由于现有的药物和干预方法仅能部分增加冠状动脉侧支循环,因此减少冠心病危险因素和增加运动等预防措施仍是增加冠状动脉侧支循环的关键。

(沈 迎 丁风华 张瑞岩 沈卫峰)

参 考 文 献

[1] Seiler C. The human coronary collateral circulation. Eur J Clini Invest,2010,40:465-476.

[2] Traupe T,Gloekler S,de Marchi SF,et al. Assessment of the human coronary collateral circulation. Circulation,2010,122:1210-1220.

[3] Fefer P,Knudtson ML,Cheema AN,et al. Current perspectives on coronary chronic total occlusions:the Canadian Multicenter Chronic Total Occlusions Registry. J Am Coll Cardiol,2012,59:991-997.

[4] Choi JH,Chang SA,Choi JO,et al. Frequency of myocardial infarction and its relationship to angiographic collateral flow in territories supplied by chronically occluded coronary arteries. Circulation. published online December,31,2012.

[5] Meier P. The sword of Damocles:an illustrative example of the life-saving effect of the collateral circulation. J Invasive Cardiol,2011,23:E47-48.

[6] Regieli JJ,JukemaJW,NathoreHM,et al. Coronary collaterals improve prognosis in patients with ischemic heart disease. Int J Cardiol,2009,132(2):257-262.

[7] Meier P,Hemingway H,Lansky AJ,et al. The impact of the coronary collateral circulation on mortality:a meta-analysis. Eur Heart J,2012,33:614-621.

[8] Meier P,Gloekler S,de Marchi SF,et al. An indicator of sudden cardiac death during brief coronary occlusion:electrocardiogram QT time and the role of collaterals. Eur Heart J,2010,31:1197-1204.

[9] Wang B,Han YL,Li Y,et al. Coronary collateral circulation:Effects on outcomes of acute anterior myo-

cardial infarction after primary percutaneous coronary intervention. J Geriat Cardiol,2011,8:91-98.

[10] Desch S,de Waha S,Eitel I,et al. Effect of coronary collaterals on long-term prognosis in patients undergoing primary angioplasty for acute ST elevation myocardial infarction. Am J Cardiol,2010,106:605-611.

[11] Meier P,Indermuehle A,Pitt B,et al. Coronary collaterals and risk for restenosis after percutaneous coronary intervention: a meta-analysis. BMC Med,2012, 10:62-73.

[12] Schaper W. Collateral circulation: past and present. Basic Res Cardiol,2009,104:5-21.

[13] Wustmann K,Zbinden S,Windecker S,et al. Is there functional collateral flow during vascular occlusion in angiographically normal coronary arteries? Circulation,2003,107:2213-2220.

[14] Millard RW,Wang Y. Milieu interieur:The search for myocardial arteriogenesis signals. J Am Coll Cardiol, 2009,53:2148-2149.

[15] Schirmer SH,van Royen N,Moerlan PD,et al. Local cytokine concentration and oxygen pressure are related to maturation of collateral circulation in humans. J Am Coll Cardiol,2009,53:2141-2147.

[16] Rutz T,Gloekler S,de Marchi SF,et al. Coronary collateral function in the transplanted heart: propensity score matching with coronary artery disease. Heart, 2011,97:557-563.

[17] de Marchi SF,Gloekler S,Meier P,et al. Determinants of preformed collateral vessels in the human heart without coronary artery disease. Cardiology, 2011, 118:198-206.

[18] Meier P,Seiler C. The coronary collateral circulation-clinical relevances and therapeutic options. Heart 2012 Dec,21 doi:10.1136/heartjnl-2012-303426.

[19] Hsu PC,Juo SH,Su HM,et al. Predictor of poor coronary collaterals in elderly population with significant coronary artery disease. Am J Med Sci, 2012, Dec 5 [Epub ahead of print].

[20] Rocic P. Why is coronary collateral growth impaired in type Ⅱ diabetes and the metabolic syndrome? Vascul Pharmacol,2012,57:179-186.

[21] Mouquet F,Cuilleret F,Susen S,et al. Metabolic syndrome and collateral vessel formation in patients with documented occluded coronary arteries: association with hyperglycemia, insulin-resistance, adiponectin and plasminogen activator inhibitor-1. Eur Heart J, 2009,30:840-849.

[22] Kadi H,Ceyhan K,Karagakali M,et al. Effects of pre-

diabetes on coronary collateral circulation in patients with coronary artery disease. Coron Artery Dis,2011, 22:233-237.

[23] Levy BJ,Ambrosio G,Pries AR,et al. Microcirculation in hypertension:a new target for treatment? Circulation,2001,104:735-740.

[24] Koerselman J,de Jaegere PP,Verhaar MC,et al. SMART Study Group:High blood pressure is inversely related with the presence and extent of coronary collaterals. J Hum Hypertens, 2005, 19: 809-817.

[25] Hsu PC,Juo SH,Su HM,et al. Predictor of poor coronary collaterals in chronic kidney disease population with significant coronary artery disease. BMC Nephrology,2012,13:98-104.

[26] Song YP,You SJ,Lee YM,et al. Activation of hypoxia-induced factor attenuates renal injury in rat remnant kidney. Nephrol Dial Transplant,2010,25:77-85.

[27] Deng A,Arndt MA,Satriano J,et al. Renal protection in chronic kidney disease: hypoxia-inducible kactor activation vs. angiotensin Ⅱ blockade. Am J Physiol Renal Physiol,2010,299:1136-1173.

[28] Xie SL,Li HY,Deng BQ,et al. Poor coronary collateral vessel development in patients with mild to moderate renal insufficiency. Clin Res Cardiol,2011,100: 227-233.

[29] Kobayashi S,Maesato K,Moriya H,et al. Insulin resistance in patients with chronic kidney disease. Am J Kidney Dis,2005,45:275-280.

[30] Kadi H,Ozyurt H,Ceyhan K,et al. The relationship between high-density lipoprotein cholesterol and coronary collateral circulation in patients with coronary artery disease. J Investig Med,2012,60:808-812.

[31] Kasapkara HA,Topsakai R,Yarlipglues M,et al. Effects of serum uric acid level on coronary collateral circulation in patients with non-ST elevation coronary syndrome. Coron Artery Dis,2012,23:421-425.

[32] Erdogan T,Cicek Y,Kocaman SA,et al. Intern Med, 2012,51:249-255.

[33] Togni M,Gleokler S,Meier P,et al. Instantaneous coronary collateral function during supine bicycle exercise. Eur Heart J,2010,31:2148-2155.

[34] Zbinden B,Zbinden S,Meier P,et al. Coronary collateral flow in response to endurance exercise training. Eur J Cardiovasc Prev Rehabil,2007,14:250-257.

[35] Gloekler S,Meier P,de Marchi SF,et al. Coronary collateral growth by external counterpulsation: a randomized controlled trial. Heart,2010,96:202-207.

[36] Schirmer SH, Degen A, Baumhakel M, et al. Heart rate reduction by If-channel inhibition with ivabradine restores collateral artery growth in hypercholesterolemic atherosclerosis. Eur Heart J, 2012, 33: 1223-1231.

[37] Meier P, Gloekler D, de Marchi SF, et al. Myocardial salvage through coronary collateral growth by granulocyte colony-stimulating factor in chronic coronary artery disease: a controlled randomized trial. Circulation, 2009, 120: 1355-1363.

[38] Dincer I, Ongun A, Turhan S, et al. Association between the dosage and duration of statin treatment with coronary collateral development. Coron Artery Dis, 2006, 17: 561-566.

[39] Altin T, Kilickap M, Tutar E, et al. The relationship of chronic angiotensin enzyme inhitor use and coronary collateral vessel development. Int Heart J, 2007, 48: 435-442.

4. 直接 PCI 时血栓抽吸研究现状

以往大量的动物实验和临床研究表明,急性 ST 段抬高性心肌梗死(STEMI)主要是由于冠状动脉粥样硬化斑块破裂(糜烂),引起继发性血小板黏附聚集、凝血因子激活和血栓形成,最终导致梗死相关动脉完全阻塞、心肌缺血或坏死所致。因此,一旦 STEMI 明确诊断,理应刻不容缓地完全和持续开通梗死相关动脉(IRA),恢复有效的微循环心肌灌注。由于直接经皮冠状动脉介入治疗(PCI)其开通 IRA、改善左心室功能和临床预后的疗效明显优于静脉内溶栓,因此,现有的美国、欧洲和中国 STEMI 诊治指南均推荐,在有条件的医院,直接 PCI 应作为 STEMI 患者优先采用的再灌注治疗方法。

研究发现,冠状动脉内致血栓性物质能促发凝血、炎症、血管收缩等途径,为此,在直接 PCI 时通常应用抽吸导管或其他机械性方法清除 IRA 内残余的血栓。显然,减低或清除血栓后,对阻塞(狭窄)病变行球囊扩张或支架术时远端血栓性栓塞发生率降低,下游微循环灌注改善。这一措施对拯救濒危心肌、改善左心室功能和临床预后具有益处。应用抽吸导管清除血栓具有明显的优点,首先是该方法操作简单易行,通常在导引钢丝通过阻塞病变后 1～2 min 顺利完成;其次,经导管血栓抽吸后,通常靶病变更能清晰显影,有利于进一步干预(支架术)。早期的临床研究(特别是 TAPAS 试验和 EXPIRA 研究)及荟萃分析提示,导管血栓抽吸使心肌微循环供血(心肌层色分级)改善,1 年生存率提高。为此,在美国、欧洲和中国的相关指南中,均推荐在 STEMI 直接 PCI 时使用血栓抽吸(Ⅱa,B)。

最近,Frobert 等在新英格兰医学杂志上报道了"斯堪的纳维亚地区 ST 段抬高性心肌梗死血栓抽吸研究"(即 TASTE 研究)的结果。该研究为多中心、前瞻性、随机对照开放试验,通过入选"瑞典冠状动脉造影和血管成型术国家网上注册(SCAAR)"的患者,评估终点事件。共包括 7244 例急性 STEMI 患者,并随机分成导管血栓抽吸后 PCI 组和单纯 PCI 组。主要终点为 30 d 死亡率。研究发现,与单纯 PCI 组相比,直接 PCI 联合导管血栓抽吸组 30 d 死亡率并不降

低(2.8% *vs* 3.0%,$P=0.63$),但心肌梗死再入院(0.5% *vs* 0.9%,$P=0.09$)和支架血栓形成发生率(0.2% *vs* 0.5%,$P=0.06$)降低了约 50%。两组出院时卒中和神经系统并发症相似。而且,根据 PCI 前 IRA 内血栓负荷状态和冠状动脉血流分级作亚组分析时,与总体结果一致。因此,作者认为,急性 STEMI 患者直接 PCI 时常规行导管血栓抽吸并不降低死亡率。今年 9 月在西班牙巴塞罗那召开的 ESC 大会上报告了 TAST 研究的 1 年随访结果,基本显示导管血栓抽吸后 PCI 组和单纯 PCI 组患者死亡率相似。

尽管如此,我们相信,TASTE 研究结果公布后,在针对直接 PCI 时应用导管血栓抽吸的临床价值方面,肯定会引发新一轮争议。我们认为,尽管导管血栓抽吸对 STEMI 患者直接 PCI 后的长期疗效尚不完全明确,但在推广 TASTE 研究总体结果时,我们不能忽视该研究的潜在局限性。首先,TASTE 研究为基于开放、注册研究的设计,即医生知道患者的入组情况,并由医生从网上输入冠状动脉造影/PCI 的资料,因而在很大程度上该研究带有偏向性(bias)。其次,该研究缺乏对入选患者的仔细资料检测和相关事件的正确判断。也没有收集直接 PCI 后即刻 TIMI 血流情况、ST 段抬高总和的恢复程度及心肌梗死大小的资料。另外,尽管该研究的入选标准较宽,但高危患者(如心源性休克)仍较少。最后,该研究仅观察 30 d 事件发生率,而导管血栓抽吸通过拯救心肌和改善左心室重构的临床益处可能需要更长的时间才能体现(如 TAPAS 研究中 1 年后才观察到死亡率显著降低)。

当前,"中国急性 STEMI 诊治指南"对导管血栓抽吸的推荐与国外的指南相似。我国大多数介入医生在对急性 STEMI 患者行直接 PCI 时,均采用导管血栓抽吸。事实证明,在许多情况下,导管抽吸可以清除较大(多)的血栓(甚至肉眼可观察到)。更为可喜的是,导管血栓抽吸通常并无并发症,即刻使冠状动脉血流明显改善。某些临床试验也提示,经导管血栓抽吸后再行直接 PCI(支架术)能有效改善患者的左心室功能和临床预后。但是,我们认为,对所有

STEMI 患者直接 PCI（支架术）前应对 IRA 阻塞程度、血流情况及血栓负荷作风险分层，当 IRA 粗大、完全阻塞或血管内存在较大血栓负荷时，导管血栓抽吸的疗效显著。相反，当 IRA 细小、次全阻塞和无明显血栓时，则无必要行导管血栓抽吸，甚至可以直接行支架术。

导管血栓抽吸增加心肌梗死患者治疗益处是显而易见的。通过负压抽吸，清除冠状动脉内梗死相关的血栓，更有利于某些药物（如溶栓或抗栓剂等）到达病变部位，降低术后再梗死的发生风险。此外，导管血栓抽吸还可将冠状动脉内因机械挤压而产生的斑块碎片负压抽出，减少其阻塞心肌微血管的发生率，有效降低无复流和慢血流。为了减少因导管操作本身引起的远端血栓性栓塞和无复流并发症，在操作抽吸导管时需轻柔并保持持续负压抽吸，必要时可多次抽吸。

导管血栓抽吸时，联合冠状动脉内用药（尤其是血小板 Ⅱ b/Ⅲ a 受体阻滞药）有望进一步提高 STEMI 直接 PCI 的疗效。INFUSE-AMI 试验证明，冠状动脉内注射血小板 Ⅱ b/Ⅲ a 阻滞药（阿昔单抗）可以有效降低心肌梗死大小。我们以往的研究及国内多个研究报道表明，上游或导管室静脉滴注血小板 Ⅱ b/Ⅲ a 阻滞药（替罗非班），以及必要时冠状动脉内给药（可以直接从抽吸导管内注入），可以增加 STEMI 患者 IRA 开通率、改善心肌微循环供血（ST 段抬高总和下降幅度和心肌层色增高）、缩小心肌梗死大小（肌钙蛋白和 CK-MB 减低）和改善左心室重构（射血分数增高）及临床预后（心脏事件减少）。有趣的是，导管血栓抽吸后，冠状动脉内注射尿激酶的有益作用较替罗非班差，可能与尿激酶并不抑制冠状循环的血小板功能有关。STEMI 直接 PCI 时，联合冠状动脉内其他药物治疗（如血管紧张素转化酶抑制剂和腺苷等）可能对进一步提高临床疗效有益。

总之，尽管 STEMI 直接 PCI 联合导管血栓抽吸的疗效尚有待大规模随机试验（TOTAL 研究）证实，但就目前情况而言，直接 PCI 时导管血栓抽吸仍是拯救 STEMI 患者的有用方法。

（沈　迎　张瑞岩　沈卫峰）

参 考 文 献

[1] Libby P. Mechanisms of acute coronary syndromes and their implications for therapy. N Engl J Med, 2013,368:2004-2013.

[2] O'Gara PT, Kushner FG, Ascheim DD, et al. 2013 ACCF/AHA guideline for the management of ST-elevation myocardial infarction: a report of the American College of Cardiology Foundation/American Heart Association Task Force on Practice Guidelines. Circulation,2013,127(4):e362-425.

[3] Steg G, James SK, Atar D, et al. ESC Guidelines for the management of acute myocardial infarction in patients presenting with ST-segment elevation: The Task Force on the management of ST-segment elevation acute myocardial infarction of the European Society of Cardiology(ESC)Eur Heart J,2012,33(20): 2569-2619.

[4] 中华医学会心血管病学分会,中华心血管病杂志编辑委员会.急性 ST 段抬高型心肌梗死诊断和治疗指南.中华心血管病杂志,2010,38(8):675-690.

[5] Svilaas T, Vlaar PJ, van der Horst IC, et al. Thrombus aspiration during primary percutaneous coronary intervention. N Engl J Med,2008,358:557-567.

[6] Sardella G, Mancone M, Bucciarelli-Ducci C, et al. Thrombus aspiration during primary percutaneous coronary intervention improves myocardial reperfusion and reduces infarct size: the EXPIRA(thrombectomy with export catheter in infarct-related artery during primary percutaneous coronary intervention) prospective, randomized trial. J Am Coll Cardiol, 2009,53:309-315.

[7] Burzotta F,De Vita M,Gu YL,et al. Clinical impact of thrombectomy in acute ST-elevation myocardial infarction: an individual patient-data pooled analysis of 11 trials. Eur Heart J,2009,30:2193-2203.

[8] Frobert O, Lagerqvist B, Ovilecrona GK, et al. Thrombus aspiration during ST-segment elevation myocardial infarction. N Engl J Med,2013,DOI:10. 1056/NEJMoa 1308789.

[9] Byrne RA, Kastrati A. Unmet aspirations-where to now for catheter thrombectomy? N Engl J Med, 2013,DOI:10. 1056/NEJMe1310361.

[10] Deibele AJ,Jennings LK,Tcheng JE,et al. Intracoronary eptifibatide bolus administration during percutaneous coronary revascularization for acute coronary syndromes with evaluation of platelet glycoprotein Ⅱ b/Ⅲ a receptor occupancy and platelet function: the intracoronary eptifibatide (ICE) trial. Circulation, 2010,121:784-791.

[11] Stone GW, Maehara A, Witzenbichler B, et al. Intra-coronary abciximab and aspiration thrombectomy in patients with large anterior myocardial infarction: the INFUSE-AMI randomized trial. JAMA, 2012, 307: 1817-1826.

[12] Zhu TQ, Zhang Q, Qiu JP, et al. Beneficial effects of intracoronary tirofiban bolus administration following upstream intravenous treatment in patients with ST-elevation myocardial infarction undergoing primary percutaneous coronary intervention: the ICT-AMI study. Int J Cardiol, 2013, 165(3):437-443.

[13] Yan HB, Li SY, Song L, et al. Thrombus aspiration plus intra-infarct-related artery administration of tirofiban improves myocardial perfusion during primary angioplasty for acute myocardial infarction. Chin Med J(Engl), 2010, 123:877-883.

[14] Zhu TQ, Zhang Q, Ding FH, et al. Randomized comparison of intracoronary tirofiban versus urokinase as an adjunct to primary percutaneous coronary intervention in patients with acute ST-elevation myocardial infarction: results of the ICTUS-AMI trial. Chin Med J(Engl), 2013, 126(16):3079-3086.

5. 左心室功能不全患者冠状动脉血供重建策略

在美国和西方发达国家,新诊断的心力衰竭患者逐年增加。其中,左心室功能(射血分数,EF)正常或减低者各占一半。近年来,随着我国老龄化社会的逐渐形成和经济的飞速发展,冠心病发生率也呈明显增高的趋势。尽管某些新颖药物的临床应用和冠状动脉血供重建技术[包括经皮冠状动脉介入治疗(PCI)和冠状动脉旁路移植术(CABG)]的改进,使许多高危复杂冠心病(特别是 ST 段抬高性心肌梗死和非 ST 段抬高性急性冠状动脉综合征)患者的急性期死亡率显著减低,但仍有相当一部分患者残留左心室功能不全,甚至导致严重的心力衰竭。所有这些均明显增加冠心病合并左心功能不全患者的绝对数量,影响冠心病患者的总体临床预后。至今,冠状动脉血运重建策略的随机对照试验和观察性研究中仅包括少部分合并严重左心室功能不全(EF<30%)的患者。因此,对这些患者的冠状动脉血运重建策略仍是当前介入心脏病学的一个重要挑战。

一、冠心病与左心室功能不全

以往的研究显示,约 2/3 心力衰竭合并左心室收缩功能减退由冠状动脉病变所致。冠状动脉狭窄或阻塞引起心肌缺血或心肌梗死,已成为当前左心室收缩功能减退的最常见和最主要的原因。心肌细胞死亡、心肌抑顿(细胞缺血后功能不全)及心肌冬眠(低灌注造成心肌细胞持续性功能减低)是缺血性心脏病患者发生心功能不全的主要原因。Mohammad 等研究指出,50%以上冠心病合并严重左心功能不全患者存在冬眠心肌。与左心室功能正常者相比,冠心病合并左心室功能不全患者年龄较大、临床症状严重、多支血管病变多见、既往常有心肌梗死或 CABG 史。文献报道及我们以往的研究结果表明,50%~68%接受冠状动脉造影和(或)介入治疗患者伴有不同程度的左心功能不全临床表现。

左心室功能状态是决定冠心病患者预后的重要因素之一。冠心病合并左心室功能不全患者药物治疗远期生存率较低。但另一方面,这些患者的血供重建治疗风险也明显增高。

二、冠状动脉血供重建与药物治疗的比较

STICH 研究包括 1212 例左心室 EF<35%患者,随机接受单纯遵循指南内科治疗(guideline-directed medical treatment,GDMT)或 GDMT+CABG,随访 5 年发现,两组患者的全因死亡率相似,但在其他二级预后终点方面,CABG+GDMT 优于单纯 GDMT。荟萃分析表明,左心室收缩功能异常(尤其是临床心力衰竭表现)患者 CABG 的围术期死亡率达 4%~5%,为无心力衰竭者的 2.5 倍(特别是多支冠状动脉病变)。至今,对左心室收缩功能异常患者比较 PCI 与 GDMT 的研究很少。HEART 研究对 EF<35%患者比较非手术治疗与血运重建,该试验由于经费缺乏而提前终止,但发现接受 PCI 的 15 例患者 30 d 内无死亡,远期(59 个月)生存率达 73%。对于无心绞痛/心肌缺血或无存活心肌患者其 CABG 的疗效与风险平衡仍然不清楚。收缩功能异常但存活心肌>10%左心室的患者可能更从冠状动脉血供重建中获益。

三、CABG 与 PCI 的比较

至今尚缺乏左心室功能不全患者 PCI 与 CABG 的大规模随机对照临床试验。Gioia 等对 220 例 EF<35%患者的研究发现,PCI 后 30 d 死亡率为 0.8%,2年生存率为 83%。Marsico 等指出,对左心室收缩功能异常(EF<35%)的患者,PCI 成功率仍很高(96%),住院期死亡率为 1.6%,17 个月生存率达 89.6%。Biondi-Zoccai 等分析 1284 例 EF<50%患者的 PCI 临床预后,发现住院期和 18 个月随访期中,主要心血管不良事件(死亡、心肌梗死、靶病变再次血供重建)发生率分别为 5%和 33%,死亡率分别为 2%和 11%。

尽管某些临床试验表明,3 支血管病变患者 CABG 对预后的作用优于 PCI,但两种血供重建策略对左主干病变患者的治疗同样安全和有效。SYNTAX 研究报道 3 支血管病变血供重建后 3 年随访效,发现 PCI 组的再梗死和再次血供重建率为 7.1%

和 19.7%。最近,Kunadian 等对 19 个临床研究的结果进行荟萃分析,共纳入 4766 例患者,平均 65 岁,其中 80% 为男性,平均左心室 EF30%。发现住院期死亡率为 1.8%,2 年死亡为 15.6%。PCI 与 CABG 的死亡率相对风险比为 0.98($P=0.83$)。同样,Awesome 研究表明,高危患者 PCI(完全血供重建时)其远期疗效与 CABG 相似,但 PCI 后再次血供重建率高于 CABG。鉴于这些结果,对左心室收缩功能减低的患者可以应用 PCI,而且住院期和远期死亡率与 CABG 相似。

最近,Gao 等回顾性分析 4335 例 3 支血管病变伴或不伴主干病变患者 PCI 的临床资料,其中 191 例左心室 EF<40%,4144 例 EF>40%。结果显示,EF<40% 患者的 2 年主要心脏不良事件(包括心源性死亡、非致死性心肌梗死和靶血管再次血供重建)(19.6% vs 8.7%,$P<0.01$)、心源性死亡(10.3% vs 1.3%,$P<0.01$)和心肌梗死(10.3 vs 2.3%,$P<0.01$)发生率均明显增高。但两组的靶血管再次血供重建率无差异(6.18% vs 6.11%,$P=0.96$)。EF<40% 是决定左心室功能不全伴多支血管病变患者 PCI 后住院期与远期临床预后的独立危险因素。

四、左心室功能不全患者冠状动脉血供重建的指南推荐意见

2013 年美国 ACCF/AHA 心力衰竭处理指南、2012 年欧洲急性和慢性心力衰竭诊治指南、中国经皮冠状动脉介入治疗指南 2012(简本)和欧洲心肌血供重建指南均指出,对接受 GDMT 时仍有心绞痛且冠状动脉解剖合适〔左主干狭窄>50%、左主干等同病变(前降支和回旋支近段狭窄)及前降支近段狭窄合并 2 或 3 支血管病变〕的左心室功能不全患者,CABG 或 PCI 均有指征(I,C)。左心室收缩末期容量指数>60 ml/m² 和前降支供血区域存在瘢痕的患者可考虑行 CABG,必要时行左心室重建术。对轻至重度左心室收缩功能异常(EF 35%~50%)和多支冠状动脉明显狭窄(管腔内径减小>70%)或前降支近段狭窄,且存在存活心肌者,CABG 是合理的(Ⅱa,B)。对严重左心室功能异常(EF<35%)、心力衰竭、冠状动脉明显狭窄的患者,CABG 或内科药物治疗均降低并发症和心血管死亡率。预计 CABG 围术期死亡率较高或不能耐受外科手术者,可考虑行 PCI。应该指出,尽管冠心病伴严重左心室功能不全患者接受了血运重建,但其心源性猝死的风险仍然很高,因此须仔细评估是否需要置入心脏除颤器。

五、左心室功能不全患者 PCI

(一)总体认识

随着 PCI 技术的改进(特别是冠状动脉内支架术和机械辅助循环装置的使用)和操作人员经验的提高,左心室功能不全患者介入治疗风险显著降低,临床疗效明显提高。

对冠心病合并心功能不全患者做出介入治疗决策之前,应充分评估冠状动脉病变远端的残余心肌存活状态。收缩功能减低但心肌细胞仍存活的患者,冠状动脉血供重建有助于改善左心室功能。目前,临床上常用核素心肌显像、多巴酚丁胺负荷超声心动图及正电子发散断层扫描(PET)检查,估价梗死区残余存活心肌。心脏磁共振显像对检出透壁性心肌瘢痕的范围较佳。研究证明,这些方法有助于明确心肌存活性并指导血供重建术。

我们以往的研究表明,尽管左心室功能不全的冠心病患者常常有严重冠状动脉病变,不完全血供重建的可能性增高,以及介入治疗后再发胸痛增多,但冠状动脉内支架术后无严重心脏事件生存率与左心室功能正常者无显著差异,术后 21 个月心功能明显改善(EF 增高)。因此,冠状动脉内支架术对左心室功能不全的冠心病患者是一种有效的治疗措施,尤其当这些患者合并 CABG 风险明显增大因素时,如肺、肾等其他脏器损害。

(二)注意要点

对临床有严重心力衰竭症状(NYHA Ⅲ~Ⅳ级)患者需先药物治疗,待一般情况稳定后再行冠状动脉造影(急性冠状动脉综合征合并心源性休克患者除外)。冠状动脉造影完成后,通常心脏团队(cardiac team)仔细分析患者临床及冠状动脉病变情况,制订个体化血供重建方案,并向患者及家属解释手术的益处及风险,签署手术同意书。PCI 术前镇静和充分抗栓十分重要。对左心室 EF<0.30 和(或)有心功能不全临床症状的患者,宜准备(Stand-by)或预先插置主动脉内球囊泵反搏,维持冠状动脉灌注压(尤其对左心室功能不全合并复杂冠状动脉病变患者)。原则上,左心室功能不全患者的 PCI 操作与左心室功能正常者相同,但应尽量减少对比剂用量,并缩短手术时间。左心室功能不全患者冠状动脉病变往往较重,且存在不同程度钙化,手术难度大。因此,支架置入前应使用球囊预扩张,为其顺利到位提供条件,以便缩短手术时间,减少手术并发症。对于严重的左心功能不全伴有多支病变或多处病变时,要选择关键血管和主要病变,不追求影像上的完美,而更重视解决大面

积的缺血,支架数量尽量控制到最少为佳;药物支架仍是首选,但心力衰竭是支架后血栓发生的高危因素。术后应仔细护理,如血流动力学不稳定(收缩压<100 mmHg,肺毛细血管嵌压>20 mmHg)可延长主动脉球囊泵反搏时间,同时使用正性肌力或升压药物,维持必要的冠状动脉灌注。

左心室功能减低是PCI后再狭窄的决定因素之一。更为重要的是,左心室功能减低者支架血栓形成的发生率也增高,而支架血栓形成对此类患者将是致命性打击,因此有效的双联抗血小板治疗十分重要。

总之,PCI技术的发展和心脏团队的协作使越来越多的冠心病合并心功能不全患者得到微创和满意的治疗,药物洗脱支架的应用和杂交手术的开展有望最大程度地改善这些患者的生活质量和远期预后。

(沈　迎　张瑞岩　沈卫峰)

参 考 文 献

[1] Yancy CW, Jessup M, Bozkurt B, et al. 2013 ACCF/AHA Guideline for the Management of Heart Failure: Executive summary: A report of the American College of Cardiology Foundation/ American Heart Association Task Force on Practice Guidelines. Circulation, 2013, 128: 1810-1852.

[2] Park DW, Kim YH, Song HG, et al. Long-term comparison of drug-eluting stents and coronary artery bypass grafting for multivessel coronary revascularization: 5-year outcomes from the Asia Medical Center-multivessel revascularization registry. J Am Coll Cardiol, 2011, 57: 128-137.

[3] Levine GN, Bates ER, Blankenship JC, et al. 2011 ACCF/AHA/SCAI Guideline for Percutaneous Coronary Intervention. J Am Coll Cardiol, 2011, 58: e44-122.

[4] He J, Ogden LG, Bazzano LA, et al. Risk factors for congestive heart failure in US men and women: NHANES I epidemiologic follow-up study. Arch Intern Med, 2001, 161: 996-1002.

[5] Velazquez EJ, Lee KL, Deja MA, et al. STICH Investigators. Coronary-artery bypass surgery in patients with left ventricular dysfunction. N Engl J Med, 2011, 364: 1607-1616.

[6] Kunadian V, Zaman A, Qiu W. Revascularization among patients with severe left ventricular dysfunction: a meta-analysis of observational studies. Eur J Heart Fail, 2011, 13: 773-784.

[7] Tsuyuki RT, Shrive FM, Galbraith PD, et al. APPROACH Investigators. Revascularization in patients with heart failure. CMAJ, 2006, 175(4): 361-365.

[8] Cleland JG, Calvert M, Freemantle N, et al. The Heart Failure Revascularization Trial (HEART). Eur J Heart Fail, 2011, 12: 227-233.

[9] Gioia G, Malthai W, Gillin K, et al. Revascularization in severe left ventricular dysfunction: outcome comparison of drug-eluting stent implantation versus coronary artery bypass grafting. Catheter Cardiovasc Interv, 2007, 70: 26-33.

[10] Marsico F, Morebghi E, Parenti DZ, et al. Immediate and late results of coronary angioplasty in patients with severe left ventricular dysfunction. Ital Heart J, 2003, 4: 838-842.

[11] Biondi-Zoccai G, Sheiban I, Moretti G, et al. Appraising the impact of left ventricular ejection fraction on outcomes of percutaneous drug-eluting stenting for unprotected left main disease: insights from a multicenter registry of 975 patients. Clin Res Cardiol, 2011, 100: 403-411.

[12] Morice MC, Serruys PW, Kappetein AP, et al. Outcome in patients with de novo left main disease treated with either percutaneous coronary intervention using paclitaxel-eluting stents or coronary artery bypass graft treatment in the Synergy Between Percutaneous Coronary Intervention with TAXUS and Cardiac Surgery (SYNTAX) trial. Circulation, 2010, 121: 2645-2653.

[13] Kappetein AP, Feldman TE, Mack MJ, et al. Comparison of coronary bypass surgery with drug-eluting stenting for the treatment of left main and/or three vessel disease: 3-year follow-up of the SYNTAX trial. Eur Heart J, 2011, 32: 2125-2134.

[14] Kunadian V, Pugh A, Zaman AG, et al. Percutaneous coronary intervention among patients with left ventricular systolic dysfunction: a review and meta-analysis. Coron Artery Dis, 2012, 23: 469-479.

[15] Gao Z, Xu B, Kirtane AJ, et al. Impact of depressed left ventricular function on outcomes in patients with three-vessel coronary disease undergoing percutaneous coronary intervention. Chin Med J, 2013, 126: 609-614.

[16] McMurray JJV, Adamopoulos S, Anker SD, et al. ESC Guidelines for the diagnosis and treatment of acute

and chronic heartfailure 2012；The Task Force for the Diagnosis and Treatment of Acute and Chronic HeartFailure 2012 of the European Society of Cardiology. Eur Heart J,2012,33：1787-1847.

[17] 中华医学会心血管病分会介入心脏病学组,中华心血管病杂志编辑委员会.中国经皮冠状动脉介入治疗指南 2012（简本）.中华心血管杂志,2012,40：271-277.

[18] Wijns W,Kolh P,Danchin N,et al. Guidelines on myocardial revascularization：The Task Force on Myocardial Revascularization of the European Society of Cardiology（ESC）and the European Association for Cardio-Thoracic Surgery（EACTS）. Eur Heart J,

2010,31：2501-2555.

[19] Voudris V,Kariofillis P,Thomopoulou S,et al,Predictors for very late stent thrombosis after drug-eluting stent implantation in diabetic patients. Eurointervention,2009,4：485-491.

[20] Kimura T,Morimoto T,Kozuma K,et al. Comparisons of baseline demographics, clinical presentation, and long-term outcome among patients with early, late,and very late stent thrombosis of sirolimus-eluting stents. Observations from the Registry of Stent Thrombosis for Review and Reevaluation（RESTART）. Circulation,2010,122：52-61.

6. 药物洗脱支架术后晚期支架贴壁不良研究进展

与单纯冠状动脉球囊成形术相比,普通金属支架的应用可以降低经皮冠状动脉介入治疗(PCI)后血管重构导致的再狭窄。药物洗脱支架可抑制血管对损伤的过度反应,从而进一步降低了再狭窄发生率和靶血管血供重建率。然而,无论是普通金属支架还是药物洗脱支架都存在支架内血栓的可能。支架内血栓可导致心肌梗死和死亡等严重心脏事件,是支架置入后严重并发症之一。

支架内血栓发生的危险因素包括支架扩张不全、长支架、支架设计、过早停用抗血小板药物、内皮化和愈合延迟等,而晚期支架贴壁不良也可能是重要危险因素之一。支架贴壁不良是否与临床不良事件相关已成为临床关注的焦点。

一、支架贴壁不良的定义与分类

支架贴壁不良定义为血管内超声(IVUS)检查发现至少一个支架梁与血管壁发生明显分离,支架后方存在闪烁的血流相,且发生部位没有分支。

支架贴壁不良可分为获得性支架贴壁不良和持续性支架贴壁不良。获得性贴壁不良定义为支架置入后即刻IVUS检查支架完全贴壁,而随访时发生支架贴壁不良。持续性支架贴壁则是支架贴壁不良在术后即刻检查和随访中持续存在。

支架贴壁不良还可分为急性支架贴壁不良和晚期支架贴壁不良,前者发生在支架置入后即刻,后者则定义为随访中观察到的支架贴壁不良。

急性支架贴壁不良可逐渐消失,也可持续存在。急性持续性支架贴壁不良中支架与血管之间的间隙可以增加,或者减小,也可保持稳定。晚期支架贴壁不良既可以是晚期获得性的也可以是急性支架贴壁不良持续存在的结果。

目前研究主要集中在急性持续性支架贴壁不良和晚期获得性支架贴壁不良这两种类型上。区分不同类型支架贴壁不良,特别是发现晚期获得性支架贴壁不良需要在支架置入后即刻和随访时利用血管内影像学进行检查。

二、发生率

Ako等报道持续性贴壁不良发生率普通金属支架组为9.8%,西罗莫司药物洗脱支架组为7.5%。Siqueria等研究发现195例药物洗脱支架置入患者中13例(9.6%)发生持续性支架贴壁不良(西罗莫司支架组 $n=12$,紫杉醇支架组 $n=1$)。

晚期获得性支架贴壁不良并不是最近才被发现的现象,在普通金属支架治疗冠状动脉疾病和血管内照射治疗支架内再狭窄研究中已有报道。几项研究报道置入普通金属支架后,晚期支架贴壁不良的发生率为4%~5%。Shan等回顾性分析发现普通金属支架置入后晚期支架贴壁不良发生率为4.4%。Hong等分析了881例(992个病变)普通金属支架治疗的患者,晚期支架贴壁不良的发生率为5.4%。

在不同研究中,血管内照射治疗后晚期支架贴壁不良发生率存在很大差异。Okura等从PREVENT试验中选择44例接受支架和P-32放射治疗的患者进行分析,发现晚期支架贴壁不良的发生率为22%。Kalinczuk等对159例接受P-32放射性支架置入的患者进行连续分析,有15例(9.4%)发生晚期获得性支架贴壁不良。

尽管药物洗脱支架能够显著降低支架内再狭窄发生率,然而与置入普通金属支架相比,药物洗脱支架晚期支架贴壁不良的发生率似乎更高,而不同类型的药物洗脱支架其发生率也有不同。既往多中心随机研究和单中心注册研究表明,药物洗脱支架晚期获得性支架贴壁不良发生率为5%~12%。RAVEl试验对置入西罗莫司支架患者随访研究发现,支架贴壁不良发生率为21%(普通金属支架组为4%),如此高的发生率可能由于RAVEl试验并未对患者支架置入术后即刻进行IVUS检查,可能包括了急性持续性支架贴壁不良和晚期获得性支架贴壁不良。

Ako等分析SIRIUS试验中80例接受西罗莫司支架患者发现,西罗莫司支架晚期贴壁不良发生率为8.7%,而普通金属支架则没有贴壁不良的发生。TAXUS-Ⅱ试验IVUS亚组研究中,紫杉醇支架晚期支架贴壁不良发生率为 8.0%，而中速释放组为 9.5%，普通金属支架组为 5.4%。一项对 TAXUS-Ⅳ、Ⅴ和Ⅵ进行的荟萃分析研究表明，紫杉醇药物洗脱支架 9 个月晚期贴壁不良发生率高于普通金属支架对照组。

Hong 等分析了 557 例（705 个病变）真实世界中接受西罗莫司和紫杉醇洗脱支架治疗的患者，晚期贴壁不良总体发生率为 12.1%，西罗莫司支架组 13.2%，而 TAXUS 支架组为 8.4%（$P=0.12$）。置入支架前行冠状动脉旋切术，急性心肌梗死直接支架置入术及慢性完全闭塞型病变，晚期支架贴壁不良的发生率明显增加，分别为 25%、32% 和 27.5%。

三、不良事件

既往短期及中期研究未能证实晚期获得性支架贴壁不良（无论是普通金属支架还是药物洗脱支架）与支架内血栓事件存在明显联系。

RAVEL 试验证实，晚期获得性支架贴壁不良在西罗莫司组发生率更高。然而所有接受西罗莫司药物洗脱支架的患者均未表现出明显的不良症状，没有患者发生晚期血栓性闭塞。

SIRIUS 试验对 141 例患者（普通金属支架 $n=61$，西罗莫司支架 $n=80$）进行了术后即刻和 6 个月的 IVUS 检查发现，共有 19 例存在支架贴壁不良（普通金属支架组 $n=6$，西罗莫司支架 $n=13$），其中 12 例为急性持续性支架贴壁不良，而发生晚期获得性支架贴壁不良的患者全部为药物洗脱支架，在为期 12 个月的临床随访后并未发现不良事件。

TAXUS-Ⅱ IVUS 亚组研究通过对 563 例置入普通金属支架和药物洗脱支架的患者进行术后即刻和 6 个月随访 IVUS 检查发现，在支架置入后的 12 个月，普通金属支架组与紫杉醇支架组存在晚期获得性支架贴壁不良（6 个月随访时发现）的患者与未发生支架贴壁不良的患者相比并未增加临床不良事件的发生率。

Hong 等则评价了真实世界药物洗脱支架与不良事件的关系。558 例患者术后即刻和支架置入后 6 个月行 IVUS 检查。之后随访的 10 个月内，晚期贴壁不良组与未发生贴壁不良组并无明显的不良事件发生，两组的无事件生存率也无显著差异。

上述试验的随访时间均未超过 1 年，这也限制了对于一些晚期不良事件的发现。研究表明，晚期获得性支架贴壁不良可能与极晚期支架内血栓（>1 年）的发生有关。Feres 等报道 2 例药物洗脱支架置入后发生极晚期血栓的患者，造影和 IVUS 检查均发现晚期获得性支架贴壁不良。Siqueria 等将平均随访时间延长至 24.3 个月，观察 195 例接受药物洗脱支架的患者晚期获得性支架贴壁不良发生率及其与不良事件的关系。结果有 2 例晚期支架贴壁不良组患者在随访中发生心肌梗死。造影证实了支架内血栓形成。

Cook 等的研究首次证实了晚期获得性支架贴壁不良可能导致支架内血栓的发生。鉴于晚期获得性支架贴壁不良发生率低，迟发性血栓并不常见，Cook 等将研究人群集中于发生极晚期血栓的患者。13 例发生极晚期支架内血栓患者在 PCI 术前行 IVUS 检查。并与 144 例置入药物洗脱支架后 8 个月常规 IVUS 复查无支架内血栓的患者比较。结果极晚期支架内血栓患者支架贴壁不良发生率更高（77% *vs* 12% $P<0.01$），最大不完全贴壁面积更大（$8.7±7.5$ *vs* $4.0±3.8$，$P=0.03$），尽管该试验并未能区分急性持续性不完全贴壁和迟发获得性不完全支架贴壁，然而贴壁不良间隙的大小似乎更为重要。

然而，最近 Hong 等进行的一项 3 年随访研究表明，发生迟发支架贴壁不良的患者其 3 年随访时的临床不良事件与支架内血栓的发生率与对照组相比并无显著增加；药物洗脱支架置入后发生迟发贴壁不良并不是主要不良事件的预测因素。该研究入选 572 例患者（671 处病变），80 例患者（83 处病变）发生迟发贴壁不良，452 例患者（588 处病变）贴壁良好，平均随访时间 31 个月。结果显示，迟发贴壁不良组 1 例发生心源性死亡（1.3%），1 例发生急性心肌梗死（1.3%），而对照组有 2 例发生心源性死亡（0.4%），2 例发生急性心肌梗死（0.4%）（$P=0.2$）。1 例（1.3%）迟发贴壁不良的患者需要进行靶病变血供重建，8 例（1.8%）无支架贴壁不良的患者需要进行靶病变血供重建（$P=0.7$）。两组 3 年无事件生存率并无显著差异（$P=0.7$）。51 处发生急性持续性贴壁不良的病变也与 3 年临床不良事件无关。多元回归分析表明，迟发贴壁不良及贴壁不良的面积并不是主要不良事件的预测因素。

四、发生机制

研究表明，普通金属支架与支架内再狭窄照射治疗晚期支架贴壁不良发生的部位主要在支架边缘，而药物洗脱支架晚期贴壁不良主要发生在支架中部。这表明两者贴壁不良发生可能有不同的生物学机制。研究发现药物洗脱支架对其边缘新生内膜形成抑制较少，这种支架内新生内膜的不对称分布可能与药物洗脱支架晚期贴壁不良的发生有关。药物使得血管壁早期修复过程延迟，同时使这些部位动脉发生正性重构,从而导致了晚期获得性支架贴壁不良。

研究发现,急性持续性支架贴壁不良主要发生在支架的边缘。其发生原因主要与支架置入技术有关,此外严重钙化病变使支架不能均匀扩张导致支架膨胀不全也参与了贴壁不良的形成过程。目前的研究未能证实急性持续性支架贴壁不良与临床不良事件的关系。

晚期获得性支架贴壁不良最主要的发生机制是正性重构。血管内超声检查发现冠状动脉外弹力膜面积增加超过了中膜加斑块面积增加的幅度,从而使支架与血管内膜发生分离。研究表明,普通金属支架和药物洗脱支架发生晚期支架贴壁不良都存在血管的正性重构。血栓和残余斑块的溶解使得斑块加中膜的面积减少也可导致迟发获得性贴壁不良的产生。这种机制常见于急性冠状动脉综合征患者行直接支架置入术后。

此外,还有一些关于晚期获得性支架贴壁不良发生机制的假设,然而目前尚未得到证实。例如,斑块回缩也可能导致支架贴壁不良,这种机制可见于支架内照射治疗后。然而药物洗脱支架置入术后即刻与随访时 IVUS 研究分析表明,斑块面积并没有明显改变。Tanabe 等的研究并未发现术后即刻与随访时斑块加中膜面积有明显的改变。而 Hong 等研究显示斑块加中膜的面积有轻度增加。因此,斑块回缩不是迟发获得性支架贴壁不良的主要机制。此外,慢性支架回缩而动脉管径没有变化也可能引起晚期获得性支架贴壁不良。然而,之前的研究表明,支架在随访中并未发生明显的回缩,因此这种机制可能并不存在。

五、预测因素

多元回归分析显示,不稳定型心绞痛、支架长度、支架置入术前行斑块旋切术、慢性闭塞病变、急性心肌梗死直接支架置入术和无糖尿病史是晚期获得性支架贴壁不良预测因素。支架置入后血栓溶解可能是不稳定型心绞痛和急性心肌梗死患者直接支架术后发生贴壁不良的主要原因。斑块旋切术可能对血管造成过度损伤,而慢性闭塞病变时导丝走行于内膜下导致支架置入假腔后损伤了血管外膜,这些因素都可能导致晚期获得性支架贴壁不良的产生。糖尿病患者支架置入后新生内膜增殖明显,这可能部分阻止了晚期获得性贴壁不良的发生。

六、结语

总之,晚期获得性贴壁不良与临床不良事件的关系尚需进一步的研究,在药物洗脱支架时代,尽管药物洗脱支架能够显著降低再狭窄率,但支架内血栓的发生率与普通金属支架相比并无明显减少。药物洗脱支架发生贴壁不良的临床预后更应值得关注。

(张瑞岩　杜　润)

参 考 文 献

[1] Serruys PW, Daemen J. Are drug-eluting stents associated with a higher rate of late thrombosis than bare metal stents? Late stent thrombosis: a nuisance in both bare metal and drug-eluting stents. Circulation, 2007, 115(11): 1433-1439.

[2] Lüscher TF, Steffel J, Eberli FR, et al. Drug-eluting stent and coronary thrombosis: biological mechanisms and clinical implications. Circulation, 2007, 115(8): 1051-1058.

[3] Ako J, Morino Y, Honda y, et al. Late incomplete stent apposition after sirolimus-eluting stent implantation: a serial intravascular ultrasound analysis. J Am Coll Cardiol, 2005, 46(6): 1002-1005.

[4] Siqueira DA, Abizaid AA, Costa Jde R, et al. Late incomplete apposition after drug-eluting stent implantation: incidence and potential for adverse clinical outcomes. Eur Heart J, 2007, 28(11): 1304-1309.

[5] Shah VM, Mintz GS, Apple S, et al. Background incidence of late malapposition after bare-metal stent implantation. Circulation, 2002, 106(14): 1753-1755.

[6] Hong MK, Mintz GS, Lee CW, et al. Incidence, mechanism, predictors, and long-term prognosis of late stent malapposition after bare-metal stent implantation. Circulation, 2004, 109(7): 881-886.

[7] Okura H. Late incomplete apposition with excessive remodeling of the stented coronary artery following intravascular brachytherapy. Am J Cardiol, 2003, 92: 587-590.

[8] Kalinczuk L, Pregowski J, Mintz GS, et al. Incidence and mechanism of late stent malapposition after phosphorus-32 radioactive stent implantation. Am J Cardiol, 2003, 92: 970-972.

[9] Serruys PW, Degertekin M, Tanabe K, et al. Intravascular ultrasound findings in the multicenter, randomized, double-blind RAVEL (RAndomized study with the sirolimus-eluting VElocity balloon-expandable

stent in the treatment of patients with de novo native coronary artery Lesions) trial Circulation,2002,106: 798-803.

[10] Tanabe K,Serruys PW,Degertekin M,et al. TAXUS Ⅱ Study Group. Incomplete stent apposition after implantation of paclitaxel-eluting stents or bare metal stents;insights from the randomized TAXUS Ⅱ trial. Circulation,2005,111(7):900-905.

[11] Mintz GS,Weissman NJ,Dawkins K,et al. Frequency,predictors,and clinical outcomes of late-acquired incomplete stent apposition in patients treated with Taxus stents:a volumetric intravascular ultrasound meta-analysis from the TAXUS IV,V,and Vi trials. Jam Coll Cardiol,2006,47(Suppl B)26B.

[12] Hong MK,Mintz GS,Lee CW,et al. Late stent malapposition after drug-eluting stent implantation:an intravascular ultrasound analysis with long-term follow-up. Circulation,2006,113(3):414-419.

[13] Feres F,Costa JR Jr,Abizaid A. Very late thrombosis after drug-eluting stents. Catheter Cardiovasc Interv, 2006,68:83-88.

[14] Cook S,Wenaweser P,Togni M,et al. Incomplete stent apposition and very late stent thrombosis after drug-eluting stent implantation. Circulation,2007,115 (18):2426-2434.

[15] Hong MK,Mintz GS,Lee CW,et al. Impact of late drug-eluting stent malapposition on 3-year clinical events. J Am Coll Cardiol,2007,50(15):1515-1516.

[16] Kozuma K,Costa MA,Sabate M,et al. Late stent malapposition occurring after intracoronary beta-irradiation detected by intravascular ultrasound J Invasive Cardiol,1999,11:651-655.

[17] Mosseri M,Satler LF,Pichard AD,et al. Impact of vessel calcification on outcomes after coronary stenting. Cardiovasc Revasc Med,2005,6(4):147-153.

[18] Mintz GS,Shah VM,Weissman NJ. Regional remodeling as the cause of late stent malapposition. Circulation,2003,107(21):2660-2863.

7. 血管内超声在冠状动脉临界病变中的应用及病例解读

冠状动脉造影仍是目前诊断冠心病的"金标准",但其所提供的二维影像仍不能真实反映血管腔的三维结构。另外,弥漫性病变导致的参考血管节段异常、造影投射角度造成的病变短缩及造影剂注射充盈不佳等问题均可干扰对冠状动脉病变的评估。血管内超声(IVUS)检查可准确提供腔内和血管腔径,与造影相比 IVUS 提供的冠状动脉病变信息更为准确且可重复性更高。

IVUS 检查的基本测量指标包括管腔(lumen)、外弹力膜(EEM)及斑块(plaque)3 个方面,具体测量指标见表 3-2、表 3-3 和表 3-4。在对病变进行 IVUS 检查后通常要选取正常血管段(或相对正常)作为参照血管,同时选择病变最严重节段作为靶目标进行分析(图 3-2)。

临界病变通常是指冠状动脉造影下目测狭窄程度为 40%～70% 的病变。与此同时,此类病变的造影狭窄程度评估在不同术者或同一术者不同时间评估得出的结果也不尽相同。对于此类临界病变的干预策略一直是介入心脏病学领域讨论和争议的热点。

表 3-2 管腔测量基本指标

指标	定义	图示
管腔横截面积(Lumen CSA)	管腔边界前缘围绕的面积	
最小管腔直径(Minimum lumen diameter)	通过管腔中心点的最小直径	
最大管腔直径(Maximum lumen diameter)	通过管腔中心点的最大直径	
管腔偏心指数(Lumen Eccentricity)	最小管腔直径/最大管腔直径	
管腔面积狭窄(Lumen area stenosis)	(参照管腔横截面积-最小管腔横截面积)/ 参照管腔横截面积	

表 3-3 外弹力膜(EEM)基本测量指标

指标	定义	图示
EEM 横截面积(EEM CSA)	EEM 边界围绕的面积	
最小 EEM 直径(Minimum EEM diameter)	通过 EEM 中心点的最小直径	
最大 EEM 直径(Maximum EEM diameter)	通过 EEM 中心点的最大直径 (lumen diameter/maximum lumen diameter)	

表 3-4 斑块基本测量指标

指标	定义	图示
斑块横截面积(plaque CSA)	EEM 面积-管腔面积	
最小斑块厚度(minimum plaque thickness)	内膜前缘至 EEM 的最小距离	
最大斑块厚度(maximum plaque thickness)	内膜前缘至 EEM 的最大距离	
斑块偏心指数(plaque eccentricity)	最大斑块厚度/最小斑块厚度 (≥2 偏心)	
斑块负荷(plaque burden)	斑块横截面积/EEM 横截面积 (>70% 介入干预)	

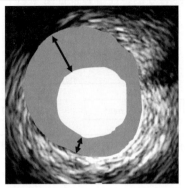

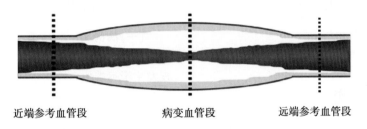

近端参考血管段　　　　病变血管段　　　　远端参考血管段

图 3-2 IVUS 血管分析基本节段

尽管血流储备分数(FFR)是目前公认的评估冠状动脉病变生理意义的功能性指标,特别是对于临界病变,其测定有助于判断病变是否需要介入干预。在肯定 FFR 价值的同时,众多的临床研究结果表明,对于冠状动脉临界病变,IVUS 检查结果对判断病变是否会导致缺血与 FFR 检查结果具有良好的相关性和一致性。

一、非左主干临界病变

Takayama 等的研究结果表明,现有 IVUS 三维检查结果可准确预测病变的 FFR 值。较早期的研究发现,最小管腔面积(MLA)≥4 mm² 对预测冠状动脉血流储备(CFR)>2.0 的准确率达 89%,而 MLA <4 mm² 的血管与负荷单光子发射计算体层摄影(SPECT)检查缺血的相关性良好。Briguori 等的小样本量研究(43 例患者 53 处临界病变)表明,MLA< 4 mm² 与 FFR<0.75 有良好的相关性(敏感性和特异性分别为 92% 和 56%)。另外,Abizaid 等对 300 例造影临界病变、IVUS 检查 MLA≥4 mm² 患者延迟介入干预,随访发现其临床事件的发生率是极低的。基于既往这些研究结果,众多临床医生判断临界病变是否需要干预的界值定位 MLA 是否>4.0 mm²。

但需要注意的是,病变产生的血流动力学意义不能单用一个 IVUS 界值来判定,这必须同时和其他许多因素综合起来进行评估。这些因素包括病变长度、偏心性、参考血管内径及病变血管所支配的心肌区域等。基于这些因素,也有不同研究者对将 MLA4.0 mm² 作为界值提出了不同的见解。Takagi 等的研究发现,MLA<3.0 mm² 结合面积狭窄>60% 能更好地预测病变 FFR<0.75。近期 Kang 等对 201 例患者 236 处临界病变的分析表明,MLA 值<2.4 mm² 能良好地预测 FFR<0.80(敏感性 90%,特异性 60%)。Ben-dor 等对 84 例患者 92 处临界病变的分析进一步表明,MLA<2.8 mm2 和<3.2 mm² 分别和 FFR< 0.75 和<0.80 良好对应。Lee 等对 94 例患者小血管(直径<3.0 mm)临界病变的分析表明,FFR<0.75 的最佳预测因素为:MLA≤2.0 mm²(敏感性 82%,特异性 81%)、斑块负荷≥80%(敏感性 88%,特异性 79%)及病变长度≥20 mm(敏感性 64%,特异性 79%)。

综上所述,现有研究结果提示:对于非左主干临界病变,IVUS 检查下 MLA≥4.0 mm² 可准确判定病变的非缺血特性,延缓对病变的介入干预是安全的。与之相反,MLA<4.0 mm² 并不能完全确定病变的血流动力学意义,因此这并不能作为对病变进行介入干预的判定界值。评估 MLA<4.0 mm² 的意义,需要同时考虑参考血管的直径、病变长度、面积狭窄程度、斑块负荷及血管所支配的心肌面积大小。需要指

出的是,对于临界病变生理意义的评估,FFR 仍作为重要手段。IVUS 在非左主干临界病变中的应用价值及对病变意义的评估流程可见图 3-3。

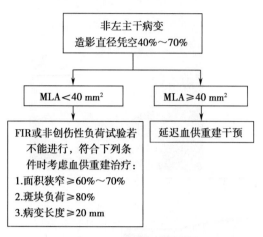

图 3-3　非左主干临界病变 IVUS 干预标准建议

二、左主干临界病变

既往研究表明,左主干病变患者接受血供重建后生存率显著优于药物非手术治疗。因此,正确评估左主干病变对改善患者临床预后具有重要的临床意义。单纯靠造影手段评估左主干病变,特别是临界病变,具有一定的局限性。IVUS 已被广泛应用于临床对于左主干临界病变的评估。

Jasti 等对 55 例造影下左主干中度狭窄患者的 IVUS 评估表明,MLA 5.9 mm²(敏感性 93%,特异性 95%)及最小管腔直径 2.8 mm(敏感性 93%,特异性 98%)可作为判定病变 FFR<0.75 的良好界值。LITRO 研究入选 354 例左主干临界病变患者,随访结果表明,MLA≥6.0 mm² 的患者延迟接受介入治疗,发生不良事件的风险极低。也有众多其他研究对 MLA6.0 mm² 这一界值提出了不同见解。Park 等的研究提出 MLA<4.5 mm² 与 FFR<0.80 具有良好的相关性(预测准确率 83%);Fassa 等的研究表明,MLA≥7.5 mm² 患者临床预后良好,而<7.5 mm² 的患者接受药物治疗策略的话预后不佳。需要注意的是,Fassa 等的回顾观察性研究可能存在众多干扰因素,因由也限制了其结论的循证意义。

鉴于单纯应用 IVUS 检查得出的 MLA 结果有效性的限制,FFR 对评估左主干临界病变仍有重要价值和意义。但现有证据表明,左主干临界病变 IVUS 检查下 MLA≥6.0 mm² 患者延迟血供重建干预的安全性是有保障的。对于 MLA<6.0 mm² 的患者,进行血供重建治疗之前则应接受 FFR 或无创性负荷试验

检查,特别是 MLA 在 4.5~6.0 mm² 的患者。左主干临界病变 IVUS 检查及干预流程可见图 3-4。

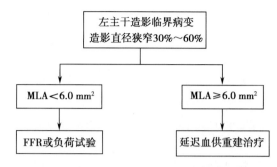

图 3-4　左主干临界病变 IVUS 干预标准建议

三、病例解读

(一)病例 1

男性,47 岁,PCI 术后 1 年无症状性造影复查,发现左主干远端偏心性狭窄(图 3-5 和图 3-6)。计算机定量分析(QCA)显示左主干远端病变狭窄 71.6%。血管内超声(IVUS)检查提示:前降支近端 MLA5.58 mm²,左主干远端 MLA5.81 mm²、面积狭窄率 69.97%,为偏心性纤维化斑块为主(图 3-7)。随后进行 FFR 测定,结果为 0.87(图 3-8)。

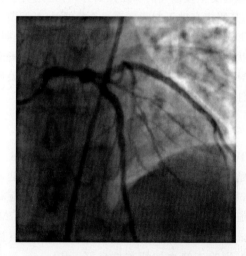

图 3-5　前后位/头位造影

分析及结论:该患者 PCI 术后进行造影复查时发现左主干远端病变较初次造影时加重,QCA 分析狭窄程度 71.6%。对于一个无症状性左主干临界病变的处理,IVUS 检查发现左主干 MLA 为 5.81 mm²(<6.0 mm²)。按照图 3-4 流程,对于此类情况我们进行了 FFR 测定,结果为 0.87。后者提示病变并无临床意义,推迟介入治疗是安全的。对于该患者,我们未对其左主干病变进行介入治

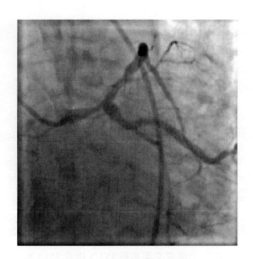

图 3-6 左前斜/足位造影

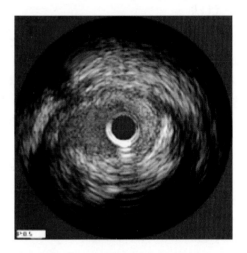

图 3-7 左主干远端 IVUS 检查
（MLA 5.81 mm²）

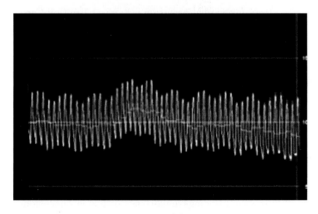

图 3-8 FFR 测定（0.87）

疗。在持续冠心病二级预防药物的基础上，临床随访 58 个月该患者也未有心绞痛症状发作及心脏不良事件的发生。

（二）病例 2

男性，88 岁，PCI 术后 19 个月，不稳定型心绞痛。造影复查发现前降支中段支架良好，左主干体部临界病变，目测狭窄 40%（图 3-9 和图 3-10）。随后 IVUS 检查提示左主干 MLA 为 3.0 mm²，面积狭窄 76%，同时斑块组分以脂质成分居多（图 3-11）。

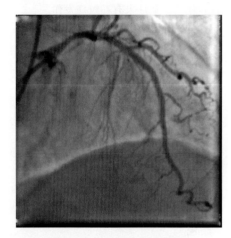

图 3-9 右前斜/头位造影

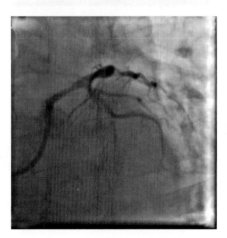

图 3-10 左前斜/足位造影

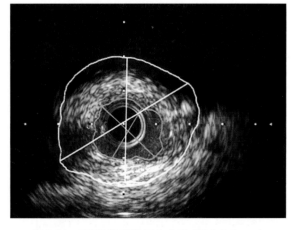

图 3-11 IVUS 检查提示左主干 MLA 3.0 mm²

分析及结论:根据现有循证研究提示,左主干病变 MLA<4.5 mm² 与 FFR<0.80 呈良好相关性。该例患者左主干病变 MLA 为 3.0 mm²,可以预测该病变的 FFR 检查结果<0.80。因此对该病变我们进行了介入干预,置入支架 1 枚(图 3-12),术后 IVUS 检查提示支架扩张良好,MSA 为 8.36 mm²。术后常规应用双重抗血小板等药物,随访 6 个月未有心绞痛发作。

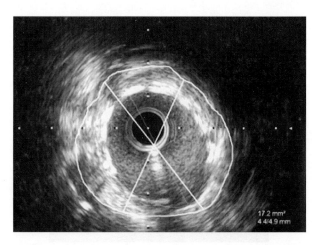

图 3-13　左主干病变支架术后 IVUS 检查 MSA 8.36 mm²

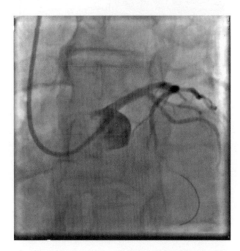

图 3-12　左主干病变支架置入术后

四、总结

冠状动脉临界病变是造影检查中的常见发现,对于这部分病变的处理我们需要进行详细的评估。IVUS 检查是相当简易和有效的手段,其结果对干预策略的制订具有重要意义。

(张　奇)

参 考 文 献

[1] Jensen LO,Thayssen P,Mintz GS,et al. Comparison of intravascular ultrasound and angiographic assessment of coronary reference segment size in patients with type 2 diabetes mellitus. Am J Cardiol,2008,101:590-595.

[2] Tobis J,Azarbal B,Slavin L. Assessment of intermediate severity coronary lesions in the catheterization laboratory. J Am Coll Cardiol,2007,49:839-848.

[3] Fischer JJ,Samady H,McPherson JA,et al. Comparison between visual assessment and quantitative angiography versus fractional flow reserve for native coronary narrowings of moderate severity. Am J Cardiol,2002,90:210-215.

[4] Kern MJ,Samady H. Current concepts of integrated coronary physiology in the catheterization laboratory. J Am Coll Cardiol,2010,55:173-185.

[5] Takayama T,Hodgson JM. Prediction of the physiologic severity of coronary lesions using 3D IVUS:validation by direct coronary pressure measurements. Catheter Cardiovasc Interv,2001,53:48-55.

[6] Abizaid A,Mintz GS,Pichard AD,et al. Clinical,intravascular ultrasound,and quantitative angiographic determinants of the coronary flow reserve before and after percutaneous transluminal coronary angioplasty. Am J Cardiol,1998,82:423-428.

[7] Nishioka T,Amanullah AM,Luo H,et al. Clinical validation of intravascular ultrasound imaging for assessment of coronary stenosis severity:comparison with stress myocardial perfusion imaging. J Am Coll Cardiol,1999,33:1870-1878.

[8] Briguori C,Anzuini A,Airoldi F,et al. Intravascular ultrasound criteria for the assessment of the functional significance of intermediate coronary artery stenoses and comparison with fractional flow reserve. Am J Cardiol,2001,87:136-141.

[9] Abizaid AS,Mintz GS,Mehran R,et al. Long-term follow-up after percutaneous transluminal coronary angioplasty was not performed based on intravascular ultrasound findings:importance of lumen dimensions. Circulation,1999,100:256-261.

[10] Takagi A,Tsurumi Y,Ishii Y,et al. Clinical potential of intravascular ultrasound for physiological assessment of coronary stenosis:relationship between quantitative ultrasound tomography and pressure-derived

fractional flow reserve. Circulation, 1999, 100: 250-255.

[11] Kang SJ, Lee JY, Ahn JM, et al. Validation of intravascular ultrasoundderived parameters with fractional flow reserve for assessment of coronary stenosis severity. Circ Cardiovasc Interv, 2011, 4:65-71.

[12] Ben-Dor I, Torguson R, Gaglia MA Jr, et al. Correlation between fractional flow reserve and intravascular ultrasound lumen area in intermediate coronary artery stenosis. EuroIntervention, 2011, 7:225-233.

[13] Lee CH, Tai BC, Soon CY, et al. New set of intravascular ultrasoundderived anatomic criteria for defining functionally significant stenoses in small coronary arteries(results from Intravascular Ultrasound Diagnostic Evaluation of Atherosclerosis in Singapore [IDEAS] study). Am J Cardiol, 2010, 105: 1378-1384.

[14] Leesar MA, Masden R, Jasti V. Physiological and intravascular ultrasound assessment of an ambiguous left main coronary artery stenosis. Catheter Cardiovasc Interv, 2004, 62:349-357.

[15] Jasti V, Ivan E, Yalamanchili V, et al. Correlations between fractional flow reserve and intravascular ultrasound in patients with an ambiguous left main coronary artery stenosis. Circulation, 2004, 110: 2831-2836.

[16] de la Torre Hernandez JM, Herna/ndez Hernandez F, Alfonso F, et al. for the LITRO Study Group. Prospective application of pre-defined intravascular ultrasound criteria for assessment of intermediate left main coronary artery lesions: results from the multicenter LITRO study. J Am Coll Cardiol, 2011, 58:351-358.

[17] Fassa AA, Wagatsuma K, Higano ST, et al. Intravascular ultrasoundguided treatment for angiographically indeterminate left main coronary artery disease: a long-term follow-up study. J Am Coll Cardiol, 2005, 45:204-211.

8. FFR 在急性冠状动脉综合征患者中的应用

冠状动脉血流储备分数(FFR)在评估造影临界病变生理功能方面的地位已被确定。大量研究证实,FFR 值大于 0.75~0.80 的冠状动脉临界病变延迟介入治疗是安全的。然而,这些研究入选的患者多为临床表现为稳定性冠心病的患者。对于临床表现为急性冠状动脉综合征(ACS)的患者,FFR 的应用价值鲜有研究报道。本文就 FFR 在 ACS 患者中的应用价值做一讨论。

一、罪犯血管临界病变 FFR 测定

既往研究提示,6%~10% 的 ACS 患者在造影检查中发现冠状动脉并无狭窄或仅存在中等程度的狭窄性病变。对于此类造影提示罪犯血管临界病变的患者,在病变血管排除了血栓、夹层及破裂斑块等不稳定因素后,测定 FFR 有其一定的临床意义。Ramon 等的研究入选了 106 例造影临街病变(127 处),但 FFR>0.75 的 ACS 患者进行了临床随访观察,其中 103 例患者(97.2%)临床随访时间达到 1 年。结果发现,2 例(1.9%)患者发生死亡[1 例死于院内心力衰竭(造影后第 78 天)、1 例死于家中(造影后第 325 天)];1 例(0.9%)病变显著进展接受介入治疗,5 例(4.7%)因心源性因素再次入院,无致命性心肌梗死发生。1 年总体无事件生存率为 97.2%。其研究结果提示,ACS 患者造影发现冠状动脉临界病变、且这是唯一可以解释临床诊断的原因时,测定 FFR 值若>0.75,对此类 ACS 患者的冠状动脉病变延迟介入治疗是安全的。Potvin 等的研究同样入选了包括不稳定型心绞痛、心肌梗死等 ACS 患者的冠状动脉临界病变进行 FFR 测定,结果亦表明 FFR>0.75 的病变延迟介入治疗是安全的。但这一研究中入选的部分患者存在多支血管病变且接受介入治疗,因此其结果的说服力不如 Ramon 等的研究。

需要指出的是,对于 ACS 患者罪犯血管(或可疑罪犯血管)临界病变 FFR 的测定,首先需要判定 ACS 发生的时限:急性(1 d 内)、亚急性(1~7 d)及慢性(超过 7 d)。因为这些因素决定了 FFR 测值对预后的判定价值。对急性或亚急性期 ACS 患者可疑罪犯冠状动脉临界病变进行 FFR 测定时需要考虑血管痉挛、心肌顿抑、远端微循环栓塞及心肌细胞水肿等因素对血管扩张效应(测定 FFR 时药物反应)的影响,这可能会造成对 FFR 测值的高估。

二、非罪犯血管临界病变 FFR 测定

在临床实践中,接近一半的 ACS 患者(急性心肌梗死)存在多支血管病变,在急诊罪犯血管介入治疗后 1 个月内进行其他冠状动脉血管病变的治疗(完全血供重建)可显著改善患者的生存率。Ntalianis 等的研究提示,在心肌梗死急性期对非罪犯血管病变应用 FFR 进行评估,可更为有效地对患者进行危险分层(对非罪犯血管是否需要血供重建治疗做出评估),并缩短住院周期。该研究入选 101 例急性心肌梗死(75 例 ST 段抬高性心肌梗死、26 例非 ST 段抬高性心肌梗死患者)接受急诊 PCI 治疗的多支冠状动脉病变患者,在急诊 PCI 术后即刻对 112 处非罪犯狭窄进行了 FFR 测定,并在术后 35±4 d 进行重复测定。结果发现,非罪犯性病变术后即刻 FFR 平均测值和随访(35±4 d)测值并无差异(平均为 0.77±0.13 d),其中有 83% 的患者是在急诊 PCI 术后至少 7 d 再重复测定的 FFR 值。这一研究结果提示,急诊 PCI 治疗时对非罪犯病变测定的 FFR 数值并不受心肌梗死急性期因素的影响,也就是适用于指导稳定期病变治疗的 FFR 测值(0.75)也应当同样适用于患者心肌梗死急性期对其临界病变中(是否需要血供重建)。

既往临床研究已证实,稳定性患者的无血流动力学障碍性病变预后良好且介入治疗并不会改善患者预后。因此,由于单纯造影评估的不确定性,ACS 患者在急诊 PCI 治疗后即刻测定非罪犯血管病变 FFR 具有重要的临床意义。按照既往的诊治流程,这类患者的非罪犯病变通常需要接受非介入性评估(如运动负荷试验等)后才能做出相应的治疗决策。而此类非介入性评估往往需要在急诊 PCI 治疗后数天或数周才能进行,这就会导致患者住院周期的延长、费用的增加。另外,ACS 患者急性期或亚急性期接受如负荷试验之类的无创性检查,其结果往往会受到疾病本身

的影响。综合这些因素,在进行急诊 PCI 治疗时对非罪犯病变进行 FFR 检查是一种有效的替代手段。应用 FFR 检测对非罪犯病变的功能意义得出结论后,可以指导对病变的早期干预,这也可能进一步有利于减少院内不良事件及改善患者预后。

需要指出的是,既往有动物实验及临床研究结果指出,急性心肌梗死状态下非罪犯血管支配的心肌区域同样会可能存在微循环障碍的状态。但在 Ntalianis 等的研究中,其测定的微循环阻力(IMR)指数在急诊 PCI 时和随访中并无统计学意义的差别,这种 IMR 指数上的无差异可以解释这些病变两次测定

FFR 均一致的结果。

三、总结

总体来讲,FFR 测定在 ACS 患者中应用的相关临床研究仍有限。ACS 患者冠状动脉血管临界病变在急性期测定 FFR 有其一定的临床价值,但仍需考虑急性或亚急性状态下可能存在多种干扰 FFR 测值的因素。但对于慢性期(>7 d)的 ACS 患者,FFR 测定的临床价值应当等同于稳定性患者。

(张 奇)

参 考 文 献

[1] Pijls NH, Van SP, Manoharan G, et al. Percutaneous coronary intervention of functionally nonsignificant stenosis:5-year follow-up of the DEFER Study. J Am Coll Cardiol,2007,49(21):2105-2111.

[2] Tonino PA, De Bruyne B, Pijls NH, et al. Fractional flow reserve versus angiography for guiding percutaneous coronary intervention. N Engl J Med,2009,360 (3):213-224.

[3] Dey S,Flather MD,Devlin G,et al. Sex-related differences in the presentation,treatment and outcomes among patients with acute coronary syndromes: the Global Registry of Acute Coronary Events. Heart, 2009,95(1):20-26.

[4] López-Palop R,Carrillo P,Frutos A,et al. Usefulness of the fractional flow reserve derived by intracoronary pressure wire for evaluating angiographically intermediate lesions in acute coronary syndrome. Rev Esp Cardiol,2010,63(6):686-694.

[5] Potvin JM,Rodés-Cabau J,Bertrand OF,et al. Usefulness of fractional flow reserve measurements to defer revascularization in patients with stable or unstable angina pectoris,non-ST-elevation and ST-elevation acute myocardial infarction,or atypical chest pain. Am J Cardiol,2006,98(3):289-297.

[6] Kern MJ,Lerman A,Bech JW,et al. Physiological assessment of coronary artery disease in the cardiac catheterization laboratory:a scientific statement from the American Heart Association Committee on Diagnostic and Interventional Cardiac Catheterization, Council on Clinical Cardiology. Circulation,2006,114 (12):1321-1341.

[7] Sorajja P,Gersh BJ,Cox DA,et al. Impact of multivessel disease on reperfusion success and clinical outcomes in patients undergoing primary percutaneous coronary intervention for acute myocardial infarction. Eur Heart J,2007,28(14):1709-1716.

[8] Ntalianis A,Sels JW,Davidavicius G,et al. Fractional flow reserve for the assessment of nonculprit coronary artery stenoses in patients with acute myocardial infarction. JACC Cardiovasc Interv,2010,3(12): 1274-1281.

[9] Wyatt HL,Forrester JS,da Luz PL,et al. Functional abnormalities in nonoccluded regions of myocardium after experimental coronary occlusion. Am J Cardiol, 1976,37(3):366-372.

[10] Van Herck PL,Carlier SG,Claeys MJ,et al. Coronary microvascular dysfunction after myocardial infarction: increased coronary zero flow pressure both in the infarcted and in the remote myocardium is mainly related to left ventricular filling pressure. Heart,2007,93 (10):1231-1237.

[11] Blows LJ,Redwood SR. The pressure wire in practice. Heart,2007,93(4):419-422.

9. 冠状动脉造影对支架内血栓的诊断及预测价值

随着冠状动脉介入诊治技术的发展,适应证范围逐渐扩大。虽然许多以往需要外科治疗的病变复杂现在可以通过介入方法治疗,然而血栓病变依然为冠状动脉介入诊治中的巨大陷阱,如果不能正确判断和及时处理,往往引发灾难性后果。虽然药物洗脱支架的出现显著减少了冠状动脉介入术后再狭窄,然而支架内血栓形成的发生率并未明显减少,研究显示,与裸金属支架相比,药物洗脱支架置入后晚期血栓的发生率明显增高。由于支架内血栓与较高的死亡率和致残率有关,因此,对支架内血栓的诊断和预防则显得尤为重要。冠状动脉造影是诊断冠状动脉病变和指导冠状动脉介入治疗的重要方法,可以帮助了解病变的形态和严重程度,并对血流灌注和造影结果进行定量测定,因而提供重要的临床信息。

一、冠状动脉造影对支架内血栓的诊断

冠状动脉造影是诊断支架内血栓主要方法之一。支架内血栓定义为支架内或距支架近远端 5 mm 内血栓。在冠状动脉造影影像学上,支架内血栓可表现为完全闭塞性血栓和非闭塞性血栓。采用多体位投照,起源于支架内或支架近端 5 mm 血管血流 TIMI 0～1 级,则为完全闭塞血栓(图 3-14);若支架内或支架近端 5 mm 血管内显示血栓影,血流 TIMI 为 2～3 级则为非闭塞性血栓。血栓在冠状动脉造影影像学上的特征主要表现为冠状动脉内被造影剂包绕的椭圆形、长条形或不规则形的充盈缺损,造影剂消散后充盈缺损周围仍有少量造影剂残留。

尽管冠状动脉造影对支架内血栓诊断的特异性较高,然而冠状动脉造影本身诊断血栓的敏感性较低。同时,单凭冠状动脉造影对支架内血栓进行诊断有可能低估支架内血栓的发生率从而降低对支架内血栓检测的敏感性。部分患者由于猝死等原因而很可能未能接受冠状动脉造影检查。而仅仅依靠临床表现,包括存在急性缺血症状、心肌损伤心电图表现、血液生化学标志或猝死来诊断支架内血栓则有可能高估支架内血栓的发生率。鉴于此,美国学术研究联合会(ARC)对支架内血栓的定义制订了标准(表 3-5)。其中,根据冠状动脉造影或尸检及临床表现将"明确的支架内血栓"的定义为急性冠状动脉综合征并且冠状动脉造影或尸检证实血栓或闭塞形成。

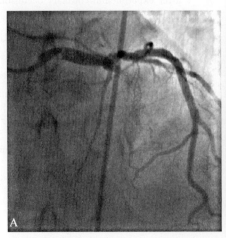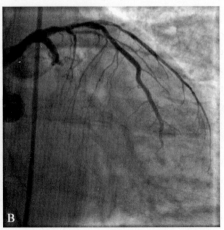

图 3-14　冠状动脉支架血栓

A. 左前降支支架血栓;B. 左回旋支支架血栓

表 3-5 ARC 关于支架血栓的定义和分类

分型	定义
明确的支架血栓	急性冠状动脉综合征且造影或尸检证实存在血栓和闭塞的证据
可能性较大的支架血栓	1. PCI 术后发生不明原因的死亡
	2. 冠状动脉支架术后的任何时间内,发生支架置入血管所支配心肌区域的心肌梗死
有可能的支架血栓	冠状动脉支架术 30 d 后任何时间内发生难以解释的死亡

二、临床特征对支架内血栓的预测价值

由于支架内血栓形成往往引起灾难性后果,因此探讨影响支架内血栓的因素显得尤为重要。多项研究显示,无论是置入裸金属支架还是药物洗脱支架,手术操作和技术因素在急性和亚急性血栓中起主要的决定作用。而内皮延迟愈合和过早停用血小板或抗血小板药物抵抗可能在晚期和极晚期血栓中起重要作用。此外,患者本身存在急性冠状动脉综合征、糖尿病、肾功能不全、高龄和较低的左心室射血分数等临床特征也是支架内血栓形成的预测因素。

三、病变特征和手术操作对支架内血栓形成的影响

冠状动脉造影通过注射造影剂显示被填充的管腔轮廓,通过管腔形态的改变反映位于管壁上的粥样硬化病变。通过冠状动脉造影,可以判断狭窄的程度、狭窄的形态特征、狭窄部位及血管异常表现。对冠状动脉造影准确的判别有助于评估冠状动脉介入治疗的手术风险,进而有助于评价支架内血栓的发生风险。定量冠状动脉造影通过准确的测定 PCI 术前、术后的管腔直径,可以更精确地评价手术操作过程和新的药物或器械的应用效果。

1. 残余夹层　支架置入术后发生急性亚急性支架内血栓最重要的危险因素为残余夹层的存在。一项入选 6186 例置入裸金属支架患者的荟萃分析显示,30 d 支架内血栓的发生率为 0.9%。大多数事件发生在 1 周之内,中位数为 1 d。多变量分析显示,早期支架内血栓最强烈的危险因素为冠状动脉介入治疗术后的残余夹层。夹层的存在使支架内血栓发生的风险增加的近 4 倍(OR=3.8;95% CI 1.9~7.7)。由于采用"从正常到正常"的方式覆盖病变,药物洗脱支架时代术后残余夹层的发生率较裸金属支架明显降低,但残余夹层仍然引起严重的不良后果。一项多中心研究连续入选 2148 例置入药物洗脱支架的冠心病患者,对残余夹层的发生率、预测因素和临床后果进行了评估,结果显示,累积支架血栓在残余夹层的患者中更为常见(6.3% vs 1.3%,P=0.011)。即使

是伴有血栓存在而 TIMI 血流 3 级的轻度非阻塞性夹层也会引起严重的后果。研究表明,NHLBI B 型以上的夹层发生支架内血栓的风险极高。同时冠状动脉支架术后残余夹层的存在很可能影响血管的再内皮化和愈合的延迟。

2. 支架扩张不全　近来,随着血管内超声应用增加,发现支架扩张不全是支架血栓形成的重要预测因素。定量冠状动脉造影通过测定术后支架内最小管腔直径来判断支架的扩张程度,同样可以对支架内血栓的发生起到预测的作用。早期对于裸金属支架的研究显示,术后支架管腔最小直径是支架内血栓的独立预测因素。

3. 长支架　是支架内血栓形成另一项重要的预测因素。一项入选 10 项随机研究比较药物洗脱支架和裸金属支架的荟萃分析显示,支架长度与支架血栓的发生率显著相关(P=0.031)。置入药物洗脱支架的患者,发生支架血栓患者置入药物洗脱支架的平均长度更长(23.4±8.1 mm vs 21.3±4.1 mm,P=0.025)。支架长度每增加 1 mm,支架内血栓发生的风险则增加 1.03 倍。支架长度增加时,很难确保支架能够充分释放,这样不能与血管壁充分接触,容易形成支架贴壁不良。

4. 分叉病变　虽然目前对分叉病变多建议采用单支架技术,但某些真性分叉病变或主支血管支架压迫分支开口导致分支血管闭塞时,必须采用双支架技术。虽然双支架术式很多,但都必须保证最终的对吻扩张。双支架技术过程中的过多操作及最终对吻扩张的不充分都可能导致支架内血栓的发生。分叉病变置入 2 枚支架也使支架内血栓发生率明显增高。一项评价利用 crush 技术于分叉病变置入药物洗脱支架的注册研究显示,4.3% 的患者与 9 个月随访时"可能的支架血栓"相关。在一项比较分叉病变置入 1 枚或 2 枚药物洗脱支架的随机研究中,3.5% 的患者发生支架内血栓,另有一例患者发生猝死,所有这些患者均置入了 2 枚药物洗脱支架。

5. 钙化病变　一项对置入裸金属支架患者钙化病变的血管内超声回顾性研究显示,冠状动脉钙化程度与术后即刻非 Q 波性心肌梗死增加有关。其他研

究也显示,冠状动脉钙化病变与支架内血栓有关。近来血管内超声研究发现,钙化病变置入支架较多发现支架扩张不全或支架不对称,以及支架边缘内膜撕裂。这些均为术后发生支架内血栓的主要原因,因此对于钙化病变,采用短于支架长度的高压球囊进行后扩张是必要的。

6. 完全闭塞病变 长期的血管闭塞多伴有远端血管的功能减退,而且慢性闭塞病变开通时多产生严重的内膜损伤,如真-假-真通路等。这些是支架术后易于形成血栓的主要原因。

7. 小血管长病变 既往研究表明,直径小于2.5 mm的小血管是支架置入后发生血栓的高危因素。由于小血管多位于冠状动脉供血的终末部分,相对灌注面积较小、血流较慢。目前市场上支架最小直径多为2.5 mm,因此,医生在支架释放时所用释放压力较小,往往存在支架扩张不良,这也是导致小血管支架术后易于发生血栓的原因。较长支架置入时由于病变硬度不同,也往往导致支架扩张不充分。因此对于小血管和长病变介入治疗,应该采用充分预扩张后置入支架,并对长支架采用高压球囊后扩张。

8. 多支血管病变 由于支架置入后存在一定的血栓形成概率,多支血管病变支架的血栓概率也相应增大。而且多支血管病变多为复杂病变如钙化、扭曲、长病变等,这些都增加了多支血管病变支架术后血栓的发生率。

9. 慢血流 支架置入术后慢血流也是支架内血栓发生的影响因素。研究显示,支架术后即刻TIMI血流 <3 级是支架血栓的独立预测因素。

10. 支架内再狭窄 也是晚期支架血栓的预测因子。对接受药物洗脱支架患者进行分析,发现对支架内再狭窄进行治疗可使晚期支架血栓的危险性增加4倍以上(OR = 4.5;95% CI 1.8 ～ 11.4;P = 0.0 003)。早期冠状动脉内放射治疗再狭窄的研究也显示出同样结果。该荟萃分析显示,接受放射治疗并置入新支架的患者晚期支架血栓的发生率为14.6%,而接受放射治疗未置入新支架的患者晚期支架血栓的发生率为3.8%。支架再狭窄接受放射治疗并置入新支架的患者发生支架血栓的风险性增加了2倍多(OR=2.55;95%CI 1.0～5.1;P=0.04)。病理组织分析揭示弥漫支架内再狭窄存在富含纤维素栓子,支架内斑块有局部出血。

11. 晚期支架贴壁不良 近来,晚期支架贴壁不良逐渐引起人们的关注,晚期支架贴壁不良在冠状动脉造影图像上表现为典型的"锯齿状"改变。多项研

究证实,药物洗脱支架置入后晚期支架贴壁不良的发生率明显高于裸金属支架。目前对于晚期支架贴壁不良是否引起不良事件尚有争议,但已有研究显示晚期支架贴壁不良与支架内血栓尤其是极晚期支架内血栓的形成有关。

四、冠状动脉造影判断和预测支架内血栓形成的局限性

冠状动脉造影本身存在一定的局限性,冠状动脉造影仅仅显示冠状动脉血管的管腔,并且对病变狭窄程度测定依赖于临近的"正常"血管节段。通常应用冠状动脉内径减少的百分比来表示冠状动脉的狭窄程度,这种方法常需要依赖临近的参照血管节段,在粥样硬化形成的过程中冠状动脉自身常发生重构反应而代偿性扩大,作为参照节段的正常血管常有病变累及。此外,冠状动脉粥样硬化70%的狭窄常为偏心性病变,狭窄程度随X线投照角度不同而变化。因此,需要多个投影体位才能真正了解病变的程度。

目前绝大多数术者应用目测法评价冠状动脉狭窄的狭窄程度。目测法受到观察者主观因素的影响又降低了其准确性。而定量冠状动脉造影由于分析程度的复杂性,往往对严重的冠状动脉病变低估其狭窄程度。

另外,冠状动脉造影对病变特征的评估也有一定程度的局限性。如冠状动脉造影不能确定钙化量,只能根据高密度影像越浓钙化程度越重来判断钙化的程度。而IVUS检查可以准确地确定钙化位置,确定为表浅钙化还是深部钙化。冠状动脉造影只能识别严重的明显撕裂或夹层,研究表明,冠状动脉造影高估冠状动脉的最小内径,低估夹层撕裂的严重性。冠状动脉造影只能识别20%～40%的夹层,而血管内超声可以诊断40%～70%的夹层。

同样,冠状动脉造影对支架术后效果也存在一定的局限性。在一项大型回顾性、多中心注册研究中,Uren等评估了IVUS检查是否能够提供支架内血栓形成的预测因子。53例IVUS指导下置入支架后发生支架内血栓的患者中,94%的患者IVUS检查至少出现一种异常(支架扩张不全、支架贴壁不良、夹层或血栓),而只有32%的患者冠状动脉检查可见异常(P<0.001)。结果显示,在大部分出现急性支架内血栓的患者中,PCI术后IVUS检测出的异常明显多于冠状动脉造影。

综上所述,冠状动脉造影是诊断支架内血栓的主要标准之一,冠状动脉造影评估病变形态对预测支架

内血栓的发生起重要作用。冠状动脉造影本身特决定了其自身有一定的局限性,血管内超声和冠状动脉内镜、多层螺旋CT、光学相干断层显像(OCT)及冠状动脉多普勒血流测定、压力测定等方法可以弥补冠状动脉造影不足。但冠状动脉造影作用不能替代。认

清冠状动脉造影的局限性,熟练掌握冠状动脉造影的操作和对图像的识别,对支架内血栓的预防将起到积极的作用。

(张瑞岩)

参 考 文 献

[1] Colombo A,Moses JW,Morice MC,et al. Randomized study to evaluate sirolimus-eluting stents implanted at coronary bifurcationlesions. Circulation,2004,109: 1244-1249.

[2] Ge L,Airoldi F,Iakovou I,et al. Clinical and angiographic outcome after implantation of drug-eluting stents in bifurcation lesions with the crush stent technique:importance of final kissing balloon post-dilation. J Am Coll Cardiol,2005,46:613-620.

[3] Hoye A,Iakovou I,Ge L,et al. Long-term outcomes after stenting of bifurcation lesions with the "crush" technique:predictors of an adverse outcome. J Am Coll Cardiol,2006,47:1949-1958.

[4] Cutlip DE,Windecker S,Mehran R,et al. Clinical end points in coronary stent trials:a case for standardized definitions. Circulation,2007,115:2344-2351

[5] Luscher TF,Steffel J,Eberli FR,et al. Drug-eluting stent and coronary thrombosis:biological mechanisms and clinical implications. Circulation, 2007, 115: 1051-1058.

[6] Urban P,Gershlick AH,Guagliumi G,et al. Safety of coronary sirolimus-eluting stents in daily clinical practice:one-year follow-up of the e-Cypher registry. Circulation,2006,113:1434-1441.

[7] Iakovou I,Schmidt T,Bonizzoni E,et al. Incidence,predictors,and outcome of thrombosis after successful implantation of drug-eluting stents. JAMA, 2005, 293:2126-2130.

[8] Kuchulakanti PK,Chu WW,Torguson R,et al. Correlates and long-term outcomes of angiographically proven stent thrombosis withsirolimus-and paclitaxel-eluting stents. Circulation,2006,113:1108-1113.

[9] Ge L,Airoldi F,Iakovou I,et al. Clinical and angiographic outcome after implantation of drug-eluting stents in bifurcation lesions with the crush stent technique:importance of final kissing balloon post-dilation. J Am Coll Cardiol,2005,46:613-620.

[10] Cutlip DE,Baim DS,Ho KK,et al. Stent thrombosis in the modern era:A pooled analysis of multicenter coronary stent clinical trials. Circulation,2001,103: 1967-1971.

[11] Stankovic G,Chieffo A,Iakovou I,et al. Creatine kinase-myocardial band isoenzyme elevation after percutaneous coronary interventions using sirolimus-eluting stents. Am J Cardiol,2004,93:1397-1401.

[12] Biondi-Zoccai GG,Agostoni P,Sanqiorqi GM,et al. Incidence,predictors,and outcomes of coronary dissection left untreated after durg-eluting stent implantation. Eur Heart J,2006,27:540-546.

[13] FujiiK,Carlier SG,Mintz GS,et al. StentUnderexpansion and residual refernce segment stenosis are related to stent thrombosisafter sirolimus-eluting stent implantation:an intravascular ultrasound study. J Am Coll Cardiol,2005,45:995-998.

[14] Cutlip DE,Baim DS,Ho KK,et al. Stent thrombosis in the modern era:A pooled analysis of multicenter coronary stent clinical trials. Circulation, 2001, 103: 1967-1971.

[15] Moreno R,Fernandez C,Hernandez R,et al. Drug-eluting stent thrombosis:results from a pooled analysis including 10 randomized studies. J Am Coll Cardiol, 2005,45:954-959.

[16] Hoye A,Iakovou I,Ge L,et al. Long-term outcomes after stenting of bifurcation lesions with the "crush" technique:predictors of an adverse outcome. J Am Coll Cardiol,2006,47:1949-1958.

[17] Colombo A,Moses JW,Morice MC,et al. Randomized study to evaluate sirolimus-eluting stents implanted at coronary bifurcation lesions. Circulation, 2004, 109: 1244-1249.

[18] Kuchulakanti PK,Chu WW,Torguson R,et al. Correlates and long-term outcomes of angiographically proven stent thrombosis with sirolimus-and paclitaxel-eluting stents. Circulation,2006,113:1108-1113.

[19] Waksman R,Bhargava B,Mintz GS,et al. Late total occlusion after intracoronary brachytherapy for patients with in-stent restenosis. J Am Coll Cardiol, 2000,36:65-68.

[20] Hong MK,Mintz GS,Lee CW,et al. Late stent malap-position after drug-eluting stent implantation:an in-travascular ultrasound analysis with long-term follow-up. Circulation,2006,113:414-419.

[21] Cook S,Wenaweser P,Togni M,et al. Incomplete st-net apposition and very late stent thrombosis after drug-eluting stent implantation. Circulation,2007,115:2426-2434.

[22] Uren NG,Schwarzacher SP,Metz JA,et al. Predictors and outcomes of stent thrombosis:an intravascular ul-trasound registry. Eur Heart J,2002,23:124-132.

10. 经导管去肾交感神经术治疗慢性心力衰竭研究进展

慢性心力衰竭是一种复杂的临床综合征,是由各种原因的心肌损伤引起心脏结构和功能的变化,最终导致心室泵血功能低下,心脏不能泵出足够的血液以满足组织代谢需要,或仅在提高充盈压后方能泵出组织代谢所需的相应血量。

心力衰竭在临床上极为常见,是所有不同病因器质性心脏病的主要并发症。随着人群年龄老化,临床治疗水平提高,患者存活时间延长,近年来心力衰竭的发病率日益增高。

在心力衰竭发展过程中,血流动力学、神经内分泌系统、心室重塑等各种因素相互作用:血流动力学异常激活神经内分泌系统、加重心肌损害;神经内分泌系统的持续激活可直接损害心肌和加剧血流动力学异常;心肌损害、左心室进行性扩大和衰竭又导致血流动力学紊乱的加重和神经内分泌系统的激活。如此循环,导致心力衰竭呈进行性发展,即使没有新的心肌损害,临床处于稳定状态,心脏功能仍逐渐恶化。因此,在改善患者临床症状的同时,如何延缓心力衰竭的进展,是心力衰竭治疗的重中之重。

在心力衰竭的药物治疗方面,利尿药、正性肌力药物可改善患者临床症状,降低住院率,但不能提高患者生存率,而3种神经体液拮抗剂、β受体阻滞药、血管紧张素转化酶抑制剂/血管紧张素阻滞剂(ACEI/ARB)、醛固酮受体拮抗药可降低死亡风险。这充分证明了,针对神经内分泌系统的治疗是心力衰竭治疗的关键。

目前上述3种药物广泛应用于临床,但是部分患者长期服药依从性差,低血压、心律失常、肝肾功能损害、高血钾等不良反应发生率较高,给临床医生造成了很大困扰。我们能否直接阻滞交感神经,以达到永久抑制神经内分泌系统过度激活的目的呢?早在20世纪20年代就有外科去交感神经治疗顽固性高血压的方法,但因手术死亡率高,且患者难以耐受过度去神经带来的严重并发症而逐渐在临床应用中被淘汰。虽然外科去交感神经术的尝试失败了,但却给当代的医生们一个重要的提示,目前介入技术日臻完善,使通过导管进行的选择性去交感神经术有了可能。

肾同时是交感神经激活的靶器官和重要感受器,是交感神经系统活性的重要调节器官。肾交感神经位于肾动脉外膜,通过介入方法经肾动脉部分损毁肾交感神经操作可行性很高。肾去神经支配后,一方面通过阻断肾牵张和缺血缺氧变化时传入神经的激活,降低全身交感神经系统兴奋性,另一方面通过阻断传出神经信号,增加肾动脉血流量,减轻水钠潴留,减少肾素释放,从而降低肾素血管紧张素醛固酮(RAS)系统激活。因此,去肾交感神经术可改善交感神经病理性过度激活所致的疾病。2009年以来,经导管去肾交感神经术治疗顽固性高血压的疗效已得到初步验证并应用于临床。最近的研究表明,去肾交感神经术在降压的同时,可以减轻左心室的肥大,改善心功能,那我们可否通过同样的手段治疗心力衰竭呢?

一、去肾交感神经术对不同类型心力衰竭的治疗效果

(一)慢性收缩性心力衰竭

慢性收缩性心力衰竭是各种病因导致的左心室收缩功能的下降(LVEF<40%),影像学检查可见左心室增大,收缩末期左心室容量增加,患者可表现为呼吸困难、乏力、水钠潴留等症状。

Davies等的REACH-Pilot研究选取了7例慢性收缩性心力衰竭患者,平均年龄69岁,平均血压112/65 mmHg。7例患者均在心力衰竭最优药物治疗方案(包括β受体阻滞药、ACEI/ARB、螺内酯)的基础上接受了双侧去肾交感神经术,并进行了术前基线评估及术后5 d的观察,术后1个月内每周1次,半年内每月1次的密切随访复查。7例患者症状均得到改善,术后半年行6 min步行试验,和术前相比每位患者步行距离均有增加,$\Delta=27.1\pm9.7$ m,$P=0.03$。因此,考虑去肾交感神经术对慢性收缩性心力衰竭患者的临床症状及活动能力均有改善,但仍需远期更大规模的随机盲法对照试验来对去肾交感神经术对慢性收缩性心力衰竭的发病率和死亡率的影响做进一步研究。

（二）舒张性心力衰竭（左心室射血分数正常的心力衰竭）

虽然和收缩性心力衰竭临床表现相似，但是舒张性心力衰竭是指在心室收缩功能正常的情况下，由于心室的舒张功能障碍、顺应性下降引起的心室充盈异常和充盈压的升高而导致的临床综合征。

在以往的报道中通常认为和收缩性心力衰竭相比，舒张性心力衰竭是相对良性的，有更低的发病率和死亡率。但恰恰相反，最新研究表明舒张功能不全成了心力衰竭中多见的类型，发病率和死亡率高。而且，目前没有被证实可以减少其发病率和死亡率的治疗措施。欧洲心脏协会指南提出利尿药及对高血压、心肌缺血的治疗是重要的。目前越来越多的证据显示交感神经系统过度激活对舒张性心力衰竭发挥了重要作用。

Michiel Voskuil 等的 DIASTOLE 研究（LVEF 正常型心力衰竭的去肾交感神经治疗）是一个多中心的随机对照研究。这项研究选取了 60 例被诊断为 LVEF 正常型心力衰竭并接受降压治疗的患者，他们将被随机分成两组，30 例在药物治疗基础上接受去肾交感神经术，30 例单独维持药物治疗。该项正在进行中的研究目的在于探讨去交感神经术的安全性及其在舒张性心力衰竭治疗上的有效性。研究者将比较术前后、实验组对照组的下述各项数据的改变情况，包括磁共振下测量的左心室质量、左心室体积、左心室射血分数、左心房体积，另外，MIBG 的摄取率和洗脱率、BNP 水平、血压、心率变异性、活动能力、生活质量等也将被评估。

这项研究的结果将对舒张性心力衰竭的治疗提供重要信息，对治疗策略也可能产生重大影响。

（三）心肌梗死后的心力衰竭

心肌梗死是在冠状动脉病变的基础上发生的心肌缺血性坏死。随着生活水平的提高，人们饮食结构和生活习惯的改变，冠心病乃至心肌梗死的发病率逐渐提高。心肌梗死后的心肌改变可导致心力衰竭的发生，急性心肌梗死后近 40% 的患者发展为心力衰竭。

T Nozawa 等通过冠状动脉结扎术来建造 Wistar 大鼠的心肌梗死模型，并在心肌梗死后 2 d 行双侧的肾脏去神经支配术，4 周后评估左心室功能及尿钠排泄情况。研究结果表明，去肾神经术能改善心肌梗死后大鼠的钠排泄减少。和心肌梗死后未接受去肾神经术的大鼠相比，心肌梗死后接受了去肾神经术的大鼠的舒张末期左心室充盈压更低，舒张末期、收缩末期的左心室内径更小，左心室收缩分数更大，而去肾神经术对没有心肌梗死的大鼠的钠排泄及左心室功能、大小没有影响。现有的这些结果证明，极有可能是因为对被损害的利尿功能的修复作用，长期的去肾神经可降低心肌梗死后的左心室充盈压，提高左心室功能。

此项研究给心肌梗死后心力衰竭的防治提供了新思路。

二、去肾交感神经术改善心功能与其降压降心率作用的关系

Stephan H Schirmer 在对去肾交感神经术对顽固性高血压治疗的研究中意外发现，去肾神经术减轻左心室质量并改善舒张功能，但与收缩压和心率的降低无明显关系，这意味着，交感神经系统对心肌形态和功能可能存在不依赖血压的直接作用。

三、去肾交感神经术的不同方法

（一）射频消融

射频消融技术是通过介入方法，利用射频消融电极的电能穿透血管壁，破坏附着于血管外膜的肾神经，以达到肾脏去交感神经支配的目的。在操作过程中，导管系统将监控导管尖端的温度和阻抗，功率一般选择 5～8 周，阻抗下降温度升高证明定位良好，并根据预定方案改变射频的能量。

该技术目前应用最为广泛，技术成熟，有创伤小、住院时间短、没有全身不良反应等优点。

（二）冷冻消融

随着低温物理学、工程学、冷冻生理学和病理学的发展，现代冷冻治疗学也日益受到关注，在肿瘤、皮肤病治疗中已得到广泛应用，目前国内亦有成功实行房颤冷冻消融术的报道。冷冻消融是一种利用冷冻消除靶组织的新技术，其原理是通过液态制冷剂的吸热蒸发，带走组织热量，使目标消融部位温度降低，细胞组织遭到破坏。相比射频消融术，冷冻消融更易于医生操作，缩短了手术时间，且术中患者因不用耐受高温而减少了疼痛，对血管内皮的损伤也更小。

D Prochnau 和 H R Figulla 等用绵羊进行了肾交感神经氩氦刀消融术，术中将冷凝导管导入肾动脉，每侧消融 4 处，温度最低至零下 81 ℃（波动在零下 54～81 ℃），每次持续时间为 4 min，术中无并发症发生，术后免疫组化证实肾神经轴索损伤明显，故认为此技术安全有效。

（三）化学去神经术

有学者认为，局部释放神经毒性药物亦能达到去神经支配的作用。C Stefanadis 等成功用长白猪进行

了化学去肾交感神经术,术中常规确定肾动脉消融部位,使用特制的周围环绕6个直径25 μm侧孔的导管对一侧肾动脉进行消融,共注入浓度为25 mg/L的长春新碱4 ml,对侧血管使用安慰剂(对照组),手术均成功,未见并发症,术后28 d处死动物,取双侧肾动脉标本,分析发现长春新碱组无损神经数目显著低于对照组,故认为经导管局部注射长春新碱可达到损毁肾交感神经的目的。

四、去肾交感神经术治疗心力衰竭的安全性

去肾交感神经术将抑制交感神经活性,可能导致低血压、缓慢性心律失常等不良反应,因此,针对心力衰竭患者行去肾交感神经术更应注意其安全性。目前很多评估其安全性的临床试验正在进行中。

REACH-Pilot研究中施行的7例去肾交感神经术,术中没有发生并发症,术后急性期内没有发生有意义的血流动力学障碍,6个月中存在无意义的血压下降(收缩压－7.1±6.9 mmHg,$P=0.35$;舒张压－0.6±4.0 mmHg,$P=0.88$),无低血压或昏厥发生,肾功能保持稳定(血肌酐－5.7±8.4 μmol/L,$P=0.52$,尿素－1.0±1.0 mmol/L,$P=0.33$)。这初步证明了去肾交感神经术在心力衰竭患者治疗上的应用是安全的。

综上所述,现有的各项研究初步表明,经导管去肾交感神经术通过抑制交感神经过度激活可改善心力衰竭的临床症状及心肌的形态和功能,是一种安全有效的治疗心力衰竭的方法。但尚需进一步的大型随机临床研究对其进行深入探究。

(王　真　张瑞岩)

参 考 文 献

[1] Petersson M, Friberg P, Eisenhofer G, et al. Long-term outcome in relation to renal sympathetic activity in patients with chronic heart failure. Eur Heart J, 2005, 26: 906-913.

[2] A PETTERSSON, J HEDNER, T HEDNER. Renal interaction between sympathetic activity and ANP in rats with chronic ischemic heart failure 1989. Acto Phystol Scand, 1989, 135: 487-492.

[3] Gianfranco Parati, Murray Esler. The human sympathetic nervous system, its relevance in hypertension and heart failure. European Heart Journal, 2012, 33: 1058-1066.

[4] Marcus D Flather, Salim Yusuf, et al. from the ACE-Inhibitor Myocardial Infarction Collaborative Group. Long-term ACE-inhibitor therapy in patients with heart failure or left-ventricular dysfunction: a systematic overview of data from individual patients. THE LANCET, Vol 355, 6, 2000, 1575-1581.

[5] R N Doughty, A. Rodgers, N Sharpe, et al. Effects of beta-blocker therapy on mortality in patients with heart failure: A systematic overview of randomized controlled trials. Eur Heart J, 1997, 18(4): 560-565.

[6] Bertram Pitt, Faiez Zannad. The effect of spironolactone on morbidity and motality in patients with severe heart failure. The New England Journal of Medicine, 1999, Volume 341: 709-717.

[7] PfefferMA, Swedberg K, Granger CB, et al. Effects of candesartan on mortality and morbidity in patients with chronic heart failure: the CHARM-Overall pro-gramme. Lancet, 2003, 362(9386): 759-766.

[8] A Clifford Barger, F P Muldowney, M R Liebowitz. Role of the Kidney in the Pathogenesis of Congestive Heart Failure. Circulation, 1959, 20: 273-285.

[9] Krum H, Schlaich M, Whitbourn R, et al. Catheter-based renal sympathetic denervation for resistant hypertension: a multicentre safety and proof-of-principle cohort study. Lancet, 2009, 373: 1275-1281.

[10] Symplicity HTN-2 Investigators Esler MD, Krum H, Sobotka PA, et al. Renal sympathetic denervation in patients with treatment resistant hypertension (The Symplicity HTN-2 Trial): a randomised controlled trial. Lancet, 2010, 376: 1903-1909.

[11] Mathias C Brandt, Felix Mahfoud, Sara Reda, et al. Schirmer, MD, PHD, Erland Erdmann, MD, Michael Böhm, MD, Uta C. Hoppe, MD. Renal Sympathetic Denervation Reduces Left Ventricular Hypertrophy and Improves Cardiac Function in Patients With Resistant Hypertension. Journal of the American College of Cardiology, Vol. 59, No. 10, 2012.

[12] Justin E Davies, Charlotte H Manisty, Ricardo Petraco, et al. Barron, Beth Unsworth, Jamil Mayet, Mohamad Hamady, Alun D. Hughes, Peter S. Sever, Paul A. Sobotka, Darrel P. Francis. First-in-man safety evaluation of renal denervation for chronic systolic heart failure: Primary outcome from REACH-Pilot study. International Journal of Cardiology, 2013, 162, 189-192.

[13] ESC Guidelines for the diagnosis and treatment of a-

cute and chronic heart failure 2012. European Heart Journal,2012,33:1787-1847.

[14] Bhatia RS, Tu JV, Lee DS, et al. Outcome of heart failure with preserved ejection fraction in a population-based study. N Engl J Med,2006,355:260-269.

[15] Willemien L Verloop, Martine M A Beeftink, Michiel Voskuil. Renal denervation in heart failure with normal left ventricular ejection fraction. Rationale and design of the DIASTOLE(DenervatIon of the renal Sympathetic nerves in hearT failure with nOrmal Lv Ejection fraction) trial. European Journal of Heart Failure,published September 16,2013.

[16] Nozawa T, Igawa A, Fujii N, et al. Effects of long-term renal sympathetic denervation on heart failure after myocardial infarction in rats. Heart Vessels, 2002,16:51-56.

[17] Stephan H. Schirmer, MD PhD Marwa M. Y. A. Sayed,MD Jan-Christian Reil,et al. Improvements of left-ventricular hypertrophy and diastolic function following renal denervation-Effects beyond blood pressure and heart rate reduction. Journal of the American College of Cardiology,2013,doi:10. 1016/j. jacc. 2013. 10. 073.

[18] Wojakowski W, Tendera M,Jadczyk T,et al. Catheter-based renal denervation. E-journal of the ESC Council for Cardiology Practice, Vol10 N° 22, 12,2012.

[19] Prochnau D, Figulla HR, Romeike BF. Percutaneous catheter-based cryoablation of the renal artery is effective for sympathetic denervation in a sheep model, 2011.

[20] Stefanadis C. Renal denervation in resistant hypertension: radiofrequency ablation and chemical denervation. Hellenic J Cardiol,2011,52:481-482.

[21] Sapoval M, Azizi M,Bobrie G. Endovascular renal artery denervation:why,when,and how. Cardiovascular and Interventional Radiology,2012.

11. 缺血性二尖瓣反流诊治进展

缺血性二尖瓣反流是由缺血性心脏病引起的二尖瓣关闭不全,有别于瓣叶器质性疾病(如风湿性瓣膜病、二尖瓣脱垂)引起的二尖瓣反流,并且与二尖瓣反流合并缺血性心脏病有别。缺血性二尖瓣反流更多的是作为心肌梗死或缺血后的功能性变化。

虽然心肌梗死后二尖瓣反流的确切发病率尚不清,但是所有的研究都证明这是一种常见病。在左心造影研究中,心肌梗死后二尖瓣反流的发生率为1.6%～19%,然而在以彩色多普勒为心肌梗死后二尖瓣反流评估手段的研究中其发生率为8%～74%,当然其中除了所采用的评估手段的影响,这些差异还跟从心肌梗死发生到进行二尖瓣反流评估的时间差异有关,有些研究在心肌梗死发生后数小时即进行评估,然而有些在数天以后才检查。SAVE研究报道心肌梗死后16 d进行心导管造影二尖瓣反流发生率为19%,但是该研究只入选了低LVEF的病人,排除了重度二尖瓣反流的患者,其他研究亦受到病人选择的限制,比如只入选CCU病人、被推荐的中心、只有低LVEF的患者或Q波型心肌梗死的患者,并且多数研究没有区分首发心肌梗死和有过心肌梗死史的患者,如此就造成发生率的偏差。最近Bursi等的包含773例病人的社区研究中,用多普勒的方法评估心肌梗死30 d内二尖瓣反流,发现反流发生率为50%,虽然该研究并没有对所有的患者进行多普勒评估,但是因为它的病人来自社区,故减少了选择偏倚,结果更可靠。

一、缺血性二尖瓣反流的机制

缺血性二尖瓣反流的报道甚多,但对其发病机制尚无统一定论,现有以下几点。

(一)左心室心肌整体运动功能障碍

动物实验表明,仅有室壁节段性运动异常而无左心室壁整体运动障碍不出现二尖瓣反流,单纯损害乳头肌功能而保持良好的左心室整体运动功能亦不出现二尖瓣反流,但如造成左心室壁整体心肌运动障碍,无论是否伴有乳头肌功能不全,都会引起二尖瓣关闭不全(incomplete mitral leaflet closure,IMLC)而出现二尖瓣反流,而且运动障碍越严重,二尖瓣反流越明显。二尖瓣反流的程度与左心室功能呈负相关(与正峰值dp/dt的相关系数$r=-0.84$),出现二尖瓣反流时,左心室的收缩功能已明显减弱。造成IMLC的原因为:①左心室腔压力上升速度减慢。一般认为,正常二尖瓣关闭是由于心室收缩早期左心室压力迅速上升,左心室与左心房出现压力阶差所致。而有二尖瓣反流的患者心肌收缩力明显下降,当心室收缩时左心室内压力上升速度显著减慢,施于二尖瓣的压力相应下降而导致IMLC。②心肌收缩力减退时左心室腔由于舒张末期到收缩末期的体积变化减小,使乳头肌在收缩末期仍处于限制二尖瓣关闭的位置,从而形成ILMC。

(二)节段性室壁运动异常

节段性室壁运动异常,特别是与乳头肌根部毗邻处的室壁运动障碍,导致乳头肌根部移位,束缚腱索及二尖瓣的运动,使二尖瓣下移而出现IMLC。另外,后壁心肌梗死所致室壁运动异常,可妨碍二尖瓣瓣环后部括约肌的收缩,使二尖瓣对合不良形成IMLC。

(三)左心室重建

临床资料和动物实验表明,左心室重建是引起慢性缺血性二尖瓣反流的主要原因。左心室重建的主要特征是左心室腔扩大,左心室腔变形和二尖瓣瓣环的扩大。左心室腔扩大一方面使乳头肌根部下移,另一方面可牵拉二尖瓣瓣环使之被动扩大。而左心室腔的变形加上扩大则会使乳头肌偏离正常位置,导致两组乳头肌作用于二尖瓣的合力不能与瓣膜面垂直而使瓣膜闭合不良,出现IMLC。

(四)二尖瓣脱垂(mitral valve prolapsetMVP)

国内外有学者以短暂堵塞犬冠状动脉造成心肌暂时性缺血,用二维超声及Doppler观察二尖瓣运动及二尖瓣反流,发现出现二尖瓣反流的同时均伴有MVP。测量乳头肌顶端到二尖瓣瓣环平面的距离,发现有二尖瓣反流组较无二尖瓣反流组显著缩短,说明有二尖瓣反流组乳头肌收缩功能显著减弱,引起腱索相对延长造成MVP。

二、病理生理

心肌梗死后二尖瓣反流所致前负荷增加并没有

带来心肌收缩力的增强故心脏代偿机制减弱,左心室慢性容量超负荷引起心室顺应性下降,从而左心房增大、左心室舒张末期容量增加、室壁张力增加。左心房和左心室的扩大会导致肺动脉高压及肺淤血,引起心力衰竭和死亡。心室的扩大导致瓣叶活动进一步受限因而加重二尖瓣反流的程度,如此恶性循环。

三、临床意义:指导预后判断

早期 Tcheng 等报道了 225 例病人中 MR 发生率为 17%,1 年病死率与反流的程度成正比,分别为无反流者 11%,造影示 1~2 级反流者 22%,3~4 级反流者 52%,当进行多元回归分析后发现只有 3~4 级 MR 显著增加 1 年病死率。SAVE 研究中的 727 例病人,左心室造影提示有反流者为 19.4%(141 例),其中只有 2 例是重度反流。经过 3.5 年随访发现有反流者比无反流者更易发生心血管性死亡(29% vs 12%,P<0.001)、重度心力衰竭(24% vs 16%,P=0.0153),以及复合终点事件(心血管性死亡、重度心力衰竭或再梗死)(47% vs 29%,P<0.001),说明即使是轻度反流亦是心血管性死亡的独立预测因子。Feinberg 等入选 417 例患者,均在心肌梗死后 48 h 内行多普勒心超检查,发现无反流者占 35%,轻度者为 29%,中至重度者为 6%,其 1 年病死率分别为 4.8%、12.4%、24%(P<0.001)。多因素回归分析示轻度二尖瓣反流亦为心肌梗死后 1 年病死率的独立相关因素(P<0.05)。近期,Bursi 等的研究中二尖瓣反流发生率为 50%,轻度 38%,中至重度 12%,随访 5 年,无心力衰竭生存率无反流、轻度反流、中至重度反流者分别为84%、74%、35%,提示二尖瓣反流严重程度与心力衰竭及死亡的发生呈正相关,中至重度反流大大增加心力衰竭与死亡的危险,除外年龄、性别、EF 和 Killip 分级。

四、诊断与治疗

(一)诊断

缺血性二尖瓣反流通常是无症状的,因其杂音的隐匿性,听诊诊断检出率低,故不适用。早期开展的左心室造影检查虽有较高的检出率,但因其有创性及对病人适应证的高选择性而无法普遍开展。随着超声技术的发展,其无创性、高灵敏性尤其适用于心肌梗死后二尖瓣反流的检测。二维超声可提供心脏几何学形态信息,如左心室扩大、局部室壁运动异常、瓣环扩大,尤其瓣叶帐篷样突起,而这些正揭示了二尖瓣反流的可能机制。标准多普勒超声是一个高敏感性的方法,甚至能检测轻度二尖瓣反流,并且通过分析反流喷射口面积已广泛用于半定量估计反流量。

另外,心脏超声的最大优势就在于多普勒可通过连续方程或近端等速表面积法(PISA)测量有效反流口面积和反流量而定量分析二尖瓣反流的严重程度。现在认为反流量达 30 ml,有效反流口面积达 20 mm² 时即为重度二尖瓣反流。在二尖瓣反流的血流动力学研究中发现运动负荷后反流量的增加(有效反流口面积增加>13 mm²)会导致肺动脉压升高增加、肺水肿和心源性死亡,这也许解释了为什么静息时的少量反流也会引发不良事件。

(二)治疗

ACEI 和 ARB 类药物及倍他乐克可减轻心脏后负荷,预防心肌重构,在心肌梗死后早期治疗,对二尖瓣反流的病人存在一定的益处。几个研究证实溶栓、PCI、CABG 等血管再通治疗比单纯药物治疗对缺血性二尖瓣反流合并冠状动脉疾病的患者的生存更有好处。外科手术方面经典的方法包括二尖瓣修复和二尖瓣置换,并且二尖瓣修复优于二尖瓣置换,因为前者保留了瓣下器具其并发症极大减少。而瓣环缩减成型术多年来都是心肌梗死后二尖瓣反流的标准治疗,然而该法并未解决瓣叶活动受限及左心室重构的进展故而其复发率相当高,应用受到限制。最近 Messas E 动物实验研究表明,切断少量基底部腱索可改善瓣叶对合可减少缺血性二尖瓣反流。除药物及外科手术外,心室再同步化治疗越来越受到研究者的关注,临床研究指出,心室再同步化治疗有助于改善心力衰竭患者左心室收缩协调性、增加收缩期左心室对二尖瓣的压力,从而减轻二尖瓣反流。St John Sutton MG 等研究表明,左心室再同步化治疗显著改善患者左心室功能及二尖瓣反流,遗憾在于该技术主要包括对象为心力衰竭患者,也许不完全适用于合并缺血性二尖瓣反流的所有心室重构过程。

五、小结

心肌梗死后缺血性二尖瓣反流是由包括局部和整体左心室重构等多因素所致的结果,大量的证据证明了它对于心肌梗死后预后的不良影响,独立与以前证实的影响心肌梗死预后的其他危险因素(年龄、性别、EF、Killip 分级、基础疾病),心脏超声是目前评估二尖瓣反流的优越技术,由于反流口面积与反流量是判断预后的最佳方法,故应对二尖瓣反流的严重程度进行精确分级,以便更好地评估其潜在危险。目前的药物治疗只依赖于 ACEI、ARB 和倍他乐克,外科手术及心力衰竭患者的左心室再同步化治疗也提供了一定的保证,但是这些方法都需进一步更多的研究使其更成熟。

(张 奇)

参 考 文 献

[1] Lamas GA,Mitchell GF,Flaker GC,et al. Clinical significance of mitral regurgitation after acute myocardial infarction. Survival and Ventricular Enlargement Investigators. Circulation ,1997,96(3):827-833.

[2] Lehmann KG,Francis CK,Dodge HT. Mitral regurgitation in early myocardial infarction. Incidence,clinical detection, and prognostic implications. TIMI Study Group. Annals of Internal Medicine ,1992,117(1): 10-17.

[3] O'Connor CM,Hathaway WR,Bates ER,et al. Clinical characteristics and long-term outcome of patients in whom congestive heart failure develops after thrombolytic therapy for acute myocardial infarction: development of a predictive model. Am Heart J , 1997,133(6):663-673.

[4] Hickey MS,Smith LR,Muhlbaier LH,et al. Current prognosis of ischemic mitral regurgitation. Implications for future management. Circulation ,1988,78(3 Pt 2):I51-59.

[5] Tcheng JE,Jackman JD,Nelson CL,et al. Outcome of patients sustaining acute ischemic mitral regurgitation during myocardial infarction. Annals of Internal Medicine ,1992,117(1):18-24.

[6] Pellizzon GG,Grines CL,Cox DA,et al. Importance of mitral regurgitation inpatients undergoing percutaneous coronary intervention for acute myocardial infarction:the Controlled Abciximab and Device Investigation to Lower Late Angioplasty Complications (CADILLAC) trial. J Am Coll Cardiol , 2004, 43 (8): 1368-1374.

[7] Bursi F,Enriquez-Sarano M,Nkomo VT,et al. Heart Failure and Death after Myocardial Infarction in the Community:the Emerging Role of Mitral Regurgitation. Circulation ,2004,in Press.

[8] Bhatnagar SK,al Yusuf AR. Significance of a mitral regurgitation systolic murmur complicating a first acute myocardial infarction in the coronary care unit—assessment by colour Doppler flow imaging. European Heart Journal ,1991,12(12):1311-1315.

[9] Barzilai B,Gessler C,Perez JE,et al. Significance of Doppler-detected mitral regurgitation in acute myocardial infarction. American Journal of Cardiology ,1988, 61(4):220-223.

[10] Vicente Vera T,Valdes Chavarri M,Garcia Alberola A,et al. [Mitral valve insufficiency in acute myocardial infarction. Assessment with pulsed and coded Doppler color]. Arch Inst Cardiol Mex ,1991,61(2): 117-121.

[11] Van Dantzig JM,Delemarre BJ,Koster RW,Bot H, Visser CA. Pathogenesis of mitral regurgitation in acute myocardial infarction:importance of changes in left ventricular shape and regional function. American Heart Journal ,1996,131(5):865-871.

[12] Ma HH,Honma H,Munakata K,Hayakawa H. Mitral insufficiency as a complication of acute myocardial infarction and left ventricular remodeling. Jpn Circ J, 1997,61(11):912-920.

[13] Feinberg MS,Schwammenthal E,Shlizerman L,et al. Prognostic significance of mild mitral regurgitation by color Doppler echocardiography in acute myocardial infarction. American Journal of Cardiology ,2000,86 (9):903-907.

[14] Neskovic AN,Marinkovic J,Bojic M,et al. Early predictors of mitral regurgitation after acute myocardial infarction. American Journal of Cardiology ,1999,84 (3):329-332.

[15] Golia G,Anselmi M,Rossi A,et al. Relationship between mitral regurgitation and myocardial viability after acute myocardial infarction:their impact on prognosis. Int J Cardiol ,2001,78(1):81-90.

[16] Alam M,Thorstrand C,Rosenhamer G. Mitral regurgitation following first-time acute myocardial infarction— early and late findings by Doppler echocardiography. Clinical Cardiology ,1993,16(1):30-34.

[17] Kauls,Spotnit WP,Gleaheen WP,et al. Mechanism of ischemic mitral regurgitation,an experimental evaluation,Circulation,1999,84:2167.

[18] Morita H,Mirushige K,Fuksda H,et al. Evaluation of left-sided valvolar regurgitation in healthy,hypertensive and myocardial infarction subjects by Dopplar echocardiography. Jpn Circ J,1990,54:292.

[19] Fehreobacher G,Schemidt DH,Bommer WJ. Evaluation of transient mitral regurgitation in coronary artery disease. Am J Cardiology,1991,68:868.

[20] Isumis,Miyatake K,Beppas,et al. Mechanism of mitral regurgitation in patient with myocardial infarction,a study using realtime two-dimensional Dopplar flow imaging and echocardiography . Circulaton,1987, 76(4):777.

[21] Sabbah HN,Roaman H,KoooT,et al. On the mecha-

nism of functional mitral regurgitation. Am J Cardiol，1993，72(14)：1074.

[22] 黄晓波，刘伊丽，龚调冰. 冠状动脉急性狭窄与二尖瓣反流关系的研究. 中华心血管病杂志，1994，22(2)：44.

[23] Grigioni F，Enriquez-Sarano M，Zehr KJ，et al. Ischemic mitral regurgitation：long-term outcome and prognostic implications with quantitative Doppler assessment. Circulation，2001，103(13)：1759-1764.

[24] Feinberg MS，Schwammenthal E，Shlizerman L，et al. Prognostic significance of mild mitral regurgitation by color Doppler echocardiography in acute myocardial infarction. American Journal of Cardiology，2000，86(9)：903-907.

[25] Leor J，Feinberg MS，Vered Z，et al. Effect of thrombolytic therapy on the evolution of significant mitral regurgitation in patients with a first inferior myocardial infarction. Journal of the American College of Cardiology，1993，21(7)：1661-1666.

[26] Le Feuvre C，Metzger JP，Lachurie ML，et al. Treatment of severe mitral regurgitation caused by ischemic papillary muscle dysfunction：indications for coronary angioplasty. American Heart Journal，1992，123(4 Pt 1)：860-865.

[27] Trichon BH，Glower DD，Shaw LK，et al. Survival after coronary revascularization，with and without mitral valve surgery，in patients with ischemic mitral regurgitation. Circulation，2003，108(Suppl 1)：II 103-110.

[28] Messas E，Guerrero JL，Handschumacher MD，et al. Chordal cutting：a new therapeutic approach for ischemic mitral regurgitation. Circulation，2001，104(16)：1958-1963.

[29] St John Sutton MG，Plappert T，Abraham WT，et al. Effect of cardiac resynchronization therapy on left ventricular size and function in chronic heart failure. Circulation，2003，107(15)：1985-1990.

12. 肾动脉支架术的喜与忧

流行病学研究发现,肾血管性高血压占全部高血压病例的 1%～5%,0.5%～5%继发性高血压的病因为肾动脉狭窄,15%～20%晚期肾功能不全由肾动脉狭窄引起。粥样硬化性肾动脉病变多合并机体其他部位动脉粥样硬化。肾功能不全行冠状动脉造影患者中 40%合并严重肾动脉狭窄,而造影证实的外周血管病变患者中 35%～60%伴有肾动脉狭窄。

90%以上肾动脉狭窄为动脉粥样硬化所致,其次为纤维肌性发育不良和大动脉炎。少见的病因尚有肾动脉瘤、肾动脉栓塞、肾动脉损伤及腹部肿瘤压迫导致肾动脉狭窄。粥样硬化性肾动脉狭窄的一个显著特点是病变进展性,对狭窄＞70%患者 5 年随访发现,约 15%患者可发展为完全闭塞,10%～20%患者肾功能将逐渐恶化,每年有 5%～15%患者可发展为终末期肾脏病变。

肾动脉狭窄主要表现为高血压、肾功能不全、急性心力衰竭和发作性肺水肿。多数肾动脉狭窄患者可无症状。除体格检查可发现患者腹部或背部血管杂音外,临床常用的筛查方法有卡托普利试验、核素扫描,超声检查,磁共振和螺旋 CT。肾动脉血管造影为诊断肾动脉狭窄的"金标准",可以清楚观察到狭窄的确切部位、程度和形态。

虽然支架术即刻成功率可达到 99%,并发症较少,然而也存在许多问题。支架术主要目的是治疗高血压和保护肾功能。然而只有部分患者术后血压降低,肾功能改善。既往研究显示支架术后只有 10%～30%患者高血压治愈,20%～50%患者改善,而20%～50%患者无变化;60%～90%患者肾功能稳定或改善;10%～30%肾功能继续恶化。近来完成的多中心随机研究证实了以往研究结果。ASPIRE2 试验入选 23 个中心 208 例患者,2 年临床随访显示 45%的患者高血压治愈,肌酐＞1.5 mg/L 患者肾功能保持稳定(血肌酐基线值 1.94 mg/L,2 年 1.91 mg/L)。RENAISSANCE 试验观察 Express SD 支架治疗肾动脉狭窄的疗效,9 个月随访收缩压降低 8.6 mmHg,而舒张压无改变。

早期单纯球囊成形术对动脉粥样硬化性病变效果较差,远期再狭窄达 40%～50%。对粥样硬化性病变(特别是开口处病变)常规采用支架置入术,可明显降低再狭窄发生率,但仍有 10%～15%患者在 6 个月内出现再狭窄。ASPIRE2 试验 9 个月造影随访再狭窄率 17%;RENAISSANCE 试验 9 个月造影随访再狭窄率支架组 21.3%,单纯球囊组 40%。近来药物涂层支架可明显降低冠状动脉介入治疗后再狭窄,但药物涂层支架疗效尚无定论。Great 试验随机比较雷帕霉素洗脱支架和普通金属支架对肾动脉狭窄的疗效。6 个月造影随访再狭窄率分别为 14.3%和 6.7%;靶血管再次血供重建率分别为 7.7%和 3.3%,但无统计学差异。由于 Great 试验只入选了 105 例患者。药物支架的作用有待以后大样本试验证实。

与颈动脉支架术类似,肾动脉支架术可导致狭窄处斑块脱落引发远端脏器栓塞,Henry 等在 Percusurge 远端保护装置下行肾动脉支架术,结果 24 例肾功能不全患者 30 只血管中,24 只血管术后可见斑块脱落碎片,随访 11.5 个月无 1 例肾功能恶化。由于目前尚无专用于肾动脉支架术的远端保护装置,其确切疗效及应用适应证有待研究。

由于部分患者术后高血压和肾功能得不到改善,如何预测肾动脉支架术后疗效并筛选患者成为目前研究重点。BNP 在肾性高血压患者中普遍升高,Silva 研究显示术前 BNP＞80 pg/ml 患者术后 77%患者血压改善,＜80 pg/ml 患者术后无 1 例改善;术后 BNP 降低 30%患者 94%血压改善,而降低＜30%患者只有 10%血压改善。多普勒导丝测定肾动脉血流储备(FFR)≤0.8 患者血压及肾功能改善改善较明显;而压力导丝测定狭窄远端压力/主动脉压力＜0.9 提示肾素水平较高,术后血压改善明显。肾血管阻力指数(RI)=(收缩峰值速度-舒张末速度)/收缩峰值速度,Radermacher 观察 138 例患者发现,RI＞80 的患者 97% 血压无改善,80%肾功能无改善,提示肾小血管病变或肾实质病变为肾功能不全的主要原因。关于肾动脉狭窄介入适应证仍存在争议,主要是缺乏大规模临床试验的循证医学证据。2006 美国 AHA/ACC

指南认为肾动脉血供重建术指征为肾动脉狭窄程度≥70%；同时：①肾动脉狭窄导致的药物难以控制高血压和进行性肾功能损害；②与肾动脉狭窄相关的心力衰竭或阵发性肺水肿；③与肾动脉狭窄相关的不稳定型心绞痛。支架术用于：①动脉粥样硬化性肾动脉狭窄开口病变；②肌纤维发育不良球囊扩张失败。对无症状单侧肾动脉狭窄介入治疗目前尚无循证医学证据。

（张瑞岩）

13. 药物洗脱球囊在冠状动脉介入治疗中的应用进展

一、简述

1977 年瑞士医生 Andreas Grüntzig 首次利用球囊扩张狭窄的冠状动脉治疗冠心病，但由于术后血管弹性回缩、夹层撕裂及管壁细胞增生明显等机制，术后 6 个月至 1 年靶血管再狭窄发生率高达 30%～50%。20 世纪 90 年代开始临床应用的裸金属支架虽然可避免术后即刻血管弹性回缩、夹层撕裂，但远期再狭窄率仍高达 20%～30%。2003 年德国 Scheller 首次提出利用新式药物球囊防治术后远期再狭窄，但随着此后药物洗脱支架（drug-eluted stent）强大的防治再狭窄功能广泛用于临床，药物球囊的研发一度停滞不前。然而面对药物支架远期贴壁不良及晚期血栓风险增加等缺陷，药物涂层球囊因可避免上述的缺点而再度回到医生的视线中，相关实验陆续在冠状动脉及外周血管介入领域中展开。

二、结构及作用机制

药物涂层球囊（drug-coated balloon）的回归是基于人们对改进支架缺陷的期望，即经有效扩张狭窄处后，在能无异物残留的基础上，将抗内皮增殖药物均匀释放并有效浸润于病变血管处，从而达到防治再狭窄、避免长期服用抗凝药物等目的。过去的理念认为由于血管再狭窄本身是一个多因素的缓慢过程，所以持续的药物释放（如药物洗脱支架）才是治疗狭窄的关键。而 Axel 于 1997 年的动物实验显示持续的药物释放对于抵抗局部炎症反应并非必需，紫杉醇药物的短期释放即可达到有效的抗内膜增生作用。Scheller 基于此理念于进行动物实验，进一步得出应用高水溶性的造影剂为涂层药物的方法，它可以高效运输脂溶性紫杉醇至病变血管壁，显著提升其抗狭窄效果，并首次应用到支架内再狭窄的治疗中。首个药物涂层球囊 Paccocath™ 由德国夏洛特医学院开发。操作一般流程是在球囊表面填入抗增殖药物及涂层，折叠后保存。操作时于病变处扩张球囊 45～60 s，药物即从亲水端浸入动脉组织。球囊释放时一部分药

物被血流冲走，剩下的剂量可浸入局部病变动脉内，从而防止内膜增生。相比于药物洗脱支架，药物涂层球囊的一过性扩张和药物释放可有效避免因留置异物而引发的血管内炎症。其次，由于药物洗脱支架自身释放药物的不均一性，其高药物浓度的区域会影响血管壁内皮愈合过程，进一步引发血栓形成。而药物涂层球囊释放药物具有短暂及相对均一的特点，故在达到所需血药浓度同时亦可减少血栓形成。

三、目前已上市的冠状动脉应用药物洗脱球囊

德国夏洛特医学院首先于 2003 年推出初代药物洗脱球囊 Paccocath™，它以剂量为 3 $\mu g/mm^2$ 的紫杉醇为抗增殖药物，以碘普胺（Ultravist™）为涂层。Scheller 依据此初代药物涂层球囊开展相关基础研究与 PACCOCATHISR Ⅰ、Ⅱ 等临床研究。其后德国贝朗公司于 2004 年开发出 Paccocath™ 球囊的改进版—SeQuent™Ⓡ Please 药物球囊，目前已发表实验结果的临床研究多以此两者为主。此外德国 Eurocor 公司亦推出 Dior Ⅰ 和 Ⅱ 型球囊并于 2007 年上市。与前两者不同，虽然抗增殖药物种类和剂量相同，但 Dior Ⅰ 是依靠粗糙球囊表面来涂层紫杉醇药物；而 Dior Ⅱ 型表面药物由 1∶1 的紫杉醇和紫胶（shellac）合成。Bodo Cremers 于 2007 年进行动物实验，研究 Paccocath™ 与 Dior Ⅰ 对裸支架内再狭窄的治疗效果。结果提示 Paccocath™ 药物球囊明显优于后者。In. Pact™ Falcon 为美敦力公司产品，其涂层为尿素成分的高水溶性物质 FreePac™。INPACT CORO ISR 是此球囊的临床研究，其结果于 2010 年 TCT 大会上公布。Pantera Lux™ 运用丁酰柠檬酸三正己酯（butyryl-tri-hexyl citrate 缩写 BTHC）为涂层，抗增殖药物仍为 3 $\mu g/mm^2$ 的紫杉醇。Elutax™ 没有使用涂层，而是将紫杉醇直接涂在特制球囊表面。后两者的临床数据目前未正式公布。

四、对冠状动脉支架内再狭窄应用

支架再狭窄是支架置入的主要并发症。裸支架

置入后再狭窄率多为 5%~35%。利用普通球囊治疗支架内再狭窄的效果并不理想，术后再狭窄可达 39%~67%。置入药物洗脱支架如 Cypher、Taxus 的效果亦相似，术后再狭窄率分别为 13%~20% 和 15%~22%。德国 Scheller 医师首先于 2005 年进行 Paccocath™ 球囊抗再狭窄试验（PACCOCATHISR），随机双盲对比了 Paccocath™ 药物涂层球囊和普通球囊在治疗支架内再狭窄效果。结果表明药物涂层球囊的显著优越性：术后 6 个月晚期管腔丢失（节段内）普通球囊组为 0.74±0.86 mm，药物涂层球囊组为 0.03±0.48 mm（$P=0.002$），同时药物涂层球囊扩张术后 1 年的主要不良事件也显著低于普通球囊组。Scheller 继续于 2006 年开展 Paccocath™ 球囊抗再狭窄实验第二阶段（PACCOCATHISR Ⅱ）试验，应用与先前一致的设计并将样本量扩大至 108 例，追访至术后 2 年，最终得到一致结果。

日本 Seji Habara 于 2008—2009 年间选择 50 例 SES 再狭窄病患，随机分配至 SeQuent™ Please 紫杉醇涂层球囊组与标准球囊组，双盲法比较两者的治疗效果。术后 6 个月示晚期管腔丢失（节段内）示药物球囊显著优于普通球囊（0.18±0.45 mm vs 0.72±0.55 mm；$P<0.001$），再狭窄率药物球囊组 2/25，显著优于普通球囊组 15/25（$P<0.001$），主要不良事件发生率结果亦相符。

2008 年德国 Martin Unverdorben 医师启动 PEP-CAD Ⅱ 多中心随机非盲对照实验，对比 SeQuent™ Please 紫杉醇涂层球囊（66 例）和 Taxus 紫杉醇涂层支架（65 例）针对裸支架内再狭窄的治疗效果。术后 12 个月晚期管腔丢失（节段内）显示药物球囊为 0.17±0.42 mm，Taxus 支架为 0.38±0.61 mm（$P=0.03$）。边界狭窄发生率药物球囊为 4/57（7%），Taxus 支架为 12/59（20%）（$P=0.06$）。提示药物球囊治疗效果与洗脱支架相当。但 Sunao Nakamura 于 2010 年发起多中心研究却得到不同的结论。该研究共入选 911 例患者，对比 SeQuent™ Please 药物球囊和 3 种洗脱支架治疗裸支架内再狭窄病变的效果。药物球囊在术后 12 个月内主要心血管不良事件发生率为 29%，而分别为 7.8%、12.5% 和 5.3%（$P<0.05$）。边界再狭窄率结果也显示药物球囊效果不佳。I Villanueva Benito 于 2007 年在墨西哥启动 311 例的多中心研究，对比药物球囊和药物洗脱支架治疗支架内再狭窄的作用，术后 2 年存活率亦显示洗脱支架显著优于药物球囊。PEPPER 研究选取 81 例支架再狭窄患者后使用 Pantera™ Lux 药物涂层球囊进行治疗，2010 年 TCT 大会报道首批 34 例患者术后晚期管腔

丢失为 −0.01±0.27 mm。此次会议同时报道了 IN PACT CORO ISR 研究，此项目入选 23 例裸支架内再狭窄患者，探索美敦力公司新药物球囊 InPact Falcon 的治疗效果。术后 6 个月晚期管腔丢失（支架内）为 0.07±0.37 mm，晚期管腔丢失（节段内）为 −0.02±0.50 mm，边界狭窄率为 4%。

五、对冠状动脉原发性病变的应用

PEPCAD Ⅲ 研究应用紫杉醇药物涂层球囊合并裸支架的治疗方法。该项目囊括了原发冠状动脉病变患者 637 例，并对比 Cypher 洗脱支架的疗效。术后 9 个月晚期管腔丢失（节段内）提示两者无显著差异（0.20±0.52 mm vs 0.11±0.40 mm；$P=0.07$），而支架内晚期管腔丢失则显示支架占优（0.41±0.51 mm vs 0.16±0.39 mm；$P<0.001$）。PERfEKT 支架研究目的是探讨 Genous™ 洗脱支架加 SeQuent™ Please 球囊后扩张对比单独使用 Genous™ 洗脱支架。晚秋管腔丢失、边界再狭窄率、主要心血管不良事件发生率均提示联合疗法占优。荷兰 De Novo Pilot 研究则选取 Moxy™ 药物涂层球囊，探讨其和裸支架合用时的操作顺序。先使用球囊的晚期管腔丢失为 0.53 mm，后使用球囊的为 0.45 mm。

六、对小冠状动脉病变的应用

PEPCAD Ⅰ SVD 研究是由 Unverdor 发起的非随机研究，选取 120 例患小冠状动脉病变病人并应用 SeQuent Please 药物涂层球囊。晚期管腔丢失（节段内）为 0.16±0.38 mm，边界狭窄率为 5.5%。意大利 PICCOLETO 研究选取 57 例小冠状动脉病变患者，随机分组进行 Dior 药物涂层球囊或 Taxus 药物洗脱支架治疗并对比效果。该研究因药物洗脱球囊效果不佳而提前终止（术后 6 个月血管直径狭窄百分比支架为 24.36%±25.1%，球囊为 43.66%±27.4%，$P=0.029$）。

七、对冠状动脉分叉病变的应用

PEPCAD Ⅴ 入选 28 例患者，目的是研究 SeQuent Please 药物涂层球囊对冠状动脉分叉病变的治疗效果。术者先用药物涂层球囊扩张主干及侧支病变，再于主干置入裸支架。术后 9 个月主干晚期管腔丢失为 0.38 mm，侧支丢失为 0.21 mm。荷兰 Fanggiday 展开 DEBUIT 试验，旨在研究 DIOR™ balloon 球囊针对分叉病变中侧支血管病变的疗效。术后 4 个月无血管再狭窄和主要不良心血管事件发生。但缺乏血管造影资料。

八、目前结论及将来发展

药物涂层球囊基于基础理念的更新而进入医生的目光。因其自身相对于传统介入方法的优势,药物球囊在冠状动脉及外周血管介入领域中展现出广阔的发展前景。经过充分临床前期试验,自2004年由scheller首次推出PACCOCATHISR Ⅰ随机双盲对照试验至今有7年余。期间众多欧洲、美国器械公司相继开发出各自不同的药物涂层球囊,多医学中心亦相应展开诸多临床研究。冠状动脉介入方面仍在进行中的临床研究有:PEPCAD Ⅳ着眼于糖尿病伴发冠状动脉病变人群,探讨 SeQuent™ Please 球囊合并 CoCr 支架对比 Taxus 支架的治疗差异;PEPCAD CTO 针对血管慢性完全阻塞患者,在裸支架置入后使用 SeQuent™ Please 球囊的作用;PEPCAD BIF 研究 SeQuent™ Please 和普通球囊对治疗侧支病变的效果对比;ISAR-DESIRE-3 对比 SeQuent™ Please 球囊、Taxus 支架与普通球囊三者治疗药物洗脱支架内再狭窄的效果;INDICOR 选取 125 例冠状动脉病变患者,探讨 SeQuent™ Please 球囊和 Coroflex™ Blue 支架的序贯应用顺序。目前的结论是:在冠状动脉支架内再狭窄治疗领域中,Paccocath™ 及 SeQuent™ Please 药物涂层球囊相比于普通球囊无论在晚期管腔丢失、边界狭窄率、主要心脏不良事件发生率上都具有显著优势。而与药物洗脱支架比较,结果不一;在治疗冠状动脉原发病变上,介入手段更倾向于药物涂层球囊与洗脱支架的联合应用,且和洗脱支架相比无显著优势;在小冠状动脉和冠状动脉分叉病变的治疗领域中,药物涂层球囊的表现逊于药物洗脱支架。但随着药物球囊制作技术的逐渐完善与基础理念的更新,其前景还是未知数。决定其未来发展的要素可从两方面探讨。

1. 药物涂层球囊本身 作为一个新理念与新技术结合的产物,药物球囊发挥抗血管作用的效应与以下六点要素密切相关:抗增殖药物于球囊表面分布的一致性;该药物在制作、储存、运输过程中的稳定性;在球囊运输至血管病变处过程中表面药物的丢失比例;球囊于病变处扩张时的药物释放能力;有效浸润至血管壁内的药物比例;释放至机体远端循环的药物浓度。虽然目前药物涂层球囊种类纷繁多样,但其设计原理是类似的,即球囊＋涂层＋抗增殖药物。而上述任一环节背后的理论技术的革新均会影响、改进现有药物涂层球囊的作用效果。比如目前增加抗增殖药物水溶性的涂层药物就有 Ultravist™、FreePac™ 和 BTHC3 种,针对它们的实验均在进行中。临床医师、学者及器械制造商均应怀有开放的视野,对药物涂层球囊未来的发展前景持乐观期望态度。

2. 操作流程规范及临床试验的开展 据作者筛选,目前所有已结束的药物球囊涂层试验中,针对冠状动脉治疗用途的随机对照研究有 5 项,而其中运用双盲法的有 3 项。研究数目仍嫌不足。后续的众多研究多为随机对照设计,这对提高研究质量和结果可信度有着重要的意义。但一个显著缺陷就是术前与术后抗凝药物使用规范的不统一。同样是针对药物涂层球囊对比普通球囊治疗支架内再狭窄的效果,PACCOCATHISR 试验术后患者每日服用阿司匹林 100 mg 与氯吡格雷 75 mg 1 个月,其后一直单服阿司匹林 100 mg。Habara 开展的试验术后患者一直服用阿司匹林 100 mg 合并氯吡格雷 75 mg 或噻氯匹定 200 mg。这对术后长期随访结果会有偏倚存在可能。而且药物球囊本身的前景之一就是使患者摆脱术后长期依赖抗凝药物。若能统一规范术后抗凝规范,可以达到减少该偏倚的作用。其次的缺陷是病例数的不足。PACCOCATH ISR Ⅰ、Ⅱ 期共计 108 例,Habara 最后取得随访资料的为 47 例,PEPCAD Ⅱ 选取 131 例。若能在保证研究的随机性与盲法运用的同时扩大样本量,可以使研究结果更值得信服。而至于药物涂层球囊的研究开展方向,临床应用方面上大致可以分为药物涂层球囊的单独运用及联合其他疗法等两类,各自的适应证也有待未来相关研究来揭示。而药物释放导致的全身潜在并发症也要列在研究内容中,如何控制释放至机体远端的药物剂量并减少药物血液浓度也应尽快提上研究日程。

(张瑞岩　安宣齐)

参 考 文 献

[1] Gruntzig A. Transluminal dilation of coronary-artery stenosis. Lancet,1978,1(8058):263.

[2] Glagov S. Intimal hyperplasia,vascular modeling,and the restenosis problem. Circulation, 1994, 89 (6): 2888-2891.

[3] Scheller B,Speck U,Abramjuk C,et al. Paclitaxel balloon coating,a novel method for prevention and therapy of restenosis. Circulation,2004,110(7):810-814.

[4] Stone GW,Ellis SG,Cox DA,et al. A polymer-based, paclitaxel-eluting stent in patients with coronary ar-

tery disease. N Engl J Med,2004,350(3):221-231.

[5] Axel DI,Kunert W,Goggelmann C,et al. Paclitaxel inhibits arterial smooth muscle proliferation and migration in vitro and in vivo using local drug delivery. Circulation,1997,96(2):636-645.

[6] Scheller B,Speck U,Romeike B,et al. Contrast media as carriers for local drug delivery:successful inhibition of neointimal proliferation in the porcine coronary stent model. Eur Heart J,2003,24:1462-1467.

[7] Scheller B,Speck U,Schmitt A,et al. Addition of paclitaxel to contrast media prevents restenosis after coronary stent implantation. J Am Coll Cardiol,2003, 42(8):1415-1420.

[8] Fanggiday JC,Stella PR,Guyomi SH,et al. Safety and efficacy of drug-eluting balloons in percutaneous treatment of bifurcation lesions:the DEBIUT(drug-eluting balloon in bifurcation Utrecht)registry. Catheter Cardiovasc Interv,2008,71(5):629-635.

[9] 姚康,葛均波. 药物涂层球囊现状及评价. 疑难病杂志,2008,37(3).

[10] Cremers B,Biedermann M,Mahnkopf D,et al. Comparison of two different paclitaxel-coated catheters in the porcine coronary restenosis model. Clin Res Cardiol,2009,98(5):325-330.

[11] Scheller B. Opportunities and limitations of drug-coated balloons in interventional therapies. Herz,2011, 36(3):232-239.

[12] Stone GW,Ellis SG,Cannon L,et al. Comparison of a polymer-based paclitaxel-eluting stent with a bare metal stent in patients with complex coronary artery disease:a randomized controlled trial. JAMA,2005, 294(10):1215-1223.

[13] Vom Dahl J,Dietz U,Haager PK,et al. Rotational atherectomy does not reduce recurrent in-stent restenosis:results of the Angioplasty versus Rotational Atherectomy for Treatment of Diffuse In-Stent Restenosis Trial(ARTIST). Circulation,2002,105(5): 583-588.

[14] Kastrati A,Mehilli J,von Beckerath N,et al. Sirolimus-eluting stent or paclitaxel-eluting stent vs balloon angioplasty for prevention of recurrences in patients with coronary in-stent restenosis:a randomized

controlled trial. JAMA,2005,293(2):165-171.

[15] Scheller B,Hehrlein C,Bocksch W,et al. Treatment of Coronary In-Stent Restenosis with a Paclitaxel-Coated Balloon Catheter. N Engl J Med,2006,355(20):2113-2124.

[16] Scheller B,Hehrlein C,Bocksch W,et al. Two year follow-up after treatment of coronary in-stent restenosis with a paclitaxel-coated balloon catheter. Clin Res Cardiol,2008,97(10):773-781.

[17] Habara S,Mitsudo K,Kadota K,et al. Effectiveness of Paclitaxel-Eluting Balloon Catheter in Patients With Sirolimus-Eluting Stent Restenosis. JACC Cardiovasc Interv,2011,4(2):149-154.

[18] Unverdorben M,Vallbracht C,Cremers B,et al. Paclitaxel-Coated Balloon Catheter Versus Paclitaxel-Coated Stent for the Treatment of Coronary In-Stent Restenosis. Circulation,2009,119(23):2986-2994.

[19] Cremer B,Clever Y,Schaffner S,et al. Treatment of coronary in-stent restenosis with a novel paclitaxel urea coated balloon. Minerva Cardioangiol,2010,58 (5):583-588.

[20] Pöss J,Jacobshagen C,Ukena C,et al. Hotlines and clinical trial updates presented at the German Cardiac Society Meeting 2010:FAIR-HF,CIPAMI,LIPSIA-NSTEMI,Handheld-BNP,PEPCAD Ⅲ,remote ischaemic conditioning,CERTIFY,PreSCD-Ⅱ,German Myocardial Infarction Registry,DiaRegis. Clin Res Cardiol,2010,99(7):411-417.

[21] Unverdorben M,Kleber FX,Heuer H,et al. Treatment of small coronary arteries with a paclitaxel-coated balloon catheter. Clin Res Cardiol,2010,99(3): 165-174.

[22] Cortese B,Micheli A,Picchi A,et al. Paclitaxel-coated balloon versus drug-eluting stent during PCI of small coronary vessels,a prospective randomised clinical trial. The PICCOLETO Study [J]. Heart,2010,96(16): 1291-1296.

[23] Fanggiday JC,Stella PR,Guyomi SH,et al. Safety and efficacy of drug-eluting balloons in percutaneous treatment of bifurcation lesions:the DEBIUT(drug-eluting balloon in bifurcation Utrecht) registry. Catheter Cardiovasc Interv,2008,71(5):629-635.

14. 药物洗脱支架术后再内皮化延迟与晚期血栓形成

继单纯球囊扩张、金属裸支架（bare-metal stents，BMS）术之后，药物洗脱支架（drug-eluting stents，DES）已经成为冠心病介入治疗（PCI）发展史上的新里程碑。目前临床常用的 DES 主要包括雷帕霉素或其衍生物洗脱支架如 Cypher™（Johnson & Johnson）、Endeavor™（Medtronic）和 Xience V™（Guidant），以及紫杉醇洗脱支架如 TAXUS™（Boston Scintific Corporation）。DES 虽然可抑制平滑肌细胞增生和迁移，显著减少再狭窄发生和靶血管再次血运重建（TVR），但晚期血栓发生率的增加引起了临床上高度重视。

一、支架内血栓形成及其临床意义

根据支架术后至血栓发生的时间（<24 h、24 h 至 30 d、31 d 至 1 年和>1 年）可将支架术后血栓分为急性、亚急性、晚期和极晚期。通常将相对于急性和亚急性血栓的晚期和极晚期血栓合称为晚期血栓。尽管支架术后血栓的发生率较低，但其结果却是灾难性的。研究显示，支架内血栓形成后，30 d 死亡率达 20%～45%，非致命性心肌梗死发生率高达60%～70%。

二、DES 与支架内晚期血栓（late stent thrombosis，LST）

支架术后血栓并不是 DES 时代特有的，早在 1991 年，BMS 刚刚应用于临床，Serruys 等首次报道接受支架治疗 151 例患者中支架内早期或晚期血栓发生率为 20%。置入 BMS 病人发生 LST 的原因，除了放射治疗引起血管裸露外，还与主干开口或分叉病变、支架边缘 2 mm 内斑块破裂、支架置入部位斑块富含脂质且严重坏死伴有斑块脱垂和弥漫性支架内再狭窄有关。然而随机试验和临床观察，DES 主要增加了 LST 的发生率。LST 使 PCI 术后死亡或非致命性心肌梗死的风险性加大。

一项荟萃分析显示，术后 30d 内 DES 组和 BMS 组亚急性血栓发生率均<0.4%。Iakovou 等分析接受 Cypher™ 或 Taxus™ 治疗的 2200 例复杂病变患者后发现，亚急性血栓发生率 Cypher™ 组 0.4%，Tax-us™组 0.8%，显示 DES 亚急性血栓发生率在可接受范围，与 BMS 无显著差异。然而，BASKET LATE 研究中 743 例患者随机分配到 Cypher/Taxus 组（n=499）和 BMS 组（n=244），以随访 1 年心源性死亡或非致死性心肌梗死为主要终点，术后 6 个月停用氯吡格雷，结果 DES 组主要终点事件发生率 4.9%，明显高于 BMS 组 1.3%（P=0.01）；DES 组 LST 发生率高于 BMS 组（2.6% vs 1.3%，P=0.23）。该结果显示与 DES 相关的晚期血栓事件比 BMS 明显增加，而且血栓相关事件多发生在停用氯吡格雷后 15～362 d。

三、再内皮化延迟与 DES 支架内晚期血栓形成

（一）再内皮化（reendothelialization）延迟的原因

支架置入过程可造成血管内皮细胞损伤，置入支架后血管的反应是一个损伤后修复的过程。研究发现人血管置入 BMS 的修复过程，首先血浆纤维蛋白沉积，伴有血小板、中性粒细胞等炎症细胞形成了一层薄的最后可逐渐吸收的膜状血栓；随后是含有细胞外基质的新内膜形成；随着平滑肌细胞的增殖和慢性炎症细胞的减少，基质层加强，内皮细胞逐渐覆盖。

DES 引起再内皮化延迟的机制尚不完全清楚。病变部位特点，DES 上药物的特性、剂量和分布，聚合物的生物相容性，支架挤入坏死脂核等因素均有可能影响再内皮化。体外试验发现紫杉醇对平滑肌细胞和内皮细胞存在剂量依赖的抑制作用，较高浓度可同时抑制两者的增殖。应用重叠 DES 使支架局部药物浓度增加，发现药物在抑制平滑肌细胞增殖和迁移减少内膜增厚的同时，也抑制内皮细胞的再生，由此导致再内皮化延迟或不完全内皮化的发生，扰乱血管损伤后的正常修复过程，造成延迟愈合（delay healing）。

目前对 DES 置入后延迟愈合的持续时间还不清楚。利用猪模型的研究发现 DES 置入 28 d 后仍有纤维素沉积在支架上，说明局部药物作用下血管延迟修复可能与纤维蛋白降解机制受损有关。应用血管镜评价 DES 和 BMS 置入 6 个月血管内膜覆盖情况，

DES组24例患者11例(46%)存在部分支架梁裸露在血管腔中,而BMS组13例患者仅有1例(8%),尤其当支架下存在黄色斑块而又缺乏内膜覆盖时,血栓形成的危险程度增加更明显。一项长达2年的血管内镜随访研究发现,3个月、10个月和2年时DES组内膜覆盖程度显著低于BMS组;BMS在3~6个月后基本完成了内膜覆盖,而DES在置入2年后依旧有血栓和裸露的黄色斑块存在。多种因素造就了延迟愈合,因此增加了预测延迟愈合持续时间的难度。

(二)再内皮化延迟增加LST的发生

DES组LST的发生可能是多种因素相互作用的结果。中断抗血小板治疗被认为是发生LST的临床预测因素,而LST最佳的组织学预测因素是内皮覆盖程度。在内皮化程度降低的同时,血栓发生的危险性增高。未覆盖内皮的支架梁的长期存在为血栓形成提供了至关重要的病理基础。

血管内皮细胞层是血管稳态的调节者,是稳定和调控血管愈合的必要因素。在置入支架造成血管损伤后,及早地形成完整的内皮层,对血管功能的恢复,防止血栓形成和内膜过度增殖是至关重要的。对置入DES的人和动物的病理研究发现,药物洗脱支架术后以再内皮化不全和(或)持续纤维素沉积为主要特点的延迟修复,增加了发生支架血栓的风险。通过尸体解剖发现,23例置入Cypher™或Taxus™后死亡患者中14例发生了晚期血栓,与置入时间相似的BMS组比较,DES组出现了显著的延迟愈合。因此,血管损伤后及早形成有功能的内皮层能有效防止支架内血栓形成。也许未内皮化不是血栓形成的绝对条件,但是在LST发生过程中,内皮化延迟是一个必不可少的因素。在未内皮化的同时,以如出现另外的一些因素,如抗血小板治疗中断、抗血小板药物抵抗、血栓体质或者冠状动脉血流减慢等,就将触发LST。

随机临床试验结果显示,LST不仅发生在抗血小板治疗中断的患者,而且发生在停用氯吡格雷后使用阿司匹林单一抗血小板治疗病情稳定的患者。因此最佳的抗血小板治疗时间需要结合病情合理判断。根据AHA建议,置入DES患者应持续12个月双重抗血小板治疗。然而12个月双重抗血小板治疗未必能使所有患者获益,有报道DES置入后3年每年仍然有0.6%的支架血栓发生率。

四、DES损伤后血管内皮的修复

(一)内皮修复机制

传统观念认为损伤周围的正常内皮细胞增殖、迁移是内皮修复的主要机制。直到Asahara等分离出循环内皮祖细胞(endothelial progenitor cells EPCs)改变了这种观念。骨髓来源的EPCs在受损部位黏附并分化为成熟内皮细胞是血管修复的主要机制。

(二)EPC在DES损伤后的修复作用

骨髓衍生EPCs是一群多潜能的亚细胞群,主要存在于骨髓、外周血和脐带血中。研究表明其不仅参与胚胎发育过程中的血管发生,而且在出生后仍具有促进新生血管生成和内皮损伤后修复等作用。EPCs的动员、增殖、迁移、募集和归巢受到体内许多细胞因子的调节,包括生长因子和趋化因子。

血管修复过程中,EPCs黏附、聚集和分化启动血管修复反应,是内皮完整性和连续性的重要保证,而连续完整的血管内皮是血管的修复和其功能得以维持的决定性因素。George等研究发现,置入BMS后弥漫再狭窄患者中,循环中EPCs数量比局灶性狭窄患者显著降低,EPCs数量减少可使再内皮化明显延迟,对内膜增生的抑制作用也减弱,EPCs的数量或者功能与再狭窄程度负相关。

雷帕霉素抑制了体外人EPCs增殖、迁移和分化。糖尿病、高脂血症等冠心病危险因素阻碍了循环中EPCs的补充。这些危险因素可能通过氧化应激、NO活性改变等直接影响EPCs动员和半衰期,或是持续的内皮损伤和功能异常会造成EPCs耗竭,而且在糖尿病患者体内EPCs增殖、黏附和血管生成的功能受损。内皮细胞数量和或功能受损必然影响到再内皮化。

在FIM试验中发现心肌梗死患者置入BMS后,经冠状动脉输注由粒细胞集落刺激因子(G-CSF)动员的外周血干细胞可提高心肌收缩功能和心肌灌注,但同时发现有促进BMS部位内膜增厚的倾向。这个意外发现质疑了G-CSF联合EPCs治疗的可行性。然而在随后的DES试验中,采用注射重组人G-CSF以增加循环中EPCs数量,发现对置入DES患者可促进支架表面再内皮化、抑制内膜增生。通过基因工程方法使EPCs过表达eNOS,可促进球囊损伤后颈动脉再内皮化,表明了基于基因修饰的EPCs治疗的可行性。

在支架的表面携带具有EPCs特异性抗体CD34$^+$的Genous支架,能够有效捕获循环中EPCs,加速支架表面再内皮化,从而减少支架内再狭窄和预防支架相关的血栓形成。从2005年的FIM研究到2008年的报道均显示出良好的安全性和有效性。

五、结语

有效减少支架再狭窄和靶血管再次血运重建使DES在临床上得到了广泛应用,然而,由此所带来的支架内晚期血栓增加也引起临床上高度重视。再内皮化延迟与支架内血栓事件密切相关,促进再内皮化可有效减少 LST 发生的。EPCs 在再内皮化过程中的重要作用也使得它逐渐成为当前治疗性血管新生中的研究热点。在 DES 时代,基于基因修饰或者联合细胞因子的 EPCs 细胞治疗已经成为促进损伤血管再内皮化研究的发展趋势。

(张瑞岩 张 琳)

参 考 文 献

[1] Morice MC,Serruys PW,Sousa JE,et al. A Randomized Comparison Of A Sirolimus-Eluting Stent With A Standard Stent For Coronary Revascularization. N Engl J Med,2002,346:1773-1780.

[2] Stone GW,Ellis SG,Cox DA,et al. A Polymer-Based,Paclitaxel-Eluting Stent in Patients with Coronary Artery Disease. N Engl J Med,2004,350:221-231.

[3] Gregg W Stone,Jeffrey W Moses,Stephen G Ellis,et al. Safety and Efficacy of Sirolimus and Paclitaxel-Eluting Coronary Stents. N Engl J Med,2007,356:998-1008.

[4] Pfisterer M,Brunner-La Rocca HB,Buser PT,et al. Late Clinical Events After Clopidogrel Discontinuation May Limit the Benefit of Drug-Eluting Stents:An Observational Study of Drug-Eluting Stents Versus Bare-Metal Stents. J Am Coll Cardiol,2006,48:2584-2591.

[5] Daemen J,Wenaweser P,Tsuchida K,et al. Early and late coronary stent thrombosis of sirolimus-eluting and paclitaxel-eluting stents in routine clinical practice:data from a large two-institutional cohort study. Lancet,2007,369:667-678.

[6] Serruys PW,Strauss BH,Beatt KJ,et al. Angiographic follow-up after placement of a self-expanding coronary-artery stent. N Engl J Med,1991,324(1):13-17.

[7] Farb A,Burke AP,Kolodgie FD,et al. Pathological Mechanisms of Fatal Late Coronary Stent Thrombosis in Humans. Circulation,2003,108:1701-1706.

[8] Ong AT,McFadden EP,Regar E,et al. Late Angiographic Stent Thrombosis(LAST)Events With Drug-Eluting Stents. J Am Coll Cardiol, 2005, 45:2088-2092.

[9] Nordmann AJ,Briel M,Bucher HC. Mortality in randomized controlled trials comparing drug-eluting vs. bare metal stents in coronary artery disease:a meta-analysis. Eur Heart J,2006,27:2784-2814.

[10] Camenzind E,Steg G,Wijns W. Stent Thrombosis Late After Implantation of First-Generation Drug-Eluting Stents A Cause for Concern. Circulation,2007,115:1440-1455;

[11] Lee MS,Jurewitz D,Aragon J,et al. Stent fracture associated with drug-eluting stents:clinical characteristics and implications. Catheter Cardiovasc Interv,2007,69(3):387-394.

[12] Roiron C,Sanchez P,Bouzamondo A,et al. Drug eluting stents:an updated meta-analysis of randomized controlled trials. Heart,2006,92(5):641-649.

[13] Joost Daemen,Neville Kukreja,Piet-Hein van Twisk,et al. Four-Year Clinical Follow-Up of the Rapamycin-Eluting Stent Evaluated at Rotterdam Cardiology Hospital Registry. Am J Cardiol, 2008, 101:1105-1111.

[14] Iakovou I,Schmidt T,Bonizzoni E,et al. Incidence,Predictors and Outcome of Thrombosis after Successful Implantation of Drug-Eluting Stents. JAMA,2005,293(17):2126-2130.

[15] Tsimikas S. Drug-Eluting Stents and Late Adverse Clinical Outcomes. J Am Coll Cardiol, 2006, 47:2112-2115.

[16] Axel DI,Kunert W,Goggelmann C,et al. Paclitaxel Inhibits Arterial Smooth Muscle Cell Proliferation and Migration In Vitro and In Vivo Using Local Drug Delivery . Circulation,1997,96(2):636-645.

[17] Finn AV,Kolodgie FD,Harnek J,et al. Differential Response of Delayed Healing and Persistent Inflammation at Sites of Overlapping Sirolimus-or Paclitaxel-Eluting Stents. Circulation,2005,112:270-278.

[18] Suzuki T,Kopia G,Hayashi S,et al. Stent-Based Delivery of Sirolimus Reduces Neointimal Formation in A Porcine Coronary Model. Circulation,2001,104:1188-1193.

[19] Jota Oyabu,Yasunori Ueda,et al. Angioscopic Evaluation of Neointima Coverage:Sirolimus Drug-Eluting Stent Versus Bare Metal Stent. Am Heart J,2006,152(6):1168-1174.

[20] Masaki Awata,Jun-ichi Kotani,Masaaki Uematsu,et al. Serial Angioscopic Evidence of Incomplete Neointi-

mal Coverage After Sirolimus-Eluting Stent Implantation: Comparison With Bare-Metal Stents. Circulation, 2007,116:910-916.

[21] Joner M, Finn AV, Farb A, et al. Pathology of Drug-Eluting Stents in Humans: Delayed Healing and Late Thrombotic Risk. J Am Coll Cardiol, 2006, 48: 193-202.

[22] Finn AV, Joner M, Nakazawa G, et al. Pathologic Correlations of Late Drug Eluting Stent Thrombosis: Strut Coverage as A Marker of Endothelialization. Circulation,2007,115:2435-2441.

[23] Kunz GA, Liang G, Cuculi F, et, al. Circulating Endothelial Progenitor Cells Predict Coronary Artery Disease Severity. Am Heart J,2006,152:190-195.

[24] George J, Herz I, Goldstein E, et al. Number and Adhesive Properties of Circulating Endothelial Progenitor Cells in Patients With In-Stent Restenosis. Arterioscler Thromb Vasc Biol,2003,23:e57-e60.

[25] Banerjee S, Brilakis E, Zhang S, et al. Endothelial Progenitor Cell Mobilization after Percutaneous Coronary Intervention. Atherosclerosis,2006,189:70-75.

[26] Farb A, Heller PF, Shroff S, et al. Pathological Analysis of Local Delivery of Paclitaxel Via A Polymer-Coated Stent. Circulation,2001,104(4):473-479.

[27] Masamichi Takano, Masanori Yamamoto, Yong Xie, et al. Serial Long-Term Evaluation of Neointimal Stent Coverage and Thrombus After Sirolimus-Eluting Stent Implantation by Use of Coronary Angioscopy . Heart,2007,93:1353-1356.

[28] Grines CL, Bonow RO, Casey DE, et al. Prevention of Premature Discontinuation of Dual Antiplatelet Therapy in Patients With Coronary Artery Stents: A Science Advisory From the American Heart Association, American College of Cardiology, Society for Cardiovascular Angiography and Interventions, American College of Surgeons, and American Dental Association, With Representation From the American College of Physicians. Circulation,2007,115:813-818.

[29] Asahara T, Murohara T, Sullivan A, et al. Isolation of Putative Progenitor Endothelial Cells for Angiogenesis. Science,1997,275:964-967.

[30] Hill JM, Zalos G, Halcox JP, et, al. Circulating Endothelial Progenitor Cells, Vascular Function and Cardiovascular Risk. N Engl J Med,2003,348:593-600.

[31] Ewa Miller-Kasprzak, Jagodziński PP. Endothelial Progenitor Cells as A New Agent Contributing to Vascular Repair. Arch Immunol Ther Exp,2007,55: 247-259.

[32] Strauer BE, Brehm M, Zeus T, et al. Repair of Infarcted Myocardium by Autologous intracoronary mononuclear bone marrow cell transplantation in humans. Circulation,2002,106:1913-1918.

[33] Griese DP, Ehsan A, Melo LG, et al. Isolation and Transplantation of Autologous Circulating Endothelial Cells into Denuded Vessels and Prosthetic Grafts: Implications for Cell-Based Vascular Therapy. Circulation,2003,108:2710-2715.

[34] Urao N, Okigaki M, Yamada H, et al. Erythropoietin-Mobilized Endothelial Progenitors Enhance Reendothelialization Via Akt-Endothelial Nitric Oxide Synthase Activation and Prevent Neointimal Hyperplasia. Circ Res,2006,98:1405-14013.

[35] George J, Herz I, Goldstein E, et al. Number and Adhesive Properties of Circulating Endothelial Progenitor Cells in Patients With In-Stent Restenosis. Arterioscler Thromb Vasc Biol,2003,23:e57-e60.

[36] Butzal M, Loges S, Schweizer M, et al. Rapamycin Inhibits Proliferation and Differentiation of Human Endothelial Progenitor Cells In Vitro. Exp Cell Res, 2004,300:65-71.

[37] Chen TG, Chen JZ, Wang XX. Effects of rapamycin on number activity and eNOS of endothelial progenitor cells from peripheral blood. Cell Prolif, 2006, 39: 117-125.

[38] Hill JM, Zalos G, Halcox JP, et, al. Circulating Endothelial Progenitor Cells, Vascular Function and Cardiovascular risk. N Engl J Med,2003,348:593-600.

[39] Tepper OM, Galiano RD, Capla JM, et, al. Human Endothelial Progenitor Cells From Type II Diabetics Exhibit Impaired Proliferation, Adhesion, and Incorporation into Vascular Structures. Circulation, 2002, 106: 2781-2786.

[40] Kang HJ, Kim HS, Zhang SY, et al. Effects of intracoronary infusion of peripheral blood stem-cells mobilised with granulocyte-colony stimulating factor on left ventricular systolic function and restenosis after coronary stenting in myocardial infarction: the MAGIC cell randomised clinical trial. Lancet, 2004, 363: 751-756.

[41] Kong D, Melo LG, Mangi AA, et al. Enhanced Inhibition of Neointimal Hyperplasia by Genetically Engineered Endothelial Progenitor Cells. Circulation, 2004,109:1769-1775.

[42] Aoki J, Serruys PW, van Beusekom H, et al. Endothelial Progenitor Cell Capture by Stents Coated With Antibody Against CD34: The HEALING-FIM

(Healthy Endothelial Accelerated Lining Inhibits Neointimal Growth-First In Man)Registry . J Am Coll Cardiol,2005,45(10):1574-1579.

[43] Miglionico M,Patti G,D'Ambrosio A,et al. Percutaneous Coronary Intervention Utilizing a New Endo-thelial Progenitor Cells Antibody-Coated Stent: A Prospective Single-Center Registry in High-Risk Patients. Catheterization and Cardiovascular Interventions,2008,71:600-604.

15. 远端保护装置在冠状动脉静脉移植桥介入治疗中的作用

冠状动脉移植桥病变是指静脉桥血管（SVG）或自身动脉桥血管动脉粥样硬化导致狭窄＞50％，造成桥血管供血范围的心肌缺血。既往研究显示，CABG后1年有15％～30％的SVG会出现明显动脉粥样硬化，术后10年SVG闭塞率达到50％。病理学研究显示，SVG动脉粥样硬化的主要特点为富含脂质和血栓的易碎斑块，两者也是SVG退行性变的特征之一。

SVG狭窄或闭塞后再通的主要方法是经皮血管内介入治疗，包括球囊扩张、支架置入、旋切、旋磨和血栓抽吸术等。由于旋切、旋磨等操作疗效不确定而且手术难度和并发症较多，目前最常用的方法为支架置入等PCI治疗。

SVG行PCI治疗的主要并发症为远端血栓形成、无复流、急性闭塞和穿孔。由于SVG病变的病理特点，无复流现象极为常见，特别是在CABG大于5年的患者中尤为常见。因此对于那些狭窄严重和弥漫性病变中，远端保护装置（distal protection device，DPD）尤为重要。

远端血栓保护装置在SVG中的应用见表3-6和表3-7。

SVG介入治疗过程中远端栓塞很常见，发生率高达48％。DPD在SVG介入术中应用最为广泛，其应用的早期经验大部分来源于SVG介入治疗。在静脉桥介入过程中，可用预防远端血栓形成的装置。这些装置依靠球囊、导管阻塞或过滤设备，收集和移走介入中产生的碎屑。

表3-6　5SVG常用远端血栓保护装置的分类

球囊阻塞装置	滤过装置
Percu Surge Guardwire	Cordis Angioguard
	Guidant Accunet
	EPI Filter
	Medtronic distal protection filter
	Bard device
	Mednova filter
	Microvrna TRAP
	Intratherapeutics Intraguard
	Boston Scientific Captura Wire

表3-7　不同远端保护装置的优、缺点比较

	优点	缺点
球囊阻塞装置	应用简便 与器械相容性好 可抽吸细小和大型颗粒 有效截留碎片	无前向血流 5％～8％不相容 球囊可导致损伤 与PTCA导丝相比可操作性差 手术期间成像困难
滤过装置	可保留前向血流 手术期间均可进行造影成像	无法捕获所有碎片 手术期间难以对碎片收集进行评价 滤器可能发生堵塞 滤器张开之前输送导管可导致栓塞

SAFE 研究初期评价 Guadrd Wire 的安全性和有效性。将 103 例 SVG 病变患者随机分为常规介入治疗组和 Percu Surge 组，研究主要终点是 30 d MACE 发生率，包括死亡、心肌梗死（CK-MB＞正常 3 倍）、紧急 CABG 及靶血管再次血供重建。结果显示 Guardr-Wire 组 TIMI3 级血流恢复率高达 99％，而 30 d MACE 发生率下降达 84％。

SAFER 研究（saphenous veinfree of emnoil randomized，SAFER）是首个对 DPD 进行评价的大型随机试验，在 47 家医学中心入选 801 例患者，入选标准为直径狭窄 50％ 以上，病变必须距主动脉—大隐静脉吻合口 5 mm 以上，且距大隐静脉—冠状动脉吻合口 20 mm 以上。基础情况下的前向血流至少为 TIMI1 级。将入选患者随机分为常规 SVG 介入治疗组和 PercuSurge 组，主要研究终点为 30 d MACE。试验在入选 551 例病人后被迫终止，因为远端保护装置可使病人明显获益，住院期间和出院 30 d 的 MACE 时间可减低 50％～60％。

结果显示，PercuSurge 组 30 dMACE 显著低于对照组（9.0％ vs 17.85％，$P<0.001$），包括心肌梗死发生率显著降低（8.8％ vs 17.3％，$P=0.003$）和死亡率降低（0.9％ vs 2.8％，$P=0.036$）。两组术后 TIMI 3 级血流恢复率分别为 98.5％ 与 95％（$P=0.04$），无恢复现象发生率为 3％ vs 9％（$P=0.001$）。上述疗效与介入治疗中是否应用血小板 GPⅡb/Ⅲa 受体拮抗药无关，因后者只能预防血小板血栓而不能预防所有栓子。该试验推动了 FDA 批准 PercuSurge Guard-Wire 装置进入临床。

FIRE 试验对 DPD 在 SVG 术中的应用再次进行了评估。与 SAFER 试验不同，该试验将 651 例患者随机分为 FilterWire EX 组和 PercuSurge 组。FIRE 试验研究了 651 例进行 SVG 介入的病人，患者被随机分为两组，一组应用 Filterwire EX，一组应用 Guardwire。两组手术成功率分别为 95.5％ 和 97.2％。30 d MACE 事件发生率分别为 9.9％ 和 11.6％。结果两组操作成功率、30 d MACE 发生率均相似，表明两种保护装置有着相似的有效性及安全性。近期一项研究表明 SVG-PCI 术中应用这两种保护装置 6 个月预后结果也相似。BLAZE 研究显示在 SVG 病变 PCI 术中，与 FilterWire EX 相比第二代 FilterWire EX 能更好地减少 30 d MACE 发生。

国内研究也证实，在桥血管 PCI 中联合应用 FilterWire EX 装置可有效预防远端血栓栓塞并发症，显著降低患者院内及 30 d MACE 发生率。在急诊介入治疗血栓负荷较大的 SVG 病变时，联合应用血栓去除术和 DPD 可行有效。美国一项与 SAFER 研究同样大规模和多中心的随机研究（GUARD）正在进行中，旨在 AngioGuard 在高危 SVG 病变 PCI 术中应用的有效性与安全性。以往认为静脉应用 GPⅡb/Ⅲa 受体拮抗药不能减少术中缺血事件的发生，但近期研究显示 SVG 高危病变 PCI 术中使用滤器保护装置时联合应用 GPⅡb/Ⅲa 受体拮抗药可能会进一步改善预后。因此关国、欧洲和国内指南中也将 DPD 和 GPⅡb/Ⅲa 受体拮抗药作为 SVG 高危病变 PCI 治疗的 Ⅰ类适应证。

远端血栓保护装置在 SVG 中的应用的临床经验

SVG 病变 PCI 时应用远端保护装置首先应根据病变特点选用滤器保护装置或球囊保护装置。与滤器保护装置比较，球囊保护装置既能够防治远端微血管栓塞，还能防止病灶处释放的炎性介质和血管活性物质前移，因此能防止远端微血管痉挛。PercuSurge 导丝外径较小，较易通过病变，球囊充盈后与血管贴壁较好。但存在以下几个缺点：①部分患者不能耐受短暂血流阻断，尤其在单支血管病变、重弥漫性病变、侧支循环不佳并伴心肌血流储备低下患者可出现严重心绞痛、低血压或心律失常；②PercuSurge 导丝比标准导引钢丝可控性和推进力差，严重狭窄部位通过困难；③球囊充盈时响血管造影，增加处理病变血管及支架置入困难；④压吸引导管并不能吸出所有血栓碎片。

与球囊保护装置相比，滤器保护装置易于操作且不影响血管造影，最大的优点是不阻断前向血流，这点对于血流动力学不稳定患者尤为重要。但该装置存在以下缺点：①滤网只能捕获比滤孔大的碎片而不能捕获小栓子及血管活性物质；②AngioGuard 装置由于头端较大，通过病变时可能引起栓塞；③贴壁性较差，尤其当犯罪血管不规则时，滤器与血管壁之间会出现较大间隙，碎片可以通过间隙栓塞远端血管；④如果血栓或斑块负荷过大，滤网所能回收的碎片量有限，可能导致碎片脱落引起远端栓塞。

临床上当患者不能耐受完全血流阻断时，倾向于使用滤器保护装置；而近端血管显著弯曲或重度狭窄则预示着很难置入滤器装置，则倾向于使用球囊阻塞保护装置。

（张瑞岩）

16. 经皮主动脉瓣置换术临床治疗进展

主动脉瓣位于左心室流出道的末端,由3个半月形瓣膜构成,其正常工作是维持有效心脏功能的重要保证。与二尖瓣不同,在整个心动周期中,主动脉瓣的开放和关闭是被动性机械运动,主要取决于左心室和主动脉之间的压力阶差,因此其结构的完整性至关重要。

主动脉瓣狭窄是一种由于主动脉瓣不能充分开放导致左心室流出道阻塞,左心室肥厚,具有典型三联临床表,即心绞痛、心源性晕厥、充血性心力衰竭,不及时有效治疗可导致死亡的心脏瓣膜疾病。正常主动脉瓣口面积超过 3.0 cm² 。当瓣口面积减小为 1.5 cm² 时为轻度狭窄;1.0 cm² 时为中度狭窄;<1.0 cm² 时为重度狭窄。

根据病因不同主动脉瓣狭窄可分为先天性、风湿性和退行性。先天性主动脉瓣狭窄多见于年轻患者中;历史上,风湿性主动脉瓣狭窄曾非常流行,但随着风湿热的减少如今已越来越少见;相反,随着社会老龄化及人均寿命的延长,老年退行性变导致的钙化性主动脉狭窄已成为当今最流行的心脏瓣膜疾病之一,尤其在欧洲和北美地区,是仅次于高血压、冠心病位列第3位的常见心血管疾病。流行病学调查显示其发病率在65岁以上人群中高达 2%～7% 。据预测,到2020年英国将有 3 500 000 例主动脉瓣硬化患者,其中 150 000 例为严重主动脉瓣狭窄。

成人钙化性主动脉瓣狭窄是一种慢性隐匿性、渐进性的疾病,患者可以在很长时间内无任何临床症状,当然这个隐匿期的长短存在着个体差异。在无症状隐匿期,即使存在严重主动脉瓣狭窄,其死亡率和病死率也很低,其预后与年龄匹配的正常人群相似,每年心源性猝死的发生率<1%。而一旦表现出临床症状,则预后极差,死亡率极高。临床报道显示患者出现典型症状后的平均生存期仅为 2～3 年,约50%的患者可能发生心源性猝死。出现各种典型临床症状到发生死亡的平均时间一般分别为心绞痛3年、晕厥3年、呼吸困难2年、充血性心力衰竭 1.5～2 年(图3-14)。药物治疗仅能姑息性缓解症状,无法阻断疾病进程。因此,有无临床症状已被视为主动脉瓣狭窄患者自然病程中的一个转折点,对治疗决策有决定性指导意义。

始于20世纪60年代的外科主动脉瓣置换术(surgical aortic valve replacement,SAVR)是成人严重主动脉瓣狭窄伴临床症状患者的唯一选择,其疗效业已获得充分肯定。成功主动脉瓣置换术后,患者长期生存率接近于年龄匹配的正常人群,症状明显缓解,生活质量显著提高。外科主动脉瓣置换术开展已有50多年的历史,技术已相当成熟,来自美国、英国和欧洲的资料显示单纯主动脉瓣置换术手术死亡率在年龄<70岁患者中为3%～5%,在更高龄患者中为

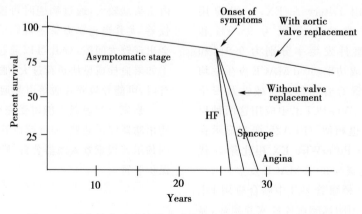

图3-14　钙化性主动脉瓣狭窄自然进程及成功SAVR后的转归

5%～15%。外科手术风险可通过美国胸外科协会（Society of Thoracic Surgeons，www.sts.org）和欧洲心胸外科协会（European System for Cardiac Operative Risk Evaluation，www.euroscore.org）的在线计分系统进行量化评估。以下因素可能增加手术死亡率：高龄、相关共患疾病、女性、急症手术、左心功能不全、肺高压、存在冠状动脉粥样硬化性心脏病、既往曾行冠状动脉旁路术或其他瓣膜手术。导致晚期死亡的危险因素包括年龄、共患疾病、左心功能不全、室性心律失常和未同时治疗冠状动脉粥样硬化性心脏病。另外，术后预后不佳也可能与主动脉瓣假体相关并发症有关，如血栓栓塞、抗凝相关性出血、假体瓣膜性心内膜炎、因假体瓣膜老化而再次手术等。

尽管外科主动脉瓣置换术已成为严重主动脉瓣狭窄伴临床症状患者治疗的"金标准"，其技术上适用于任何年龄的患者，但是，现实世界中，相当部分老年患者由于全身情况、共患疾病等原因使得手术死亡率显著增加而被外科医生判定不宜手术。Euro Heart Survey 于 2001 年对来自 25 个欧洲国家 92 个中心进行了为期 4 个月的前瞻性调查，共入选了 5000 余例心胸内外科和门诊患者，结果显示有近 33% 心功能 NYHA Ⅲ/Ⅳ 的老年严重主动脉瓣狭窄伴临床症状患者被拒绝手术。另外，年轻患者虽然外科手术成功率高，但其生存时间一般大于生物瓣的使用寿命，患者常常需要接受再次甚至第 3 次手术，而再次手术的风险显著增高。

20 世纪 80 年代，曾尝试应用经皮主动脉瓣球囊扩张术（balloon aortic valvuloplasty，BAV）来治疗钙化性主动脉瓣狭窄，期望获得如同二尖瓣球囊扩张术一样的疗效。临床实践显示，由于钙化性主动脉瓣狭窄的病理机制主要在于瓣叶钙化沉积导致其活动受限，因此，即使主动脉球囊扩张术后，即刻血流动力学显示跨主动脉瓣压力梯度中度下降，术后早期可改善症状，但是主动脉瓣口面积极少能超过 1.0 cm²。而严重急性并发症发生率通常 > 10%，更重要的是大多数患者术后 6～12 个月发生再狭窄和临床恶化。因此，该技术仅适用于青少年和年轻成人主动脉瓣无钙化狭窄治疗，在老年退行性钙化性主动脉瓣狭窄治疗中其作用非常有限，仅作为老年患者血流动力学不稳定时择期外科手术前的一种过渡治疗，或老年患者由于共患疾病不宜行外科手术时的姑息治疗。为此，有必要去探索和发展低风险性和微创性的新技术。

终于，在前期大量基础实验和动物研究的基础上，2002 年 4 月 Cribier 等成功完成了首例人体经导管主动脉瓣置换术（transcatheter aortic valve replacement，TAVR），开创性了介入心脏病学的又一个新纪元。

回顾过去的 12 年，以球囊扩张型 Edward 瓣膜和自膨胀型 CoreValve 瓣膜为代表，随着技术的不断提高和器械改进，TAVR 迅速发展和成熟，迄今已经在全球超过 40 多个国家得以开展，完成了 100 000 例以上手术。大量的前瞻性注册研究和最近完成的随机化对照研究，显示了 TAVR 在高危严重主动脉瓣狭窄患者治疗中的疗效和安全性，先后获得欧洲 CE（Conformite Europeenne）认证和美国 FDA 批准。在最新的欧美心脏瓣膜疾病诊治指南中被推荐为严重主动脉瓣狭窄外科手术禁忌（in-operable）极高危患者的唯一治疗选择及严重主动脉瓣狭窄外科手术高危（high-risk）患者除外 SAVR 的又一个可替代治疗策略。

尽管 TAVR 取得了飞速的发展和丰硕的成果，显示出其在主动脉瓣疾病治疗中的巨大潜能，但是，TAVR 毕竟仍处于发展的早期，存在着一些问题有待于进一步明确。如何评估患者的危险性、定义 TAVR 的适应证、简化操作过程、进一步提高手术成功率和降低并发症成为推动其成熟的关键，也成为近年来研究的热点。本章节将围绕着 TAVR 近年来研究的进展和存在的问题做一综述。

一、TAVR 适应证和患者危险性的评估

TAVR 技术的研发旨在为严重主动脉瓣狭窄外科手术禁忌或高危患者提供一种安全可行的微创性治疗策略。该技术问世后，以严重主动脉瓣狭窄外科手术禁忌或高危患者为目标人群进行了全面而广泛的研究，早期主要在欧洲和加拿大开展了大量前瞻性注册研究，显示了 TAVR 的安全性和可行性；2010 年和 2011 年 TCT 会议上，TAVR 领域全球首个大规模、多中心、随机化前瞻性 PARTNER 研究（The Placement of AoRTic TraNscathetER valves multicentre trial）结果的公布，具有里程碑式的意义，奠定了其在严重主动脉瓣狭窄外科手术禁忌或高危患者治疗中的地位。

PARTNER 研究分为两个部分。PARTNER-B 研究入选了 21 个中心共 358 例外科手术禁忌的重度主动脉瓣狭窄患者，随机分为传统标准治疗组（包括药物治疗和 BAV）及 TVAR 组（经股动脉置入 Edwards SAPIEN 生物瓣），主要终点为全因死亡率。结果显示，术后 1 年随访时，TAVR 组死亡率（30.7% vs

50.7%,P>0.001)及复合终点(死亡＋再住院)发生率(42.5% vs 71.6%,P>0.001)明显低于传统标准治疗组。存活者中,TAVR组NYHA Ⅲ~Ⅳ级患者的比例较标准治疗组低(25.2% vs 58.0%,P>0.001)。30d随访时,TAVR组的卒中(5.0% vs 1.1%,P=0.006)及主要血管并发症发生率较传统治疗组高(16.2% vs 1.1%,P>0.001)。1年时心超随访显示无人工瓣膜发生狭窄或反流,无瓣膜发生功能性退化。该研究显示,在外科手术禁忌的重度主动脉瓣狭窄患者中,TAVR与传统标准治疗相比,显著降低全因死亡率及全因死亡与再住院死亡复合的终点,改善患者症状,尽管TAVR组大卒中及主要血管事件发病率较高。在2012年TCT会议上,Samir Kapadia报道了该研究3年的随访结果,TAVR组瓣膜功能和血流动力学依然稳定,两组生存率上的差异进一步增大至26.8%。

PARTNER-A研究入选35个中心共699例外科手术高危的严重主动脉瓣狭窄患者,随机分至TAVR($n=348$,经股动脉或心尖置入Edwards SAPIEN生物瓣)或外科主动脉瓣置换手术组(SAVR,$n=351$)。研究主要终点是1年全因死亡率,次要终点是卒中、主要血管并发症、出血事件及新发房颤。研究假设TAVR不劣于SAVR。研究结果:30d时,TAVR组和SAVR组的全因死亡率分别是3.4%和6.5%($P=0.07$);1年随访时,TAVR组和SAVR组的全因死亡率分为24.2%和26.8%($P=0.44$),TAVR组的全因死亡率比SAVR组降低了2.6%(非劣性检验,$P=0.001$)。30d时,TAVR组和SAVR组的卒中发生率分别为3.8%和2.1%($P=0.20$);1年时,两组的卒中发生率分别为5.1%和2.4%($P=0.07$)。30d随访时,TAVR组主要血管并发症的发生率明显比SAVR组高(分别为11.0% vs 3.2%,P>0.001),而SAVR组的其他不良事件,包括大出血(9.3%与19.5%,P>0.001)和新发房颤(8.6%比16.0%,P=0.006),发生率更高。30d时TAVR组患者症状改善比SAVR组明显,但1年后两组间没有明显差异。同PARTNER-B研究一样,1年时心超随访提示瓣膜功能良好,跨瓣压差无明显提高,瓣周漏无增加。该研究显示,对于外科手术高危的严重主动脉瓣狭窄患者,TAVR和SAVR 1年生存率相似,TAVR是此类患者除外SAVR外另一种可替代的治疗选择。

PARTNER研究的发表直接促使FDA批准基于Edwards SAPIEN瓣膜的TAVR用于严重主动脉瓣狭窄患者的治疗。2012年ESC(欧洲心血管病协会)心脏瓣膜病诊治指南和ACCF/AATS/SCAI/STS(美国心脏病学会基金会/美国胸外科学会/美国心血管造影和介入学会/美国胸外科医师学会)经导管主动脉瓣置换术专家共识明确了TAVR的适应证,推荐TAVR为严重主动脉瓣狭窄外科手术禁忌(in-operable)极高危患者的标准治疗选择及严重主动脉瓣狭窄外科手术高危(high-risk)患者除外SAVR的又一个可替代治疗策略。

TAVR领域第二个前瞻性随机化临床研究CoreValve IDE U. S. PIVOTAL,设计类似于PARTNER研究,旨在评价Medtronic CoreValve在严重主动脉瓣狭窄外科禁忌或高危患者中的疗效。该研究的外科手术禁忌组以PARTNER B研究报道的术后1年全因死亡率和卒中发生率为比较终点,已经于2102年1月完成患者入选,在2013年TCT会议上报告了相关研究结果。严重主动脉瓣狭窄外科禁忌患者接受Medtronic CoreValve的TAVR,术后1年全因死亡或卒中发生率25.5%;术后30d和1年全因死亡率分别为7.9%和24%;术后30d和1年心血管死亡率分别为7.9%和17.9%;术后30d和1年卒中发生率分别为2.4%和4.1%。基于该令人鼓舞的研究结果,FDA于2014年1月批准了Medtronic CoreValve在严重主动脉瓣狭窄患者的治疗适应证。

尽管TAVR取得了飞速发展,但是仍处于起步阶段,SAVR仍然是严重主动脉瓣狭窄治疗的"金标准",目前TAVR仅限于外科手术高危及禁忌患者,因此,如何选择合适的患者至关重要。目前患者的筛选一般分为3个步骤:即确证存在严重主动脉瓣狭窄,评估患者外科手术风险,从解剖学和技术上评估TAVR可行性。

主动脉瓣狭窄的定义包括:主动脉瓣口面积<1.0 cm^2,平均主动脉瓣跨瓣压差>40 mmHg或主动脉瓣跨瓣流速>4.0 m/s。有些情况下,即使主动脉瓣口面积绝对值>1.0 cm^2,当面积指数<0.6 cm^2/m^{2}时,也视为严重主动脉瓣狭窄。当主动脉瓣狭窄合并左心功能不全,表现为低心排血量低跨瓣压差时,可通过基线和负荷试验下测量值的比较加以判断,如果负荷状态下心排血量增加,瓣口面积增加>0.2 cm^2,但跨瓣压差无明显变化,则可能高估狭窄严重程度;反之,真正的严重主动脉瓣狭窄表现为负荷状态下瓣口面积固定,但心排量和跨瓣压差增加。

目前临床上主要通过STS和EuroSCORE评分系统来预测SAVR的风险,一般认为当STS评分>10%或者EuroSCORE评分≥20%时,SAVR属高危或者禁忌,可考虑TAVR。但是,上述评分存在着显著缺陷。首先,STS 和 EuroSCORE 评分旨在评估心脏外科手术的风险,并非针对 SAVR,一些与 SAVR 密切相关的危险因素如患者衰老程度、终末期肝病、肥胖、主动脉瓷化、严重外周血管病变、胸壁畸形和胸部放射治疗史等都未能纳入;其次,两者仅预测术后短期(住院期或术后 30 d)死亡率,不能用于评估长期预后或者不良并发症发生率。因此,需要探索并建立新的体系来更全面地评估严重主动脉瓣狭窄患者 SAVR 或者 TAVR 的风险、成功率和不良并发症发生率。从临床实际应用情况看,EuroSCORE 评分系统常常高估 SAVR 风险,而 STS 评分系统则低估 SAVR 风险。

新近推出的 EuroSCOREII 评分系统通过采集 5553 例行心脏外科手术患者的有效数据,补充纳入了诸如活动受限、NYHA 心功能分级和糖尿病等因素,结果显示其在预测术后 30 d 死亡率上优于传统的 EuroSCORE 评分系统。最近,Stahil 等在 350 例 TAVR 患者中,通过与传统 STS 和 EuroSCORE 评分系统比较发现,EuroSCOREII 评分系统在预测术后 30 d 更具有优势(AUC 分别为 0.61、0.59 和 0.70)。同样,根据 FRANCE-2 注册研究的资料,Iung 等尝试建立一个包含与 TAVR 相关因素诸如血管径路(经股动脉或非经股动脉)的危险评分系统,但是结果并不令人满意。

进一步完善严重主动脉瓣狭窄患者 SAVR 或者 TAVR 的风险评估的努力仍在进行中,旨在通过风险评估能够:①识别出 SAVR 高危或中低危患者;②筛选出哪些患者合适 TAVR;③预测 TAVR 风险和不良并发症发生率。也许,很难建立一个精确的风险评估系统能回答上述问题,就目前而言,综合患者的个体情况,通过由多学科成员组成的心脏团队来度身制定严重主动脉瓣狭窄患者的个体化治疗策略更具现实意义。

充分了解主动脉瓣及其周围组织如升主动脉等的解剖结构是确保 TAVR 成功的前提,其中正确测量瓣环大小以指导选择大小的瓣膜尤其重要。目前临床上主要通过经胸/经食管二维超声心动图、多排螺旋 CT(MDCT)和磁共振(MRI)来进行主动脉瓣环大小的测量(图 3-15),新近又开展了三维超声心动图技术。MDCT 存在 X 线辐射和造影剂相关并发症的风险,MRI 临床应用尚不广泛,三维超声心动图在评价解剖结构和测量瓣环大小上优于二维超声心动图,且可以术中、术后提供实时监测,并评价瓣周漏等情况,因而最受欢迎。

综上所述,最为一种新开展的心脏病介入诊治技术,TAVR 适应证的筛选需要由心脏内外科、超声心动图室、放射影像学等多学科专业医生组成的团队来综合评估确定。

二、TAVR 适应证的拓展

理论上,TAVR 可适用于大多数主动脉瓣疾病的治疗,因此,尽管目前公认的适应证仅局限于严重主动脉瓣狭窄外科手术禁忌或高危患者,随着技术的成熟和完善,正尝试着不断拓展其适应证。

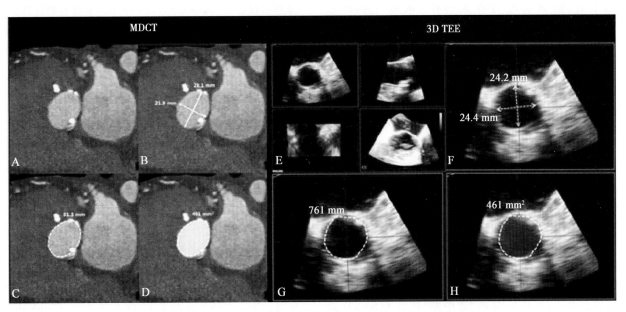

图 3-15　多排螺旋 CT(MDCT)和经食管三维超声心动图(3D TEE)测量主动脉瓣环大小

（一）SAVR中低危患者

显然，微创性和类似于SAVR的疗效是TAVR吸引医患双方的主要原因。随着TAVR在严重主动脉瓣狭窄外科手术禁忌或高危患者成功率不断提高，不良并发症发生率进一步降低，其适应证向SAVR中低危和（或）年轻患者拓展是必然的趋势。2011年发表的德国注册研究中，已经包括了16% SAVR仅中危患者；BERMUDA（Bern-Munich-Rotterdam）研究观察了510例STS评分3%～8%的中低危患者，随机分成SAVR和TAVR治疗组，结果显示两组在术后30 d和1年死亡率上无显著差异；Latib等比较了各111例匹配良好的中低危患者（平均STS评分：SAVR组4.6%，TAVR组4.57%）的疗效，结果显示，术后30 d（TAVR组1.8% vs SAVR组1.8%）和1年（TAVR组6.4% vs SAVR组8.1%）死亡率无显著差异，术后30 d（TAVR组3.7% vs SAVR组8.1%）和1年（TAVR组4.6% vs SAVR组9.1%）脑血管不良事件发生率无显著差异；同样，在FRANCE注册研究和Lange等报道的SAVR低危患者中，TAVR临床疗效令人满意。当然，目前谈论TAVR在SAVR中低危和（或）年轻患者中的适应证尚为时过早，需要进一步提高成功率，降低血管径路、出血、卒中和瓣周漏等严重并发症，明确瓣膜的持久性，大规模前瞻性随机对照研究的论证是必需的。目前正在进行的SURTAVI（SURgical and Transcatheter Aortic Valves Implantation）研究和PARTNER Ⅱ研究将入选STS评分预测SAVR死亡率4%～10%的中低危患者，随机分组行介入治疗（单纯TAVR或TAVR+PCI）或外科手术（单纯SAVR或SAVR+CABG），计划每组入选2000例，主要终点为术后24个月全因死亡和卒中发生率，其结果值得期待。

（二）SAVR瓣膜失功患者

SAVR瓣膜失功患者再次外科手术风险极高。通过TAVR，应用"瓣中瓣"技术获得了令人鼓舞的结果。SAVR所应用的大多数人工瓣膜的载体将有利于TAVR瓣膜的定位和瓣周漏的封闭，并减少房室传导阻滞、瓣环破裂和冠状动脉闭塞的风险。当然，对于那些SAVR应用无支架结构载体人工瓣膜患者而言，经TAVR的"瓣中瓣"技术存在冠状动脉闭塞的潜在风险。另外，当SAVR应用的人工瓣膜直径≤19 mm时，目前临床上广泛应用的TAVR瓣膜就不适合了。尽管尚存在诸多需要解决的问题，早期的经验已经显示，经TAVR的"瓣中瓣"技术是SAVR瓣膜失功患者可选择的治疗策略。来自全球38个中心的注册研究，入选了202例平均年龄77岁行"瓣中瓣"技术TAVR患者，手术成功率93%，术后30 d死亡率8.4%，3.5%发生冠状动脉闭塞，术后峰值和平均跨瓣压差分别为28±14 mmHg和16±9 mmHg。目前正在进行的SAPIEN XT PARTNER 2和CoreValve REDO研究将正式评估"瓣中瓣"技术的疗效和安全性。

（三）先天性主动脉二叶瓣畸形患者

人群中先天性主动脉二叶瓣畸形的发生率约为1%。主动脉瓣狭窄是二叶瓣畸形患者最常见的晚期功能异常。二维超声心动图在二叶瓣畸形诊断上存在着不足，多排螺旋CT（MDCT）和磁共振可通过更高的分辨率提高检出敏感性。曾经先天性主动脉二叶瓣畸形是TAVR的禁忌证。先天性主动脉二叶瓣畸形合并主动脉瓣狭窄患者往往钙化严重，瓣环呈椭圆形，TAVR术后易发生瓣膜变形、移位和反流；更重要的是，此类患者常常合并有升主动脉结构异常，表现为升主动脉增宽、瘤样扩张或主动脉缩窄，显然这是TAVR的禁忌证。在PARTNER研究中就剔除了二叶瓣畸形患者。不过，最近一些研究显示TAVR在严重主动脉瓣狭窄合并二叶瓣畸形治疗中的可行性和安全性。在Hayashida K等的报道中，229例行MDCT检查患者中9.2%为二叶瓣畸形，与正常三叶瓣结构患者不同，二叶瓣畸形患者更多选用CoreValve瓣膜（47.6% vs 16.3%，P=0.002）；二叶瓣畸形患者与正常三叶瓣结构患者相比，在操作成功率（100% vs 93%，P=0.37）、术后残余严重主动脉瓣反流（19% vs 14.9%，P=0.54）和术后30 d安全性联合终点（14.3% vs 13.5%，P=1.00）上具有可比性。

当然，目前有关TAVR在严重主动脉瓣狭窄合并二叶瓣畸形治疗中的适应证尚有待于进一步明确。值得注意的是，由于二维超声心动图在识别二叶瓣畸形上的局限性，相当数量的患者是功能性二叶瓣畸形，解剖上是正常的三叶瓣结构。另外，除外术前评估时需要充分了解有无主动脉结构异常，还要注意冠状动脉开口位置的高低。二叶瓣畸形者冠状动脉解剖上往往表现为左冠状动脉优势型，因此，精确测量左主干开口与瓣环距离和位置以避免较大钙化瓣叶导致冠状动脉开口急性闭塞风险非常重要。

（四）其他

存在严重钙化病变的主动脉瓣反流患者是TAVR的适应证之一。最近发表了两个小规模研究旨在评价TAVR在治疗单纯主动脉瓣反流患者中的疗效。第一个研究入选了43例患者，接受CoreValve置入术，结果，由于术后残余主动脉瓣反流发生率较高（9例存在2～3级主动脉瓣反流），参照VARC标准其成功率仅74.4%,分析其原因可能与主动脉瓣解剖机构复杂、升主动脉增宽、缺乏钙化标记定位等有关。为解决上述问题,最近,Seiffert M 等尝试应用新一代 Jena Valve(JenaValve Technology GmbH,Munich,Germany),该瓣膜可重复定位,具有锚定装置便于固定。另外,TAVR 在严重左心功能失代偿、低心排血量低跨瓣压差及合并严重冠心病患者治疗中的安全性和可行性正在进一步论证中。

三、如何进一步提高 TAVR 成功率并降低并发症

随着技术的日趋完善和器械的不断改进,TAVR 逐渐成熟。大量的注册研究和随机对照研究显示,在严重主动脉瓣狭窄高危患者中,成功 TAVR 可显著降低主动脉瓣跨瓣压差,改善临床症状,提高生活质量,逆转左心室重构,降低死亡率。目前,在有经验的中心,TAVR 在严重主动脉瓣狭窄高危患者中的即刻手术成功率超过95%,术后1个月存活率超过90%。

当然,作为一种有创性诊治技术,尤其是起始以高危患者为治疗对象,其必然存在发生各种不良并发症的可能。TAVR 开展至今,较常见不良并发症包括卒中、出血、瓣周漏、心律失常(房室传导阻滞)、血管径路并发症(血管撕裂、破裂、栓塞)等,罕见的不良发症包括冠状动脉急性闭塞或心肌梗死、其他心脏结构损伤(主动脉瓣环破裂、二尖瓣损伤)导致心脏压塞或血流动力学异常、急性肾功能损伤等,这些不良并发症不仅影响 TAVR 的成功性,严重者致残或致死。近年来,随着技术完善和器械改进,尽管总体上各种不良并发症发生率显著降低,但是,仍然是困扰着 TAVR 进一步发展。为了规范 TAVR 疗效和不良并发症的评估,2009 年建立了临床研究终点的标准化定义——VARC(a Valve Academic Research Consortium)标准。该标准从 3 个方面来评估 TAVR:①器械成功与否;②安全性终点(术后 30 d);③疗效终点(术后 1 年)(表 3-8)。

(一)卒中

神经系统不良并发症仍然困扰着 TAVR,主要表现为卒中,大多数发生在术后 1 个月。既往的研究报道其发生率为 1.7%～7%,是导致患者致死致残的重要原因。最近,1 个来自 33 个研究 10 037 例患者的汇总分析显示,TAVR 术后脑血管事件发生率为 3.3%,其中 CoreValve 瓣膜为 3.1%,Edward SAPIEN 瓣膜经股动脉途径为 4.2%,经心尖途径为 2.7%。PARTNER 研究显示,卒中显著增加患者术后 1 年的死亡率(卒中者 66.7% vs 无卒中者 27.7%,$P < 0.000\ 1$)。引起卒中的原因是多方面的,但是大多数围术期和术后卒中来自于栓塞。由于自身严重钙化的瓣膜不经外科手术切除,仅通过球囊和载体支架挤压在主动脉瓣环,因此可能发生栓子脱落;同时,在输送过程中,经过钙化或弥漫性粥样硬化的大动脉或主动脉弓也可能导致栓子脱落。曾有研究报道,TAVR 术后 MRI 显示新发脑病变发生率为 58%～91%,但大多数无临床症状。另外,人工瓣膜释放时脑血流低灌注亦是卒中的潜在诱因;术后 24 h 至 2 个月新发房颤也与卒中有关。

如何预防栓塞至关重要,关系到患者的预后及其适应证向中低危、年轻患者的拓展。近年来,随着传输系统体积的缩小,操控性改善和置入途径的多样化,TAVR 术后脑血管不良事件发生率总体呈下降趋势。从 TAVR 技术上而言,正尝试直接置入人工瓣膜而不预先行球囊扩张以其减少栓塞风险。SIMPLIFY TAVI 研究正在通过随机分组评估球囊预扩张与否对 TAVI 术后 30 d 不良事件(全因死亡、卒中、非致死性心肌梗死、急性肾衰竭和置入永久性起搏器)的影响(ClinicalTrials. gov, number NCT01539746)。同时,包括应用多孔可渗透膜覆盖颈动脉开口和引入颈动脉滤器等各种新技术正在临床评估中(图 3-16)。

表 3-8 VARC 各种终点的定义

器械成功	安全性终点(术后 30 d)	疗效终点(术后 1 年)
血管径路	全因死亡	全因死亡($>$30 d)
输送和释放	卒中	因主动脉瓣狭窄/慢性心力衰竭再次住院
可回撤	危及生命的出血	
正确定位	急性肾功能损伤(CKD Ⅲ 期)	瓣膜功能恶化
瓣膜功能正常	围术期急性心肌梗死	
仅置入 1 个瓣膜	主要血管并发症	
	由于瓣膜失功再次手术	

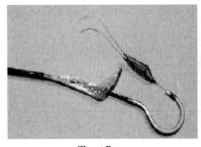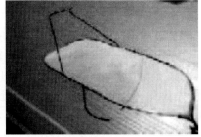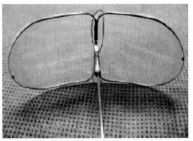

Claret Rro   Triguard   Embrella embolic deflector

图 3-16　目前正在进行临床评估的用于 TAVR 术中脑栓塞保护各种器械

（二）瓣周漏

TAVR 术后常常残留轻度主动脉瓣反流，中至重度反流则并不常见。最近发表的包括 12 926 例 TAVR 患者的汇总分析显示术后中重度主动脉瓣反流发生率约为 11.7%。主动脉瓣反流可以分为瓣周漏（paravalvular）或跨瓣漏（transvalvular），前者更常见。瓣周漏可能与人工瓣膜置入位置过低过深或者存在体积较大钙化斑块病灶影响人工瓣膜与瓣环良好吻合有关。已知术后中重度瓣周漏是导致 TAVR 患者死亡的重要独立危险因素。近年来，轻度瓣周漏的意义也越来越引起重视。尽管瓣周漏严重程度并不随时间加重，推测随着载体支架内皮化和瓣环钙化进展，甚至可能逐渐减轻，但是，新近的荟萃分析显示 TAVR 术后轻度瓣周漏患者死亡率呈增加趋势；在 PARTNER 研究的 2 年随访中发现了类似的现象；来自 Medtronic CoreValve 的 ADVANCE 研究和加拿大温哥华中心 5 年随访资料同样证实了轻度瓣周漏的重要性。

如何减少 TAVR 术后主动脉瓣反流成为进一步提高疗效，拓展适应证的关键之一。术前充分评估主动脉瓣环解剖结构及钙化程度，精确测量瓣环大小，选择大小匹配的人工瓣膜是减少瓣周漏的前提；如果术中因存在体积较大钙化病灶影响人工瓣膜的充分扩张和吻合，可以酌情通过后扩张来加以改善，当然，需警惕主动脉瓣环破裂风险；曾有报道对于 Edward 瓣膜 TAVR 术后残余中重度瓣周漏，可应用 Amplatzer Vascular Plug Ⅲ（AVP Ⅲ；AGA Medical Corp.，Plymouth，MN，USA）安全有效地加以补救，其长期疗效尚有待论证。新一代研发的人工瓣膜正尝试通过增加袖套或封闭膜来解决瓣周漏问题。

（三）血管径路并发症和出血

在 TAVR 开展早期，血管并发症和出血曾经是最常见并发症之一，而且是导致患者死亡的重要原因。近年来，随着传输系统体积的缩小、术前外周血管评估日益充分、操作技术不断完善和介入途径多样化（图 3-17），血管并发症显著减少，其重要性逐渐降低，但是，仍应引起重视。

经股血管逆向置入仍然是目前实施 TAVR 的首选途径，因此，术前通过多排螺旋 CT 全面评估股髂动脉解剖结构，精确测量其内径、钙化扭曲程度和动脉粥样硬化斑块负荷对于减少血管并发症至关重要。最近，Van Mieghen 等对近 1000 例经股血管途径实施 TAVR 患者进行分析后发现，输送鞘的大小是血管并发症的唯一预测因子，而大出血并发症与女性、较大输送鞘、既往有外周血管病史和术后缝合器使用不当有关。

新一代研发的 TAVR 瓣膜所需要的传输系统体积进一步缩小。比如，目前临床应用的第三代 CoreValve 瓣膜和 Edward Sapien valve 瓣膜所需要的传输动脉鞘已显著缩小至 16～18F（外径 6～7 mm），因此，相应的经股动脉置入途径 CoreValve 仅要求股动脉内径≥6 mm，Edward Sapien valve 仅要求股动脉内径≥6.5 mm。理想的情况是股髂动脉最小内径大于输送鞘的外径；当然，在无严重钙化、严重外周动脉粥样硬化或扭曲成角时，股髂动脉最小内径较输送鞘的外径小 1～2 mm 也可以安全操作。曾有研究提示当动脉鞘与股动脉直径的比值（sheath to femoral artery ratio，SFAR）超过 1.05 时，外周血管并发症发生率显著增加。钙化或者扭曲并不是经股动脉置换的禁忌证，但是，当两者同时存在时，提示可能不适合经股动脉置换途径。同时，操作时选择合适的动脉穿刺点，避开严重钙化或动脉粥样硬化节段也很重要，部分中心已经开展在血管超声指导下的动脉穿刺。

（四）心律失常

传导阻滞是 TAVR 最常见的心律失常并发症。TAVR 可引起左、右束支阻滞和房室传导阻滞，严重者需要置入永久心脏起搏器。确切的发病机制尚不明确，推测与球囊扩张或人工瓣膜释放时诱发的炎症

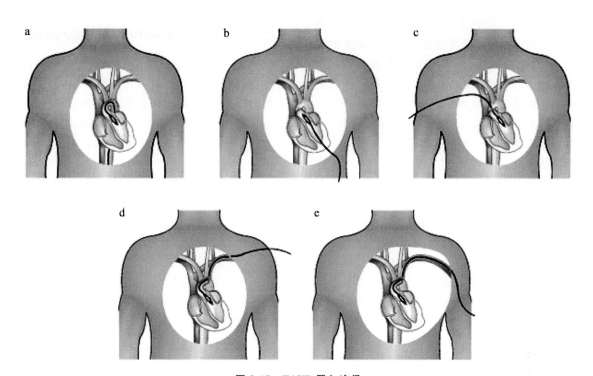

图 3-17 TAVR 置入途径
a. 经股动脉；b. 经心尖；c. 经升主动脉；d. 经锁骨下动脉；e. 经腋动脉

反应或高压扩张机械性损伤位于左心室流出道和室间隔的传导组织有关。就目前临床上广泛应用的两种瓣膜系统而言，由于设计上的不同，Edward 瓣膜载体较 CoreValve 瓣膜载体短，嵌入左心室流出道部分较少，因而对传导束影响较少，传导阻滞发生率较低。既往研究显示，CoreValve 瓣膜术后因传导阻滞需要置入永久心脏起搏器的发生率高达 20% ～ 40%，而 Edward 瓣膜术后不超过 10%。最近，Erkapic 等对 32 个探讨 TAVI 术后永久起搏器置入术的临床研究进行了汇总分析，共入选 5258 例术前未置入永久起搏器的 TAVI 患者。结果显示，TAVI 术后需要置入永久起搏器的总体发生率为 15%，其中 CoreValve 术后发生率为 25.8%，Edwards-Sapiens valve 术后为 6.5%。传导阻滞大多数在 TAVR 术后早期发生，约 50% 发生在术后 1 周，80% 发生在术后 1 个月。已知 TAVR 术后发生传导阻滞的危险因素包括高龄、术前存在右束支阻滞或二度房室传导阻滞、瓣膜体积过大或瓣膜载体嵌入左心室流出道过深（> 10 mm）等。尽管 TAVR 术后存在相当比例的新发左束支或完全性房室传导阻滞需要置入永久性心脏起搏器，但是，大多数研究显示此类心律失常与患者预后无关。

（五）TAVR 术后抗栓治疗策略

冠状动脉介入治疗术后已经建立了标准的双联抗血小板治疗策略，但是，TAVR 术后的抗栓治疗策略尚不明确。比如，最近发表的 ACCF/AATS/SCAI/STS 经导管主动脉瓣置换术专家共识虽然推荐在所有 TAVR 患者中采用双联抗血小板药物（阿司匹林＋氯吡格雷）治疗，但是并未指明具体的剂量和用药时间。既往的经验显示，TAVR 术后瓣膜血栓形成发生率极低，而危及生命的出血，是影响预后的一个重要独立预测因子。在 PARTNER 研究中，TAVR 术后给予双联抗血小板治疗 6 个月，其他大多数注册研究给药时间为 3 ～ 6 个月。Ussia 等曾比较 TAVR 术后单独给予阿司匹林 100 mg/d 和阿司匹林 100 mg＋氯吡格雷 75 mg/d 3 个月的抗栓疗效，结果显示，两组死亡率和主要心脑血管事件（致死性心肌梗死、危及生命的出血、卒中、紧急转至 SAVR）在术后 30 d（15% *vs* 13%，$P = 0.71$）和 6 个月（15% *vs* 18%，$P = 0.85$）无显著差异。需要大规模临床研究来建立 TAVR 术后抗栓治疗策略。

四、TAVR 的长期疗效

已知 SAVR 中应用猪心包制成的人工生物瓣膜随时间而老化，一般使用寿命约 10 年。目前的 TAVR 主要应用于高龄老年患者，其预期寿命有限。随着 TAVR 技术临床应用的日益广泛，瓣膜的持久性问题越来越引起关注，尤其当其适应证向中低危、年轻患者拓展时。TAVR术后人工瓣膜的持久性取决于以下因素:人工瓣膜的材质、瓣膜系统的设计、瓣叶对合的对称性、跨瓣压差和患者年龄。在人工瓣膜置入过程中,机械性扩张和瓣叶损伤可能导致其早期钙化和退行性变。迄今,TAVR术后长期随访的资料尚有限。Gurvitch等曾报道Edward瓣膜置入术后3~5年仍功能良好;来自加拿大的多中心注册研究显示,339例TAVR患者术后4年随访中主动脉瓣口面积、跨瓣压差保持稳定,未发现瓣膜结构和反流程度变化;Toggweiler S等报道,88例Edward SAPIEN瓣膜术后患者,术后5年随访时,85例瓣膜血流动力学稳定,仅3例(3.4%)发生中度主动脉瓣狭窄。是否TAVR术后瓣膜持久性与SAVR术后相似尚不清楚。新一代瓣膜都采用了耐久性更佳的牛心包材质并采用了抗钙化技术以增加持久性。

五、Edward 和 CoreValve 瓣膜系统的比较

过去12年中,临床上用于TAVR的主要有球囊扩张型Edward瓣膜系统和自膨胀型CoreValve瓣膜系统,都为带瓣膜的支架装置,其发展已经历了三代,目前广泛应用的有Edward SAPIEN、Edward SAPIEN XT(Edwards Lifesciences, Irvine, California)和Medtronic CoreValve(Medtronic, Minneapolis, Minnesota)(图3-18)。总体而言,两种TAVR瓣膜系统有许多相似之处。当然,也存在着一些不同之处(表3-9)。比如,CoreValve瓣膜释放时可能更多凭直觉,不需要快速心脏起搏;而Edward瓣膜释放时更要求精确定位,需要快速心脏起搏。因房室传导阻滞需要置入永久心脏起搏器的比率在CoreValve瓣膜术后更多见。迄今,仅有有限的非随机化临床研究对两种TAVR瓣膜系统进行过比较。

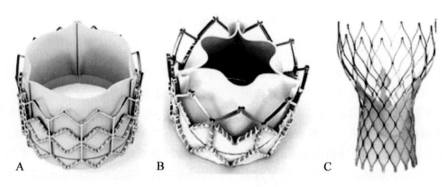

图 3-18　目前临床广泛应用的 TAVR 瓣膜

A. Edward SAPIEN　B. Edward SAPIEN XT　C. Medtronic CoreValve

表 3-9　Edward SAPIEN XT 和 Medtronic CorValve 瓣膜的比较

特点	Edward SAPIEN XT	Medtronic CorValve
结构	钴铬合金	镍钛合金
瓣叶	牛心包	猪心包
密封圈	合成纤维	猪心包
支架扩张	球囊扩张	自膨胀
可重复定位	否	是
可回收	否	是
瓣环/瓣膜固定	是	是
升主动脉固定	否	是
可供选择的瓣膜直径(mm)	20,23,26,29	26,29,31
可用于治疗的瓣环直径(mm)	18~25	20~27
瓣膜长度(mm)	15~17	53~55
输送鞘内径	18F,19F	18F

（续 表）

特点	Edward SAPIEN XT	Medtronic CorValve
输送鞘外径（mm）	～7	～7
外周动脉途径最小直径（mm）	6	6
适应于		
主动脉瓣狭窄	是	是
主动脉瓣反流	如果同时存在钙化性狭窄	如果大小合适
升主动脉扩张	是	否
Pulmonary position		
瓣中瓣	是	是
经心尖途径	是	否
经腋动脉途径	是，但经验有限	是
经主动脉途径	是	是
已经发表的最长随访时间（年）	＞6	＞4
需要置入永久心脏起搏器（%）	3～8	14～40
CE mark 批准	2007	2007
FDA 批准	2011	2014
已完成的 RCT 研究	PARTNER	PIVOTAL

2014 年发表的 CHOICE 研究首次通过随机化临床试验对两种瓣膜系统进行了比较，入选了 240 例严重主动脉瓣狭窄高危患者，随机分组行 Edward SAPIEN XT 或 Medtronic CoreValve 置换术。结果显示，Edward SAPIEN XT 组的 TAVR 即刻成功率高于 Medtronic CoreValve 组（95.9% vs 77.5%，RR＝1.24，95%CI 1.12～1.37，P＜0.001），差异主要来自于该组术后中度以上主动脉瓣反流（4.1% vs 18.3%，RR＝0.23，95%CI 0.09～0.58，P＜0.001）和置入 1 个以上瓣膜需要（0.8% vs 5.8%，P＝0.03）显著低于 Medtronic CoreValve 组；术后 30 d 心血管死亡率 Edward SAPIEN XT 组为 4.1%，Medtronic CoreValve 组为 4.3%，无显著差异（RR＝0.97，95% CI 0.29～3.25，P＝0.99）；出血和血管不良并发症发生率无显著差异；全因死亡、卒中和严重并发症联合终点发生率 Edward SAPIEN XT 组为 18.2%，Medtronic CoreValve 组为 23.1%，无显著差异（RR＝0.79，95%CI 0.48～1.30，P＝0.42）；需要置入永久心脏起搏器的比率 Edward SAPIEN XT 组显著更少（17.3% vs 37.6%，P＝0.001）。该研究提示球囊扩张型 Edward SAPIEN XT 瓣膜系统在 TAVR 治疗上可能更具有优势。

CHOICE 研究发表后引起了较大的争议。比如，研究中两组尽管在大多数患者特征上匹配良好，但是在性别构成上 Medtronic CoreValve 组女性所占比例更高，已知 PARTNER 研究显示在基于 Edward 瓣膜系统的 TAVR 治疗中女性患者获益更多，因此，相对较小的样本量无法平衡两组在性别构成上的差异，可能给研究结果带来影响；另外，尽管差异无显著性，Edward SAPIEN XT 组卒中和冠状动脉闭塞发生率相对较高也要引起注意。尽管如此，展望未来，结合不同瓣膜系统的特点，根据患者的情况，度身选择合适的瓣膜系统获得最大的成功性，降低不良并发症发生率，必然是 TAVR 发展的方向，CHOICE 研究做出了有益的尝试。

六、新型 TAVR 瓣膜的研发

球囊扩张型 Edward 瓣膜系统和自膨胀型 CoreValve 瓣膜系统为 TAVR 技术的开展和推广提供了可能。随着 TAVR 技术的日益广泛应用，要进一步提高成功率，降低不良并发症发生率，器械的改进和完善必不可少，在上述两种瓣膜系统不断完善的同时，新一代瓣膜系统（表 3-10）的研发方兴未艾。Edward 瓣膜系统已经从早期的 Cribier Edward 发展至 Edward SAPIEN XT 和 SAPIEN 3，通过钴铬合金来替代不锈钢构成瓣膜载体，进一步缩小了体积，传输系统体积缩小至 18F，后者增加了可注液的袖套或降落伞以有助于减少瓣周漏。CoreValve 瓣膜系统改进为EVOLUTE,镍钛合金增加了辐射状支撑力,可塑型性有助于减少瓣周漏。结合既往TAVR临床应用中急待解决和提高的问题,新一代瓣膜系统主要致力于进一步减小传输系统的大小、便于瓣膜精确定位、减少瓣周漏的发生或程度、允许瓣膜回撤和再次定位。为了实现上述特点,新一代瓣膜系统大多数为自膨胀型设计。当然,这些新研发的TAVR瓣膜系统尚处于临床早期评估阶段,但是,不久的将来更多的选择可能必将推动TAVR技术的发展和完善。

表 3-10　新一代 TAVR 瓣膜系统

新一代 TAVR 瓣膜	特点
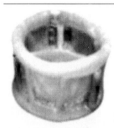 Direct Flow Medical	可重复定位 完全释放后仍可回收 降低载体高度以减少对传导系统的影响 牛心包瓣叶增加持久性
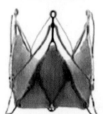 Jena	可重复定位 锚定系统便于最佳定位释放 释放时触觉反馈 降低瓣叶的位置,以减少载体结构在左心室流出道的突出 载体支架大网孔设计,以减少冠状动脉闭塞风险 设置标记便于瓣膜系统释放
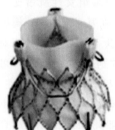 Engager	可重复定位 锚定系统便于最佳定位释放 释放时触觉反馈 设置标记便于瓣膜系统释放 牛心包瓣叶和抗钙化技术增加持久性
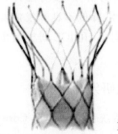 Portico	可重复定位 降低瓣叶的位置,以减少载体结构在左心室流出道的突出 载体支架大网孔设计以减少冠状动脉闭塞风险 设置标记便于瓣膜系统释放 牛心包瓣叶和抗钙化技术增加持久性
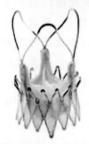 Acurate	可重复定位 锚定系统便于最佳定位释放 降低瓣叶的位置,以减少载体结构在左心室流出道的突出 释放时触觉反馈 设置标记便于瓣膜系统释放 额外增加袖带,以减少瓣周漏风险 抗钙化技术增加持久性

（续　表）

新一代 TAVR 瓣膜	特点
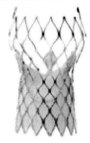 CoreValve Evolut R	可重复定位 完全释放后仍可回收 传输系统体积更小 载体支架大网孔设计，以减少冠状动脉闭塞风险 设置标记便于瓣膜系统释放 延展裙边并改变几何结构，以减少瓣周漏风险 抗钙化技术增加持久性
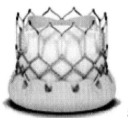 Sapien Ⅲ	拥有远端弯曲和定位功能便于精确释放 传输系统体积更小 低载体高度设计减少对传导系统的影响 在瓣环内环形张开提供最适血流动力学 额外增加袖带，以减少瓣周漏风险 牛心包瓣叶和抗钙化技术增加持久性
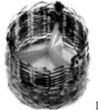 Lotus	可重复定位 完全释放后仍可回收 在瓣膜释放时触觉反馈 降低瓣叶的位置，以减少载体结构在左心室流出道的突出 额外增加袖带，以减少瓣周漏风险 设置标记便于瓣膜系统释放 牛心包瓣叶和抗钙化技术增加持久性
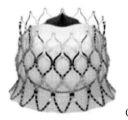 Centera	可重复定位 传输系统体积更小 机动化释放便于瓣膜精确定位 波状外形设计便于最佳固定并与瓣环吻合 低载体高度设计减少对传导系统的影响 牛心包瓣叶和抗钙化技术增加持久性
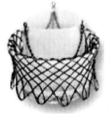 Heart leaflet technology	可重复定位 设置标记便于瓣膜系统释放 额外增加袖带，以减少瓣周漏风险

七、展望

TAVR 问世至今已经走过了 12 年，尽管取得了飞速的发展，迄今全球累计完成已超过 100 000 例，但是，仍然应该清醒地看到，该技术尚处于早期，尚不足以撼动 SAVR 在严重主动脉瓣狭窄治疗中的"金标准"地位，目前大多数经验来自于规模有限的注册研究，仅有 4 个已经完成或正在进行中的大规模前瞻性随机化临床研究，即 PARTNER（Placement of Aortic Transcatheter Valve）、Medtronic CoreValve IDE US PIVOTAL，PARTNER Ⅱ 和 SURTAVI 研究，目前公认的适应证仅局限于严重主动脉瓣狭窄外科禁忌或高危患者。但是，令人鼓舞的是，伴随着介入技术的完善和器械的改进，TAVR 的成功率将进一步提高，不良并发症发生率将进一步降低;推动着 TAVR 适应证向中低危、年轻患者、合并二叶瓣畸形、严重左心功能不全、低心排血量低跨瓣压差、合并严重冠状动脉病变甚至单纯主动脉瓣反流患者的拓展;同时,

TAVR 的长期疗效也在进一步论证中。展望未来,作为介入心脏病学发展史上有一个里程碑式的进展,TAVR 必将为更多患者带来希望。

(杨震坤)

参 考 文 献

[1] Stewart BF,Siscovick D,Lind BK,et al. Clinical factors associated with calcific aortic valve disease. Cardiovascular Health Study. J Am Coll Cardiol,1997,29: 630-634.

[2] Otto CM,Lind BK,Kitzman DW,et al. Association of aortic-valve sclerosis with cardiovascular mortality and morbidity in the elderly. N Engl J Med,1999, 341:142-147.

[3] Soler-Soler J,Galve E. Worldwide perspective of valve disease. Heart,2000,83:721-725.

[4] Iung B,Baron G,Butchart EG,et al. A prospective survey of patients with valvular heart disease in Europe: the Euro Heart Survey on valvular heart disease. Eur Heart J,2003,24:1231.

[5] Ramaraj R,Sorrell VL. Degenerative aortic stenosis. BMJ,2008,336:550-555.

[6] Ross J,Braunwald E. Aortic stenosis. Circulation, 1968,38:61-67.

[7] Horstkotte D,Loogen F. The natural history of aortic valve stenosis. Eur Heart J,1988,9 Suppl E:57-64.

[8] Kelly TA,Rothbart RM,Cooper CM,et al. Comparison of outcome of asymptomatic to symptomatic patients older than 20 years of age with valvular aortic stenosis. Am J Cardiol,1988,61:123-130.

[9] Iivanainen AM,Lindroos M,Tilvis R,et al. Natural history of aortic valve stenosis of varying severity in the elderly. Am J Cardiol,1996,78:97-101.

[10] STS national database: STS U. S. (2000)cardiac surgery database: 1997 Aortic valve replacement patients: preoperative risk variables. (Society of Thoracic Surgeons, Chicago) (See http://www. ctsnet. org/doc/3031)Accessed,10 May 2006.

[11] National Adult Cardiac Surgical Database Report 1999-2000. The United Kingdom Cardiac Surgical Register. http://www. scts. org/file/NACSDreport2000ukcsr. pdf Accessed 10 May 2006.

[12] Bonow RO,Carabello BA,Chatterjee K,et al. ACC/AHA 2006 Guidelines for the Management of Patients With Valvular Heart Disease. (2006)A report of the American College of Cardiology/American Heart As-

sociation Task Force on Practice Guidelines(Writing Committee to Revise the 1998 Guidelines for the Management of Patients With Valvular Heart Disease)developed in collaboration with the Society of Cardiovascular Anesthesiologists. J Am Coll Cardiol,2006,48: e141-e148.

[13] Vahanian A,Baumgartner H,Bax J,et al. Task Force on the Management of Valvular Hearth Disease of the European Society of Cardiology; ESC Committee for Practice Guidelines. Guidelines on the management of valvular heart disease: The Task Force on the Management of Valvular Heart Disease of the European Society of Cardiology. Eur Heart J, 2007, 28 (2): 230-268.

[14] Iung B,Baron G,Butchart EG,et al. A prospective survey of patients with valvular heart disease in Europe: the Euro Heart Survey on valvular heart disease. Eur Heart J,2003,24:1231-1243.

[15] Conradi L,Reichenspurner H. Review on balloon aortic valvuloplasty: a surgeon's perspective in 2008. Clin Res Cardiol,2008, 97(5):285-287.

[16] Cribier A,Eltchaninoff H,Bash A,et al. Percutaneous transcatheter implantation of an aortic valve prosthesis for calcific aortic stenosis. First human experience. Circulation,2002,106:3006-3008.

[17] Vahanian A,Alfieri O,Andreotti F,et al. Guidelines on the management of valvular heart disease(version 2012). Eur Heart J,2012,33:2451-2496.

[18] Nishimura RA, Otto CM, Bonow RO, et al. 2014 AHA/ACC Guideline for the Management of Patients With Valvular Heart Disease A Report of the American College of Cardiology/American Heart Association Task Force on Practice Guidelines. Circulation, 2014,129:e521-e643.

[19] Leon MB, Smith CR, Mack M, et al. Transcatheter aortic-valve implantation for aortic stenosis in patients who cannot undergo surgery. N Engl J Med,2010, 363:1597-1607.

[20] Smith C R. Transcatheter versus Surgical Aortic-Valve Replacement in High-Risk Patients. N Engl J

Med,2011,364,2187-2198.

[21] Holmes DR Jr,Mack MJ,Kaul S,et al. 2012 ACCF/ AATS/SCAI/STS expert consensus document on transcatheter aortic valve replacement. J Am Coll Cardiol,2012,59:1200-1254.

[22] Nashef SA,Roques F,Sharples LD,et al,Lockowandt U. EuroSCORE II. Eur J Cardiothorac Surg,2012,41: 734-744.

[23] Barili F,Pacini D,Capo A,et al. Reliability of new scores in predicting perioperative mortality after isolated aortic valve surgery: a comparison with the society of thoracic surgeons score and logistic EuroSCORE. Ann Thorac Surg,2013,95:1539-1544.

[24] Stahli BE,Tasnady H,Luscher TF,et al. Early and late mortality in patients undergoing transcatheter aortic valve implantation: comparison of the novel EuroScore II with established risk scores. Cardiology, 2013,126:15-23.

[25] Iung B,Laouénan C,Himbert D,et al. Predictive factors of early mortality after transcatheter aortic valve implantation: individual risk assessment using a simple score. Heart,2014,100:1016-1023.

[26] Altiok E,Koos R,Schroder J,et al. Comparison of two dimensional and three-dimensional imaging techniques for measurement of aortic annulus diameters before transcatheter aortic valve implantation. Heart, 2011, 97:1578-1584.

[27] Koos R,Altiok E,Mahnken AH,et al. Evaluation of aortic root for definition of prosthesis size by magnetic resonance imaging and cardiac computed tomography: implications for transcatheter aortic valve implantation. Int J Cardiol,2012,158:353-358.

[28] Zahn R,Gerckens U,Grube E,et al. Transcatheter aortic valve implantation: first results from a multicentre real-world registry. Eur Heart J, 2011, 32: 198-204.

[29] Latib A,Maisano F,Bertoldi L,et al. Transcatheter vs surgical aortic valve replacement in intermediate-surgical-risk patients with aortic stenosis: a propensity score-matched case-control study. Am Heart J,2012, 164(6):910-917.

[30] Eltchaninoff H,Prat A,Gilard M,et al. Transcatheter aortic valve implantation: early results of the FRANCE(French Aortic National CoreValve and Edwards)registry. Eur Heart J,2011,32:191-197.

[31] Lange R,Bleiziffer S,Mazzitelli D,et al. Improvements in transcatheter aortic valve implantation outcomes in lower surgical risk patients a glimpse into the future. J

Am Coll Cardiol,2012,59:280-287.

[32] The PARTNER II Trial. Placement of AoRTic TraNscathetER Valves. http://www. clinicaltrials. gov/ct2/show/ NCT01314313? term=NCT01314313&rank=1(December 2013).

[33] Safety and Efficacy Study of the Medtronic CoreValvew System in the Treatment of Severe, Symptomatic Aortic Stenosis in Intermediate Risk Subjects Who Need Aortic Valve Replacement(SURTAVI). http://www. clinicaltrials. gov/ct2/show/NCT 01586910? term=SURTAVI & rank=1(December 2013).

[34] Gurvitch R, Cheung A, Ye J, et al. Transcatheter valve-in-valve implantation for failed surgical bioprosthetic valves. J Am Coll Cardiol,2011,58:2196-2209.

[35] Webb JG,Wood DA,Ye J,et al. Transcatheter valve-in-valve implantation for failed bioprosthetic heart valves. Circulation,2010,121:1848-1857.

[36] Piazza N,Bleiziffer S,Brockmann G,et al. Transcatheter aortic valve implantation for failing surgical aortic bioprosthetic valve: from concept to clinical application and evaluation(part 2). J Am Coll Cardiol,2011, 4:733-742.

[37] Piazza N,Bleiziffer S,Brockmann G,et al. Transcatheter aortic valve implantation for failing surgical aortic bioprosthetic valve: from concept to clinical application and evaluation(part 1). J Am Coll Cardiol,2011, 4:721-732.

[38] Dvir D,Webb J,Brecker S,Bleiziffer S,et al. Transcatheter aortic valve replacement for degenerative bioprosthetic surgical valves: results from the global valve-in-valve registry. Circulation, 2012, 126: 2335-2344.

[39] Holmes DR Jr,Mack MJ,Kaul S,et al. 2012 ACCF/ AATS/SCAI/STS expert consensus document on transcatheter aortic valve replacement. J Am Coll Cardiol,2012,59:1200-1254.

[40] Hayashida K,Bouvier E,Lefevre T,et al. Transcatheter aortic valve implantation for patients with severe bicuspid aortic valve stenosis. Circ Cardiovasc Interv, 2013,6:284-291.

[41] Himbert D,Pontnau F,Messika-Zeitoun D,et al. Feasibility and outcomes of transcatheter aortic valve implantation in high-risk patients with stenotic bicuspid aortic valves. Am J Cardiol,2012,110:877-883.

[42] Wijesinghe N,Ye J,Rodes-Cabau J,et al. Transcatheter aortic valve implantation in patients with bicuspid aortic valve stenosis. JACC Cardiovasc Interv,2010, 3:1122-1125.

[43] Roy DA, Schaefer U, Guetta V, et al. Transcatheter aortic valve implantation for pure severe native aortic valve regurgitation. J Am Coll Cardiol, 2013, 61: 1577-1584.

[44] Seiffert M, Diemert P, Koschyk D, et al. Transapical implantation of a secondgeneration transcatheter heart valve in patients with noncalcified aortic regurgitation. JACC Cardiovasc Interv, 2013, 6: 590-597.

[45] Leon MB, Piazza N, Nikolsky E, et al. Standardized endpoint definitions for Transcatheter Aortic Valve Implantation clinical trials: a consensus report from the Valve Academic Research Consortium. J Am Coll Cardiol, 2011, 57(3): 253-269.

[46] Eggebrecht H, Schmermund A, Voigtlander T, et al. Risk of stroke after transcatheter aortic valve implantation(TAVI): a meta-analysis of 10 037 published patients. Euro Intervention, 2012, 8: 129-138.

[47] Kahlert P, Knipp SC, Schlamann M, et al. Silent and apparent cerebral ischemia after percutaneous transfemoral aortic valve implantation: a diffusion-weighted magnetic resonance imaging study. Circulation, 2010, 121: 870-878.

[48] Nietlispach F, Wijesinghe N, Gurvitch R, et al. An embolic deflection device for aortic valve interventions. JACC Cardiovasc Interv, 2010, 3(11): 1133-1138.

[49] Onsea K, Agostoni P, Samim M, et al. First-in-man experience with a new embolic deflection device in transcatheter aortic valve interventions. Euro Intervention, 2012, 8(1): 51-56.

[50] Athappan G, Patvardhan E, Tuzcu EM, et al. Incidence, predictors, and outcomes of aortic regurgitation after transcatheter aortic valve replacement: meta-analysis and systematic review of literature. J Am Coll Cardiol, 2013, 61: 1585-1595.

[51] Gilard M, Eltchaninoff H, Iung B, et al, FRANCE 2 Investigators. Registry of transcatheter aortic-valve implantation in high-risk patients. N Engl J Med, 2012, 366: 1705-1715.

[52] Moat NE, Ludman P, de Belder MA, et al. Long-term outcomes after transcatheter aortic valve implantation in high-risk patients with severe aortic stenosis: the U. K. TAVI(United Kingdom Transcatheter Aortic Valve Implantation) Registry. J Am Coll Cardiol, 2011, 58: 2130-2138.

[53] Athappan G, Patvardhan E, Tuzcu EM, et al. Incidence, predictors, and outcomes of aortic regurgitation after transcatheter aortic valve replacement: meta-analysis and systematic review of literature. J Am Coll

Cardiol, 2013, 61: 1585-1595.

[54] Kodali SK, Williams MR, Smith CR, Svensson LG, Webb JG, Makkar RR, et al. Two-year outcomes after transcatheter or surgical aortic-valve replacement. N Engl J Med, 2012, 366(18): 1686-1695.

[55] Toggweiler S, Humphries KH, Lee M, et al. A, Wood DA, Webb JG. 5-year outcome after transcatheter aortic valve implantation. J Am Coll Cardiol, 2013, 61: 413-419.

[56] Sinning JM, Werner N, Nickenig G, et al. Challenges in transcatheter valve treatment: aortic regurgitation after transcatheter aortic valve implantation. Euro-Intervention, 2013, 9(Suppl): S72-S76.

[57] Van Mieghem NM, Tchetche D, Chieffo A, et al. Incidence, predictors, and implications of access site complications with transfemoral transcatheter aortic valve implantation. Am J Cardiol, 2012, 110: 1361-1367.

[58] ERKAPIC D, DE ROSA S, KELAVA A, et al. Risk for Permanent Pacemaker After Transcatheter Aortic Valve Implantation: A Comprehensive Analysis of the Literature. J Cardiovasc Electrophysiol, 2012, 23: 391-397.

[59] Buellesfeld L, Stortecky S, Heg D, et al. Impact of Permanent Pacemaker Implantation on Clinical Outcome Among Patients Undergoing Transcatheter Aortic Valve Implantation. J Am Coll Cardiol, 2012, 60 (6): 493-501.

[60] Urena M, Mok M, Serra V, et al. Predictive factors and long-term clinical consequences of persistent left bundle branch block following transcatheter aortic valve implantation with a balloon-expandable valve. J Am Coll Cardiol, 2012, 60: 1743-1752.

[61] Testa L, Latib A, De Marco F, et al. Clinical impact of persistent left bundlebranch block after transcatheter aortic valve implantation with CoreValve Revalving System. Circulation, 2013, 127: 1300-1307.

[62] Houthuizen P, Van Garsse LA, Poels TT, et al. Left bundle-branch block induced by transcatheter aortic valve implantation increases risk of death. Circulation, 2012, 126: 720-728.

[63] Ussia GP, Scarabelli M, Mule M, et al. Dual antiplatelet therapy versus aspirin alone in patients undergoing transcatheter aortic valve implantation. Am J Cardiol, 2011, 108: 1772-1776.

[64] Gurvitch R, Wood DA, Tay EL, et al. Transcatheter aortic valve implantation: durability of clinical and hemodynamic outcomes beyond 3 years in a large patient cohort. Circulation, 2010, 122: 1319—1327.

[65] Rodes-Cabau J,Webb JG,Cheung A,et al. Long-term outcomes after transcatheter aortic valve implantation: insights on prognostic factors and valve durability from the Canadian multicenter experience. J Am Coll Cardiol,2012,60:1864-1875.

[66] Moat NE,Ludman P,de Belder MA,et al. Long-term outcomes after transcatheter aortic valve implantation in high-risk patients with severe aortic stenosis: The U. K. TAVI(United Kingdom Transcatheter Aortic Valve Implantation) Registry. J Am Coll Cardiol, 2011,58:2130-2138.

[67] Eltchaninoff H,Prat A,Gilard M,et al. Transcatheter aortic valve implantation: early results of the FRANCE(FRench Aortic National CoreValve and Edwards)registry. Eur Heart J,2011,32:191-197.

[68] Abdel-Wahab M,Mehilli J,Frerker C,et al. Comparison of balloon-expandable vs self-expandable valves in patients undergoing transcatheter aortic valve replacement: the CHOICE randomized clinical trial. JAMA. 2014;311(15):1503-1514.

[69] Tuzcu EM, Kapadia SR. Selection of valves for TAVR: is the CHOICE clear? JAMA, 2014, 311 (15):1500-1502.

17. 内外科杂交技术治疗冠状动脉多支血管病变

完全血供重建是冠状动脉多支病变治疗的基石，传统的冠状动脉旁路术（coronary artery bypass grafing，CABG）和经皮冠状动脉介入术（percutaneous coronary intervention，PCI）孰优孰劣，一直存在着争论。近年来，内外科联合"杂交"冠状动脉血供重建技术（hybrid coronary revascularization，HCR）的开展和应用为冠状动脉多支病变治疗提供了一种新的选择。本章节将围绕 HCR 的起源、如何实施、临床疗效、适应证和目前存在的争议等做一综述。

一、内外科联合"杂交"冠状动脉血供重建技术产生的背景

CABG 曾是冠状动脉多支病变治疗的"金标准"。CABG 完全血供重建化率高，一般先行左侧内乳动脉（left internal mammary artery，LIMA）至左前降支（left anterior descending coronary artery，LAD）旁路术，非 LAD 病变则多选择静脉桥血管（saphenous vein graft，SVG）；应用右侧内乳动脉（right internal mammary artery，RIMA）或桡动脉实施完全动脉化 CABG 的比例不足 5%。已知 LIMA-LAD 远期通畅率极高，且直接决定着患者的无事件长期生存率。最近的研究显示，LIMA-LAD 的术后通畅率 5 年高达 92%～99%，10 年高达 95%～98%。但是，静脉桥血管（sa-

phenous vein graft，SVG）的通畅率较低，既往的报道显示，术后 1 年 SVG 闭塞率为 1.6%～30%，平均 20%；术后 10～15 年，闭塞率高达 40%～50%。另外，CABG 常规需要行胸骨正中切开，手术创伤较大，术后可能诱发纵隔感染；术中心脏搬动，可导致升主动脉、二尖瓣瓣环损伤，甚至心脏破裂；体外循环的应用和主动脉根部操作，可引起全身性炎症反应，严重者可并发多器官损伤，增加术后出血、血栓栓塞及脑卒中、肾衰竭、呼吸衰竭的发生率；尤其在高龄患者、合并左心功能不全、重度慢性阻塞性肺部疾病、病态肥胖和 2 型糖尿病患者中，CABG 手术死亡率和术后并发症发生率显著升高。为了减少手术创伤，降低手术风险，近年来 CABG 技术不断改进，开发了非体外循环下不停跳冠状动脉旁路移植术（OPCAB）、微创小切口冠状动脉旁路移植术（MIDCAB）（图 3-20）、机器人辅助冠状动脉旁路移植术（RACAB）和全胸腔镜下冠状动脉旁路移植术（TECAB）等新技术，但是，再次 CABG 的可能性仍然极低。

经皮冠状动脉介入术（percutaneous coronary intervention，PCI）始于 20 世纪 70 年代，经历了经皮腔内冠状动脉成形术（percutaneous coronary angioplasty，PTCA）、裸金属支架（bare metal stent，BMS）置入术和药物洗脱支架（drug-eluting stent，DES）置入术 3

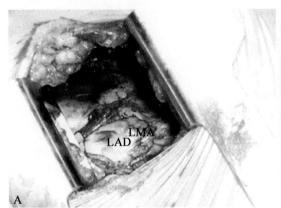
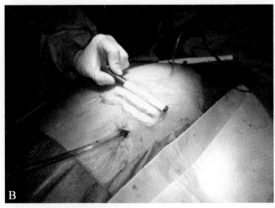

图 3-20 微创小切口冠状动脉旁路术（MIDCAB）
A. 在心脏不停跳下经胸左前侧小切口行 LIMA 至 LAD 旁路移植术；B. MIDCAB 术后切口

个里程碑式发展阶段,其创伤小、风险低、恢复快的特点,深受医患双方的青睐,后来居上,业已成为大多数患者冠状动脉血运重建的首选策略。但是,支架内再狭窄(in-stent restenosis,ISR)一直困扰着其推广应用。在金属裸支架(bare metal stent,BMS)时代,LAD 近端病变是发生 ISR 的独立预测因素,其发生率高达 19%～44%;右冠状动脉(right coronary artery,RCA)和左回旋支(left circumflex coronary artery,LCX)置入术后 1 年的 ISR 发生率相对较低,曾有报道显示约为 13.8%。近年来,随着 DES 的广泛应用,再狭窄发生率进一步降低,在 SIRIUS(sirolimus-eluting stent implantation)研究中,DES 置入术后 2 年靶病变再次血管重建术(target lesion revascularization,TLR)发生率仅为 5.8%。DES 的推广应用显著缩短的 PCI 和 CABG 在 TLR 上的差距,尤其在非 LAD 病变治疗上已经优于 SVG。同时,随着技术的提高和改进,勇于挑战,各种高危复杂病变(如左主干病变、慢性闭塞病变、分叉病变、钙化病变等)也已经不再是介入治疗的"禁区"。当然,相比 CABG,在冠状动脉多支病变治疗中,PCI 的完全血供重建率仍相对较低,在高危复杂病变和合并糖尿病患者中的再狭窄发生率仍较高。

1996 年英国学者 Angelini 率先报道了 6 例成功经内外科联合"杂交"冠状动脉血供重建技术(hybrid coronary revascularization,HCR)治疗冠状动脉多支病变。即通过外科微创(机器人或胸腔镜)技术在不停跳非体外循环下行小切口左侧内乳动脉(left internal mammary artery,LIMA)至左前降支(left anterior descending coronary artery,LAD)旁路术,联合经皮冠状动脉介入术(percutaneous coronary intervention,PCI)治疗非 LAD 病变,以期完全重建冠状动脉血供。由此为冠状动脉多支病变血供重建开创了一种全新策略。从理论上

看,HCR 充分汲取了传统血供重建术 CABG 和 PCI 各自的优点,体现了 LIMA 至 LAD 长期通畅率高及建立在 DES 基础上的 PCI 微创性且疗效持久的优势,是一种强强联合,因此,受到了医患双方的欢迎,已经在全球越来越多的心脏中心得以开展并推广。

二、内外科联合"杂交"冠状动脉血供重建技术的具体实施

冠状动脉杂交技术需要由涉及多学科的专业技术人员组成的团队来实施,这些学科包括介入心脏病学、心血管外科学、麻醉学和重症监护等。团队成员的共同决策、紧密合作和无缝衔接是确保冠状动脉杂交治疗成功实施的前提。目前,在具体实施时,有关两种血供重建技术施行的先后顺序、间隔时间、如何应用抗血小板药物及恢复和预后方面尚存在着争议。

(一)HCR 实施策略

在临床实践中,"杂交"冠状动脉血供重建技术中的两种血供重建术 PCI 和 CABG 都是分期实施完成的。目前,根据 PCI 和 CABG 孰先孰后、间隔时间和实施地点的不同,在具体实施时包括以下 3 种策略:①"两站式"HCR,即 PCI 和 CABG 分别在导管室和手术室实施,两者可以间隔数小时、数天甚至数周。根据两种血运重建术实施的先后不同可分为:a. 先行 PCI,再行微创外科冠状动脉旁路术(MIDCAB);b. 先行 MIDCAB,再行 PCI。②"一站式"HCR,即 CABG 和 PCI 在杂交手术室完成,同时施行 MIDCAB 和 PCI,两者间隔数分钟或数小时。上述各种策略各有其优缺点(表 3-11),当今,在大多数心脏中心,这 3 种 HCR 策略都得以开展,但是,尚无大规模前瞻性随机化对照研究能明确回答哪种策略对患者来说是最佳选择,同时兼具经济上的合理性,因此,尚无一致公认的最佳策略。

表 3-11　各种 HCR 策略的优、缺点

1. 先行 PCI 再行外科血运重建术
a. 优点
在行 MIDCAB 时心肌缺血风险较低
万一 PCI 效果不满意,仍然可以行 CABG
可通过 PCI 治疗非 LAD 病变导致的 STEMI
b. 缺点
除非不中断抗血小板治疗,急性支架内血栓形成风险升高
双联抗血小板治疗下 MIDCAB 出血风险增加
无法应用冠状动脉造影评估 LIMA-LAD

（续 表）

2. 先行外科血供重建术再行 PCI
a. 优点
强化抗血小板治疗不再成为问题
在 LAD 血供重建保护下可尝试高危 PCI
可以行冠状动脉造影评估
b. 缺点
CABG 完成后仍遗留需处理的冠状动脉病变
在 MIDCAB 或 OPCAB 中缺血心肌无侧支循环供血可能成为一个问题
如果 PCI 结果不满意再行 CABG 预期死亡率增加
3. 同时行 PCI 和外科血供重建术
a. 优点
可以行冠状动脉造影评估
在 LAD 血供重建保护下可尝试高危 PCI
在患者离开手术室前可证实完全血供重建
b. 缺点
双联抗血小板治疗增加出血风险
外科手术诱发炎症反应增加急性支架内血栓风险
住院费用值得关注

1."两站式"HCR

（1）先行 PCI，后行 CABG：对于严重冠状动脉多支病变的患者，通过 PCI 术行非 LAD 病变血管的血供重建能够提供充分的侧支循环供应，使随后的外科 LAD 血供重建过程更为安全，缺血心肌对于术中 LAD 的阻断更能耐受；而一旦 PCI 效果不理想或术中出现意外，外科再血管化则作为最后的安全保障。尤其对于那些犯罪血管为非 LAD 冠状动脉的急性冠状动脉综合征的患者，急诊 PCI 能迅速通畅犯罪血管，使择期外科 LIMA-LAD 再血管化更为安全。这种血供重建顺序的缺点在于支架置入后双重抗血小板治疗大大增加了随后 MID-CAB 出血的风险；而如果停用抗血小板治疗药物，则会影响支架通畅率，造成支架内血栓形成。另外，MIDCAB 术后也无法常规行造影明确 LIMA-LAD 吻合情况。

（2）先行 CABG，后行 PCI：随着 DES 的广泛应用，目前大部分择期行冠状动脉杂交技术治疗的冠状动脉多支病变的患者，均先行 MIDCAB 完成 LIMA-LAD 的再血管化，在术后 3～5 d 再行 PCI 完成余下血管的血供重建。该策略既可在术后早期恢复抗血小板治疗，又能降低随之带来的出血风险，同时对于左主干严重狭窄的患者也能起到保护作用；还能通过常规造影明确 LIMA-LAD 吻合情况。但如果在 PCI 过程中出现并发症，或者遇到无法处理的复杂病变时，则需要重复行外科再血管化，增加术创伤及病死率；即使完成外科血供重建仍残留有未处理的冠状动脉病变，增加了围术期风险。

2."一站式"（one-stop）HCR，即同期行 MIDCAB 和 PCI　随着经皮瓣膜治疗技术的兴起及杂交手术室（图 3-20）的出现，使得心脏内科和外科医生开始越来越多地尝试同期行 MIDCAB 与 PCI。手术在位于杂交手术室或带有影像设备的大手术室中进行，MIDCAB 术后即刻行冠状动脉造影明确 LIMA-LAD 吻合情况，通畅的 LIMA-LAD 旁路能为随后的进行的 PCI 提供良好的安全保障，患者在同一间手术室内即完成完全再血管化，避免在传统手术室与导管室之间的转运及相关的风险，给患者带来的不仅是手术上的成功，还包括心理上的获益。无论从降低医疗费用、缩短住院时间，还是提升患者满意度，"一站式"HCR 显然更受欢迎。但是，如何平衡有效抗栓与出血风险仍存在着争议。在外科术中即予以双重抗血

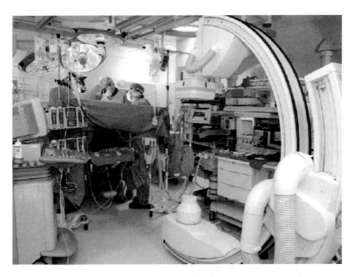

图 3-20 "一站式"杂交手术室

小板治疗是否会增加术中术后出血风险,外科手术后全身炎症反应是否会增加支架内血栓形成,外科术后应用鱼精蛋白来抵消肝素作用是否对 DES 产生影响,这些问题尚不明确。

(二)HCR 抗血小板治疗方案

迄今,有关最佳抗血小板治疗方案的问题尚不明确,取决于术者的选择。各种 HCR 策略的推荐抗血小板治疗方案详见表 3-12。在第一种 HCR 策略中,先行 PCI 术,再择期行外科血供重建术,通常在 PCI 术后稳定一段时间或双联抗血小板药物治疗下行 MIDCAB。在第二种 HCR 策略中,先行外科血供重建术,经过短暂术后恢复即行 PCI 术。最后一种策略是,两种治疗措施在杂交手术室内同时完成。因此,如何建立 PCI 术后有效抗栓与避免 MIDCAB 围术期过度出血和输血需求之间的良好平衡是最佳抗血小板治疗方案的目标。

表 3-12　HCR 抗血小板治疗方案

1. 先行 PCI,再行 MIDCAB
a. 金属裸支架
i　阿司匹林 80～325 mg/d 直至手术前
ii　PCI 术后氯吡格雷 75 mg/d 至少 6 周
iii　阿司匹林 250 mg 术后顿服,然后 80～325 mg/d
b. 药物洗脱支架
i　阿司匹林 80～325 mg/d 直至手术前
ii　PCI 术后氯吡格雷 75 mg/d 至少 12 个月
iii　阿司匹林 250 mg 术后顿服,然后 80～325mg/d
2. 先行 MIDCAB,再行 PCI
a. 金属裸支架
i　阿司匹林 80～325 mg/d 直至手术前
ii　PCI 术后氯吡格雷 75 mg/d 至少 6 周
iii　阿司匹林 250 mg 术后顿服,然后 80～325 mg/d
b. 药物洗脱支架
i　阿司匹林 80～325 mg/d 直至手术前

（续 表）

ⅱ	PCI 术后氯吡格雷 75 mg/d 至少 12 个月
ⅲ	阿司匹林 250 mg 术后顿服，然后 80～325mg/d
3. 同时施行 MIDCAB 和 PCI	
ⅰ	术前给予负荷剂量的阿司匹林
ⅱ	术前给予负荷剂量的氯吡格雷 300～600 mg
ⅲ	全肝素化，用鱼精蛋白中和
ⅳ	在 PCI 时追加肝素 3000～5000 U
ⅴ	阿司匹林 250 mg 术后顿服，然后 80～325 mg/d
ⅵ	根据置入支架的类型不同，氯吡格雷 75 mg/d 服用 6～52 周

三、内外科联合"杂交"冠状动脉血供重建技术的临床疗效

自从 20 世纪 90 年代中期 HCR 技术开展以来，迄今全世界已经发表了近 30 个有关该技术在冠状动脉多支病变治疗中的研究结果（表 3-13）。大多数研究入选的患者数不足 100 例，仅 3 个研究入选了 100 例以上患者。这些研究多为非对照研究且入选患者及 HCR 方案不均匀分布。HCR 方案从传统的心脏停跳下胸骨正中切开行 LIMA-LAD 伴延期 PCI 至同时行机器人 TECAB 和 PCI。大多数报道 MIDCAB 为主要外科血供重建方法伴同时或延期 PCI。这些研究的平均随访时间从术后 11.5 d 至 3.5 年，大多数报道的随访时间为 6～24 个月。大多数研究报道的术后 30 d 死亡率为 0，仅 7 个研究除外，分别是 Pres-bitero 等报道的 2％、Gilard 等报道的 1.4％、Holzey 等研究中 1.9％、Zhao 等报道的 2.6％、Halkos 等研究中的 0.7％、Rab 等报道的 4.5 和 Leacche 等研究中的 5％。在这些研究中 93％～100％患者的 LIMA 通畅率达到 100％。但是，Katz 等研究中靶病变再次血供重建率（TLR）高达 29.6％，大多数 TLR 是由于冠状动脉支架内再狭窄。约半数研究在各自随访期无事件生存率为 90％以上。检索 ClinicalTrials. gov 显示，由美国国立心肺血液研究所（National Heart Lung and Blood Institute）发起的 HROS 研究（Hybrid Revascularization Observational Study）已经完成。该研究是迄今为止最大规模的观察性研究，计划入选超过 6000 例患者，通过随访术后 18～21 个月死亡、卒中、心肌梗死或再次血管重建术联合终点发生率，旨在评价 HCR 疗效并识别 HCR 合适人群。

表 3-13　HCR 研究汇总

作者	发表时间	杂交策略	患者数	死亡率（％）	PTCA/PCI 再狭窄率（％）	平均/中位随访时间（月）	无事件生存率（％）
Angelini et al.	1996	MidCAB/PTCA/PCI	6	0	n/r	n/r	n/a
Lloyd et al.	1999	MidCAB/PTCA	18	0	6	18	89
Lewis et al.	1999	MidCAB/PTCA/PCI	14	0	0	1.44	93
Zenati et al.	1999	MidCAB/PCI	31	0	10	11	90
Wittwer et al.	1999	MidCAB/PTCA/PCI	35	0	7	11	87
Isomura et al.	2000	MidCAB/PTCA	37	0	n/r	24	92
De Canniere et al.	2001	MidCAB/PTCA	20	0	5	24	95
Presbitero et al.	2001	MidCAB/PTCA	42	2	14	18	83
Cisowski et al.	2002	MidCAB/PTCA	50	0	10	12	87
Stahl et al.	2002	MidCAB/PTCA	54	0	n/r	12	87

（续　表）

作者	发表时间	杂交策略	患者数	死亡率（%）	PTCA/PCI 再狭窄率（%）	平均/中位随访时间（月）	无事件生存率（%）
Riess et al.	2002	MidCAB/PTCA	57	0	24	24	n/r
Lee et al.	2004	TECAB/PCI	6	0	16	12	n/r
Davidavicius et al.	2005	TECAB/PCI	20	0	0	19	100
Kiaii et al.	2005	TECAB/PCI	1	0	0	6	100
Us et al.	2006	MidCAB/PCI	17	0	18	21	87
Katz et al.	2006	TECAB/PCI	10 BMS 17 DES	0	30 BMS 24 DES	3	67
Vassiliades et al.	2006	TECAB/PCI	47 DES	0	6.6	7	90
Gilard et al.	2007	MidCAB/PCI	70 DES	1.4	1.4	33	97
Kon et al.	2008	MidCAB/PCI	15 DES	0	3	12	93
Bonatti et al.	2008	TECAB/PCI	5 DES	0	0	6	100
Reicher et al.	2008	MidCAB/PCI	13 DES	0	8	14	86
Holzhey et al.	2008	TECAB/PCI	117	1.9	4.2	12	86
Zhao et al.	2009	Transsternal CABG/PCI	87 DES 1 BMS 8 Both	2.6	11 BMS 5 DES	42	88
Halkos et al.	2011	EndoACAB	147 DES	0.7	3.4	38.4	86
Hu et al.	2011	MidCAB/PCI	104	0	1.9(n/r)	18	99
Rab et al.	2012	MidCAB/PCI	22 DES	4.5	0	38.8	95
Leacche et al.	2012	MidCAB/PCI	80	5	N/A	1	91
Bachinsky et al.	2012	Robotic MidCAB/PCI	25(17 DES)	0	0	1	100
Fedakar et al.	2012	OPCABG/PTCA/PCI	11 *	0	0	0.5	100

事件包括任何原因导致的死亡、卒中、心肌梗死和（或）再次血管重建术/再狭窄

＊未知支架类型

　　遗憾的是，迄今尚无大规模、前瞻性、随机化对照研究来比较 HCR 与外科或 PCI 完全血供重建术的疗效。已知目前至少有 6 个研究在全世界范围内继续收集 HCR 资料，但是仍然仅部分尝试真正的随机化入选患者并采取双盲治疗策略。最近，Harskamp 等通过荟萃分析比较了 HCR 和 CABG 在冠状动脉多支病变治疗中的疗效。入选了 6 个观察性研究共包括 1190 例患者，其中 366 例（30.8%）行 HCR（185 例为"两站式"HCR，181 例为"一站式"HCR），328 例（89.6%）在 PCI 中应用了 DES；剩余 824 例（69.2%）行 CABG（786 例 off-pump，38 例 on-pump）。结果显示，HCR 显著减少输血需求，缩短住院天数，加快患者康复；在死亡、心肌梗死、卒中或再次血管重建术联合终点发生率上，两种血供重建策略无论住院期（OR＝0.63，95% CI 0.25～1.58，P＝0.33）还是术后 1 年随访期（OR＝0.49，95% CI 0.20～1.24，P＝0.13）都无显著差异；在各个独立终点上，虽然两种血供重建策略在全因死亡率、心肌梗死和卒中上无差异，但是，HCR 组再次血管重建术发生率较高。

四、内外科联合"杂交"冠状动脉血供重建技术的适应证和禁忌证

　　迄今，尚无"杂交"冠状脉血供重建术（HCR）的明确适应证和禁忌证。从理论上讲，任何冠状动脉多支病变患者，只要存在左前降支（LAD）近端严重狭窄病变，伴有适合 PCI 治疗的左回旋支（LCX）和

（或）右冠状动脉病变（RCA），都是 HCR 的适应证（图 3-21）。在临床实践中，主要通过与传统 CABG或 PCI 术比较，综合考虑近远期冠状动脉血供重建的疗效、费效比并结合患者的全身状况来选择HCR 的适应证（表 3-14）和禁忌证（表 3-15）。目前认为，HCR 是以下冠状动脉多支病变患者的最佳血供重建策略。

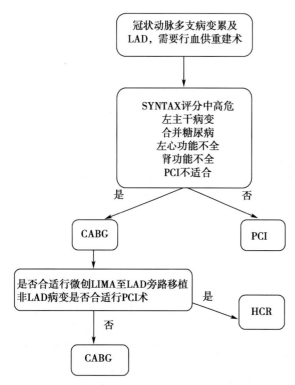

图 3-21　冠状动脉多支病变血供重建策略

表 3-14　HCR 适应证

非 LAD 病变行急诊血管重建术
 非 LAD 罪犯病变成功行 PCI 术且再狭窄风险较低
 残余孤立但复杂的 LAD 病变合适行 HCR
自身冠状动脉血管大小不合适或缺乏静脉桥血管
 LAD 病变血管合适行 MIDCAB
 左回旋支病变无靶血管位于房室沟外
 非 LAD 病变所在冠状动脉不适宜行 SVG 旁路术
 由于既往静脉剥脱术缺乏合适的静脉移植血管
"高危"共患疾病
 传统 CABG 术预测死亡率较高
 老年人残疾或全身状况不佳的患者
 活动受限
 显著虚弱
 尽管知情同意仍不愿意接受胸骨正中切开术

表 3-15　HCR 禁忌证

临床状况
 血流动力学不稳定或心源性休克
 急性心肌梗死
 失代偿性充血性心力衰竭或心肌病（LVEF＜20％）
 严重慢性肺部疾病（FEV_1＜50％）
 抗凝治疗增加出血风险
 恶性室性心律失常
 新近发生的大面积心肌梗死
 既往有心包炎史
 既往有左胸手术史
无法行 PCI
 病变特征预测存在高再狭窄风险
 既往 TLR 失败
 血肌酐值＞2.0 mg/dl 或 eGFR＜60 ml/min
 不能耐受氯吡格雷
 严重外周血管疾病排除获得行 PCI 的安全途径
无法行 MIDCAB
 无法或曾剥离过 LIMA
 既往曾行胸部手术涉及左侧胸腔
 LAD 冠状动脉条件差或存在弥漫性病变
 胸壁曾行放射治疗
 左锁骨下动脉狭窄

（一）非 LAD 病变行急诊 PCI 术后残存复杂的 LAD 病变

患者以不稳定型心绞痛、非 ST 段抬高性心肌梗死或 ST 段抬高性心肌梗死等急性冠状动脉综合征为主要表现，通过急诊冠状动脉造影显示 LCX 和（或）RCA 为"犯罪"血管并成功行 PCI 术，但遗留有病变复杂、更适合外科手术治疗的 LAD 病变。在这种情况下，冠状动脉杂交技术可以在 PCI 术后，通过择期行 MIDCAB 来完成 LIMA 至 LAD 的再血管化。当然，该治疗策略患者在双联抗血小板药物治疗下行外科手术，可能增加出血风险。

（二）左主干及其分叉病变

随着支架技术的不断进步，左主干及其分叉病变已不再是 PCI 治疗的"禁区"，但支架内再狭窄率高、支架内再狭窄后再次介入治疗困难及无事件生存率较低仍是目前 PCI 治疗的主要障碍。对于这类病变，HCR 可能是最佳的血供重建策略。

（三）因自身冠状动脉血管大小不合适或缺乏合适的静脉桥血管无法行传统 CABG 术

相当数量的冠心病患者由于其自身冠状动脉靶血管的大小或位置不适宜 SVG 旁路移植术，如左回旋支上位于房室沟内纤细弥漫钝缘支的病变,在这种情况下,已知外科手术疗效差,支架置入术可提供血供重建而避免 SVG 再闭塞的风险;另外有些患者由于可供选择的自身静脉血管直径较小、长期静脉系统疾病或早期曾行静脉剥脱术,无法提供静脉移植血管,这些都是 HCR 的适应证。

(四)存在高危合并症

高龄、严重左心功能不全、升主动脉硬化、病态肥胖、既往纵隔感染病史、既往有胸部放射治疗史、严重慢性阻塞性肺疾病(COPD)、严重肾功能不全、胰岛素依赖型糖尿病、神经系统疾病及恶病质患者,这类患者施行传统 CABG 治疗的并发症率较高,单纯行 PCI 治疗则无法满足冠状动脉完全再血管化的要求。此时,"杂交"冠状动脉血供重建术(HCR)既能降低手术并发症,又能达到完全再血管化的要求,是此类患者的最佳选择。

五、内外科联合"杂交"冠状动脉血供重建技术的争议和展望

(一)争议

1. MIDCAB 与 CABG 孰优孰劣的问题 MIDCAB 创伤小,无胸骨并发症,同时无需体外循环辅助及主动脉根部的操作,可避免体外循环所带来的全身炎症反应,减少机体免疫系统的激活和多脏器的损伤,减少术后出血和血栓栓塞等并发症的发生,降低术后的并发症率。但 MIDCAB 手术显露不如 CABG,获取 LIMA 的过程可能会对移植物造成损伤,在跳动的心脏上进行血管吻合可能不及体外循环下可靠,影响远期通畅率。MIDCAB 如果结合胸腔镜和机器人,则可进一步减少创伤,并能显著改善手术显露以及血管吻合条件。

2. MIDCAB 与 PCI 孰先孰后的问题 需先行PCI 的患者,虽然可通过随后的 MIDCAB 处理无法行PCI 治疗的复杂病变,但支架置入后双重抗血小板治疗却大大增加了随后 MIDCAB 出血的风险,同时如果停用抗血小板治疗药物,则会影响支架通畅率,造成支架内血栓形成。对于先行 MIDCAB 的患者,虽然可以避免抗血小板治疗带来的出血风险,同时对于左主干严重狭窄的患者也能起到保护作用。但如果在之后的 PCI 过程中出现并发症,或者遇到无法处理的复杂病变时,则需要重复行外科再血管化,增加手术创伤。随着杂交手术室的出现,"一站式"(one-stop)冠状动脉杂交技术可以更方便地处理 MIDCAB 与 PCI 之间的顺序问题,MIDCAB 术后即刻行冠状动脉动脉造影可以明确 LIMA-LAD 吻合情况,同时在行 PCI 时,外科医生能够真正地做到"standby",及时处理在 PCI 术后遇到的一切并发症。

3. 药物洗脱支架的应用对冠状动脉杂交技术的影响 随着药物洗脱支架的广泛应用,PCI 术后支架通畅率较前有明显提高,虽然目前尚无药物洗脱支架与 LIMA 远期通畅率及 PCI 与全动脉化冠状动脉旁路移植术(TAG)的临床随机对照研究,但有研究显示,药物洗脱支架 6～12 个月再狭窄率为 0～4%,仍低于 LIMA-LAD 1 年 98% 的通畅率,而大隐静脉桥 1 年的通畅率仅为 70%～80%,因此认为冠状动脉杂交技术将 LIMA 移植于 LAD,其他血管应用药物洗脱支架,可达到手术创伤最小、远期疗效最佳的结果。

4. 医疗费用的问题 冠状动脉杂交技术共包括MIDCAB 和 PCI 两个手术过程,医疗费用比常规CABG 或 PCI 要高,但对于合并多重合并症的高危患者而言,由于缩短了 ICU 时间和住院天数,总的费用可能与常规 CABG 或 PCI 治疗相当甚至更低。

(二)展望

毫无疑问,冠状动脉杂交技术掀开了冠心病治疗的新篇章,尤其对于合并多重高危因素的严重冠状动脉多支病变患者而言,是有效和安全的治疗手段。而杂交手术室的出现,使冠状动脉杂交技术变得更为简便,易于推广。但是,该技术仍处于起步阶段,技术的改进、患者的选择仍需心脏内外科医生共同协力展开,是否杂交技术是 CAD 患者的最佳治疗策略尚未得到公认,有限的资料尚不足以得出最终结论,而远期预后则更需要大规模临床随机对照试验的开展来证实。

(杨震坤)

参 考 文 献

[1] Alexander JH, Hafley G, Harrington RA, et al. Efficacy and safety of edifoligide, an E2F transcription factor decoy, for prevention of vein graft failure following coronary artery bypass graft surgery: PREVENT IV: a randomized controlled trial. JAMA, 2005, 294: 2446-2454.

[2] The BARI Investigators. The final 10-year follow-up results from the BARI randomized trial. J Am Coll Cardiol, 2007, 49: 1600-1606.

[3] Kim KB, Cho KR, Jeong DS. Midterm angiographic

follow-up after off-pump coronary artery bypass: serial comparison using early, 1-year, and 5-year postoperative angiograms. J Thorac Cardiovasc Surg, 2008, 135:300-307.

[4] Hayward PA, Buxton BF. Contemporary coronary graft patency: 5-year observational data from a randomized trial of conduits. Ann Thorac Surg, 2007, 84: 795-799.

[5] Tatoulis J, Buxton BF, Fuller JA. Patencies of 2127 arterial to coronary conduits over 15 years. Ann Thorac Surg, 2004, 77:93-101.

[6] Puskas JD, Williams WH, Mahoney EM, et al. Off-pump vs conventional coronary artery bypass grafting: early and 1-year graft patency, cost, and quality-of-life outcomes: a randomized trial. JAMA, 2004, 291:1841-1849.

[7] Balacumaraswami L, Taggart DP. Intraoperative imaging techniques to assess coronary artery bypass graft patency. Ann Thorac Surg, 2007, 83:2251-2257.

[8] Versaci F, Gaspardone A, Tomai F, et al. A comparison of coronary-artery stenting with angioplasty for isolated stenosis of the proximal left anterior descending coronary artery. N Engl J Med, 1997, 336: 817-822.

[9] Kastrati A, Schomig A, Elezi S, et al. Predictive factors of restenosis after coronary stent placement. J Am Coll Cardiol, 1997, 30:1428-1436.

[10] Ashby DT, Dangas G, Mehran R, et al. Comparison of clinical outcomes using stents versus no stents after percutaneous coronary intervention for proximal left anterior descending versus proximal right and left circumflex coronary arteries. Am J Cardiol, 2002, 89: 1162-1166.

[11] Angelini GD, Wilde P, Salerno TA, et al. Integrated left small thoracotomy and angioplasty for multivessel coronary artery revascularisation. Lancet, 1996, 347: 757-758.

[12] Lloyd CT, Calafiore AM, Wilde P, et al. Integrated left anterior small thoracotomy and angioplasty for coronary artery revascularization. Ann Thorac Surg, 1999, 68(3):908-911.

[13] Lewis BS, Porat E, Halon DA, et al. Same-day combined coronary angioplasty and minimally invasive coronary surgery. Am J Cardiol, 1999, 84 (10): 1246-1247.

[14] Zenati M, Cohen HA, Griffith BP. Alternative approach to multivessel coronary disease with integrated coronary revascularization. J Thorac Cardiovasc Sur,

1999, 117(3):439-444.

[15] Wittwer T, Cremer J, Klima U, et al. Myocardial "hybrid" revascularization: intermediate results of an alternative approach to multivessel coronary artery disease. J Thorac Cardiovasc Sur, 1999, 118(4):766-767.

[16] Isomura T, Suma H, Horii T, et al. Minimally invasive coronary artery revascularization: off-pump bypass grafting and the hybrid procedure. Ann Thorac Surg, 2000, 70(6):2017-2022.

[17] de Canniere D, Jansens JL, Goldschmidt-Clermont P, et al. Combination of minimally invasive coronary bypass and percutaneous transluminal coronary angioplasty in the treatment of double-vessel coronary disease: two-year follow-up of a new hybrid procedure compared with "on-pump" double bypass grafting. Am Heart J, 2001, 142(4):563-570.

[18] Presbitero P, Nicolini F, Maiello L, et al. "Hybrid" percutaneous and surgical coronary revascularization: selection criteria from a single-center experience. Ital Heart J, 2001, 2(5):363-368.

[19] Cisowski M, Morawski W, Drzewiecki J, et al. Integrated minimally invasive direct coronary artery bypass grafting and angioplasty for coronary artery revascularization. Eur J Cardiothorac Surg, 2002, 22(2): 261-265.

[20] Stahl KD, Boyd WD, Vassiliades TA, et al. Hybrid robotic coronary artery surgery and angioplasty in multivessel coronary artery disease. Ann Thorac Surg, 2002, 74(4):S1358-S1362.

[21] Riess F-C, Bader R, Kremer P, et al. Coronary hybrid revascularization from January 1997 to January 2001: a clinical follow-up. Ann Thorac Surg, 2002, 73(6): 1849-1855.

[22] Lee MS, Wilentz JR, Makkar RR, et al. Hybrid revascularization using percutaneous coronary intervention and robotically assisted minimally invasive direct coronary artery bypass surgery. J Invasive Cardiol, 2004, 16(8):419-425.

[23] Davidavicius G, Van Praet F, Mansour S, et al. Hybrid revascularization strategy: a pilot study on the association of robotically enhanced minimally invasive direct coronary artery bypass surgery and fractional-flow-reserve-guided percutaneous coronary intervention. Circulation, 2005, 112(9 Suppl):I317-I322.

[24] Kiaii B, McClure RS, Kostuk WJ, et al. Concurrent robotic hybrid revascularization using an enhanced operative suite. Chest, 2005, 128(6):4046-4048.

[25] Kappetein AP, Feldman TE, Mack MJ, et al. Compari-

son of coronary bypass surgery with drug-eluting stenting for the treatment of left main and/or three-vessel disease: 3-year follow-up of the SYNTAX trial. Eur Heart J,2011,32(17):2125-2134.

[26] Katz MR,Van Praet F,de Canniere D,et al. Integrated coronary revascularization: percutaneous coronary intervention plus robotic totally endoscopic coronary artery bypass. Circulation, 2006, 114 (1 Suppl): I473-I476.

[27] Vassiliades TAJ,Douglas JS,Morris DC,et al. Integrated coronary revascularization with drug-eluting stents, immediate and seven-month outcome. J Thorac Cardiovasc Surg,2006,131(5):956-962.

[28] Gilard M,Bezon E,Cornily JC,et al. Same-day combined percutaneous coronary intervention and coronary artery surgery. Cardiology, 2007, 108 (4): 363-367.

[29] Kon ZN,Brown EN,Tran R,et al. Simultaneous hybrid coronary revascularization reduces postoperative morbidity compared with results from conventional off-pump coronary artery bypass. J Thorac Cardiovasc Surg,2008,135(2):367-375.

[30] Bonatti J,Schachner T,Bonaros N,et al. Simultaneous hybrid coronary revascularization using totally endoscopic left internal mammary artery bypass grafting and placement of rapamycin eluting stents in the same interventional session. The COMBINATION pilot study. Cardiology,2008,110(2):92-95.

[31] Reicher B,Poston RS,Mehra MR,et al. Simultaneous "hybrid" percutaneous coronary intervention and minimally invasive surgical bypass grafting: feasibility, safety, and clinical outcomes. Am Heart J, 2008,155 (4):661-667.

[32] Holzhey DM,Jacobs S,Mochalski M,et al. Minimally invasive hybrid coronary artery revascularization. Ann Thorac Surg,2008,86(6):1856-1860.

[33] Zhao DX,Leacche M,Balaguer JM,et al. Routine intraoperative completion angiography after coronary artery bypass grafting and 1-stop hybrid revascularization. J Am Coll Cardiol,2009,53(3):232-241.

[34] Halkos ME,Vassiliades TA,Douglas JS,et al. Hybrid coronary revascularization versus off-pump coronary artery bypass grafting for the treatment of multivessel coronary artery disease. Ann Thorac Surg, 2011, 92 (5):1695-1702.

[35] Hu S,Li Q,Gao P,et al. Simultaneous hybrid revascularization versus off-pump coronary artery bypass for multivessel coronary artery disease. Ann Thorac Surg,2011,91(2):432-438.

[36] Rab ST,Douglas JS,Jr,Lyons E,et al. Hybrid coronary revascularization for the treatment of left main coronary stenosis: a feasibility study. Cathet Cardiovasc Interv,2011,80(2):238-244.

[37] Leacche M,Byrne J,Solenkova N,Reagan B,et al. Comparison of 30-day outcomes of coronary artery bypass grafting surgery verus hybrid coronary revascularization stratified by SYNTAX and euroSCORE. J Thorac Cardiovasc Surg,2012:1-10.

[38] Bachinsky WB,Abdelsalam M,Boga G,et al. Comparative study of same sitting hybrid coronary artery revascularization versus off-pump coronary artery bypass in multivessel coronary artery disease. J Interv Cardiol,2012,25(5):460-468.

[39] Fedakar A,Tasar M,Rabus MB,et al. Hybrid coronary revascularization for the treatment of left main coronary artery disease in high-risk patients. Heart Surg Forum,2012,15(1):E51-E55.

[40] Harskamp RE,Bagai A,Halkos ME,et al. Clinical outcomes after hybrid coronary revascularization versus coronary artery bypass surgery: a meta-analysis of 1,190 patients. Am Heart J,2014,167:585-592.

18. 冠状动脉旁路移植术后患者的介入治疗

一、病例1

1. 一般情况　女性,62岁,高血压,CABG术后6年(LIMA-LAD;SVG-PDA),稳定型心绞痛。入院检查心肌酶谱正常,LVEF 0.61,心电图提示下壁导联ST-T段变化。

2. 冠状动脉造影结果　自身右冠状动脉近端完全闭塞(图3-22),SVG近端完全闭塞(图3-23),LIMA-LAD通畅(图3-24),自身回旋支中段严重狭窄(目测99%,图3-25),前降支中段完全闭塞(图3-26),自身左冠状动脉提供右冠状动脉远端侧支(图3-27)。

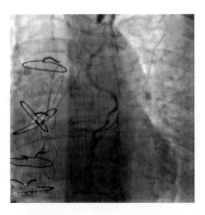

图3-24　LIMA-LAD通畅

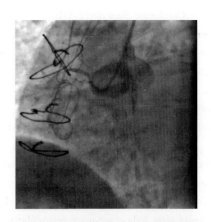

图3-22　自身右冠状动脉近端完全闭塞

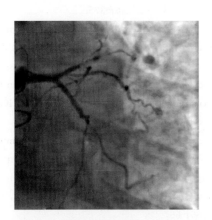

图3-25　自身回旋支中段严重狭窄

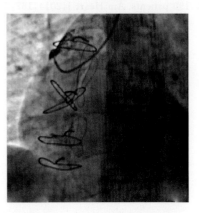

图3-23　SVG近端完全闭塞

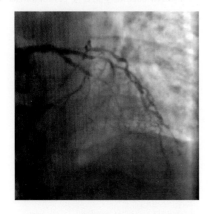

图3-26　前降支中段完全闭塞

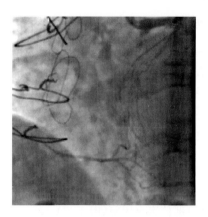

图 3-27 自身右冠状动脉提供右冠状动脉远端侧支

3. 病例分析及处理 患者 CABG 术后 6 年,右冠状动脉桥血管完全闭塞,从造影形态上判断介入再次开通 SVG 的可能性不高(近端闭塞,中远段血管走向不明);鉴于患者有临床症状,且心电图提示下壁心肌缺血,我们决定尝试自身回旋支及右冠状动脉的介入治疗。

(1)回旋支介入治疗:选用 BL3.5 指引导管,钢丝进入优势型 OM 远端,包括远端回旋支血管后球囊扩张(图 3-28),置入 2.5 mm×36 mm 支架(图 3-29),完成高压球囊扩张后造影结果满意(图 3-30)。

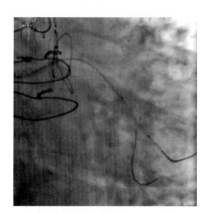

图 3-28 远端回旋支血管后球囊扩张

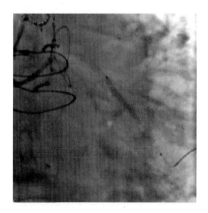

图 3-29 置入 2.5 mm×36 mm 支架

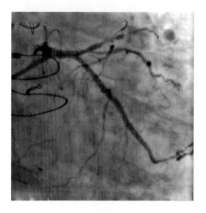

图 3-30 高压球囊扩张后造影

(2)右冠状动脉介入治疗:选用 6F XB-RCA 指引导管,应用微导管(1.8F Finecross)联合 Field-XT 钢丝作首先尝试未成功,加用 Pilot-150 钢丝(图 3-31),平行钢丝技术操作 Field-XT 钢丝到达右冠状动脉远端血管区域,同侧桥侧支造影提示钢丝位于远端真腔血管内(图 3-32),球囊预扩张(图 3-33)后右冠脉远端显影(图 3-34),调整钢丝走向后置入支架(图 3-35),最终造影结果满意(图 3-36)。

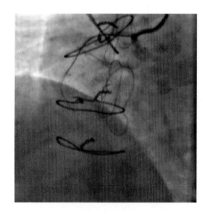

图 3-31 加用 Pilot-150 钢丝

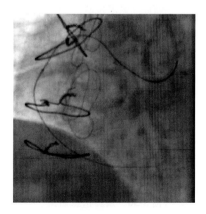

图 3-32 钢丝位于远端真腔血管内

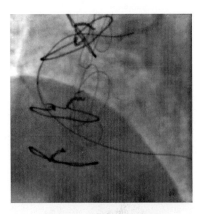

图 3-33　球囊预扩张后

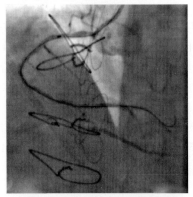

图 3-34　右冠状动脉远端显影

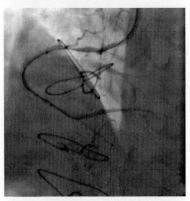

图 3-35　调整钢丝走向后置入支架

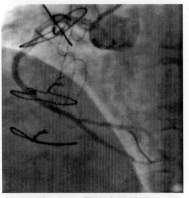

图 3-36　最终造影后果

二、病例2

1. 一般情况　男性,89岁,高血压,CABG术后10年(SVG-LAD,SVG-OM,SVG-RCA),急性冠状动脉综合征入院。入院检查心肌酶谱增高,心电图提示ST-T段变化,LVEF 0.45,血清肌酐 126 μmol/L。

2. 冠状动脉造影结果　回旋支通畅,OM1闭塞(图3-37);前降支中段完全闭塞(图3-38);右冠状动脉中段完全闭塞(图3-39);SVG-OM、SVG-LAD通畅,局限性狭窄(30%)(图3-40和图3-41);SVG-RCA远端吻合口部位次全闭塞(图3-42)。

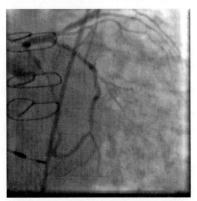

图 3-37　回旋反通畅,OM1 闭塞

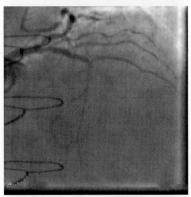

图 3-38　前降支中段完全闭塞

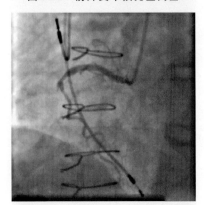

图 3-39　右冠状动脉中段完全闭塞

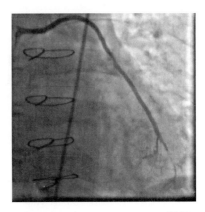

图 3-40 SVG-OM、SVG-LAD 通畅

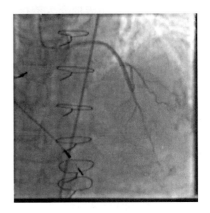

图 3-41 局限性狭窄

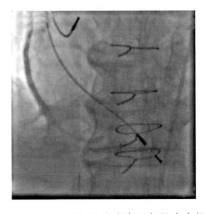

图 3-42 SVG-RCA 远端吻合口部位次全闭塞

3. 病例分析及处理 老年男性,CABG 术后 10 年,右冠状动脉 SVG 血管远端吻合口次全闭塞,余 SVG 血管通畅。从造影结果上判断自身右冠状动脉 属慢性闭塞病变,而供应右冠状动脉的 SVG 血管远 端可见造影剂缓慢冠状动脉自身冠状动脉,结合患者 临床 ACS 症状伴心肌酶增高,考虑右冠状动脉 SVG 血管为罪犯血管。针对此进行介入治疗。

右冠状动脉 SVG 介入治疗:选用 6F SAL 1 指引 导管对位右冠 SVG 血管开口,微导管支撑下 Field-XT 钢丝顺利通过吻合口到达自身冠状动脉远端(图

3-43),2.0 mm×15 mm 球囊扩张吻合口区域(图 3-44),加用 Runthrough 钢丝到达右冠状动脉 PLB 区域 并再次球囊扩张右冠状动脉远端(图 3-45),于次全闭 塞部位置入 2.5 mm×23 mm 支架(图 3-46),造影显 示右冠状动脉远端显影,但血流不佳(图 3-47),考虑 慢血流现象,应用微导管于右冠状动脉远端血管内注 射异搏定(200 μg,图 3-48),最终造影显示 SVG-右冠 状动脉远端血流恢复,支架扩张良好(图 3-49)。

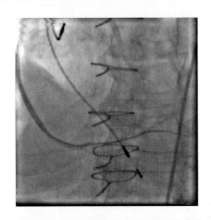

图 3-43 Field-XT 钢丝顺利通过吻合口 到达自身冠状动脉远端

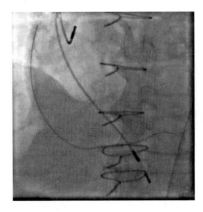

图 3-44 2.0 mm×15 mm 球囊扩张吻合口区域

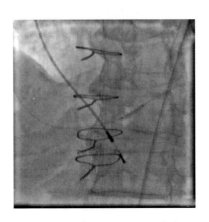

图 3-45 再次球囊扩张右冠状动脉远端

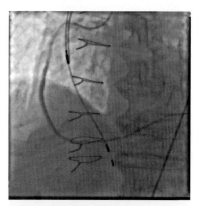

图 3-46　于次全闭塞部位置入 2.5 mm×23 mm 支架

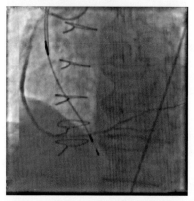

图 3-47　右冠状动脉远端显影，但血流不佳

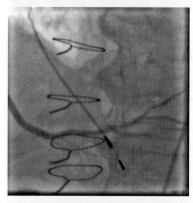

图 3-48　于右冠状动脉远端血管内注射异搏定

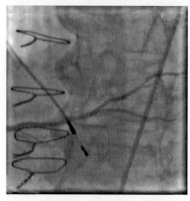

图 3-49　最终造影后果

三、小结

既往研究指出，静脉桥血管在 1 年、5 年和 10 年的闭塞率分别为 19%、25% 和 40%；同时另有 7%，48% 和 77% 的静脉桥血管将发生非完全闭塞性病变（JACC，1996，28：616）。随着近年我国接受 CABG 患者数量的显著增加，对这部分患者的治疗应当是未来介入治疗关注的重点领域之一。

临床实践中，接受 CABG 治疗的患者基线冠状动脉病变通常较为复杂，在 CABG 术后通常历经数年的发展及桥血管血流的影响，其自身冠状动脉病变往往变得更为复杂。对于此类患者的介入治疗，我们首先要考虑的是干预自身血管还是桥血管。

"操作简单、结果有效"通常是我们所遵从的首要原则。所谓"操作简单"是指术前评估介入治疗的难易程度，选取技术上成功可能性大的血管进行干预；"结果有效"是指我们需要结合患者的临床症状、辅助检查结果等一系列非冠状动脉造影检查，判断相应的罪犯血管或病变进行相应的干预。

本文病例 1 从造影形态上看 SVG 起始部完全闭塞，时间应当较长且 SVG 中远段走向难易判断（与自身冠状动脉解剖走向相对固定不同），介入治疗成功率不高。结合患者临床表现为稳定型心绞痛，且静息心电图提示下壁心肌缺血，考虑回旋支或右冠状动脉缺血导致。从造影影像上判断回旋支介入治疗较为容易，故首先对回旋支进行了介入治疗并在短时间内取得成功；针对右冠状动脉的介入治疗类同于常规 CTO 病变处理，最终也取得了成功。

本文病例 2 为老年患者 CABG 术后 10 年，临床以 ACS 为表现并伴有心肌酶谱增高，从造影影像上判断致右冠状动脉的 SVG 次全闭塞为罪犯血管，考虑患者自身冠状动脉的闭塞时间长（介入治疗难度增大），故对右冠状动脉 SVG 进行了介入治疗，最终取得成功。需要指出的是，针对 SVG 的介入干预有其本身的特点。SVG 病变通常伴有局部扩张、溃疡等退行性特征，介入治疗过程中远端栓塞及无再流的发生率增高。在解剖条件合适的前提下，特别是近中段 SVG 病变介入治疗过程中远端保护装置的应用是合理必要的；对于血管细小或无法应用远端保护装置时（如本例患者），对 SVG 介入治疗过程中无复流现象相对有效的干预措施包括局部应用血管扩张药（地尔硫䓬、腺苷、维拉帕米、硝普钠等），应用微导管远端注射是最为有效的途径。本例患者置入支架后出现慢血流，经微导管远端局部注射异搏定后血流显著改善。

结合本文 2 例患者，我们可以预测，CABG 术后患者的介入治疗将成为今后介入心脏病学领域的一个热点领域。同时我们也应当注意到，在如何提高

CABG 术后患者介入治疗成功率、长期疗效及降低围术期并发症等问题上仍有巨大的提升和改善空间。

（陶　蓉）

19. 中国国产药物洗脱支架现状与展望

近年来,经皮冠状动脉介入治疗(PCI)在我国得到了快速的推广。截至 2011 年,全国 PCI 治疗病例已达 33 万多例。与此同时,药物洗脱支架(DES)因其确切的疗效及安全性已在临床得到广泛应用,其在我国 PCI 治疗中应用的比例达到了 90% 以上。随着市场的扩张,国产 DES 在这一领域也取得了迅猛的发展。本文回顾各项公开发表资料,就国产 DES 的发展、现状及未来趋势作一分析。

总体来讲,中国国产 DES 的发展历程与国外产品一样。经历了第一代(以不锈钢金属支架平台＋永久性聚合物涂层为代表)、第二代(以钴合金支架平台＋可降解聚合物涂层为代表)的发展,在不久的将来第三代完全可降解支架也可望进入临床试用阶段。

国产第一代 DES 问世接近 10 年,以 Firebird(上海微创公司)及 Partner(北京乐普公司)为代表,其主要结构为 316L 不锈钢支架平台,应用永久性(不可降解)聚合物涂层材料装载雷帕霉素药物。早期的研究数据和临床应用结果均表明,第一代 DES 在降低再狭窄发生及靶病变再次血运重建率方面疗效显著。但与早期国外产品(如 Cypher,Taxus 支架等)一样,其永久存在的聚合物涂层可能会导致的长期慢性炎症反应并增加极晚期支架血栓的发生风险。这也促使了国内 DES 与时俱进的自我更新换代。

国际上对第二代 DES 的定义通常是更换了支架平台金属或更改聚合物涂层(可降解或无聚合物涂层)后的 DES。在我国,早在 2006 年就已开始应用可降解聚合物涂层的 DES(EXCEL 支架,山东吉威公司)。在目前在国内市场上销售的近 10 种国产 DES 中,除了早期的 Partner 等少数支架外,从概念上均可归属于第二代 DES(表 3-16)。其中 Tivoli(易生科技)、Helios(金凯利)、Noya(万瑞飞鸿)及乐普公司最新获批上市的 GuReater 支架均应用了合金材料支架平台、可降解聚合物涂层及雷帕霉素药物,这些支架在上市前后均进行了相应的临床研究。其中 Firebird 2,Excel 等 DES 的大样本量临床研究结果已经阶段性发表,均再次证实了以此为代表的国产第二代 DES 的疗效和安全性。

目前,采用最新设计理念的 Firehawk 支架也已发表了其首次人体应用(FIM)及 TARGET Ⅰ 长病变亚组的研究结果(Chinese Medical Journal,2012,125:970 及 2013,126:1026)。该支架在钴铬合金支架平台上采用凹槽设计配合可降解聚合物来装载药物(雷帕霉素),与 Cypher(第一代 DES,强生公司)及 Xience V(第二代 DES,雅培公司)支架装载的药物相比,该支架上装载的药物剂量仅为其 1/3 及 1/2。药物剂量的减少和可降解聚合物涂层的联合应用意味着安全性的增加,研究结果也同时证明在安全性得到保证的同时(术后 4 个月 OCT 检测:内皮覆盖率 96.2%)其在抑制内膜过度增殖方面的疗效也十分理想(FIM 研究:术后 4 个月管腔丢失 0.13 mm,术后 13 个月 0.16 mm;长支架亚组:术后 9 个月支架内管腔丢失 0.16 mm)。Target Ⅰ 研究随机比较组(和 Xience V 支架对比)结果也表明 Firehawk 支架术后 9 个月支架内管腔丢失与 Xience V 支架相似(0.13±0.24 mm 和 0.13±0.18 mm,非劣性 $P<0.000\ 1$),术后 1 年两组靶病变失败率均为 2.2%。后续进行的 Target Ⅱ 注册研究入选 730 例患者。汇总应用该支架的 1030 例患者,仅 1 例发生支架血栓事件。

从整个 DES 的发展趋势来看,确保疗效的同时增加安全性的关注已成为业界的重要议题。应用新型设计理念的 DES(如 Firehawk 支架),在保持疗效的同时增加支架的安全性(低血栓事件)应当是 DES 未来发展的主流方向。完全可降解 DES 的出现可能进一步改善安全性方面的顾虑,但其在抑制内膜增生上的疗效,特别是在复杂病变中应用的疗效仍是目前需要长期观察的要点。

表 3-16 现有国产第二代 DES 概括

支架商品名(厂家)	支架平台	聚合物涂层性质	装载药物	临床数据
Firebird 2(上海微创)	钴铬合金	永久性	雷帕霉素	FOCUS 注册研究($n=5135$)
Excel(山东吉威)	316L 不锈钢	可降解	雷帕霉素	CREAT 注册研究($n=2077$)
Yinyi(大连垠艺)	316L 不锈钢	无聚合物涂层	紫杉醇	SERY 注册研究($n=1045$)
Tivoli(易生科技)	钴铬合金	可降解	雷帕霉素	非劣性研究(与 endeavor 支架比较,$n=168$)
BuMA(塞诺医疗)	316L 不锈钢	PBMA-eG coating + sirolimus	雷帕霉素	平行对照研究(与 endeavor 支架对照,$n=113$)
Nano(北京乐普)	316L 不锈钢	无聚合物涂层	雷帕霉素	平行对照研究(与 Partner 支架对比,$n=132$)
Helios(金凯利)	钴铬合金	可降解	雷帕霉素	HOPE 随机研究(与 Partner 支架对照,$n=148$)
NOYA(万瑞飞鸿)	钴铬合金	可降解	雷帕霉素	随机研究(与 Firebird 2 支架对照,$n=150$)
GuReater(北京乐普)	钴铬合金	可降解	雷帕霉素	暂无
Firehawk(上海微创)	钴铬合金(凹槽设计)	可降解	雷帕霉素	FIM($n=21$),TARGET I 随机研究(与 XV 支架对照,$n=460$),TARGET Ⅱ 注册研究($n=730$)

(张　奇　沈卫峰)

20. FFR 的原理和临床应用

一、概述

尽管各种无创检测技术的发展，冠状动脉造影（coronary angiography，CAG）仍然是冠心病诊断的"金标准"，介入医生时常会借助血管内超声（intravascular ultrasound，IVUS）来进一步明确冠状动脉狭窄程度和病变性质。但是，CAG 甚或 IVUS 在确定冠状动脉狭窄的功能显著性方面的作用有限，即 CAG 或 IVUS 不能明确地回答该病变，尤其在临界病变是否会引起心肌缺血。可见，功能诊断尤为重要，而且与临床结果有关。研究表明，如果某狭窄不具有功能显著性，它将不会引起心绞痛并且通过药物治疗就可以获得较好的临床结果（每年心肌梗死和死亡率＜1%）。所以，如果技术上可行的话，应该对功能性显著狭窄进行血供重建。因此，在决定是否行经皮冠脉介入治疗（percutaneous coronary intervention，PCI）前，最重要的不是如何处理，而是是否需要处理——换言之，需要评估狭窄病变的功能显著性。

虽然很多单支血管病变患者适合使用无创检查法以确定某个狭窄是否会引起缺血。但在多支血管病变中，这种方法通常很难在几处病变中判断出哪个病变具有功能显著性并应置入支架；反之亦然，它也很难判断出哪些狭窄在不置入支架而仅进行药物治疗的情况下会获得更好的疗效。运动负荷试验、18-氟脱氧葡萄糖正电子发射断层扫描术（18F-FDG PET）和锝-99m 甲氧基异丁基异腈单光子发射计算机断层成像（99m Tc-MIBI SPECT）及其他典型无创试验通常可指示出多支血管病变患者存在缺血，但却不能辨别出特定的缺血区域及引起缺血的狭窄病变。此外，根据这些无创检查对多支血管病变得出的结果因存在均衡性缺血，有时甚至会表现为正常。

血流储备分数（fraction flow reserve，FFR）是一种可用来评价某个冠状动脉狭窄是否会引起缺血的"金标准"，又具有病变特异性的指标。研究表明，不对某个 FFR 值呈阴性的狭窄（即在非缺血区内）置入支架，可能获得较好的长期临床结果；而对某个 FFR 值呈阳性的狭窄（即在缺血区内）进行血运重建与可

缩小缺血范围从而改善预后。所以，当不能明确狭窄病变是否会引起缺血时，测定 FFR 有助于做出是否进行冠状动脉介入术的决定。

FFR 如今被视为有创评估狭窄病变是否存在生理性缺血的"金标准"，并且作为制定冠状动脉血供重建策略的必备工具。近来，欧洲心脏病学会发布的关于稳定性冠心病血供重建的指南中，FFR 作为是否血供重建的重要指标（IA 类证据）。

二、FFR 的定义和原理

冠状动脉系统在功能上由两部分组成：一部分为直径＞400 μm 以上的较大冠状动脉，起传到血流功能；另一部分为直径＜400 μm 的小动脉和毛细血管，起调节血流功能，又称之为"阻力血管"。正常冠状动脉血流受阻力血管舒缩调节，同时也受到内皮细胞信号传导通道路、局部代谢产物和神经体液因素等多重调节。在生理灌注压和心肌耗氧情况下，冠状动脉血流量基本处于恒定状态。在冠状动脉微循环最大充血状态下，微循环的阻力消失，对血流量失去调节功能，冠状动脉血流量取决于灌注压，而此时的微循环的灌注压，又随着冠状动脉狭窄加重而降低，因此，可通过冠状动脉内压力测定来评价冠状动脉狭窄程度，这就是 FFR 的重要理论依据。

1993 年，Pijls 在 Young 的理论基础上，提出了 FFR 的概念。FFR 定义为存在狭窄病变时血管所能获得的最大血流量（Q_{max}^s）与正常状态下血管所能获得的最大血流量（Q_{max}^n）之比根据 Ohm's 定律，血流量等于压力阶差与阻力的比值。因此，心肌血流量（Q_{myo}）＝（$Pd-Pv$）/R_{myo}，Pd 为冠状动脉远段即小动脉灌注压，Pv 中心静脉压，R_{myo} 为心肌阻力。所以，在生理情况下，中心静脉压近似于 0，冠状动脉微循环最大充血状态下，R_{myo} 微循环的阻力消失，冠状动脉血流量比值可用冠状动脉压力比值替代。而临床上常把 FFR_{myo} 简写为 FFR。正常冠状动脉，远端压力和近端压力想等，FFR＝1.0。当血管存在病变时，狭窄远端压力小于近端压力，FFR＜1.0（图 3-50）。目前，临床上公认的 FFR 的界值为 0.75～0.80，即当 FFR＜

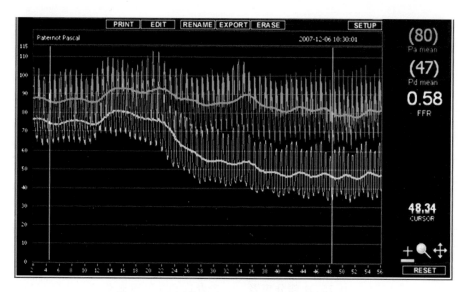

图 3-50 通过静脉滴注腺苷诱导最大充血状态

血流储备分数(FFR)简单计算为远端冠状动脉压力(Pd)和主动脉压(Pa)的比值,FFR=0.58

0.75 时,提示病变具有临床干预的意义;当 FFR>0.80 时,提示病变引起心肌缺血的可能性较小,建议药物治疗;当 FFR 介于 0.75～0.80(常称为灰色地带),需要加大血管扩张药物,使微循环达到最大扩张状态,重新检测 FFR,若数值仍在灰色地带,在排除测量技术问题后,结合患者临床情况和冠状动脉解剖特点来决定治疗策略。

三、压力导丝和最大充血诱导药物

(一)设备

测定冠状动脉内压力需要使用一种安装在软头导丝上的专用固态传感器。目前市面上常用的压力导丝的有两种:PressureWire(圣犹达医疗器械股份有限公司,美国)和 PrimeWire(Volcano 股份有限公司,美国)。这两种导丝的传感器均位于 3 cm 长的不透 X 线头端与导丝体部之间的连接处。导丝末端需要连接相应公司产品兼容的传感器和数据分析仪(Analyzer Express,圣犹达医疗器械股份有限公司;或 Combomap,Volcano

股份有限公司),同时指引导管末端也需与压力传感器相连,压力数据需同步输入各自的设备。在压力记录的同时,FFR 数值将自动获得。

(二)充血诱导药物

常用的微循环扩张药物主要有腺苷[右冠状动脉 40 μg、左冠状动脉 40～80 μg 静脉推注或 140 $\mu g/$(kg·min)深静脉滴注]、三磷酸腺苷(同腺苷用法)和罂粟碱(右冠状动脉 10～12 mg,左冠状动脉 15～20 mg 静脉推注)。

四、FFR 临床应用

(一)FFR 用于中度狭窄病变

FFR 应用于中等程度狭窄病变的功能性评价,从而指导 PCI 策略,是其重要临床应用之一。目前有 3 个重要的随机对照研究(DEFER,FAME,FAME II)证实,以 FFR 为指导的 PCI 临床疗效显著优于造影指导的 PCI(表 3-17)。

表 3-17 DEFER、FAME 和 FAME Ⅱ 研究

	DEFER		FAME		FAME Ⅱ	
设计	随机		随机		随机	
FFR 界值	≥0.75		>0.80		>0.80	
分组	延迟组	PCI组	FFR 指导组	造影指导组	PCI+最佳药物组	最佳药物组
患者数	91	90	509	496	447	441
主要终点	心血管事件		死亡、心肌梗死和再次血供重建		死亡、非致死心肌梗死和再次血供重建	
结果,n(%)						

（续 表）

	DEFER		FAME		FAME Ⅱ	
死亡	/	/	9(1.8)	10(3.0)	/	/
心源性死亡	3(3.3)	2(2.3)	/	/	1(0.2)	1(0.2)
非心源性死亡	3(3.3)	3(3.4)	/	/	0(0.0)	2(0.4)
心肌梗死	0(0.0)	6(5.6)	29(5.7)	43(8.7)	15(3.4)	14(3.2)
再次血供重建	14(15.4)	14(15.6)	33(6.5)	47(9.5)	14(3.1)	86(19.5)

DEFER:Fractional Flow Reserve to Determine the Appropriateness of Angioplasty in Moderate Coronary Stenosis);FAME:Fractional Flow Reserve Versus Angiography for Guiding Percutaneous Coronary Intervention;FAME II:Fractional Flow Reserve Versus Angiography for Multivessel Evaluation 2;FFR:fraction flow reserve;PCI:percutaneous coronary intervention

DEFER 研究首次确立了 FFR 测定在稳定型冠心病中的应用价值。该研究入选了 325 例择期行 PCI 的冠状动脉中度狭窄的患者,在 PCI 前测定 FFR,随后被随机分为 3 组。如果 FFR ≥ 0.75,这部分患者分为延期 PCI 组,即延期组(n= 91)和 PCI 组(n= 90);如果 FFR < 0.75,均按计划实施 PCI,作为参考组(n= 144)。对三组患者的 5 年随访研究发现,当 FFR ≥ 0.75 时,延期组和 PCI 组的无事件生存率无显著差异(80% vs73%,P=0.52)。心源性猝死和急性心肌梗死在延期组和 PCI 组所占的比例分别为 3.3% 和 7.9%(P=0.21)。两组患者随访过程中,胸痛发生率无显著差异,且与是否 PCI 无关。研究表明,无论是否实行 PCI,FFR < 0.75 者,心血管事件显著增多;对于 FFR ≥ 0.75 的冠状动脉中度狭窄无需置入支架,而且与冠状动脉狭窄有关的心源性猝死或急性心肌梗死的年发生率在 1% 以下,并且并不因置入支架而降低。

FAME 是另一项具有里程碑意义的研究。该研究入选 1005 例冠状动脉多支(每支至少 50% 狭窄的非左主干)病变患者,随机分为 FFR 指导的 PCI 组和常规造影指导的 PCI 组。对 FFR 指导组患者,仅对 FFR ≤ 0.80 的病变置入支架;而对造影指导组患者,所有已确定的病变置入支架。随访 1 年的结果显示,造影显示病变狭窄程度在 50%～70% 时,仅 35% 的患者会引起缺血;狭窄程度在 70%～90% 时,有 80% 的病变会引起缺血。FFR 指导组死亡、心肌梗死及再次血运重建的复合终点事件发生率显著低于造影指导组(13.2% vs18.3%,P=0.02),其中,死亡或心梗的发生率显著降低(7.3% vs 11.1%,P=0.04)。FFR 指导组主要不良心血管事件的绝对发生危险降低了约 5%,这意味着对每 20 例患者行 FFR 测定即能预防 1 例不良心血管事件。并且,FFR 指导组患者平均支架置入数显著少于造影指导组(1.9 ± 1.3 vs 2.7 ± 1.2,P < 0.001),这样可避免不必要的支架

置入。2 年的随访仍旧显示 FFR 指导的 PCI 组死亡和心肌梗死发生率较低(8.4% vs 12.9%,P=0.02)。

FAME Ⅱ 研究也发现,针对 FFR 减低(≤ 0.80)患者行 PCI 可明显获益。该研究纳入血管造影证实单支、双支或三支冠状动脉病变且适合接受 PCI 的患者,原计划纳入 1832 例患者。由于独立数据和安全监测委员会发现两组在主要终点事件发生率方面存在明显差异,研究被提前终止,所以实际共纳入 1220 例,其中 888 例具有至少 1 处 FFR ≤ 0.80 的狭窄病变,447 例被随机分入 FFR 指导的 PCI＋优化药物治疗组,441 例被随机分入单纯优化药物治疗组。332 例血管造影证实具有明显狭窄病变但狭窄病变 FFR > 0.80 的患者被纳入注册研究,接受单纯优化药物治疗。平均随访时间为 212d。研究结果显示,与优化药物治疗相比,FFR 指导的 PCI 对死亡或心肌梗死的影响较小。然而死亡、心肌梗死或紧急血运重建的复合主要终点比例显著低于优化药物治疗组(4.3% vs 12.7%;HR = 0.32,95% CI 0.19～0.53;P < 0.001)。这种差异主要由于 PCI 组的急诊血运重建率显著低于优化药物治疗组(1.6% vs 11.1%,P < 0.001)。注册研究组(FFR > 0.80)主要终点的发生率为 3%,与 PCI 组无明显差异(P=0.61)。因此,稳定性冠心病患者,FFR 低于 0.80 的病变,行 PCI 可能优于单纯优化药物治疗。

另外,Muller 等根据 FFR 数值,将 730 例单纯前降支临界病变患者分为单纯优化药物治疗组(FFR ≥ 0.80,n=564)和血供重建组(FFR < 0.80,n= 166)。随访 5 年发现,药物治疗组和血运重建组生存率无显著差异(92.9% vs 89.6%,P=0.74),这说明无心肌缺血的冠心病患者无需血供重建。

（二）FFR 用于左主干（LM）病变

存在于 LM 的显著性狭窄对患者预后影响巨大。相反,对 LM 的某个不显著性狭窄进行血供重建可能带来害处。而且,LM 是最难通过血管造影进行评估

的冠状动脉节段之一。无创检查对 LM 狭窄诊断价值有限。几项研究已经表明,FFR 能安全用于 LM 狭窄并且做出对 FFR>0.80 的 LM 狭窄不进行手术的决定是安全的。此外,对 FFR>0.80 和 FFR<0.80 的 LM 病变进行比较,两者造影结果无差异,这进一步增强了对不确定病变采集生理学参数的重要性。因此,应该在对存在中度 LM 狭窄的患者盲目做出需要进行血运重建的决定之前,先使其接受一次生理学评估。

LM 病变很少单独存在。当前降支(LAD)或回旋支(LCX)存在严重狭窄时,LM 病变会使 FFR 测定值增高。LAD/LCX 病变对 LM FFR 值的影响将取决于该远端狭窄的严重程度,但更取决于该远端狭窄所供血的血管区域。例如,如果该远端狭窄位于 LAD 近端,那么它将显著影响 LM 狭窄。如果该远端狭窄位于较小的第二钝缘支,那么其对 LM 狭窄的影响极小。Hamilos 等最近进行的一项前瞻性研究表明,213 例存在不明确 LM 病变的患者不论是否同时存在 LAD 或 LCX 狭窄,均在接受 FFR 指导的血运重建后获得了极佳的临床结果。

(三)FFR 用于多支血管病变

多支血管病变的解剖特征(病变数、位置及解剖的复杂程度)可能千差万别,并对是否需要血供重建具有重大影响。而且,每个狭窄的解剖描述和实际生理学严重程度之间通常存在明显差异。FFR 指导的血供重建策略在多支血管病变患者中的使用效果非常令人鼓舞。根据狭窄病变的功能显著性而非它们的血管造影外观而具体决定是否进行血供重建,可减少治疗费用并避免不必要的血供重建。如前所述,大型随机化多中心 FAME 研究给出了关于 FFR 指导的多支血管 PCI 优于常规血管造影的不容置疑的证据。该研究证实当采用 FFR 指导的 PCI,各类不良事件在对多支血管病变施行 PCI 后第 1 年时减少 30%。这是在花费更少医疗费用并且不延长介入手术时间的情况下实现的,而 FFR 指导组患者的心绞痛至少得到了有效缓解。2 年后,对多支血管病变进行 FFR 指导的 PCI 在降低死亡率和心肌梗死率方面的优势甚至有所增加;然而接受反复血供重建的患者有所增多。重要的是,在该研究中延迟手术治疗的病变的进展情况均比较理想。在之前延迟手术治疗的病变中,只有 1 例(0.2%)晚期心肌梗死和 16 例(3.2%)晚期 PCI。

(四)FFR 用于急性心肌梗死

一次心肌梗死后,之前存活的组织被瘢痕组织代替。因此,一条梗死相关动脉内由某个给定狭窄所供血的存活心肌总量往往会减少。从定义来看,充血状态下的血流量及由此引起的充血梯度都将出现下降。假定狭窄形态保持不变,那么 FFR 值必然增加。这并不意味着 FFR 会低估心肌梗死后的病变严重程度。在心肌梗死急性期使用 FFR 评估罪犯病变既不可靠也没有效果,心电图在这方面优于任何其他检查方法。FFR 从心肌梗死后 5 d 起就可以用来指示梗死相关动脉或远离梗死部位的动脉的残余缺血情况。最近进行的考虑到远端冠状动脉压力的研究表明,那些较远节段在充血状态下的阻力正常。这些数据支持使用 FFR 对远离心肌梗死近期发作部位的狭窄进行评价。

(五)FFR 用于弥漫性病变

动脉粥样硬化具有弥漫性,而血管造影通常无法发现。与此不同,压力下降与动脉粥样硬化总体负荷相关。在大约 10% 的患者中,这种异常的心外膜阻力可能会引起可逆性心肌缺血。这些患者的胸痛通常被认为与冠状动脉疾病无关,这是因为未观察到单个的局灶性狭窄;心肌灌注成像会得出错误的假阳性结果。在涉及 750 例患者的一项大型多中心回顾性研究中,FFR 测定值在技术上成功置入支架后获得。几乎 1/3 的患者在 PCI 术后测得的 FFR 值仍小于 0.9(尽管支架两侧不存在压力梯度),这表明存在弥漫性病变并有可能导致临床结果较差。证实弥漫性病变所带来的血流动力学影响的唯一办法是在最大平稳充血状态。

(六)FFR 用于连续狭窄

动脉内存在几处狭窄时,FFR 的概念和临床价值对评估所有狭窄病变总体影响而言仍是有效的。然而,重要的是应意识到在这类病例中,其中的每个狭窄都将会影响充血状态下的血流量并由此影响到 FFR 值。远端病变对近端病变的影响要比近端病变对远端病变的影响更重要。理论上讲,可单独计算每个狭窄的 FFR。然而,这样做既不现实也难于操作。实际上,对于弥漫性病变而言,在最大充血状态下进行一次回撤操作是评估连续狭窄准确位置及生理学显著性并逐步指导 PCI 的最佳方式。在对最严重狭窄(即梯度最大的狭窄)置入支架后,重复采集回撤记录,并由此决定是否应置入第二个支架以及在何处置入。

(七)FFR 用于分叉病变

血管节段叠加和射线照相伪影使得分叉狭窄很难通过血管造影进行评价,而对分叉病变施行 PCI 又通常比普通狭窄更为困难。尽管目前相关的临床数据仍比较有限,FFR 指导的 PCI 现已应用于分叉病变。Koo 等最近进行的两项研究将 FFR 用于分叉支架置入病例中。这些研究的结果汇总如下:①在对主支置入支架后,分支开口往往会收缩。然而,这类狭窄在血管造影时会被明显高估:极少发现管径狭窄<75%的分支开口病变的FFR<0.75;②当仅对FFR<0.75的分支开口狭窄进行对吻球囊扩张,6个月后的FFR在95%的病例中均在0.75以上。这些研究支持对分叉病变采用"给主支置入支架并且此后仅在分支FFR<0.75时才进行对吻球囊扩张"的方法。如果侧支FFR>0.75,那么在不施行进一步介入术的情况下也能获得极佳的临床结果。

五、介入术后测定FFR

FFR在评价PCI结果方面的作用尚未得到充分研究。PCI术后FFR与再狭窄率之间已经表现出负相关。成功置入支架后,一个充分释放的支架两侧不应存在明显的压力梯度。反过来说并不一定正确;如果存在疑问,那么血管内超声或光学相干断层成像是一种用来确定支架释放情况的较好方法。最后,充血状态下压力回撤记录是一种用来分析支架近端或远端残余病变的范围和显著性的有用工具,可提供大量相关信息。

六、FFR的局限性

需要注意的是,FFR测定结果并非完全可靠,当FFR测值偏差时,根据简单的界值(0.75或0.80)来决定是否PCI会带来治疗上的偏差,应当予以避免。

(一)部分临床情况

1. ST段抬高性心肌梗死急性期 对大多数病例而言,在因急性心肌梗死而进行急诊PCI期间,综合考虑患者症状、心电图和血管造影最有可能确定罪犯病变。此外,血栓栓塞形成、心肌顿抑、急性缺血性微血管功能障碍及其他因素使实现完全微血管扩张的过程有所不同。因此,FFR测定对急性ST段抬高性心肌梗死无效。几天后(通常为5d)就能按照常规方法使用FFR。

2. 心力衰竭 严重心力衰竭患者中心静脉压升高,因此依据简化公式计算的压力比将不能近似地代表流量比。

3. 冠状动脉痉挛 冠状动脉痉挛可自发形成,也可能与指引导管和FFR导丝操作有关。因此,在FFR测量之前,常规冠状动脉内注射硝酸甘油解除冠状动脉痉挛对FFR数值的影响。

(二)技术问题

进行FFR测定时需要注意以下几种情况。第一,充血效果欠佳。当微循环未达到最大充血状态时,FFR会低估狭窄严重程度。第二,与指引导管相关的问题。较大号指引导管可能会干扰血流量;有侧孔的指引导管可能会影响近端冠状动脉压力并干扰冠状动脉内给用腺苷。如果冠状动脉开口存在显著狭窄或导管与冠状动脉明显不同轴时,应避免导管插入冠状动脉,否则可能导致导管口压力嵌顿,所测压力低于主动脉压,FFR测值升高,低估冠状动脉狭窄程度。一旦操作者能够熟练进行FFR测定,这类情况就能容易识别并轻松避免。

(三)FFR单一界值的局限性

无论是DEFER研究的0.75还是FAME研究的0.80的界值,仅仅依据一个数值来决定PCI策略,即使数值测量准确,也存在诸多问题。现在有学者抱有这样的态度,即FFR低于0.75就一定要血供重建,而FFR高于0.80则不考虑临床情况和冠状动脉具体病变情况,而草率地给予药物治疗。实际上,这种把FFR数值神圣化的观点是不科学的。首先,FFR数值需结合患者临床情况和冠状动脉解剖来综合判断。例如:①运动较少的高龄老年人,虽然FFR<0.75,但静息时无缺血症状,而且冠状动脉病变严重,介入治疗或冠状动脉旁路移植风险很高,此时可考虑药物治疗。②LAD近段和远段病变的两位稳定型心绞痛患者,两者FFR都为0.75,从供血范围来看,前者更应接受血供重建,而后者由于狭窄部位影响的供血范围较小,虽然FFR测值较低,但给予干预的获益较小,也可以考虑药物治疗。③右冠状动脉近段病变,右冠状动脉优势型和左冠优势型的临床意义显然不同。④肥厚型心肌病或高血压引起心肌肥厚,微血管相对不足,心肌处于缺血状态,是否应当放宽FFR的界值标准,需要更多的研究来证实。其次,FFR仅仅提供冠状动脉狭窄的生理功能,但对不稳定斑块的判断价值不大。虽然有研究尝试使用FFR来评价不稳定斑块,但目前证据仍不足。因此,对FFR>0.80的不稳定斑块是采取药物治疗还是介入治疗还有待进一步的研究证实。

七、结论

FFR是导管室内的一种必备工具,可在几乎所有择期临床和血管造影术中辅助做出是否进行血供重建的决定。借助目前面市的现代设备,FFR测定可简单、快速且安全地进行并且该方法即使不节省医疗费用也具有成本效益。FFR尤其支持功能性完全血供重建的方式(即对缺血病变置入支架并对非缺血病变进行药物治疗)。随着技术进步和临床研究的深入,FFR将应用于更多的领域,为PCI策略制定和优化PCI提供强有力的证据。

(丁风华)

参 考 文 献

[1] Shaw LJ, Heller GV, Casperson P, et al. Gated myocardial perfusion single photon emission computed tomography in the clinical outcomes utilizing revascularization and aggressive drug evaluation (COURAGE) trial, Veterans Administration Cooperative study no. 424. J Nucl Cardiol,2006,13:685-698.

[2] Pijls NH, Fearon WF, Tonino PA, et al. Fractional flow reserve versus angiography for guiding percutaneous coronary intervention in patients with multivessel coronary artery disease: 2-year follow-up of the FAME(Fractional Flow Reserve Versus Angiography for Multivessel Evaluation) study. J Am Coll Cardiol, 2010,56:177-184.

[3] Pijls NH, van Schaardenburgh P, Manoharan G, et al. Percutaneous coronary intervention of functionally nonsignificant stenosis: 5-year follow-up of the DEFER Study. J Am Coll Cardiol,2007,49:2105-2111.

[4] Wijns W, De Bruyne B, Vanhoenacker PK. What does the clinical cardiologist need from noninvasive cardiac imaging: is it time to adjust practices to meet evolving demands? J Nucl Cardiol,2007,14:366-370.

[5] Task Force Members, Montalescot G, Sechtem U, Achenbach S, et al. 2013 ESC guidelines on the management of stable coronary artery disease: the Task Force on the management of stable coronary artery disease of the European Society of Cardiology. Eur Heart J,2013,34:2949-3003.

[6] Pijls NH, van Son JA, Kirkeeide RL, et al. Experimental basis of determining maximum coronary, myocardial, and collateral blood flow by pressure measurements for assessing functional stenosis severity before and after percutaneous transluminal coronary angioplasty. Circulation,1993,87:1354-1367.

[7] Tonino PA, De Bruyne B, Pijls NH, et al. Fractional flow reserve versus angiography for guiding percutaneous coronary intervention. N Engl J Med, 2009, 360:213-224

[8] De Bruyne B, Pijls NH, Kalesan B, et al. Fractional flow reserve-guided PCI versus medical therapy in stable coronary disease. N Engl J Med,2012,367:991-1001.

[9] Muller O, Mangiacapra F, Ntalianis A, et al. Long-term follow-up after fractional flow reserve-guided treatment strategy in patients with an isolated proximal left anterior descending coronary artery stenosis. JACC Cardiovasc Interv,2011,4:1175-1182.

[10] Botman CJ, Schonberger J, Koolen S, et al. Does stenosis severity of native vessels influence bypass graft patency? A prospective fractional flow reserve-guided study. Ann Thorac Surg,2007,83:2093-2097.

[11] Hamilos M, Muller O, Cuisset T, et al. Long-term clinical outcome after fractional flow reserve-guided treatment in patients with angiographically equivocal left main coronary artery stenosis. Circulation, 2009, 120:1505-1512.

[12] Serruys PW, Morice MC, Kappetein AP, et al. Percutaneous coronary intervention versus coronary-artery bypass grafting for severe coronary artery disease. N Engl J Med,2009,360:961-972.

[13] Marques KM, Knaapen P, Boellaard R, et al. Hyperaemic microvascular resistance is not increased in viable myocardium after chronic myocardial infarction. Eur Heart J,2007,28:2320-2325.

[14] Ntalianis A, Sels JW, Davidavicius G, et al. Fractional flow reserve for the assessment of nonculprit coronary artery stenosis in patients with acute myocardial infarction. JACC Cardiovasc Interv,2010,3:1274-1281.

[15] Aarnoudse WH, Botman KJ, Pijls NH. False-negative myocardial scintigraphy in balanced three-vessel disease, revealed by coronary pressure measurement. Int J Cardiovasc Intervent,2003,5:67-71.

[16] Koolen JJ, Pijls NH. Coronary pressure never lies. Catheter Cardiovasc Interv. Catheter Cardiovasc Interv,2008,72:248-256.

[17] Pijls NH, Klauss V, Siebert U, et al. Fractional Flow Reserve(FFR)Post-Stent Registry Investigators. Coronary pressure measurement after stenting predicts adverse events at follow-up: a multicenter registry. Circulation,2002,105:2950-2954.

[18] Koo BK, Kang HJ, Youn TJ, et al. Physiologic assessment of jailed side branch lesions using fractional flow reserve. J Am Coll Cardiol,2005,46:633-637.

[19] Koo BK, Park KW, Kang HJ, et al. Physiological evaluation of the provisional side-branch intervention strategy for bifurcation lesions using fractional flow reserve. Eur Heart J,2008,29:726-732.

21. OCT：优势与局限性

一、概述

光学干涉断层成像（optical coherence tomography，OCT）最早由 Huang 等与 1991 年首次应用于对视网膜进行单平面横截面成像。随后，该技术逐步被应用于血管内成像，与血管内超声（intravascular ultrasound，IVUS）不同，它用近红外光线来代替声波。由于它具有比 IVUS 更高的分辨率（10～20 μm），因此 OCT 可提供更多冠状动脉内结构信息，其中包括斑块性质、不稳定斑块的鉴别及评估与经皮冠状动脉介入术（percutaneous coronary intervention，PCI）相关的血管反应。

OCT 系统由光源、参考反射镜和光学探测器组成。由于血液会使光线出现强烈散射，因此血管内 OCT 需要形成一个持续几秒钟的无血区域以进行成像。在早期时域（TD）-OCT 系统中，这可通过使用导引导管或输送导管连续注入盐水/造影冲洗液或者远端注入盐水/造影剂对血管进行近端球囊阻断而实现。与最初的 TD-OCT 相比，被命名为频域（FD）-OCT 的新一代血管内 OCT 系统使用一个固定的反射镜和一个频率可变的光源，这使得图像采集速度明显加快。OCT 导管的回撤速度可高达 20 mm/s，扫描长度达到 50 mm。此外，FD-OCT 成像可在通过导引导管注射造影剂的过程中（<15 ml，3～4 ml/s）实现。FD-OCT 的快速扫描速度有助于实现其临床效用并确保患者安全。与 TD-OCT 相比，FD-OCT 所用的手术时间更短，图像采集期间所引起的缺血症状少。IVUS、TD-OCT 和 FD-OCT 比较见表 3-18。

表 3-18 IVUS 与 OCT 的比较

	IVUS	TD-OCT	FD-OCT
能量波	超声	近红外	近红外
波长（μm）	35～80	1.3	1.3
分辨率，轴向/侧向（μm）	100/200	15/90	15/20～40
帧速率（帧/秒）	30	16～20	100
回撤速度（mm/s）	0.5～1.0	1～3	20
轴向扫描（×1000）		3.2～4.8	5.4
行数（轴向扫描/帧）		200～40	500
最大扫描直径（mm）	10	6.8	9.7
组织穿透深度（mm）	10	1～2.5	2.0～3.5

IVUS. 血管内超声；TD-OCT. 时域光学干涉断层成像；FD-OCT. 频域光学干涉断层成像

二、OCT 的技术应用和优势

（一）冠状动脉内原位病变（斑块）的分析

2002 年，Jiang 等首次在人体冠状动脉内对轻至中度动脉粥样硬化血管进行 OCT 检测，结果证实 OCT 在体内鉴别正常血管壁和斑块成分方面是安全和有效的，而且与 IVUS 相比，可提供更多更清晰的影像信息。OCT 可清晰分辨正常血管内膜、中膜和外膜 3 层结构。在 OCT 图像中，中膜是一种信号水平相对较低的中间层（图 3-51）。由于较高的分辨率，包括内膜增厚在内的有些早期动脉粥样硬化改变也可清晰显像。

1. 斑块类型特征 OCT 能够区分出 3 类动脉粥样硬化斑块：纤维斑块、纤维钙化斑块和脂质斑块（图 3-52）。纤维斑块以均质信号丰富为特征；纤维钙化斑块以边界清晰的低信号区为特征；脂质斑块以弥漫性边缘模糊的低信号区为特征。

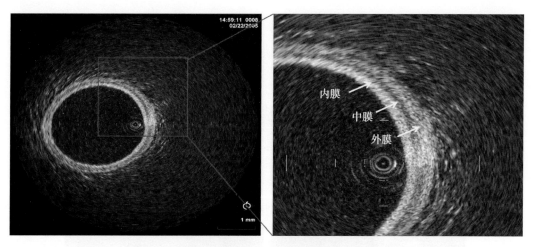

图 3-51　OCT 图像清晰显示冠状动脉内膜、中膜和外膜

中膜是一种信号水平相对较低的中间层

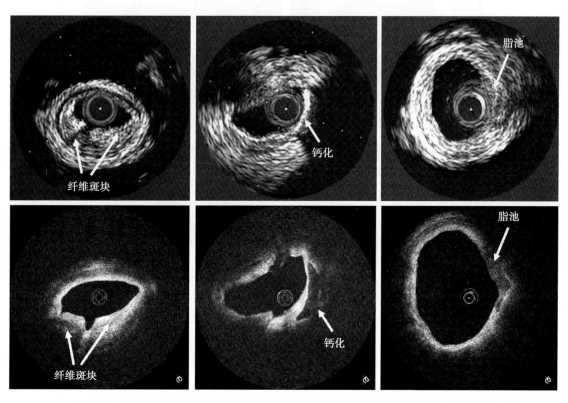

图 3-52　纤维斑块(左)、钙化斑块(中)和脂质斑块(右)的 IVUS(上)和 OCT(下)图像

IVUS. 血管内超声;OCT. 光学干涉断层成像

与 IVUS 相比,OCT 具有表面细节成像的独特能力(图 3-52)。评估不稳定性斑块时,高分辨率的 OCT 有可能鉴别出以较大脂质核和薄纤维帽(<65 μm)为特征的薄帽纤维粥样斑块(TCFA)(图 3-53)。在病理学,TCFA 被定义为一种由脂质核、厚度<65 μm 的纤维帽和纤维帽内炎性细胞浸润组成的三联症。在急性冠状动脉综合征(acute coronary syn-drome,ACS)患者中,72% 的急性 ST 段抬高性心肌梗死(STEMI)和 50% 的急性非 ST 段抬高性心肌梗死(NSTEMI)的罪犯病变中可见 TCFA,而在稳定型心绞痛(stable angina pectoris,SAP)患者中,该比例仅为 20%(P=0.01)。因此,使用 OCT 测定纤维帽厚度有可能作为易损斑块的标记。一项单中心前瞻性研究表明,他汀类药物治疗组的纤维帽厚度增加;在

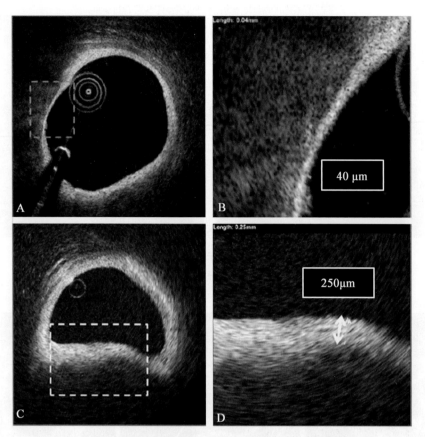

图 3-53　薄帽纤维粥样斑块(A、B)和厚帽纤维粥样斑块(C、D)
右侧为左侧虚线方框内放大图像

一项较小型的观测性研究中,与未服用他汀类药物的患者相比,接受他汀类药物治疗的患者出现斑块破裂的人数更少(8% vs 36%),并且存在纤维帽厚度增加的趋势(78 μm vs 49 μm)。

2. 斑块破裂　斑块破裂的检出是 OCT 的重要应用之一。在 OCT 图像中,斑块破裂表现为内膜撕开、连续性中断或纤维帽夹层撕裂。当注射对比剂或生理盐水时,可见撕开或中断内膜下的空洞(图 3-54)。借助 OCT 研究发现,在 SAP、NSTEMI 和 STEMI 患者中,STEMI 患者不稳定斑块和斑块破裂的发生率最高。

(二) OCT 在冠状动脉介入治疗后即刻疗效评价

由于 OCT 具有浅表高分辨率,因此可发现支架置入即刻组织脱垂、支架内及边缘的夹层、血栓和支架贴壁不良。

1. 组织脱垂　组织脱垂(支架梁之间的组织在未出现明显表面断裂的情况下突出)的判断标准是突出深度>50 μm。组织脱垂分为斑块脱垂和血栓脱垂(图 3-55)。在 OCT 图像中,斑块脱垂的特点是表面光滑且没有信号衰减,而血栓脱垂的特征则为表面不

规则且信号明显衰减。组织脱垂经常在 ACS 的罪犯病变内被观察到,这是因为不稳定病变内包含柔软的脂质组织和血栓。IVUS 检查可发现这种组织脱垂的比例为18%~35%,而 OCT 检出率高达97.5%,这一结果与尸检研究(94%)相似,这表明 OCT 具有极高的灵敏度和特异性。然而,这类脱垂的临床意义尚不清楚,由于发生频率很高,因此可能与早期和远期临床事件无关。

2. 支架内或边缘夹层　支架内夹层是指血管表面破裂并伴有剥离或者形成某个底层空洞(图 3-56)。文献报道,支架内夹层发生率可高达87.5%,其中86.3%为置入支架的血管出现夹层,68.8%为局部空洞。支架边缘夹层的发生率为26.3%,这种现象的临床意义尚待证实待证实。研究发现,夹层的多发生在纤维钙化斑块(43.8%)和富含脂质斑块(37.5%)处,而纤维斑块处发生夹层约10%。

3. 支架贴壁　OCT 可精确显示支架梁,因此,可应用于 PCI 即刻支架贴壁程度的评价。支架贴壁分为 3 种:①嵌入型(Embedded),支架梁嵌入内膜超过支架厚度一半;②突出型(Protruding),支架梁贴壁

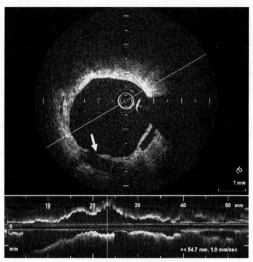

图 3-54 斑块破裂

在 OCT 图像中,箭头所指处为斑块破裂表现为内膜撕开、连续性中断或纤维帽夹层撕裂。当注射对比剂或生理盐水时,可见撕开或中断内膜下的空洞

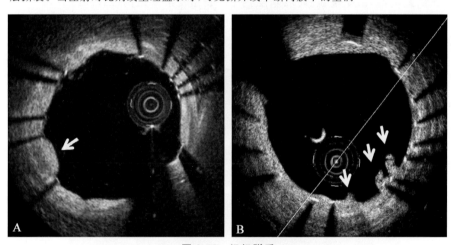

图 3-55 组织脱垂

A. 箭头所指为斑块脱垂;B. 箭头所指为白色血栓脱垂

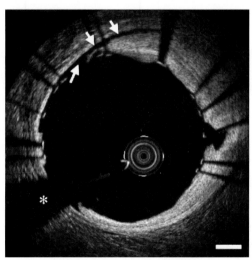

图 3-56 支架置入后冠状动脉夹层

箭头所指为支架外内膜撕裂

但未嵌入；③贴壁不良型（malapposed），支架梁未触及内膜（图3-57）。支架贴壁不良是指从支架表面到血管腔轮廓线的距离测量值大于支架梁和聚合物的总厚度。在6000多个药物洗脱支架（drug-eluting stent，DES）置入后进行OCT检查发现，嵌入型、突出型和贴壁不良分别占57.1%、33.8%和9.1%。病变类型或支架类型有可能均对形成贴壁不良起作用，如钙化病变支架贴壁不良发生率更高。被OCT检测出，但不能被IVUS检测出的轻微支贴壁不良的支架梁能被新生内膜所覆盖。而明显支架贴壁不良可能存在支架内血栓的风险。另外，借助高精度OCT，还可以对贴壁不良行定量分析，定量分析结果的临床意义还有待进一步研究证实。

（三）OCT在冠状动脉介入术后随访中的应用

借助高清晰的OCT图像，可以在支架梁水平下分析支架置入的长期影响，如组织覆盖程度、新生内膜增厚程度、支架梁贴壁不良的定量测定，并被用作临床试验的终点。

1. 支架内新生内膜和支架覆盖 在置入裸金属支架（bare metal stent，BMS）后，新生内膜平均厚度>500 μm，而DES可阻止或延缓内膜增生，平均晚期管腔丢失<100 μm，因此常见新内膜延迟愈合和支架覆盖不完全现象。根据支架梁是否贴壁和是否被新生内膜覆盖，可分为4种情况：①充分贴壁且被覆盖；②充分贴壁但未被覆盖；③贴壁不良且未被覆盖；④贴壁不良但已被覆盖（图3-58）。在关于OCT的一项早期研究中，Matsumoto等发现OCT能在DES置入后清晰地显示出较薄的新生内膜。西罗莫司洗脱支架置入6个月后，新生内膜厚度的中位数是53 μm（28～148 μm），被OCT观察到的64%新生内膜没有被IVUS检测出。Chen等对BMS和DES置入后8个月，应用OCT检查发现，与BMS相比，DES组的未覆盖支架梁比例（17% vs 0.3%，P<0.001）和贴壁不良型支架梁比例（2% vs 0%，P < 0.001）均显著升高。Kubo等发现与SAP患者相比，不稳定型心绞痛（unstable angina pectoris，UAP）患者在置入DES后

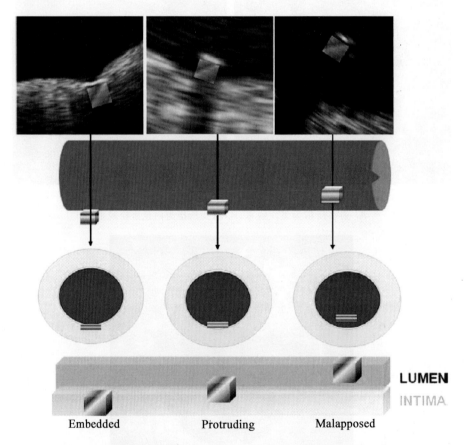

图3-57 OCT图像和模式图显示支架与血管壁的位置关系可分为嵌入型（左）、突出型（中）和贴壁不良型（右）

嵌入型（Embedded），支架梁嵌入内膜超过支架厚度一半；突出型（Protruding），支架梁贴壁但未嵌入；贴壁不良型（malapposed），支架梁未触及内膜。OCT. 光学干涉断层成像（摘自 Barlis P et al. Int J Cardiol,2010,141：151-156.）

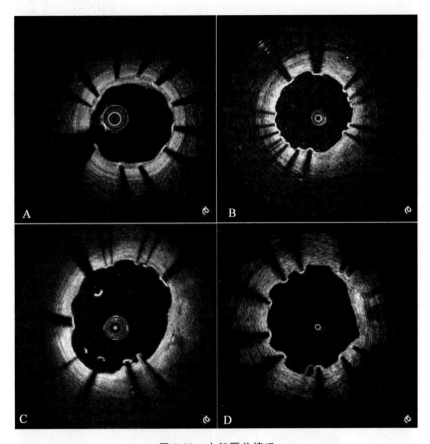

图 3-58　支架覆盖情况
A. 充分贴壁且已被覆盖;B. 充分贴壁但未被覆盖;C. 贴壁不良但未被覆盖;D. 贴壁不良且已被覆盖

会出现愈合延迟。置入后 9 个月随访时,UAP 组出现支架贴壁不良(33% vs 4%,P=0.012)和支架未被新生内膜覆盖(72% vs 37%,P=0.019)的比例均显著高于 SAP 组。Takano 等发现与第一代 DES 相比,置入第二代 DES 后更能促进血管愈合。置入后 6 个月进行随访时,依维莫司洗脱支架组出现未覆盖支架梁(2.3% vs 5.2%,P<0.001)和贴壁不良型支架梁(2.1% vs 5.7%,P<0.001)的比例均显著低于紫杉醇洗脱支架。此外,其他 OCT 研究表明,支架重叠、分叉病变支架、支架设计和药物释放动力学均对支架梁的覆盖情况有影响。研究表明,新生内膜的覆盖情况是支架血栓形成最强的组织学预测因子。通过OCT 评估支架梁新生内膜覆盖率可作为用以快速检查 DES 安全性的一个替代终点。

2. 再狭窄　DES 时代仍存在再狭窄问题。OCT 可用于评价再狭窄组织的形态学外观(图 3-59)。Gonzalo 等提出再狭窄组织 OCT 外观分为均质型、异质型或分层型。均质外观常见于主要由平滑肌细胞构成的 BMS 再狭窄。异质或分层外观多出现在 DES

再狭窄中,它包括成熟/未成熟平滑肌细胞及持续存在的纤维蛋白或细胞外基质(如蛋白多糖)。有研究报道,OCT 的低密度信号区与黏液瘤样组织相关,而高密度区域与富含新生内膜的平滑肌细胞相关;动物研究发现,低密度 OCT 信号与位于支架周围的纤维蛋白样物质和蛋白多糖物质有关。这些组织学发现为进一步研究在狭窄的发生机制提供了重要的信息。

3. 新形成的动脉粥样硬化　支架内再狭窄不仅仅简单的是细胞的过度增生过程。OCT 研究发现,随着时间的推移,增生内膜组织中可出现富脂内膜、腔内新生血管形成,进而出现脂质斑块,巨噬细胞浸润,即新生动脉粥样斑块形成,这些斑块往往伴有较薄的纤维帽,一旦破裂就容易引发血栓(图 3-60 和图 3-61)。而且,置入 DES 后,支架内新形成动脉粥样硬化斑块的时间可能会早于 BMS。Takano 等研究表明,置入 BMS 后,富含脂质的新生内膜在晚期(>5 年)出现次数要多于早期(<6 个月)(P<0.001)。Kang 等也证实与置入后<20 个月相比,DES 置入后>20 个月时,含 TCFA 新生内膜发生率更高(P=0.012)。

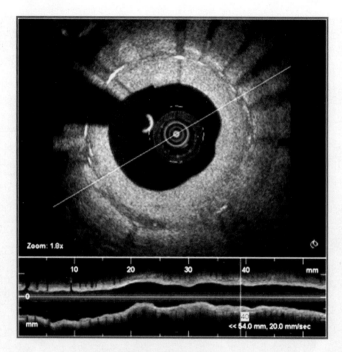

图 3-59 支架内再狭窄

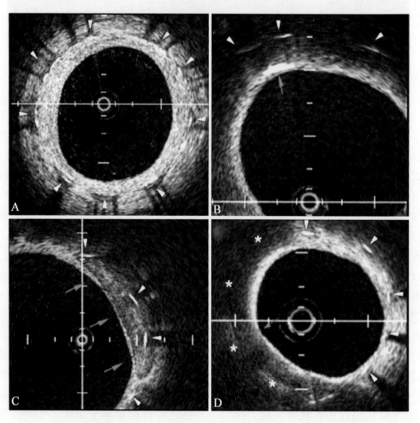

图 3-60 正常内膜增生和动脉粥样硬化性内膜增生

白色箭头所指为金属裸支架梁。A. 支架梁内均质高信号带为增生内膜组织；B. 线状高信号的胆固醇结晶（箭头）；C. 边界清楚的钙化（箭头）；D. 薄帽纤维斑块样内膜，最薄处仅 30 μm（箭头），星号（*）区域为边界不清的脂质内膜，脂质组织分布范围约 184.5°，由于信号衰减，深处支架梁看不清

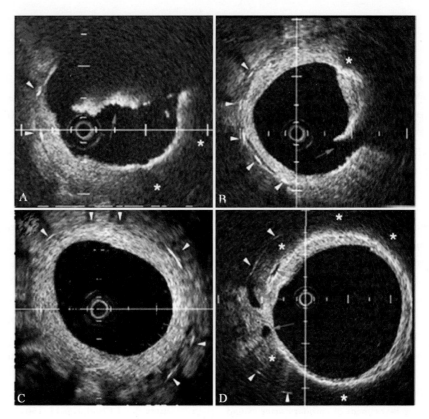

图 3-61 支架内血栓、内膜撕裂和新生血管

白色箭头所指为支架梁。＊区域为脂质组织区域。A. 大块血栓突入管腔(箭头)和脂质内膜；B. 内膜撕裂(箭头)和脂质组织；C. 支架梁内内膜增生，支架梁周围一簇小气泡样结构为新生血管(箭头)；D. 9点钟区域靠近管腔的内膜下管状和小气泡样新生血管(箭头)，新生血管床位于脂质组织边缘

三、OCT 的局限性

(一)血液对 OCT 图像清晰度影响

由于血液对光线具有较强的散射作用,因此OCT检测时需要通过注射盐水或对比剂来清除血液或稀释血细胞比容。虽然 FD-OCT 快速自动回撤成像技术已经无需阻断血流,在很大程度减少缺血时间,提高了操作的安全性,但是 OCT 检测需要短暂无血方面的局限性可能无法解决。正因为 OCT 检测需要快速注射对比剂或生理盐水来制造一个无血流成像区,因此它不适合对左主干、开口病变、严重狭窄病变及完全闭塞病变进行评估。

(二)OCT 穿透深度不足

OCT 的轴向穿透深度仅为 2 mm,相对较浅,OCT 信号不能到达较厚动脉粥样硬化病变的后壁,这会妨碍对斑块横截面积的评估。OCT 不适合用来预测血管尺寸,因此对 PCI 的指导作用不及 IVUS。

(三)其他

有些情况下,OCT 对斑块性质的鉴别仍存在困难。区分钙化区域与脂质池可能也存在一定的问题。两者均会形成低衰减信号,虽然脂质斑块的边缘通常不规则,但在与人类尸检标本进行直接比较时,可能很难进行图像判断。最后,OCT 也会出现图像伪影影响图像质量和分析,其中包括血液清除不完全、因血管或导丝相对于成像速度的移动幅度过大而引起的血管错位、空气引起的图像衰减。

总而言之,OCT 可提供较高的图像质量、较快的回撤速度及良好的手术安全性和患者耐受性,它是一种精确血管内成像方法,提供普通血管造影或 IVUS 无法发现的特有信息,在评价血管生物学特征和指导 PCI 方面发挥辅助作用。但是,这种新技术能否提高患者治疗水平仍有待更多的临床研究来证实。另外,OCT 也存在自身应用的局限性,结合血管造影和 IVUS 才能真正提高冠状动脉内影像学诊断水平,优化 PCI 疗效,真正改善预后。

(丁风华)

参 考 文 献

[1] Huang D,Swanson EA,Lin CP,et al. Optical coherence tomography. Science,1991,54:1178-1181.

[2] Chen Y,Aguirre AD,Hsiung PL,et al. Ultrahigh resolution optical coherence tomography of Barrett's esophagus: preliminary descriptive clinical study correlating images with histology. Endoscopy, 2007, 39: 599-605.

[3] Raffel OC,Akasaka T,Jang IK. Cardiac optical coherence tomography. Heart,2008,94:1200-1210.

[4] Jang IK,Bouma BE,Kang DH,et al. Visualization of coronary atherosclerotic plaques in patients using optical coherence tomography: comparison with intravascular ultrasound. J Am Coll Cardiol, 2002, 39: 604-609.

[5] Prati F,Regar E,Mintz GS,et al. Expert review document on methodology, terminology, and clinical applications of optical coherence tomography: physical principles,methodology of image acquisition,and clinical application for assessment of coronary arteries and atherosclerosis. Eur Heart J,2010,31:401-415.

[6] Yabushita H,Bouma BE,Houser SL,et al. Characterization of human atherosclerosis by optical coherence tomography. Circulation,2002,106:1640-1645.

[7] Kume T,Okura H,Yamada R,et al. Frequency and spatial distribution of thin-cap fibroatheroma assessed by 3-vessel intravascular ultrasound and optical coherence tomography: an ex vivo validation and an initial in vivo feasibility study. Circ J,2009,73:1086-1091.

[8] Kubo T,Imanishi T,Takarada S,et al. Assessment of culprit lesion morphology in acute myocardial infarction: ability of optical coherence tomography compared with intravascular ultrasound and coronary angioscopy. J Am Coll Cardiol,2007,50:933-939.

[9] Kubo T,Xu C,Wang Z,et al. Plaque and thrombus evaluation by optical coherence tomography. Int J Cardiovasc Imaging,2011,27:289-298.

[10] Burke AP,Farb A,Malcom GT,et al. Coronary risk factors and plaque morphology in men with coronary disease who died suddenly. N Engl J Med,1997,336: 1276-1282.

[11] Jang IK,Tearney GJ,MacNeill B,et al. In vivo characterization of coronary atherosclerotic plaque by use of optical coherence tomography. Circulation,2005,111: 1551-1555.

[12] Takarada S,Imanishi T,Kubo T,et al. Effect of statin

therapy on coronary fibrous-cap thickness in patients with acute coronary syndrome: assessment by optical coherence tomography study. Atherosclerosis, 2009, 202:491-497.

[13] Chia S,Raffel OC,Takano M,et al. Association of statin therapy with reduced coronary plaque rupture: an optical coherence tomography study. Coron Artery Dis,2008,19:237-242.

[14] Gonzalo N,Serruys PW,Okamura T,et al. Optical coherence tomography assessment of the acute effects of stent implantation on the vessel wall: a systematic quantitative approach. Heart,2009,95:1913-1919.

[15] Farb A,Sangiorgi G,Carter AJ,et al. Pathology of acute and chronic coronary stenting in humans. Circulation,1999,99:44-52.

[16] Gonzalo N, Serruys PW, Okamura T, et al. Relation between plaque type and dissections at the edges after stent implantation: an optical coherence tomography study. Int J Cardiol,2011,150:151-155.

[17] Barlis P, Schmitt JM. Current and future developments in intracoronary optical coherence tomography imaging. EuroIntervention,2009,4:529-533.

[18] Tanigawa J,Barlis P,Dimopoulos K,et al. The influence of strut thickness and cell design on immediate apposition of drug-eluting stents assessed by optical coherence tomography. Int J Cardiol, 2009, 134: 180-188.

[19] Barlis P,Dimopoulos K,Tanigawa J,et al. Quantitative analysis of intracoronary optical coherence tomography measurements of stent strut apposition and tissue coverage. Int J Cardiol,2010,141:151-156.

[20] Bezerra HG,Costa MA,Guagliumi G,et al. Intracoronary optical coherence tomography: a comprehensive review clinical and research applications. JACC Cardiovasc Interv,2009,2:1035-1046.

[21] Matsumoto D,Shite J,Shinke T,et al. Neointimal coverage of sirolimus-eluting stents at 6-month follow-up: evaluated by optical coherence tomography. Eur Heart J,2007,28:961-967.

[22] Chen BX,Ma FY,Luo W,et al. Neointimal coverage of bare-metal and sirolimus-eluting stents evaluated with optical coherence tomography. Heart, 2008, 94: 566-570.

[23] Kubo T,Imanishi T,Kitabata H,et al. Comparison of vascular response after sirolimus-eluting stent implan-

tation between patients with unstable and stable angina pectoris: a serial optical coherence tomography study. JACC Cardiovasc Imaging,2008,1:475-484.

[24] Takano M1, Murakami D, Yamamoto M, et al. Six-month follow-up evaluation for everolimus-eluting stents by intracoronary optical coherence tomography: comparison with paclitaxel-eluting stents. Int J Cardiol,2013,166:181-186.

[25] Tahara S, Bezerra HG, Sirbu V, et al. Angiographic, IVUS and OCT evaluation of the long-term impact of coronary disease severity at the site of overlapping drug-eluting and bare metal stents: a substudy of the ODESSA trial. Heart,2010,96:1574-1578.

[26] Kubo T, Matsuo Y, Ino Y, et al. Diagnostic accuracy of CT angiography to assess coronary stent thrombosis as determined by intravascular OCT. JACC Cardiovasc Imaging,2011,4:1040-1043.

[27] Liu Y, Imanishi T, Kubo T, et al. Assessment by optical coherence tomography of stent struts across side branch. Comparison of bare-metal stents and drug-elution stents. Circ J,2011,75:106-112.

[28] Guagliumi G, Bezerra HG, Sirbu V, et al. Serial assessment of coronary artery response to paclitaxel-eluting stents using optical coherence tomography. Circ Cardiovasc Interv,2012,5:30-38.

[29] Kitabata H, Kubo T, Komukai K, et al. Effect of strut thickness on neointimal atherosclerotic change over an extended follow-up period(≥ 4 years)after bare-metal stent implantation: intracoronary optical coherence tomography examination. Am Heart J, 2012, 163: 608-616.

[30] Guagliumi G, Ikejima H, Sirbu V, et al. Impact of drug release kinetics on vascular response to different zotarolimus-eluting stents implanted in patients with long coronary stenoses: the LongOCT study(Optical Coherence Tomography in Long Lesions). JACC Cardiovasc Interv,2011,4:778-785.

[31] Finn AV, Joner M, Nakazawa G, et al. Pathological correlates of late drug-eluting stent thrombosis: strut coverage as a marker of endothelialization. Circulation,2007,115:2435-2441.

[32] Gonzalo N, Serruys PW, Okamura T, et al. Optical coherence tomography patterns of stent restenosis. Am Heart J,2009,158:284-293.

[33] Nagai H, Ishibashi-Ueda H, Fujii K. Histology of highly echolucent regions in optical coherence tomography images from two patients with sirolimus-eluting stent restenosis. Catheter Cardiovasc Interv, 2010,75:961-963.

[34] Teramoto T, Ikeno F, Otake H, et al. Intriguing peri-strut low-intensity area detected by optical coherence tomography after coronary stent deployment. Circ J, 2010,74:1257-1259.

[35] Takano M, Yamamoto M, Inami S, et al. Appearance of lipid-laden intima and neovascularization after implantation of bare-metal stents extended late-phase observation by intracoronary optical coherence tomography. J Am Coll Cardiol,2009,55:26-32.

[36] Kang SJ, Mintz GS, Akasaka T, et al. Optical coherence tomographic analysis of in-stent neoatherosclerosis after drug-eluting stent implantation. Circulation, 2011,123:2954-2963.

22. 对比剂肾病

近年来,随着冠状动脉造影和介入治疗的开展,以及计算机断层摄影技术的普遍应用,对比剂的使用越来越广泛。虽然,对比剂的理化特性不断改进,但是对比剂肾病(contrast induced nephropathy,CIN)的发生病例仍逐年上升,已成为是仅次于肾灌注不足和肾毒性药物引起的医院获得性肾衰竭的第三大常见原因。

CIN又称为对比剂所致急性肾损伤(contrast-induced acute kidney injury,CI-AKI)。多数文献报道所采用的CIN的诊断标准为血清肌酐(serum creatine,SCr)水平在应用碘对比剂后5 d内达峰值,其中SCr绝对值升高0.5~1.0 mg/dl(44.2~88.4 μmol/L),或者比基础值升高25%~50%。欧洲泌尿生殖放射协会把CIN定义为血管内注射碘对比剂后3 d内,在排除其他病因的前提下,肾功能发生损害,SCr水平升高0.5 mg/dl(44.2 μmol/L)或比基础值升高25%。而临床试验中更常用的CIN的定义是应用碘对比剂后48 h内SCr水平升高0.5 mg/dl(44.2 μmol/L)或比基础值升高25%。少数几个研究应用了更严格的定义,把CIN定义为SCr水平较应用对比剂前升高1.0 mg/dl(88.4 μmol/L)或比基础值升高50%。

一、CIN的流行病学及临床意义

由于研究人群、基础疾病状况及CIN定义的不同,致使不同文献报道CIN的发病率存在较大差异。近年来,由于对比剂理化特性的改进及心血管和放射科医生对CIN预防意识的不断加强,使得CIN的发生率有下降趋势。然而,随着对比剂的广泛应用,CIN的病例数仍在逐年增加,而且越来越多的证据表明,死亡率的增加与CIN的发生密切相关。

总的来说,CIN的发病率在整体人群中发病率较低(<5%)。早期一项涉及16 000例住院患者的回顾性研究显示,183例发生CIN,而且发生CIN患者的死亡率比无CIN患者增加5.5倍。Rihal对7586例住院患者的分析结果显示:CIN的发生率为3.3%,

CIN患者住院期间的死亡率显著升高(22% vs 1.4%,P<0.000 1),1年(12.1% vs 44.6%,P<0.000 1)和5年(3.7% vs 14.5%,P<0.000 1)死亡率也明显增加。有研究进一步发现,CIN需血液透析者,住院死亡率为35.7%,2年死亡率高达81.2%。

然而,高危患者CIN的发病率显著升高(可达50%)。Gruberg对伴有肾功能不全(基础SCr≥1.8 mg/dl)患者进行经皮冠状动脉介入治疗(percutaneous coronary intervention,PCI),统计CIN发生率为37%,CIN患者住院死亡率显著高于无CIN患者(14.9% vs 4.9%,P=0.001);随访1年结果显示CIN透析者、CIN未透析者和无CIN者的累计死亡率分别为45.2%、35.4%和19.4%(P=0.001)。肾功能不全合并糖尿病患者,CIN的发生率更高。因急性心梗进行直接PCI而发生CIN的患者,短期、长期死亡率也显著增高:住院期间和1年死亡率分别为16.2%和23.3%;与之相比,非CIN患者死亡率分别为1.2%及3.2%(两者P<0.000 1)。

二、对比剂的分类和选择

常用的对比剂是碘对比剂。对比剂的发展经历了从无机碘化物(离子型)到有机碘化物(非离子型);从单聚体到二聚体;从高渗对比剂到低渗对比剂。所谓离子型,即在溶液中解离成阴、阳离子;非离子型以分子形式存在。单聚体和二聚体的区别在于一分子有机碘含有一个还是两个三碘苯环。从理论上讲,一分子对比剂中碘含量越高,造影的清晰度越高。高渗对比剂是指比血浆渗透压高(5~7倍)的对比剂。低渗对比剂并非比血浆渗透压低,而是与高渗对比剂相比渗透压相对较低,其与血浆渗透压相比仍为高渗(2~3倍)。近年来,出现了渗透压更低的等渗对比剂,其渗透压与血浆渗透压相同。

除了渗透压以外,黏滞度也是对比剂的重要理化特性。黏滞度取决于溶质颗粒的分子量、浓度、形状、结构,与溶液的作用及溶质颗粒之间的作用所决定,与温度变化成反比。目前,临床使用较为广泛的对比剂的理化特性见表3-18。

表 3-18 各种常用对比剂的理化特性

结构		通用名	分子量（MW）	碘含量（mg/ml）	渗透压（mOsm/kg·H₂O）	黏滞度（cps at 37℃）
高渗	离子型单聚体	泛影葡胺（diatrizoate）	809.13	300	2076	8.4
		甲泛影钠（sodium metrizoate）	649.92	282	1797	2.8
低渗	非离子型单聚体	碘海醇（iohexol）	821.14	300	672	6.3
				350	844	10.4
		碘帕醇（iopamidol）	777.09	300	616	4.7
				370	796	9.4
		碘喷托（iopentol）	835.16	300	640	6.5
				350	818	12.0
		碘普罗胺（iopromide）	791.12	300	607	4.9
				370	774	10.0
		碘美普尔（iomeprol）	777.09	400	726	12.6
		碘比醇（iobitridol）	835.16	300	695	6.0
				350	915	10.0
		碘佛醇（ioversol）	807.12	320	702	5.8
				350	792	9.0
	离子型二聚体	碘沙普胺（ioxaglate）	1274.09	320	600	7.5
等渗	非离子型二聚体	碘克沙醇（iodixanol）	1550.18	320	290	11.8

一般来讲,对比剂的渗透压取决于溶液中离(分)子数。由于离子型对比剂解离成阴、阳离子,其渗透压高于非离子型;二聚体进一步减少了分子数,使得渗透压进一步降低。然而,二聚体分子量大于单体分子,故其黏滞度明显高于前者。

三、CIN 病理生理学

CIN 的发病机制尚未达成最终共识。但其发病机制的核心是肾髓质损伤。正常情况下,肾髓质血流缓慢,有助于水和溶质的重吸收来维持其高渗状态;然而,髓襻升支粗段对电解质的主动重吸收消耗大量氧和能量。另一方面,多种血管活性物质对血流具有生理性调节功能,来维持这种生理性平衡。因此,髓质长期处于生理性缺氧状态,其对缺氧十分敏感。血管内注射对比剂后,血浆渗透压和黏滞度增加,各种血管活性物质调节功能紊乱,使得肾髓质血流减慢供氧减少,而主动重吸收增加导致耗氧增加,出现髓质细胞缺氧损伤、凋亡甚至坏死。对比剂本身的肾小管毒性也加重了肾髓质的损伤。CIN 的发病除了与病理生理改变有关,体外研究证实 CIN 还与对比剂的直接毒性有关。

（一）肾脏血流动力学改变

血管内注射对比剂可引起一系列血流动力学改变,初期肾血流增加、肾小球滤过率（glomerular filtration rate,GFR）和尿量也相应增加,随后肾血管强烈持续收缩。这种肾血流双向改变的机制尚未完全阐明。研究发现,初期血流量增加和渗透性利尿与一过性血浆容量增加和心房利钠肽（atrial natriuretic peptides,ANP）释放有关,也与内皮素 β 受体介导的内皮素释放有关。血流加速导致远端肾单位尤其是外髓质主动重吸收增强,氧耗增加。有研究证明,通过襻利尿药呋塞米抑制重吸收可减轻髓质缺氧。随后的血管收缩可能与腺苷 α₁ 受体介导的钙离子内流有关。然而,对比剂引起的肾动脉收缩和肾髓质微循环障碍之间并无相关性。Heyman 等认为,肾血管收缩对肾皮质血流影响较大,而肾髓质血供影响不大或仅轻度降低,因此不增加肾髓质氧耗。因此肾血管持续收缩不是 CIN 发生发展的主要因素。但是,与对比剂引起的渗透性利尿导致远端肾单位尤其是外髓质主动重吸收增强,氧耗增加。因此,对比剂引起肾髓质重吸收功能增强,局部耗氧增加,从而导致髓质缺氧加重,是 CIN 发生的重要机制之一。

短暂的血管舒张后,肾血管强烈持续收缩,导致髓质缺血缺氧。这是由于血管收缩因子和舒张因子的比例失调引起。主要的血管收缩因子包括血管紧张素、内皮素和血管加压素;主要的血管扩张因子为一氧化氮(nitric oxide,NO)、前列腺素 E_2(prostaglandins E_2,PGE_2)、腺苷和多巴胺。然而,由于其中 PGE_2、腺苷和多巴胺还有抑制肾小管重吸收作用。动物研究证实,注射对比剂前同时用 N-硝基-L-精氨酸甲酯(N-Nitro-L-Arginine Methyl Ester,L-NAME)抑制 NO 合成酶和吲哚美辛抑制 PGE_2,可降低 12% 的肾髓质血流。24 h 后,GFR 下降 74%,髓袢升支粗段坏死达 49%。因此,合并危险因素的患者(如肾功能不全、心功能不全、糖尿病、高血压)易患 CIN 都与不同程度的内皮功能障碍有关。

对比剂还会引起肾脏微循环机械性梗阻,从而导致 GFR 下降。早期使用的 HOCM 使得血浆渗透压明显升高,结果红细胞皱缩呈棘形改变。由于红细胞变硬、变形能力减弱,不易通过微循环,甚至发生聚集,导致肾脏微循环阻塞,局部缺血缺氧坏死,GFR下降,严重者出现急性肾衰竭和少尿。对比剂使血浆黏滞度升高,使得微循环阻力增加,血流缓慢,使髓质缺血缺氧加重。另外,无论是何种对比剂,早期的渗透性利尿导致肾小管扩张和肾间质水肿,使肾小管周围毛细血管受压,从而导致 GFR 下降。

(二)对比剂的直接毒性

对比剂的直接毒性的分子机制尚不明确。目前认为,其对细胞的直接损伤来源于化学毒性和高渗压,表现为细胞内能量耗竭、细胞内钙失衡、小管细胞极性消失和细胞凋亡。这些毒性作用可导致肾小球系膜细胞和肾小管上皮细胞结构和功能的改变。体外研究表明,高渗对比剂毒性大于低渗和等渗对比剂。然而,有研究进一步证明相同渗透压的对比剂溶液与甘露醇相比,对比剂有更严重的肾损害,说明对比剂的毒性不仅仅取决于渗透压。

(三)氧化应激

慢性肾功能不全、心功能不全、糖尿病和高血压患者体内氧化应激反应增强且 CIN 的发病率较高。研究证实,血管内注射对比剂后,尿中各种氧化产物(丙二醛、游离 3-硝基酪氨酸和 F2-异前列烷)增加。抗氧化剂 N-乙酰半胱氨酸(N-acetylcysteine,NAC)可以比较有效地预防 CIN 的发生。这些说明氧化应激在 CIN 的发病中起着重要的作用。反应性氧化产物(reactive oxidative species,ROS)作为细胞外信号分子介导各种细胞因子如血管紧张素 Ⅱ、血栓素 A_2、内皮素-1 和腺苷的血管收缩活性,同时它又抑制 NO 活性从而影响 NO 依赖的血管舒张功能,促使和加重髓质微循环缺血。

四、CIN 危险分层

(一)患者相关危险因素

1. 慢性肾病　慢性肾病(chronic kidney disease,CKD)已被公认为发生 CIN 的最主要的危险因素之一。美国肾脏病基金会(NKF)公布的 K/DOQI(Kidney Disease Outcome Quality Initiative)指南对 CKD 的定义为:①肾脏损伤(肾脏结构或功能异常),有或无 GFR 下降,可表现为以下任何一条:病理学检查异常;肾损伤指标,包括血、尿成分异常或影像学检查异常;②估测 GFR(eGFR)<60 ml/(min·$1.73m^2$),有或无肾脏损伤证据。有关 CIN 的研究中,绝大多数采用后者作为 CKD 的定义。需要指出的是,采用 SCr 作为肾功能的评价指标存在很大的局限性。

2. 高龄　研究表明,年龄是 CIN 的独立预测因子。随着年龄的增加,CIN 的发生率逐渐增加,可能与肾功能下降有关,也与血管僵硬度增加,内皮功能下降,结果导致血管舒张功能减退及多能干细胞修复血管的功能下降有关。

3. 糖尿病　大多数的研究表明,糖尿病是 CIN 的独立预测因子,且糖尿病病程长或伴有并发症者 CIN 的危险性增加。另有研究表明,在心脏造影前血糖水平升高者,CIN 的发生率显著升高。肾功能正常的糖尿病患者 CIN 的危险性是否增加,目前尚无定论。但是肾功能损害基础上,糖尿病可导致 CIN 的危险性倍增。

4. 脱水　虽然没有大量循证医学证据,但是心脏造影术前循环血量不足被公认为 CIN 的独立预测因子。Toprak 等在血管内注射对比剂前,通过下腔静脉指数评价循环状态。在 421 例患者中,23 例(5.5%)患者被证实存在循环血量不足(下腔静脉指数≤8 mm/m^2)。因此,以中心静脉压或下腔静脉指数等指标为指导,也许有助于制定更为合理的水化方案。

5. 心功能不全　充血性心力衰竭患者(NYHA Ⅲ~Ⅳ级)CIN 危险性显著增加。另有研究表明,左心室射血分数减低是 CIN 的独立预测因子。值得注意的是,心功能不全患者往往同时服用地高辛和利尿药,这些药物也增加了 CIN 的风险。

6. 贫血　对比剂可导致肾髓质缺血缺氧,这种损伤在贫血患者更加明显,因此,贫血在 CIN 的发生中可能具有重要作用。另外,Nikolsky 等发现,血细胞比容下降也是 PCI 发生的独立预测因子。eGFR 和血细胞比容最低的患者 CIN 的发生率最高。导致 CIN 危险增加的血细胞比容阈值为<41.2%(男性)或<34.4%(女性)。除了贫血患者红细胞比容的下降,介入手术失血过多大量补液导致血液稀释及慢性心、肾功能不全导致容量负荷增加也是血细胞比容增加的原因。而这些情况本身也是 CIN 的独立预测因子。

7. 围术期血流动力学不稳定 文献报道,介入手术过程中失血过多导致低血压和(或)主动脉内球囊反搏(intra-aortic balloon pump,IABP)的应用均可导致 CIN 的发生率增加。低血压增加了肾缺血的可能性,因此是血流动力学不稳定患者发生 ARF 的显著危险因素。使用 IABP 对 CIN 的影响比较复杂,可能的机制包括:使用 IABP 者往往伴有心功能不全,低血压等血流动力学不稳定情况;反搏球囊还可能造成主动脉动脉粥样硬化斑块脱落,导致胆固醇栓塞;反搏球囊位置过低,导致肾动脉供血不足。

8. 肾毒性药物 文献报道的潜在肾毒性药物包括非甾体类消炎药、氨基糖苷类药物、二甲双胍、甘露醇、襻利尿药和长期使用血管紧张素转化酶抑制剂。

(二)操作相关危险因素

1. 对比剂给药途径 从理论上讲,直接肾动脉和肾动脉水平以上的降主动脉注射对比剂对肾脏的负担最重,所以对比剂引起的肾脏损害最为明显。然而,静脉注射时,如增强计算机断层扫描(computed tomography,CT),对比剂剂量不大,对比剂通过循环达到肾动脉时浓度显著下降,而且多数为门诊患者一般情况良好,并发症较少。因此,CIN 发病率相对较低。Campbell 等在一项 478 例病人的研究中发现,通过动脉应用碘克酸盐、碘海醇、碘帕醇比通过静脉更易引起 SCr 升高(20.7 $\mu mol/L$ vs 9.2 $\mu mol/L$)。在最近的一篇综述中,Katzberg 等汇总肾功能不全者行增强 CT 发生 CIN 的比例为 5.1%。然而,该综述中未纳入那些严重肾功能不全的患者(CKD 4~5 期)。因此,CIN 的发生率较冠状动脉造影和介入手术相对较低。在纳入的 6 项前瞻性研究中,总共 1075 例行增强 CT 的肾功能不全患者,无 1 例发生死亡或需要透析治疗。在 PCI 的随访过程中,一般患者透析率为 0.7%,而 CKD 患者透析率为 7%。有证据表明,相同条件下,与动脉注射对比剂相比,静脉途径应用 CIN 风险相对减小。Weibord 等研究显示,当 eGFR<45 ml/(min・1.73m^2),CIN 显著增加。Kim 等发现 CKD 3b,4 期和 5 期患者增强 CT 引起的 CIN 发生率

分别为、2.9% 和 12.1%。因此,欧洲泌尿生殖放射学会对比剂安全委员会界定 CKD 3b 期或更严重者[即 eGFR<45 ml/(min・1.73m^2)]为增强 CT 后发生 CIN 的高危人群。

2. 对比剂种类 对比剂的渗透压与 CIN 的发生密切相关。根据渗透压的不同,对比剂大致可以分为高渗、低渗和等渗对比剂。研究表明,随着对比剂的改进,渗透压的降低,CIN 的发生率逐渐下降。但是,与血浆渗透压相似的等渗对比剂,其渗透压比低渗对比剂更低,是否能进一步降低 CIN 的发生,尚未达成共识。

有关动脉注射对比剂的研究中,NEPHRIC 研究发现,在 CKD 合并糖尿病患者中,与碘海醇(低渗对比剂)相比,碘克沙醇(等渗对比剂)CIN 发生率更低(3% vs 26%,$P=0.002$)。RECOVER 研究也得出类似结果,在 CKD 患者尤其合并糖尿病肾病的患者中,碘克沙醇较碘克酸盐有更小的肾毒性(7.9% vs 17.0%,$P=0.021$)。Nie 等发现,碘克沙醇(5.7%)与碘普罗胺(16.7%)相比,CIN 发生率更低($P=0.011$)。然而,另外一些研究(如 VALOR、CARE 和 CONTRAST 等)无法证明在预防 CIN 方面,等渗对比剂优于低渗单体分子对比剂。

静脉注射对比剂的随机对照研究相对较少,且研究结果也存在差异。Nguyen 等对 117 例患者进行增强 CT 检查时比较碘克沙醇和碘帕醇的肾损害,发现前者肾毒性更小。然而,ACTIVE 研究却得出完全相反的结果。另外一些研究未发现碘克沙醇与其他非离子单体对比剂的区别。

在诸多对比剂肾毒性比较的荟萃分析中,由于入选研究不同,研究方法的差异,结果差异也较大。早年的荟萃分析发现等渗对比剂的肾脏毒性较低渗对比剂小,而随着更多中性研究结果的公布,最近的荟萃分析并未提示等渗对比剂具有更小的肾毒性。目前比较公认的观点是碘海醇和碘沙普胺与等渗对比剂和其他的低渗相比,有更大的肾毒性。最近的一项针对 7 种常用对比剂的 42 项研究(共 10 048 例患者)的网络荟萃分析中,碘克沙醇、碘美普尔、碘帕醇和碘佛醇的 CIN 发生率较低,与这 4 种对比剂相比,碘海醇和碘沙普胺的 CIN 发生率增加 1 倍左右(碘普罗胺数据不足)。

3. 对比剂的剂量 毫无疑问,CIN 的发生率与对比剂剂量有密切关联,尤其是高危患者。Freeman 等在一项大规模的 PCI 注册研究中,根据 Cigarroa's 公式计算推荐的最大对比剂量(= 5 ml×体重×基础 SCr,其中体重的单位是 kg,SCr 的单位为 mg/dl),当

对比剂用量超过该推荐剂量时,透析的风险增加6倍。另有研究也致力于探索 PCI 时对比剂的安全剂量,即注射对比剂的碘的总量(g)应不超过 eGFR 的数值或者对比剂总量与 SCr 比值应低于 3.7。但实际上,没有真正的"安全剂量"。在高危患者中,仅仅 30 ml 对比剂就可引起 CIN 的发生。因此,建议在所有患者中,避免不必要的对比剂使用,尽可能减少对比剂的使用。

4. 对比剂使用时间间隔　为明确诊断及重复治疗,在临床上经常需要短期内再次使用对比剂。短期内(72 h 内)反复造影使 CIN 发生率显著增加。造影后仅对 SCr 的随访发现,对比剂对肾功能的影响持续至少 10 d。所以,为使肾功能得以充分恢复,如无必须,则建议两次造影时间间隔大于 2 周,且每次注射对比剂前须评估肾功能状态。

五、CIN 防治

(一)水化

在使用高渗对比剂时代,为了避免恶心呕吐等不良反应导致的误吸,往往医生会要求患者禁食禁水,较长时间禁水会使患者处于脱水状态,因此这种陈旧错误的观念会导致 CIN 发生的增加。对 CIN 的预防,唯一证实有效的就是充分的水化。水化可增加血管容量,抑制肾素血管紧张素活性,从而减少肾血管收缩和低灌注,尿量增多可降低对比剂在肾小管内存留时间和局部有毒有害物质(对比剂和释放的各种炎症因子)浓度,因此可减少了对比剂的直接肾毒性和后续的氧化应激和炎症反应。20 世纪 70 年代,有人发现,夏天的时候注射对比剂后引起肾损伤的比例更高,估计与脱水有关。随后一些观察性研究发现,造影前补充水分可显著减少肾损伤的发生。到 1994 年,第一个随机对照研究证实了单纯水化在 CIN 中预防作用。随后大量研究探索最佳的水化策略,大致分为两方面:第一,为不同的水化量的比较,包括起止时间、浓度和速度等。第二,不同的水化药物,如等渗氯化钠、低渗氯化钠和碳酸氢钠等。

1. 水化的总量、速度和起止时间　有关水化的总量、速度和起止时间的随机对照研究很少,在临床上,更多关注的是水化的安全性和可行性。现在基本公认的水化方案为造影前 12 h 并持续至术后 6～24 h 给予等渗晶体液[1～1.5 ml/(kg·h)],这一方案对住院病人是可行的,对非住院病人,则至少术前 3 h 开始输液,或与口服补液盐结合应用。但是对于心功能不全和肺水肿风险的患者,建议补液速度选择 1 ml/(kg·h)。为了简化水化方案,有研究尝试比较短

期水化是否能有相同的肾脏保护作用。两项结果发现,无论是术中一次性给予 300 ml 生理盐水还是造影前 20 min 给予 250 ml 生理盐水对 CIN 的预防作用,都不及 24 h 持续静脉滴注生理盐水 2000 ml。然而,术前 30～60 min 给予较高滴速(300 ml/h)生理盐水,并持续至术后 6 h,与标准的 24 h 水化方案(75 ml/h)预防 CIN 作用相同。

2. 不同水化药物的选择

(1)等渗和低渗生理盐水:20 世纪 90 年代的观点认为,水化可以预防 CIN,低渗生理盐水可能更有效。然而,一项比较等渗(0.9%氯化钠)和低渗(0.45%氯化钠 + 5%葡萄糖)生理盐水对 CIN 预防作用的大型随机对照研究却证实,等渗生理盐水预防 CIN 作用更优(0.7% vs 2.0%,$P=0.04$),在女性(0.6% vs 5.1%,$P=0.01$)、糖尿病(0.0% vs 5.5%,$P=0.01$)和对比剂用量较大(0.0% vs 3.0%,$P=0.01$)的患者中等渗生理盐水获益更明显。自此,CIN 预防是使用等渗还是低渗盐水的争论暂告一段落。

(2)氯化钠和碳酸氢钠:碳酸氢钠能降低肾小管内酸性环境,从而减少氧自由基的产生对肾脏的损害。大多数研究表明,与氯化钠一样,碳酸氢钠也有预防 CIN 作用,但两者孰优孰劣,至今尚无定论。Merten 等给 119 例肾功能不全患者行左心导管检查时,术前 1 h 开始给予 154 mEq/L 碳酸氢钠或等当量的氯化钠[3 ml/(kg·h)]直至术后 6 h[1 ml/(kg·h)],CIN(定义为 2 d 内 SCr 较基线升高超过 25%)的发生率在碳酸氢钠组更低(1.7% vs 13.6%,$P=0.02$)。另一项研究对 59 例急诊冠状动脉造影或 PCI 患者,以相同的方法使用碳酸氢钠($n=30$)或氯化钠($n=29$),结果也提示碳酸氢钠肾脏保护由于氯化钠(7% vs 35%,$P=0.01$)。近来的 REMEDIAL 研究将 326 例行血管造影 CKD 患者随机分为生理盐水 + N-乙酰半胱氨酸(NAC)($n=111$),碳酸氢钠 + NAC($n=108$)和 0.9%生理盐水 + 抗坏血酸 + NAC($n=107$)3 组,所有患者均应用碘克沙醇。CIN(定义为注射对比剂 48 h 内 SCr 相对升高 25%)分别为 11 例(9.9%)、2 例(1.9%)和 11 例(10.3%),与生理盐水 + NAC 组相比,碳酸氢钠 + NAC 组 CIN 发生率显著降低($P=0.019$),而生理盐水 + 抗坏血酸 + NAC 组并未进一步减少 CIN 的发生($P=1.00$),可见以碳酸氢钠为基础的预防策略可能优于以等渗生理盐水为基础的预防策略。

然而,另外最近的一些研究却发现碳酸氢钠并未优于生理盐水。REINFORECE 是一项单中心随机双盲研究,该研究入选 145 例肾功能不全(平均 SCr

132.6 ± 29.3 μmol/L）行冠状动脉造影患者（平均年龄 72.6±6.7 岁），随机分为 154 mEq/L 碳酸氢钠组（$n=71$）和 0.9% 生理盐水组（$n=74$），两组均使用碘克沙醇。研究主要终点为注射对比剂后 2 d 内 SCr 相对升高 25% 或绝对升高 44 μmol/L 以上。研究发现，碳酸氢钠组和氯化钠组 CIN 发生率均较低，且无统计学差异（4.2% vs 2.7%，$P=0.61$）。另一项随机、单盲研究入选 353 例拟行冠状动脉造影的中到重度肾功能不全患者（中位数年龄为 71 岁，糖尿病占 45%），一组与术前术后均给予碳酸氢钠（$n=175$），另一组为等渗生理盐水（$n=178$）。CIN 定义为注射对比剂后的 4 d 内 eGFR 相对下降超过 25%。结果显示，与氯化钠（14.6%）相比，碳酸氢钠（13.3%）未显示更好的肾功能保护（RR=0.94，95% CI 0.55～1.60，$P=0.82$），两组的 30 d 和 6 个月死亡、透析、心肌梗死和脑血管意外的发生率均无显著差异。REMEDIAL 研究证实，在低中危患者中，碳酸氢钠＋NAC 组预防 CIN 优于等渗生理盐水＋NAC 组。而在更高危患者中，REMEDIAL Ⅱ 研究发现采用新型补液管理系统（RenalGuard）控制的生理盐水 ＋ NAC ＋ 小剂量呋塞米组（$n=146$）比常规碳酸氢钠＋NAC 水化治疗组（$n=146$）发生急性肾损伤（SCr 增加 0.3 mg/dl）的比例更低（11% vs 20.5%，OR=0.47，95% CI 0.24～0.92，$P=0.025$），院内肾衰竭发生也较低（0.7% vs 4.1%，$P=0.056$）。

各种随机对照研究不能给我们明确的结论，荟萃分析结果也不尽相同。Hogan 等最先汇集了 2000—2007 年的 7 项相关研究共 1307 例行冠状动脉造影的患者，分析结果发现，与生理盐水相比，碳酸氢钠预防 CIN 效果更好（5.96% vs 17.23%，RR=0.37，95% CI 0.18～0.71，$P=0.005$）。随后，Navaneethan 也得到了类似的结果（OR=0.39，95% CI 0.20～0.77），而当两者都合并使用 N-乙酰半胱氨酸时差异不明显（OR=0.26，95% CI 0.10～0.64），由于纳入的研究之间异质性太大，还不能定论。Brar 等对 3 个大型研究（$n=1145$）和 12 个小型研究（$n=1145$）分别分析发现，在大型研究组内，碳酸氢钠与生理盐水的肾脏保护相当（10.7% vs 12.5%，RR=0.85，95% CI 0.63～1.16，$P=0.89$）；而在 12 项小型研究组内，碳酸氢钠较生理盐水有更好的肾脏保护作用（RR=0.50，95% CI 0.27～0.93，$P=0.01$）。Brar 等认为，这种亚组之间的差异与小型研究样本量不足和研究设计的质量不高有关。因此依据此结论指导临床还需谨慎。最近，一项来自韩国研究团队的荟萃分析（19 项研究，3609 例患者）更深入地探讨了碳酸氢钠

与生理盐水对 CIN 的预防作用的差异。研究发现，总体上碳酸氢钠可更有效地降低 CIN 的比例（OR=0.56，95% CI 0.36～0.86，$P=0.008$）。虽然如此，但是两种水化方案围术期死亡（$P=0.06$）和透析比例（$P=0.86$）无差异。进一步的亚组分析显示，使用低渗对比剂（OR=0.40，95% CI 0.23～0.71，$P=0.002$）或急诊造影（OR=0.13，95% CI 0.05～0.35，$P<0.001$）时，碳酸氢钠的优势更明显。另外，2009 年之前发表的研究亚组，CIN 预防方面碳酸氢钠优于生理盐水；而 2009 年之后发表的研究两者无差异，可见所有有关碳酸氢钠和生理盐水对 CIN 预防的荟萃分析存在明显的发表偏倚，因此结果解读时需慎重。从现有的证据来看，更多的证据支持碳酸氢钠水化方案，但这还有待进一步证实。

（二）血液滤过

虽然血液滤过是将碘对比剂从人体内排出的有效方法，但对比剂一旦经过肾，肾损伤的病理生理过程即已经开始。目前的证据尚不能证明血液滤过对预防 CIN 有效，甚至反而有增加 CIN 和血液滤过趋势。所以，血液滤过的作用有待进一步证明。另外血液滤过高额费用及相关的并发症，都会限制它的临床应用。

（三）药物

1. N-乙酰半胱氨酸　由于氧化应激反应和氧自由基的产生可能参与 CIN 的发生和发展，因此抗氧化剂 N-乙酰半胱氨酸（N-acetylcysteine，NAC）可能具 CIN 预防作用。然而，大量研究结果之间结果差异较大。Tepel 等首先发现在较低剂量（75 ml）低渗对比剂 CT 增强造影前后低渗生理盐水水化的同时，加服 NAC（600 mg 每日 2 次）比单纯水化更有效地减少 CIN 的发生（1/41 vs 9/42，RR=0.1，95% CI 0.02～0.90，$P=0.01$）。Briguori 将双倍剂量（1200 mg，每日 2 次）与标准口服剂量（600 mg，每日 2 次）进行比较，CIN 发病率进一步减少（3.5% vs 11%，$P=0.038$）。Webb 等将肾功能不全患者随机分为术前即刻静脉使用 500 mg NAC 和安慰剂组，比较 NAC 的肾脏保护作用，由于研究中期分析结果发现，NAC 并未显著降低 CIN（定义为内生肌酐清除率下降超过 5 ml/min）的发生（23.3% vs 20.7%，$P=0.57$），因此该研究在入选至 487 例时被提前终止。近来，更大型的随机、双盲、多中心的 ACT 研究仍未显示 NAC 具有额外的肾脏保护和临床获益。该研究入选 2308 例至少具有一个 CIN 危险因素（如年龄超过 70 岁、糖尿病、肾功能不全、心功能不全或低血压等）的造影患者，随机分组为 NAC 组（1200 mg）和安慰剂组。结果

显示,两组的 CIN 的发生率均为 12.7%(RR＝1.00,95% CI 0.81～1.25,P＝0.97)。30 d 的死亡或透析的联合终点也相似(2.2% vs 2.3%,95% CI 0.56～1.69,P＝0.92)。Loomba 等在最近的一项荟萃分析中发现,总体上 NAC 可显著减少冠状动脉介入患者 CIN 的发生(OR＝0.70,95% CI 0.51～0.95,P＝0.02),但术前术后 SCr 数值变化与安慰剂无差异(P＝0.15),且并未显著减少透析(P＝0.28)和死亡(P＝0.45)的发生,与 NAC 的剂量和给药途径无关。临床研究结果差异较大,但细胞研究证实 NAC 可通过抗氧化作用来减少氧化应激产物的生成,从而减少细胞坏死和凋亡。因此,还有待进一步研究来阐明和证实 NAC 的肾脏保护作用,尤其在 CIN 的预防及临床获益方面。

2. 他汀类药物 他汀类药物(3-羟基 3-甲基戊二酰辅酶 A 抑制剂)具有对内皮细胞的保护作用、维持 NO 产物,并能减少氧化应激和炎症反应,从而降低了 CIN 发生的风险。

Khanal 等对 29 409 例患者的回顾性分析显示,术前接受他汀类药物治疗的患者,CIN(定义为血清肌酐增加超过 0.5 mg/dl,4.37% vs 5.93%,P＜0.000 1)和需要透析治疗的肾病发病率(0.32% vs 0.49%,P＝0.03)都低于未接受他汀类药物治疗的患者。经多因素校正后,他汀类药物的使用是 CIN 的独立保护因素(OR＝0.87,95% CI,0.77～0.99,P＝0.03)。Patti 等前瞻性地入选 434 例行 PCI 患者,与非他汀治疗组(n＝174)相比,他汀治疗组(n＝260)CIN 发生率更低(3% vs 27%,P＜0.000 1),术后内生肌酐清除率更高(80 ml/min vs 65 ml/min,P＜0.000 1)。在随访的 4 年中,未发生 CIN 的他汀治疗组患者无事件生存率最高。

ARMYDA-CIN 研究证实了短期大剂量阿托伐他汀可有效地降低急性冠状动脉综合征患者的 CIN 发生率(5% vs 13.2%,P＝0.046)和缩短住院天数(P＝0.007)。Zhang 等和 Ukaigwe 等先后进行了荟萃分析,探讨在心导管检查或治疗前,短期大剂量他汀预防 CIN 是否优于传统剂量他汀或安慰剂。研究结果均证实短期大剂量他汀的有效性。

不同的他汀类药物具有类效应。TRACK-D 研究首次证实了瑞舒伐他汀在糖尿病合并轻至中度肾功能不全患者中保护作用,与非瑞舒伐他汀组相比(n＝1500),术前术后短期口服小剂量瑞舒伐他汀组(10 mg/d,n＝1498)显著降低 CIN 的发生率(2.3% vs 3.9%,P＝0.01)和心功能恶化(2.6% vs 4.3%,P＝0.02)。在非 ST 段抬高急性冠状动脉综合征早期

行介入治疗的患者中,Leoncini 等发现,与对照组(n＝252)相比,住院时顿服瑞舒伐他汀 40 mg,随后每天 20 mg(n＝252)显著降低 CIN 的发生(6.7% vs 15.1%,校正后 OR＝0.38,95% CI 0.20～0.71,P＝0.003)和心血管和肾脏事件(3.6% vs 7.9%,P＝0.036),可见短期大剂量瑞舒伐他汀可有效降低急性冠状动脉综合征早期介入治疗患者 CIN 和心血管事件的发生。虽然目前尚无有关不同他汀类药物预防 CIN 的头对头研究,而最近的一项网络荟萃分析发现,大剂量阿托伐他汀(OR＝0.49,95% CI 0.32～0.74)和瑞舒伐他汀(OR＝0.49,95% CI 0.34～0.69)均有效的预防 CIN,两者无差异,可作为临床首选药物。

3. 利尿药 由于肾髓质肾小管和集合管重吸收水钠增加,转运活性增强导致肾髓质缺血加重,而利尿药如呋塞米和甘露醇可抑制肾小管转运活性,达到利尿作用。而且,利尿药可增加尿液排泄,似乎可减少对比剂在肾内存留的时间,减少损伤。很显然,在循环血流不充足的情况下,进一步利尿促进水分的排除,犹如火上浇油,反而会加重对比剂的肾损伤。然而,利尿药在充分水化的情况下适量使用,仍带来临床获益。REMEDIAL II 研究通过补液管理系统(RenalGuard)控制水化速度和量,结合使用 NAC＋小剂量呋塞米的方法进一步降低了急性肾损伤(11% vs 20.5%,OR＝0.47,95% CI 0.24～0.92,P＝0.025)和院内肾衰竭的发生(0.7% vs 4.1%,P＝0.056)。Marenzi 等前瞻性地入选 170 例拟行冠状动脉造影(对比剂为碘美普尔)的肾功能不全[eGFR＜60 ml/(min·1.73m^2)]患者,随机分为呋塞米＋匹配水化组(FMH 组,n＝87)和常规水化组(对照组,n＝83)。FMH 组患者于 30 min 内静脉注射等渗生理盐水 250 ml,随后给予静脉注射呋塞米(0.5 mg/kg)。水化速度根据尿量调整,当尿量超过 300 ml/h 之后开始进行冠脉手术,术后继续水化直至术后 4 h。通过这种方法,即避免呋塞米利尿后脱水,又避免了水化不当而引起容量过多导致心功能恶化或肺水肿。研究结果显示,充分水化和适当利尿的 FMH 组进一步减少 CIN 的发生(4.6% vs 18%,P＝0.005)。而早期的研究,仅仅经验性的使用利尿药而未精确评估体内容量并适当水化,结果肾损伤反而增加。

心房利钠肽(atrial natriuretic peptide,ANP)也具有利尿作用,目前尚无证据表明其对 CIN 的预防作用。Kurnik 等研究显示,ANP 组患者和甘露醇组患者使用对比剂后急性肾衰竭的发病率没有显著差异。在随后的一项双盲、安慰剂对照研究中,与安慰剂相

比,术前术后 30 min 给予 ANP 0.01 $\mu g/(kg \cdot min)$、0.05 $\mu g/(kg \cdot min)$ 或 0.1 $\mu g/(kg \cdot min)$ 均未减少 CIN 的发生。一项小型血液动力学研究显示,ANP 和其他血管扩张药可能使糖尿病人 CIN 风险增高,而对非糖尿病人则可能有保护作用。

4. 非诺多泮　非诺多泮是一种选择性多巴胺-1 受体激动药,等可使肾血管扩张和增加肾血流量,理论上可改善肾内血流动力学,降低从而增加尿量,减少 CIN。

Kini 等入选了 260 例拟行 PCI 的肾功能不全患者(基础 SCr≥1.5 mg/dl),与历史对照组相比,CIN 发生率显著降低(3.8%)。然而,Allaqaband 等研究发现在水化基础上,非诺多泮并未进一步减少 CIN 的发生($P=0.92$)。另一项多中心、前瞻性、双盲、安慰剂对照研究入选 315 例拟行血管造影的肾功能不全的患者(内生肌酐清除率低于 60 ml/min),结果显示,非诺多泮组[0.05~0.10 $\mu g/(kg \cdot min)$ 静脉滴注,$n=157$]和安慰剂组($n=158$)CIN 发生率(33.6% vs 30.1%,$RR=1.11$,95% CI 0.79~1.57,$P=0.61$)、30 d 死亡(2.0% vs 3.8%,$P=0.50$)、透析(2.6% vs 1.9%,$P=0.72$)和再次住院(17.6% vs 19.9%,$P=0.66$)比例无显著差异。虽然如此,有研究在行血管介入治疗时,直接双侧肾动脉灌注非诺多泮,既可避免全身使用而引起的低血压,又可有效地预防 CIN。然而,有关非诺多泮的预防作用有待进一步的研究证实。

5. 钙通道阻滞药　钙超载是 CIN 的重要发病环节之一。肾小管内钠离子浓度增加,一方面促进远曲小管和集合管重吸收钠水增加,加重肾髓质缺血;另一方面促进钠-钙交换增加,钠钙交换消耗能量而且引起细胞内钙离子浓度增加,从而引起微循环血管收缩反应及介导内皮细胞坏死和凋亡。动物研究中,在给大鼠注射泛影葡胺之前预先给予钠钙交换抑制药,可显著减轻肾功能损害,而且保护效应与药物剂量相关。可见,钙通道阻滞药可能具有 CIN 预防作用。但临床研究结果仍存在较大差异,钙通道阻滞药是否可有效预防 CIN 有待进一步研究证实。

6. 其他药物

(1)腺苷受体拮抗药,如茶碱/氨茶碱。

注射对比剂后,尿中腺苷明显增多,且腺苷是肾内缩血管物质,并且可以调节肾脏球管反馈机制,因此腺苷拮抗剂理论上可以降低 CIN 发生率。

研究表明,早年的研究证实腺苷受体拮抗剂可降低糖尿病和非糖尿病患者的 CIN 的风险。7 个临床研究的荟萃分析($n=480$)发现注射对比剂后,茶碱或氨茶碱患者 SCr 相对降低 11.5 $\mu mol/L$(95% CI 5.3~19.4 $\mu mol/L$,$P=0.004$),因此腺苷受体拮抗药(茶碱或氨茶碱)可能具有预防 CIN 作用,但这一结论还有待进一步临床研究验证。

(2)维生素 C:维生素 C 具有抗氧化作用,由于氧化应激和自由基产物在 CIN 发生中的作用,因此维生素 C 可能预防 CIN。Spargias 等对 231 例行心导术患者的双盲、安慰剂对照研究显示,与对照组相比,使用维生素 C 的患者 CIN 的发病率明显降低。而在 RE-MEDIAL 研究又未能证实维生素 C 的临床获益。

(3)前列腺素 E_1(prostaglandins E1,PGE1):肾血管收缩与 CIN 的发病机制有关,早期有研究使用血管扩张药前列腺素进行研究。Gurkowski 等研究显示,米索前列醇能防止术后肌酐清除率的降低;其他研究也显示与对照组比较,使用 PGE1 的患者术后 SCr 增高的幅度较小。

(4)N-硝基-L-精氨酸甲酯(L-NAME):L-NAME 是 NO 合成的底物,应对肾脏应该具有保护作用。但是,在一项随机、双盲、安慰剂对照试验中,冠状动脉造影术前即刻单剂量注射 L-NAME(300 mg/kg),并不能阻止患有轻至中度肾功能不全的患者 48 h 内肌酐清除率的降低。

(四)其他的预防措施

为减少 CIN,术前尽可能停用肾毒性和潜在肾毒性药物,如非甾体类消炎药、氨基糖苷类药物、两性霉素 B、二甲双胍、顺铂、甘露醇和长期使用血管紧张素转化酶抑制剂。

(丁风华)

参 考 文 献

[1] Nash K,Hafeez A,Hou S. Hospital-acquired renal insufficiency. Am J Kidney Dis,2002,39:930-936.

[2] McCullough PA. Contrast-induced acute kidney injury. J Am Coll Cardiol,2008,51:1419-1428.

[3] Aspelin P,Aubry P,Fransson SG,et al. Nephrotoxic effects in high-risk patients undergoing angiography. N Engl J Med,2003,348:491-499.

[4] Jo SH,Youn TJ,Koo BK,et al. Renal toxicity evaluation and comparison between visipaque(iodixanol) and hexabrix(ioxaglate)in patients with renal insufficiency

undergoing coronary angiography: the RECOVER study: a randomized controlled trial. J Am Coll Cardiol,2006,48:924-930.

[5] Mehran R,Nikolsky E,Kirtane AJ,et al. Ionic low-osmolar versus nonionic iso-osmolar contrast media to obviate worsening nephropathy after angioplasty in chronic renal failure patients: the ICON(Ionic versus non-ionic Contrast to Obviate worsening Nephropathy after angioplasty in chronic renal failure patients) study. JACC Cardiovasc Interv,2009,2:415-421.

[6] Thomsen HS, Morcos SK. Contrast media and the kidney: European Society of Urogenital Radiology (ESUR)guidelines. Br J Radiol,2003,76:513-518.

[7] Bartholomew BA, Harjai KJ, Dukkipati S, et al. Impact of nephropathy after percutaneous coronary intervention and a method for risk stratification. Am J Cardiol,2004,93:1515-1519.

[8] Rihal CS, Textor SC, Grill DE, et al. Incidence and prognostic importance of acute renal failure after percutaneous coronary intervention. Circulation, 2002, 105:2259-2264.

[9] McCullough PA, Adam A,Becker CR,et al. Risk prediction of contrast-induced nephropathy. Am J Cardiol,2006,98:27K-36K.

[10] Sadeghi HM, Stone GW, Grines CL, et al. Impact of renal insufficiency in patients undergoing primary angioplasty for acute myocardial infarction. Circulation, 2003,108:2769-2775.

[11] Heyman SN,Rosenberger C,Rosen S. Regional alterations in renal haemodynamics and oxygenation: a role in contrast medium-induced nephropathy. Nephrol Dial Transplant,2005,20(Suppl 1):i6-11.

[12] Heyman SN, Rosen S, Rosenberger C. Renal parenchymal hypoxia, hypoxia adaptation, and the pathogenesis of radiocontrast nephropathy. Clin J Am Soc Nephrol,2008,3:288-296.

[13] Cronin RE. Contrast-induced nephropathy: pathogenesis and prevention. Pediatr Nephrol, 2010, 25: 191-204.

[14] Peer A,Averbukh Z,Berman S,et al. Contrast media augmented apoptosis of cultured renal mesangial, tubular, epithelial, endothelial, and hepatic cells. Invest Radiol,2003,38:177-182.

[15] Itoh Y,Yano T,Sendo T,et al. Involvement of de novo ceramide synthesis in radiocontrast-induced renal tubular cell injury. Kidney Int,2006,69:288-297.

[16] Haller C,Hizoh I. The cytotoxicity of iodinated radiocontrast agents on renal cells in vitro. Invest Radiol, 2004,39:149-154.

[17] Tumlin J,Stacul F,Adam A,et al. Pathophysiology of contrast-induced nephropathy. Am J Cardiol, 2006, 98:14K-20K.

[18] Zoccali C. Endothelial dysfunction in subcutaneous small resistance arteries and cardiovascular events. J Hypertens,2006,24:1900-1901.

[19] Hizoh I,Haller C. Radiocontrast-induced renal tubular cell apoptosis: hypertonic versus oxidative stress. Invest Radiol,2002,37:428-434.

[20] Massy ZA, Nguyen-Khoa T. Oxidative stress and chronic renal failure: markers and management. J Nephrol,2002,15:336-341.

[21] White M, Ducharme A, Ibrahim R, et al. Increased systemic inflammation and oxidative stress in patients with worsening congestive heart failure: improvement after short-term inotropic support. Clin Sci(Lond), 2006,110:483-489.

[22] Scott JA, King GL. Oxidative stress and antioxidant treatment in diabetes. Ann N Y Acad Sci,2004,1031: 204-213.

[23] Touyz RM. Reactive oxygen species, vascular oxidative stress, and redox signaling in hypertension: what is the clinical significance? Hypertension, 2004, 44: 248-252.

[24] Fiaccadori E,Maggiore U,Rotelli C,et al. Plasma and urinary free 3-nitrotyrosine following cardiac angiography procedures with non-ionic radiocontrast media. Nephrol Dial Transplant,2004,19:865-869.

[25] Drager LF,Andrade L,Barros de Toledo JF,et al. Renal effects of N-acetylcysteine in patients at risk for contrast nephropathy: decrease in oxidant stress-mediated renal tubular injury. Nephrol Dial Transplant, 2004,19:1803-1807.

[26] Agarwal R, Vasavada N, Sachs NG, et al. Oxidative stress and renal injury with intravenous iron in patients with chronic kidney disease. Kidney Int,2004, 65:2279-2289.

[27] Tepel M, van der Giet M, Schwarzfeld C, et al. Prevention of radiographic-contrast-agent-induced reductions in renal function by acetylcysteine. N Engl J Med,2000,343:180-184.

[28] Mehran R, Aymong ED, Nikolsky E, et al. A simple risk score for prediction of contrast-induced nephropathy after percutaneous coronary intervention: development and initial validation. J Am Coll Cardiol,2004, 44:1393-1399.

[29] Lindsay J, Apple S, Pinnow EE, et al. Percutaneous

coronary intervention-associated nephropathy fore-shadows increased risk of late adverse events in patients with normal baseline serum creatinine. Catheter Cardiovasc Interv,2003,59:338-343.

[30] Dangas G,Iakovou I,Nikolsky E,et al. Contrast-induced nephropathy after percutaneous coronary interventions in relation to chronic kidney disease and hemodynamic variables. Am J Cardiol,2005,95:13-19.

[31] Turcot DB,Kiernan FJ,McKay RG,et al. Acute hyperglycemia: implications for contrast-induced nephropathy during cardiac catheterization. Diabetes Care,2004,27:620-621.

[32] Toprak O,Cirit M,Yesil M,et al. Impact of diabetic and pre-diabetic state on development of contrast-induced nephropathy in patients with chronic kidney disease. Nephrol Dial Transplant,2007,22:819-826.

[33] Ding FH,Lu L,Zhang RY,et al. Impact of elevated serum glycated albumin levels on contrast-induced acute kidney injury in diabetic patients with moderate to severe renal insufficiency undergoing coronary angiography. Int J Cardiol,2013,167:369-373.

[34] Nikolsky E,Mehran R,Lasic Z,et al. Low hematocrit predicts contrast-induced nephropathy after percutaneous coronary interventions. Kidney Int, 2005, 67: 706-713.

[35] Weisbord SD,Mor MK,Resnick AL,et al. Incidence and outcomes of contrast-induced AKI following computed tomography. Clin J Am Soc Nephrol,2008,3: 1274-1281.

[36] Kim SM,Cha RH,Lee JP,et al. Incidence and outcomes of contrast-induced nephropathy after computed tomography in patients with CKD: a quality improvement report. Am J Kidney Dis, 2010, 55: 1018-1025.

[37] Stacul F,van der Molen AJ,Reimer P,et al. Contrast induced nephropathy: updated ESUR Contrast Media Safety Committee guidelines. Eur Radiol, 2011, 21: 2527-2541.

[38] Rudnick MR,Davidson C,Laskey W,et al. Nephrotoxicity of iodixanol versus ioversol in patients with chronic kidney disease: the Visipaque Angiography/Interventions with Laboratory Outcomes in Renal Insufficiency(VALOR)Trial. Am Heart J,2008,156: 776-782.

[39] Solomon RJ,Natarajan MK,Doucet S,et al. Cardiac Angiography in Renally Impaired Patients (CARE) study: a randomized double-blind trial of contrast-induced nephropathy in patients with chronic kidney

disease. Circulation,2007,115:3189-3196.

[40] Wessely R,Koppara T,Bradaric C,et al. Choice of contrast medium in patients with impaired renal function undergoing percutaneous coronary intervention. Circ Cardiovasc Interv,2009,2:430-437.

[41] Thomsen HS,Morcos SK,Erley CM,et al. The ACTIVE Trial: comparison of the effects on renal function of iomeprol-400 and iodixanol-320 in patients with chronic kidney disease undergoing abdominal computed tomography. Invest Radiol, 2008, 3: 170-178.

[42] Barrett BJ,Katzberg RW,Thomsen HS,et al. Contrast-induced nephropathy in patients with chronic kidney disease undergoing computed tomography: a double-blind comparison of iodixanol and iopamidol. Invest Radiol,2006,41:815-821.

[43] Kuhn MJ,Chen N,Sahani DV,et al. The PREDICT study: a randomized double-blind comparison of contrast-induced nephropathy after low-or isoosmolar contrast agent exposure. AJR Am J Roentgenol,2008, 191:151-157.

[44] McCullough PA,Bertrand ME,Brinker JA,et al. A meta-analysis of the renal safety of isosmolar iodixanol compared with low-osmolar contrast media. J Am Coll Cardiol,2006,48:692-699.

[45] Heinrich MC,Haberle L,Muller V,et al. M. Nephrotoxicity of iso-osmolar iodixanol compared with nonionic low-osmolar contrast media: meta-analysis of randomized controlled trials. Radiology, 2009, 250: 68-86.

[46] Reed M,Meier P,Tamhane UU,et al. The relative renal safety of iodixanol compared with low-osmolar contrast media: a meta-analysis of randomized controlled trials. JACC Cardiovasc Interv, 2009, 2: 645-654.

[47] Biondi-Zoccai G,Lotrionte M,Thomsen HS,et al. Nephropathy after administration of iso-osmolar and low-osmolar contrast media: evidence from a network meta-analysis. Int J Cardiol,2014,172:375-380.

[48] Nyman U,Bjork J,Aspelin P,et al. Contrast medium dose-to-GFR ratio: a measure of systemic exposure to predict contrast-induced nephropathy after percutaneous coronary intervention. Acta Radiol, 2008, 49: 658-667.

[49] Laskey WK,Jenkins C,Selzer F,et al. Volume-to-creatinine clearance ratio: a pharmacokinetically based risk factor for prediction of early creatinine increase after percutaneous coronary intervention. J Am Coll

Cardiol,2007,50:584-590.

[50] Guitterez NV,Diaz A,Timmis GC,et al. Determinants of serum creatinine trajectory in acute contrast nephropathy. J Interv Cardiol,2002,15:349-354.

[51] Solomon R,Dauerman HL. Contrast-induced acute kidney injury. Circulation,2010,122:2451-2455.

[52] Krasuski RA,Beard BM,Geoghagan JD,et al. Optimal timing of hydration to erase contrast-associated nephropathy: the OTHER CAN study. J Invasive Cardiol,2003,15:699-702.

[53] Bader BD,Berger ED,Heede MB,et al. What is the best hydration regimen to prevent contrast media-induced nephrotoxicity. Clin Nephrol,2004,62:1-7.

[54] Merten GJ,Burgess WP,Gray LV,et al. Prevention of contrast-induced nephropathy with sodium bicarbonate: a randomized controlled trial. JAMA,2004,291: 2328-2334.

[55] Adolph E,Holdt-Lehmann B,Chatterjee T,et al. Renal Insufficiency Following Radiocontrast Exposure Trial(REINFORCE): a randomized comparison of sodium bicarbonate versus sodium chloride hydration for the prevention of contrast-induced nephropathy. Coron Artery Dis,2008,19:413-419.

[56] Brar SS,Shen AY,Jorgensen MB,et al. Sodium bicarbonate vs sodium chloride for the prevention of contrast medium-induced nephropathy in patients undergoing coronary angiography: a randomized trial. JAMA,2008,300:1038-1046.

[57] Hogan SE,L'Allier P,Chetcuti S,et al. Current role of sodium bicarbonate-based preprocedural hydration for the prevention of contrast-induced acute kidney injury: a meta-analysis. Am Heart J, 2008, 156: 414-421.

[58] Navaneethan SD,Singh S,Appasamy S,et al Sodium bicarbonate therapy for prevention of contrast-induced nephropathy: a systematic review and meta-analysis. Am J Kidney Dis,2009,53:617-627.

[59] Jang JS,Jin HY,Seo JS,et al. Sodium bicarbonate therapy for the prevention of contrast-induced acute kidney injury-a systematic review and meta-analysis-. Circ J,2012,76:2255-2265.

[60] Fliser D,Laville M,Covic A,et al. A European Renal Best Practice(ERBP)position statement on the Kidney Disease Improving Global Outcomes(KDIGO) clinical practice guidelines on acute kidney injury: part 1: definitions,conservative management and contrast-induced nephropathy. Nephrol Dial Transplant, 2012, 27:4263-4272.

[61] Briguori C,Colombo A,Violante A,et al. Standard vs double dose of N-acetylcysteine to prevent contrast agent associated nephrotoxicity. Eur Heart J,2004,25: 206-211.

[62] Webb JG,Pate GE,Humphries KH,et al. A randomized controlled trial of intravenous N-acetylcysteine for the prevention of contrast-induced nephropathy after cardiac catheterization: lack of effect. Am Heart J, 2004,148:422-429.

[63] Khanal S,Attallah N,Smith DE,et al. Statin therapy reduces contrast-induced nephropathy: an analysis of contemporary percutaneous interventions. Am J Med, 2005,118:843-849.

[64] Kheterpal S,Tremper KK,Englesbe MJ,et al. Predictors of postoperative acute renal failure after noncardiac surgery in patients with previously normal renal function. Anesthesiology,2007,107:892-902.

[65] Patti G,Ricottini E,Nusca A,et al. Short-term,high-dose Atorvastatin pretreatment to prevent contrast-induced nephropathy in patients with acute coronary syndromes undergoing percutaneous coronary intervention(from the ARMYDA-CIN[atorvastatin for reduction of myocardial damage during angioplasty——contrast-induced nephropathy] trial. Am J Cardiol, 2011,108:1-7.

[66] Zhang BC,Li WM,Xu YW. High-Dose Statin Pretreatment for the prevention of contrast-induced nephropathy: A meta-analysis. Can J Cardiol,2011,27: 851-858.

[67] Ukaigwe A,Karmacharya P,Mahmood M,et al. Meta-Analysis on efficacy of statins for prevention of contrast-induced acute kidney injury in patients undergoing coronary Angiography. Am J Cardiol. 2014; pii: S0002-9149(14)01580-X.

[68] Han Y,Zhu G,Han L,et al. Short-term rosuvastatin therapy for prevention of contrast-induced acute kidney injury in patients with diabetes and chronic kidney disease. J Am Coll Cardiol,2014,63:62-70.

[69] Leoncini M,Toso A,Maioli M,et al. Early high-dose rosuvastatin for contrast-induced nephropathy prevention in acute coronary syndrome: results from the PRATO-ACS Study(Protective Effect of Rosuvastatin and Antiplatelet Therapy On contrast-induced acute kidney injury and myocardial damage in patients with Acute Coronary Syndrome). J Am Coll Cardiol,2014, 63:71-79.

[70] Peruzzi M,De Luca L,Thomsen HS,et al. A network meta-analysis on randomized trials focusing on the

preventive effect of statins on contrast-induced ne-phropathy. Biomed Res Int,2014,2014:213-239.

[71] Briguori C,Visconti G,Focaccio A,et al. Renal Insuf-ficiency After Contrast Media Administration Trial II (REMEDIAL II):RenalGuard System in high-risk patients for contrast-induced acute kidney injury. Cir-culation,2011,124:1260-1269.

[72] Marenzi G,Ferrari C,Marana I,et al. Prevention of contrast nephropathy by furosemide with matched hy-dration:the MYTHOS (Induced Diuresis With Matched Hydration Compared to Standard Hydration for Contrast Induced Nephropathy Prevention) trial. JACC Cardiovasc Interv,2013;5:90-97.

[73] Kini AS,Mitre CA,Kamran M,et al. Changing trends in incidence and predictors of radiographic contrast nephropathy after percutaneous coronary intervention with use of fenoldopam. Am J Cardiol, 2002, 89: 999-1002.

[74] Stone GW, McCullough PA, Tumlin JA, et al. Fenoldopam mesylate for the prevention of contrast-induced nephropathy:a randomized controlled trial. JAMA,2003,290:2284-2291.

[75] Yang D,Yang D,Jia R,et al. Na$^+$/Ca^{2+} exchange in-hibitor,KB-R7943,attenuates contrast-induced acute kidney injury. J Nephrol,2013,26:877-885.

[76] Pflueger A,Abramowitz D,Calvin AD. Role of oxida-tive stress in contrast-induced acute kidney injury in diabetes mellitus. Med Sci Monit, 2009, 15: RA125-136.

[77] Spargias K,Alexopoulos E,Kyrzopoulos S,et al. As-corbic acid prevents contrast-mediated nephropathy in patients with renal dysfunction undergoing coronary angiography or intervention. Circulation, 2004, 110: 2837-2842.

[78] Briguori C,Airoldi F,D'Andrea D,et al. Renal Insuffi-ciency Following Contrast Media Administration Trial (REMEDIAL):a randomized comparison of 3 pre-ventive strategies. Circulation,2007,115:1211-1217.

[79] Sketch MH Jr,Whelton A,Schollmayer E,et al. Pre-vention of contrast media-induced renal dysfunction with prostaglandin E1:a randomized,double-blind, placebo-controlled study. Am J Ther, 2001, 8: 155-162.

[80] Miller HI,Dascalu A,Rassin TA,et al. Effects of an acute dose of L-arginine during coronary angiography in patients with chronic renal failure:a randomized, parallel, double-blind clinical trial. Am J Nephrol, 2003,23:91-95.

第4章

心脏电生理

1. 磁导航在电生理操作中的应用:指征与注意点

近年来,心电生理和导管消融领域的新技术不断进展,为患者提供了更加有效安全的诊治方法。复杂心律失常的诊治要求更细致的基质标测、优化导管接触及减少并发症等。磁导航系统以其独特的优势在这一领域具有良好的应用前景。

NIOBE™磁导航系统(magnetic navigation system,MNS,Stereotaxis,St. Louis,MO,USA)在导管床的两侧各有一个永磁体,可产生0.08～0.1特斯拉的磁场。所采用的消融导管经特殊设计,远端有三个小的磁体。通过控制磁场梯度可使消融导管到达期望的位置,医生通过改变屏幕上的磁场矢量箭头控制导管头的方向;导管的进退由导管推送器Cardiodrive™装置(Cardiodrive,Stereotaxis)远程控制。透视图像和CARTO RMT上的电解剖图像可传送至工作站整合,并在此基础上通过磁场矢量箭头控制导管在心腔内的移动。导管的进退移动可精确至1 mm和1°,并有多个选项供设置。在导管推送器安置妥当且导管位于目标心腔后,医生即可在控制室远程操作导管。

磁导航系统自应用于心脏消融治疗以来,其使用日益广泛。其主要的优点在于:①控制导管的活动更加精准;②导管与组织接触更稳定;③因为导管头非常柔软的特性,可降低心脏压塞的风险;④降低医患双方的X线曝光量。

一、广义室上性心动过速中的应用

(一)房室结折返性心动过速

HEART(Helios Electrophysiology Ablation Re-

mote Treatment)研究是比较磁导航与手动消融在室上性心动过速方面的一项前瞻、随机对照研究,结合这项研究及其他一些研究的荟萃分析提示,应用磁导航行房室结折返性心动过速(Atrio-Ventricular Nodal Reentrant Tachycardia,AVNRT)消融治疗,即刻成功率为95%,中远期成功率93%,与传统消融方法相比,没有统计学显著差异。早期的研究应用的是单磁体导管(Helios I,Stereotaxis),后期的研究应用的是三磁体导管(Helios Ⅱ,Stereotaxis),导管磁体的增加可加强导管的受力,但对AVNRT的消融影响不大,磁导航应用于AVNRT的优势在于其导管稳定性的增加及能进行微小精确的导管位置移动。

(二)房室折返性心动过速

荟萃分析中,房室折返性心动过速(Atrio-Ventricular Reentrant Tachycardia,AVRT),总的即刻成功率79%,中长期成功率83%。其成功率较低可能与导管的稳定性相关,尤其在二尖瓣环上的位置。在Chun等对AVRT的研究中,一代导管(一个磁铁)的成功率67%(12/18例患者),二代导管(3个磁铁)的成功率85%(23/27例患者),三代导管(3个磁铁加2个环状电极)的成功率92%(13/14例患者)。对于左侧旁道的消融,既往研究有采用穿房间隔的方法,也有通过主动脉逆行途径,可能通过穿间隔的途径导管更易稳定。Thornton等的研究分析通过逆行途径消融左侧旁路。总共20例患者(14例有预激),5例应用Helios Ⅱ导管,15例应用Celsius RMT导管(Biosense Webster),急性期成功率在Helios Ⅱ导管组为

3/5（60％），在 Celsius RMT 导管组为 12/15（80％）。Bauernfeind 等的研究收入 55 例 AVRT 患者，95％（52/55）的患者成功消融，15 个月随访时复发率为 7.7％。关于磁导航应用于旁路消融的结果差异较大。虽然理论上而言，磁导航精准的导管移动，有利于定位旁路，但其实际成功率低于预期（与手动操作相比未达到显著性差异），磁导航导管的改良可能会有利于结果的改善。

（三）房扑

对于典型房扑，磁导航的有效性略低于手动消融，整体手术即刻成功率 77％，中长期成功率 68％；如只包括有冷盐水灌注的导管，则手术即刻成功率 86％，中长期成功率 74％；相比手动消融典型房扑的成功率一般为即刻 94％，中长期 89％，虽然未达到显著差异，但似乎是手动消融更有利。

磁导航消融典型房扑的主要问题是右房峡部、下腔静脉至三尖瓣环之间的组织有较多的小梁突起，而且这个部位组织较厚。磁导航柔软的导管头与传统导管相比，虽然能获得相似的腔内心电图，但产生的接触压力较小，这对于房扑的消融是有影响的，即使磁导航导管有贴靠更稳定的优点，但对于三尖瓣峡部特殊的组织结构，不足以弥补接触压力不足的问题。目前的灌注导管可产生更深的损伤，改善了消融效果，但仍不优于手动消融，通过磁导航消融导管技术的改善，可能进一步提高对典型房扑消融的成功率，仍需进一步的研究。

（四）房颤

目前的研究以阵发性房颤为主，也包括一些持续性房颤。即刻成功定义为术中肺静脉电位的隔离。根据荟萃分析，应用磁导航冷盐水灌注导管消融房颤，手术即刻成功率 92％，中远期成功率 70％，磁导航的即刻成功率略低于手动消融（97％，$P < 0.01$），但中远期成功率两者没有显著差异。

对于房颤，磁导航冷盐水灌注导管消融达到肺静脉隔离有一定的学习曲线，消融后复发的患者往往有肺静脉电位的恢复，这是否与接触压力较低有关，通过磁导航消融导管的改进是否能改善结果，需要进一步研究。

二、室性心动过速

（一）特发性室性心动过速

磁导航应用于流出道及冠状动脉窦内的室速有一定优势，因其可以精细操作以进行激动标测和起搏标测，而且流出道区域的室壁较薄，磁导航柔软的导管头可减少对室壁、瓣膜及冠状动脉开口的损伤。

Bauernfeind 等回顾性分析了磁导航和手动消融室速，磁导航组的结果优于手动消融，即刻成功率磁导航组 97％（36/37），手动消融组 79％（11/14）。两组间复发率没有差异，分析可能是因为磁导航导管的易操作性和稳定性具有优势。荟萃分析中，磁导航的即刻成功率为 93％，中远期成功率为 80％，与手动操作没有显著差异。此外，磁导航可明显减少医患双方的 X 线曝光时间。

磁导航消融流出道室速的研究中，未发现应用冷盐水灌注导管相关的明显并发症。考虑到磁导航导管接触压力有限，应用冷盐水灌注导管可能是合适的，发生心脏压塞的风险应低于手动操作，当然，尚需进一步研究证实。

（二）结构性心脏病相关室速

关于结构性心脏病相关室速的研究包括了缺血性心肌病、非缺血性心肌病、致心律失常性右心室心肌病、肥厚型心肌病等。一般采用冷盐水灌注消融导管。荟萃分析消融即刻成功率 81％，中远期成功率 72％。就中远期成功率而言，手动消融可能更有优势，因为瘢痕相关性室速通常需要心室腔内更广泛区域的消融，包括基质改良，而磁导航导管产生的接触压力较小。相关数据还需要更长期的随访。

（三）3. 心外膜室速消融

磁导航导管在心包腔内进行标测理论上是可行的，相关的研究报道较少。心包腔内结构较少，导管可以自由移动，有利于磁导航导管的应用，而且磁导航可以更方便地控制导管朝向心外膜。

三、先天性心脏病相关心律失常的消融

先天性心脏病患者心律失常的磁导航消融数据有限，Wu 和 Schwagten 等报道了一些复杂先天性心脏病的患者，但病例数较少，即刻和中远期成功率约为 61％。结合其复杂的解剖结构，磁导航技术在这方面可能有一定益处，仍需要更多的研究支持。

四、安全性数据

（一）手术时间

磁导航的手术时间与手动操作相比没有显著性差异，随着经验的积累，操作者对于系统逐渐熟悉，手术时间可能进一步缩短。但是，磁导航只是提供了一个消融手术操作的平台，具体方法步骤和手动消融相似，因此，在手术时间上，磁导航并不会有特别的优势。此外，磁导航和手动操作的消融时间也没有显著差异。

（二）透视时间

透视时间随手术复杂程度而增加,并且受许多因素的影响。磁导航的应用有利于减少透视时间。磁导航应用时,医生不需要在床边操作导管,而且磁导航导管头非常柔软,心脏压塞的风险较小,加上三维图像系统的辅助,在积累经验并熟悉系统后,医生可减少对透视的依赖,降低透视时间。

（三）手术并发症

手术并发症的研究报道较少,荟萃分析提示,各种类型的心律失常消融治疗整体并发症发生率约2.6%,与手动消融相比,无显著差异（2.6% vs 3.0%,$P=NS$）。

（四）置入装置的影响

理论上而言,置入起搏器和除颤器（implantable cardioverter-defibrillator,ICD）的患者不建议进行磁导航手术,以避免电磁干扰。但是,这可能会限制许多有价值的手术。Biase等的研究中收入34例ICD患者,进行磁导航室速消融手术,还有一些研究也对有ICD等置入装置的患者进行了磁导航消融手术,并没有置入装置相关并发症的报道。Jilek等报道了在体外分析121个装置（77个起搏器,44个ICD）暴露于磁导航磁场下的研究,磁场强度0.1T,95%（115/121）的装置没有异常变化,6个装置有重置或电池状态的短暂变化。Eitel等分析了31例患者（26例ICD,5例起搏器）接受磁导航消融手术。术前、手术后即刻、术后1~3个月进行评估。在电极感知、阻抗、阈值上没有显著异常。研究中2例双心室ICD的患者左心室阈值升高,考虑与在左心室电极位置附近的消融相关,与磁导航磁场无明显关系。

许多研究显示,对于非起搏器依赖、有心脏置入装置的患者进行磁共振检查没有发现特别的装置相关并发症。而磁导航的磁场强度比常规磁共振检查要低很多。因此,有ICD和起搏器的患者进行磁导航消融手术的风险可能也是非常低的。

五、总结

目前的研究数据提示,磁导航可应用于各类心律失常的电生理诊治,其效果与手动治疗相似,在减少透视时间方面可能有一定优势,尚需更多的研究来证实其临床结果。

（凌天佑）

参 考 文 献

[1] Wood MA,Orlov M,Ramaswamy K,et al. Remote magnetic versus manual catheter navigation for ablation of supraventricular tachycardias:a randomized,multicenter trial. Pacing Clin Electrophysiol,2008,31:1313-1321.

[2] Bradfield J,Tung R,Mandapati R,et al. Catheter ablation utilizing remote magnetic navigation:a review of applications and outcomes. Pacing Clin Electrophysiol,2012,35:1021-1034.

[3] Schwagten B,Jordaens L,Rivero-Ayerza M,et al. A randomized comparison of transseptal and transaortic approaches for magnetically guided ablation of left-sided accessory pathways. Pacing Clin Electrophysiol,2010,33:1298-1303.

[4] Chun JK,Ernst S,Matthews S,et al. Remote-controlled catheter ablation of accessory pathways:results from the magnetic laboratory. Eur Heart J,2007,28:190-195.

[5] Bauernfeind T,Akca F,Schwagten B,et al. The magnetic navigation system allows safety and high efficacy for ablation of arrhythmias. Europace,2011,13:1015-1021.

[6] 凌天佑,吴立群. 磁导航技术结合Ensite Array球囊消融治疗室性早搏2例. 中华心律失常学杂志,2010,14:464.

[7] Zhang F,Yang B,Chen H,et al. Magnetic versus manual catheter navigation for mapping and ablation of right ventricular outflow tract ventricular arrhythmias:a randomized controlled study. Heart Rhythm,2013,10:1178-1183.

[8] Di Biase L,Santangeli P,Astudillo V,et al. Endo-epicardial ablation of ventricular arrhythmias in the left ventricle with the Remote Magnetic Navigation System and the 3.5mm open irrigated magnetic catheter:results from a large single-center case-control series. Heart Rhythm,2010,7:1029-1035.

[9] Wu J,Pflaumer A,Deisenhofer I,et al. Mapping of intraatrial reentrant tachycardias by remote magnetic navigation in patients with d-transposition of the great arteries after mustard or senning procedure. J Cardiovasc Electrophysiol,2008,19:1153-1159.

[10] Schwagten B,Jordaens L,Witsenburg M,et al. Initial experience with catheter ablation using remote magnetic navigation in adults with complex congenital

heart disease and in small children. Pacing Clin Electrophysiol,2009,32(Suppl 1):S198-201.

[11] Aryana A,d'Avila A,Heist EK,et al. Remote magnetic navigation to guide endocardial and epicardial catheter mapping of scar-related ventricular tachycardia. Circulation,2007,115:1191-1200.

[12] Jilek C,Tzeis S,Reents T,et al. Safety of implantable pacemakers and cardioverter defibrillators in the magnetic field of a novel remote magnetic navigation system. J Cardiovasc Electrophysiol, 2010, 21: 1136-1141.

[13] Eitel C,Hindricks G,Sommer P,et al. Safety of re-mote magnetic navigation in patients with pacemakers and implanted cardioverter defibrillators. J Cardiovasc Electrophysiol,2010,21:1130-1135.

[14] Nazarian S,Hansford R,Roguin A,et al. A prospective evaluation of a protocol for magnetic resonance imaging of patients with implanted cardiac devices. Ann Intern Med,2011,155:415-424.

[15] Naehle CP,Strach K,Thomas D,et al. Magnetic resonance imaging at 1.5-T in patients with implantable cardioverter-defibrillators. J Am Coll Cardiol,2009, 51:549-555.

2. 器质性室性心动过速的电生理特征和导管消融进展

目前,置入型心律转复除颤器(ICD)是治疗缺血性或非缺血性心肌病并发室性心动过速(室速)的主要治疗措施。ICD能终止室速,但是无法预防室速的发作;同时,置入ICD后,室速发生的电生理基质未受影响,仍可随着时间继续进展。置入ICD后的反复电击治疗增加死亡率,并且降低生存质量。近年来,随着对器质性室速发病机制的进一步认识,随着三维电解剖标测技术、机器人导航技术、心脏成像技术等各类临床诊疗技术的日臻成熟,器质性室速的导管消融取得了显著的进步。

一、器质性室性心动过速的电生理基质

心室瘢痕组织是大多数反复持续性室速发作患者产生心律失常的基质。缺血性心肌病患者的瘢痕组织源于之前的心肌梗死,非缺血性心肌病瘢痕为心肌纤维化组织,有些瘢痕则与外科手术切口等因素有关。瘢痕内存活的心肌组织细胞间偶联受损形成缓慢传导,并构成解剖或功能性传导阻滞,最终形成折返。折返环包括缓慢传导的峡部。关键峡部的出口形成QRS波群,往往也是导管消融的起始靶点。峡部有可能长达数厘米,甚至是复杂的三维结构,有时可从心内膜延伸至心外膜。疤痕相关的室速往往呈单形性,每个QRS波群的前后一个QRS波形态相同。对于单形性室速,每次心室除极的顺序相同。QRS的形态取决于瘢痕的位置,瘢痕内折返环的位置,特别是出口的位置。同一患者可能有多种形态的室速。几种不同的室速可共用一个峡部,只是出口不同,或是在同一瘢痕内的不同峡部,或是瘢痕不同区域的折返环。

二、器质性室性心动过速体表心电图的重要性

毫无疑问,12导联体表心电图对于室速的评估和治疗有着重要的作用。正常心肌引起的室速有一个相对快速的初始向量,而器质性心脏病引起的室速有一个缓慢的初始向量。无论正常心脏还是器质性心脏病引起的心外膜室速均能观察到缓慢的初始向量。器质性心脏病引起的室速相对而言振幅偏低而且在QRS波上可见切迹。

(一)缺血性心肌病室性心动过速

缺血性室速通常发生在心肌梗死后数年,而且大多和左心室心肌瘢痕有关,而很少由右心室引起。基础心电图的Q波、束支传导阻滞图形、QRS波电轴、QS型、胸导联一致性、QRS假δ波、室速发作时QRS间期等指标均可提供室速折返环位置的信息。总体而言,QRS波形态对于正常心脏的局灶室速定位比心肌梗死后折返性室速更精确,辨识缺血性室速起源点的推算方法精确度仅为70%。

缺血性心脏病患者基础心电图上,邻近导联上出现的Q波、碎裂的QRS波和持续的ST段抬高(代表了室壁瘤)表明了对应心肌壁上的心肌瘢痕。类似的结果对于室速位置提供了有价值的信息。左束支传导阻滞(LBBB)型室速通常起源或靠近左心室间隔部,很少来源于右心室。因此,心电图对于LBBB型室速有较高的预测价值。RBBB型通常起源于左心室,并且室速折返环可出现在任何部位,从间隔部到侧壁或心尖部到基底部。下壁心肌梗死的RBBB型室速集中于左心室下后壁较小的区域,而前壁心肌梗死的室速由于相对较大(前侧壁)的心肌瘢痕可能起源于较大区域。RBBB型室速的心电图并没有太好的预测价值。QRS电轴主要依赖于室速折返环的出口位置。此外,QRS电轴也依赖于激动离开隔离的慢速传动区域的出口,及心肌瘢痕程度和位置。胸前导联正向QRS波(所有QRS波都是正向)代表了室速起源于LV基底部(基底间隔部、二尖瓣环、主动脉环),而负向QRS波代表了室速折返环在或靠近LV心尖部。任何导联QS波代表了激动从这个导联对应的心肌开始传导。因此,下壁导联QS波提示激动起源于下壁,而胸前导联QS形提示激动起源于前壁;$V_2 \sim V_4$ QS波提示正前壁,$V_3 \sim V_5$ QS波提示心尖部,$V_5 \sim V_6$ QS波提示侧壁。RBBB型室速在I、V_1、V_2和V_6导联可见Q波说明激动起源于心尖部而不在左心室下壁基底部。I、V_1、V_2和V_6导联R波对于RBBB或LBBB型室速起源于后壁有诊断特异

性。此外，I、V₆导联Q波的LBBB型与室速心尖间隔部有关，然而I、V₆导联R波则和下基底间隔部有关。

(二)非缺血性心肌病室性心动过速

近1/3非缺血性心肌病引起的室速和70% Chagas心肌病引起的室速具有心外膜或心外膜下折返环路，需要心外膜导管消融。Valles等对非缺血性心肌病的14例患者进行电生理研究，并联合心内膜和心外膜起搏电标测，建立了心外膜室速诊断标准[I导联Q波，下壁导联非Q波和间期标准。假δ波≥34 ms，类本位屈折时间≥85 ms，最短R-S波时间≥121 ms，和最大舒张指数（MDI）≥0.55]。

三、导管消融前的准备和思考

消融前，每位患者需行心超检查，排除左心室血栓，以免术中复律或除颤时血栓脱落。对于合并有房颤患者，需行食管超声检查，排除左心房血栓。若患者无最近的冠状动脉资料或者患者表现为多形性室速，冠状动脉造影是必要的。术中室速标测过程中，严重的冠状动脉病变导致心肌缺血会影响血流动力学，从而限制标测。若室速发作时血流动力学不稳定或预测有这样的情况发生，全麻手术是有必要的。另外，左心室辅助装置有助于室速标测和消融，同时降低术中因反复室速发作导致的血流动力学恶化。

四、标测

通常来说，瘢痕相关室速的折返环较大。消融目标为折返环的峡部和出口。三维电解剖标测系统的应用明显简化了室速基质的辨别，并可指导消融策略制定。同时，可实时出现在标测图上的导管大大减少了X线暴露时间。当室速不持续或者诱发的室速血流动力学不稳定时，窦性心律或起搏下的心肌基质标测有助于瘢痕相关性室速异常基质的定位。对于血流动力学稳定的室速，激动和拖带标测有助于辨别折返环的峡部和出口。同时，基质标测有助于缩短室速标测的时间，有助于减少电复律和潜在的血流动力学受损的机会。

(一)基质和电压标测

电解剖标测系统是基质标测确定瘢痕的基础。基质标测包括电压和起搏标测，以及异常或特征性电位的识别。消融可以仅依赖基质标测。但是，基质标测结合短时间的激动和拖带标测，甚至对于那些血流动力学不稳定的室速，可增加消融的成功率。

标测导管记录的电位幅度（电压）与心肌本身性质有关，当心肌被瘢痕取代时，电位幅度降低。比如

双极电压图，当电位幅度低于1.5 mV时提示瘢痕区域。更低的电位（<0.5 mV）通常代表致密瘢痕。研究显示，电压图与同位素灌注扫描和心脏磁共振识别的瘢痕密切相关。心内膜双极电压1.5 mV的诊断标准具有良好的特异性，但敏感性略差，同时不能检测跨心肌层或心外膜的瘢痕。然而，单极电压图可以获得更深的"视野"。心内膜标测时，扩张性心肌病单极电压低于8.3 mV及致心律失常性右心室心肌病单极电压低于5.5 mV可以有效识别心外膜瘢痕。当然，对于任何电压标测，都必须注意导管贴靠，避免不良的贴靠导致的低电压误认为瘢痕区域。

基质标测时，发现异常电位需在标测图中个别标出来。在缓慢传导区域，肌束间不同步激动可以形成多个低电位，提示不正常的传导。比如晚电位，它与主导心室电位分开，可出现于QRS波之后。这些电位可提示折返环峡部的位置，随后起搏标测可进一步鉴别这些位置是否是折返环的关键部位。

(二)起搏标测

瘢痕内或瘢痕边缘起搏，形成与室速相同的QRS波群，往往是室速折返环的出口或峡部。起搏频率需与室速频率一致，或者与室性期前收缩的联律间期一致。但是，过快的起搏有可能增加诱发非特异性室速风险。同时，较快的心室起搏会产生QRS形态频率依赖性变化。最佳的起搏需形成与室速完全匹配的12导联QRS形态。无电兴奋的瘢痕区域需个别标注（单极起搏，电流10 mA，脉宽2 ms无法夺获心室），这些区域有可能是折返环的边界。起搏时，长的刺激-QRS时间提示潜在的缓慢传导区。

(三)室速标测（激动标测和拖带标测）

对于血流动力学稳定的室速，可在心动过速时进行标测，并可参考QRS起始时间制作激动顺序图。折返环的出口和峡部除极先于QRS起始，可形成收缩前期或舒张期电位。但是，在折返环"旁观者"位置，亦可记录到类似电位，这并不是折返所必需的。室速时通过拖带标测有益于鉴别峡部。有时，简单地增加导管压力终止室速亦可识别峡部。

五、导管消融

识别折返环峡部后，可在室速或窦性下开始消融。与大多数室上速消融策略不同，对于瘢痕相关室速常需较大的损伤范围，因此通常都用冷盐水灌注导管。左心室心内膜和心外膜消融时，消融设置为最高温度43℃，能量30～50 W，盐水灌注速度17～25 ml/min。消融潜在的并发症包括卒中、心脏压塞、瓣膜损伤及房室传导阻滞等。围术期死亡率在0～3%，最常

见的原因还是消融失败后室速无法控制。消融成功后，围术期死亡原因多为感染或进行性加重的心力衰竭。若心内膜和心外膜消融失败，尤其是对于间隔部较深的瘢痕，经冠状动脉酒精消融可以考虑尝试。

（一）消融终点

迄今为止，器质性室速的最佳消融策略仍未明确。缺乏12导联临床室速心电图及术中诱发的多个室速使消融终点的评价变得较为复杂。对于可标测的室速，最低手术终点为不能诱发任何形式的临床室速。很多中心同时消融那些比最慢临床室速更慢的诱发的非临床室速。但是，有时当临床室速消融成功后，通过较为激进的电生理刺激仍可诱发更快的室速。尽管术中不能诱发室速提示会有更好的临床结果，但是，有研究显示，即使所有可标测的室速都不能诱发，患者仍不能在长期临床结果中明显获益。VTACH研究中，成功消融被定义成不能诱发任何形式的室速。此研究的亚组分析显示，急性消融成功并不能完全代表室速或室颤复发。而且，导管消融时室速的可诱发性与长期室性心律失常发作无关。若仅以基质为基础的标测和消融，兴趣区域传导通路消失或梗死瘢痕区域的线性消融可视为急性手术成功。

（二）缺血性心肌病室性心动过速

最近有两项随机、前瞻性、多中心临床研究，观察预防性导管消融对缺血性心肌病患者并发室速的预防作用。SMASH-VT研究中，利用基质标测为基础的导管消融，患者不诱发室速，窦性心律下行基质标测和消融。初级终点为无室速复发（恰当的ICD快速起搏或放电）。平均随访22.5个月后，与对照组相比，消融组恰当的ICD治疗明显减少（12% vs 33%，P=0.007）。同时，ICD放电明显减少，电风暴发生率有下降趋势。但是，导管消融对死亡率无显著影响。SMASH-VT研究的缺陷在于录入患者时间过长，没有标准的抗心动过速起搏标准，此外，入选的中心均为很有经验的大中心。

另一项多中心临床研究——VTACH研究，对象为有心肌梗死病史，射血分数低于50%，血流动力学稳定的室速患者。110例患者前瞻性地随机分成两组，一组为ICD置入组，另一组ICD置入联合室速消融。消融策略制定结合了基质标测、激动标测和起搏标测。初级终点为首次室速或室颤复发时间。与单用ICD组相比，联合消融和ICD组首次室性心律失常发作时间明显延长（18.6个月 vs 5.9个月）。两组死亡率无显著差异。亚组分析显示，射血分数≤30%患者未从导管消融中获益，但是，对于射血分数>30%患者，心律失常复发事件明显减少。两组生活质量评分无显著差异。尽管射血分数>30%患者经室速消融后明显获益，但对这类患者仍需进一步的临床证据予以补充。射血分数≤30%患者导管消融未获益，也并不代表低射血分数患者放弃消融治疗。一项荟萃分析研究结果提示，器质性室速消融可明显降低室性心律失常复发率，但对死亡率无显著影响。

（三）非缺血性心肌病室性心动过速

迄今为止，还没有大样本前瞻性、随机对照临床研究观察导管消融对非缺血性心肌病室速的临床结果。与缺血性心肌病相比，非缺血性心肌病的病理生理基质更为复杂多变。非缺血性心肌病患者，包括室速折返环的瘢痕区域经常位于左心室基底部，围绕二尖瓣环附近。致心律失常性右心室心肌病患者，纤维-脂肪组织替代正常心肌组织，往往位于围绕三尖瓣和肺动脉瓣区域，以及右心室游离壁和间隔部。与缺血性心肌病相比，无论非缺血性心肌病还是致心律失常性右心室心肌病，心外膜消融更多见。这个能与疾病的病理生理基质有关，心肌梗死时，激动起始于心内膜下并向四周扩布；致心律失常性右心室心肌病患者，纤维-脂肪组织替代往往从心外膜发展到心内膜层。在非缺血性心肌病室速消融中，应用缺血性心肌病室速基质标测为导向进行消融，看起来成功率有所下降。总体来说，非缺血性心肌病室速消融成功率低于之前有心肌梗死并发室速的患者。这还是与疾病演变特征及跨心肌层和心外膜折返增多有着密切的关系。

六、小结

过去20年，导管消融技术获得长足的进步。目前，ICD是预防猝死的主要治疗手段，但是，ICD置入的增加甚至降低了部分室性心律失常患者的生存质量，同时反复的放电治疗与死亡率上升相关。至今，室性心律失常的药物治疗效果仍不尽如人意。考虑到这些因素，在一些有经验的中心，对于器质性心脏病患者反复发作的单形性室速，可建议早期行导管消融治疗。消融策略的制定很大程度上受器质性心脏病的类型和病变程度影响，因此必须慎重考虑风险和获益。

（金　奇）

参考文献

［1］ Pedersen CT, Kay GN, Kalman J, et al. Ehra/hrs/ aphrs expert consensus on ventricular arrhythmias. Europace, 2014, 16: 1257-1283.

［2］ Bardy GH, Lee KL, Mark DB, et al. Amiodarone or an implantable cardioverter-defibrillator for congestive heart failure. The New England journal of medicine, 2005, 352: 225-237.

［3］ Sweeney MO, Sherfesee L, DeGroot PJ, et al. Differences in effects of electrical therapy type for ventricular arrhythmias on mortality in implantable cardioverter-defibrillator patients. Heart rhythm, 2010, 7: 353-360.

［4］ Dorian P, Hohnloser SH, Thorpe KE, et al. Mechanisms underlying the lack of effect of implantable cardioverter-defibrillator therapy on mortality in high-risk patients with recent myocardial infarction: Insights from the defibrillation in acute myocardial infarction trial (dinamit). Circulation, 2010, 122: 2645-2652.

［5］ Dunbar SB, Dougherty CM, Sears SF, et al. American Heart Association Council on Cardiovascular Nursing CoCC, Council on Cardiovascular Disease in the Y. Educational and psychological interventions to improve outcomes for recipients of implantable cardioverter defibrillators and their families: A scientific statement from the american heart association. Circulation, 2012, 126: 2146-2172.

［6］ Macintyre CJ, Sapp JL. Catheter ablation for ventricular tachycardia in structural heart disease. The Canadian journal of cardiology, 2014, 30: 244-246.

［7］ Wissner E, Stevenson WG, Kuck KH. Catheter ablation of ventricular tachycardia in ischaemic and nonischaemic cardiomyopathy: Where are we today? A clinical review. European heart journal, 2012, 33: 1440-1450.

［8］ Arya A, Eitel C, Bollmann A, et al. Catheter ablation of scar-related ventricular tachycardia in patients with electrical storm using remote magnetic catheter navigation. Pacing and clinical electrophysiology, 2010, 33: 1312-1318.

［9］ Komatsu Y, Daly M, Sacher F, et al. Endocardial ablation to eliminate epicardial arrhythmia substrate in scar-related ventricular tachycardia. Journal of the American College of Cardiology, 2014, 63: 1416-1426.

［10］ Di Biase L, Santangeli P, Burkhardt DJ, et al. Endo-epicardial homogenization of the scar versus limited substrate ablation for the treatment of electrical storms in patients with ischemic cardiomyopathy. Journal of the American College of Cardiology, 2012, 60: 132-141.

［11］ de Bakker JM, van Capelle FJ, Janse MJ, et al. Slow conduction in the infarcted human heart. 'Zigzag' course of activation. Circulation, 1993, 88: 915-926.

［12］ Carbucicchio C, Della Bella P, Fassini G, et al. Percutaneous cardiopulmonary support for catheter ablation of unstable ventricular arrhythmias in high-risk patients. Herz, 2009, 34: 545-552.

［13］ Marchlinski FE, Callans DJ, Gottlieb CD, et al. Linear ablation lesions for control of unmappable ventricular tachycardia in patients with ischemic and nonischemic cardiomyopathy. Circulation, 2000, 101: 1288-1296.

［14］ Kettering K, Weig HJ, Reimold M, et al. Catheter ablation of ventricular tachycardias in patients with ischemic cardiomyopathy: Validation of voltage mapping criteria for substrate modification by myocardial viability assessment using fdg pet. Clinical research in cardiology, 2010, 99: 753-760.

［15］ Hutchinson MD, Gerstenfeld EP, Desjardins B, et al. Endocardial unipolar voltage mapping to detect epicardial ventricular tachycardia substrate in patients with nonischemic left ventricular cardiomyopathy. Circulation. Arrhythmia and electrophysiology, 2011, 4: 49-55.

［16］ Polin GM, Haqqani H, Tzou W, et al. Endocardial unipolar voltage mapping to identify epicardial substrate in arrhythmogenic right ventricular cardiomyopathy/dysplasia. Heart rhythm, 2011, 8: 76-83.

［17］ Bogun F, Good E, Reich S, et al. Isolated potentials during sinus rhythm and pace-mapping within scars as guides for ablation of post-infarction ventricular tachycardia. Journal of the American College of Cardiology, 2006, 47: 2013-2019.

［18］ Soejima K, Stevenson WG, Maisel WH, et al. Electrically unexcitable scar mapping based on pacing threshold for identification of the reentry circuit isthmus: Feasibility for guiding ventricular tachycardia ablation. Circulation, 2002, 106: 1678-1683.

［19］ Bogun F, Good E, Han J, et al. Mechanical interruption of postinfarction ventricular tachycardia as a guide for catheter ablation. Heart rhythm, 2005, 2:

687-691.

[20] Tanner H, Hindricks G, Volkmer M, et al. Catheter ablation of recurrent scar-related ventricular tachycardia using electroanatomical mapping and irrigated ablation technology: Results of the prospective multicenter euro-vt-study. Journal of Cardiovascular Electrophysiology, 2010, 21:47-53.

[21] Sacher F, Sobieszczyk P, Tedrow U, et al. Transcoronary ethanol ventricular tachycardia ablation in the modern electrophysiology era. Heart rhythm, 2008, 5:62-68.

[22] Kuck KH, Schaumann A, Eckardt L, et al. Catheter ablation of stable ventricular tachycardia before defibrillator implantation in patients with coronary heart disease(vtach): A multicentre randomised controlled trial. Lancet, 2010, 375:31-40.

[23] Reddy VY, Reynolds MR, Neuzil P, et al. Prophylactic catheter ablation for the prevention of defibrillator therapy. The New England Journal of Medicine, 2007, 357:2657-2665.

[24] Hsia HH, Callans DJ, Marchlinski FE. Characterization of endocardial electrophysiological substrate in patients with nonischemic cardiomyopathy and monomorphic ventricular tachycardia. Circulation, 2003, 108:704-710

[25] Marchlinski FE, Zado E, Dixit S, Gerstenfeld E, et al. Electroanatomic substrate and outcome of catheter ablative therapy for ventricular tachycardia in setting of right ventricular cardiomyopathy. Circulation, 2004, 110:2293-2298.

[26] Nakahara S, Tung R, Ramirez RJ, et al. Characterization of the arrhythmogenic substrate in ischemic and nonischemic cardiomyopathy implications for catheter ablation of hemodynamically unstable ventricular tachycardia. Journal of the American College of Cardiology, 2010, 55:2355-2365.

3. 室性期前收缩消融治疗新观点

一、前言

室性期前收缩(premature ventricular contraction,PVC)(室早)是一种临床上常见的心律失常,其发生人群广泛,可见于正常人和各种器质性心脏病患者。室性期前收缩的临床表现差异很大,患者的临床预后也各不相同。某些频发室性期前收缩的患者可以没有任何症状,而另一些患者虽然室性期前收缩很少,但可能出现非常明显的症状。过去人们认为,正常心脏的频发室性期前收缩是一种良性的心律失常,不伴有器质性心脏病变,其 10 年心血管事件发生率及死亡率与正常人群类似,一般不需要进行处理。而伴有器质性心脏病变基础,如心肌病、冠心病等引起的室性期前收缩,其危害性较大,需要进行治疗。正因为如此,临床医生往往对器质性心脏病频发室早较为重视,而对健康人群所发生的频发室早并不重视。但近几年来,许多资料和研究显示长期的频发室早可能对心脏结构、功能产生影响,出现心脏扩大及心功能不全,应该进行积极干预。

频发室早的频率并没有很明确的界定。Niwano 等把在 24h 内发生 20 000 次以上的室早定义为频发室早,Kanei 等把频发室早定义为每天出现 10 000 次以上的室早,亦有其他研究将频发室早定义为室早负荷>10% 或室早负荷>24%。许多研究表明,频发室性期前收缩和可逆性心肌病之间存在相关性,导管消融室性期前收缩后心肌病消失。研究显示,导致左心功能受损的 24 h 内室性期前收缩负荷通常在总心搏数的 15%~25% 以上,但也有研究显示与左心室功能不全相关的最低室性期前收缩数量为 10%。

二、室性期前收缩诱发的心肌病样改变

2000 年,Chugh 等报道了 1 例频发室性期前收缩的扩张型心肌病患者,经射频消融治疗室性期前收缩后,心功能得到完全恢复,首次证明了频发室性期前收缩可以诱发心肌病,其临床表现和心脏征象与扩张型心肌病类似。之后,又有多个临床研究证实,频发室性期前收缩可以导致心脏扩大、二尖瓣反流、心功

能降低,并且与室性期前收缩发作的频度呈正相关。

Yong-Hyun 等研究了 36 例经射频消融术治疗的频发室早患者。这些患者依据频发室早的来源分成两组,第一组来源于右心室流出道(n=24),第二组来源于非右心室流出道(n=12),平均观察 10.5±7.1 个月。术前两组患者的频发室早的负荷分别为 19.7%±10.6% 和 18.7%±8.7%(P=0.779)。在第二组,高血压更为普遍(16.7% vs 58.3%,P=0.020),且左心室舒张功能更差(Em,8.7±3.0 vs 6.4±1.8 cm/s,P=0.018)。经射频消融术治疗室早后,左心室舒张末期容积在两组中均有减少,然而左心房容积仅第一组减小,左心室射血分数在两组中均有明显改善。研究结果提示,无论频发室早来源于何处,消除期前收缩均可使左心室容积减小和功能改善,同时亦证明,不同起源的频发室早均可导致类似扩张型心肌病样改变。起源于束支的室早与其他室早相比,消融术治疗前左心室射血分数更高(66.2%±4.0% vs 53.0%±10.0%,P=0.002)。但是,左心室舒张末期内径与其他部位室早没有统计学差异(50.3±5.1 mm vs 53.5±6.8 mm,P=0.40)。

Kanei 等的一个前瞻性研究,共入选 108 例左心室功能正常的无器质性心脏病变的频发室早患者,均为右心室流出道室性期前收缩,进行 24 h 动态心电图监测。依据期前收缩发生的频率分为 3 组(<1000/24 h,1000~10 000/24 h,≥10 000/24 h),结果显示,24 h 室性期前收缩次数在 1000 次以内的有 24 例,在 1000~10000 的有 55 例,>10 000 次的有 29 例。经过 5 年的随访,3 组患者左心室功能下降的发生率分别为 4%、12% 和 34%,研究者认为,频发的右心室流出道室性期前收缩是左心室功能异常的独立预测因素,并在一定程度上反映出两者的相关性。此外,研究提示,非持续性室性心动过速是左心室功能降低的危险因素,而年龄、性别、频发室早的类别则与左心室功能下降无关。

不同部位和负荷的频发室早所致心功能不全有一定的差异。右心室流出道是特发性室早最常见的起源部位,而其他潜在的起源部位还包括左心室流出

道、束状纤维（希氏束）、乳头肌、主动脉瓣和二尖瓣环连接处或者心外膜。源于左心室的室早和源于右心室的室早，其引起左心室射血分数减少的室早负荷阈值有不同。有研究显示，源于右心室的室早在室早≥10％时即可导致左心室射血分数降低，而源于左心室的室早在室早负荷≥20％的时可致左心室射血分数的降低，其他不同部位的室早对左心室射血分数降低的室早负荷阈值没有显著差异。

不同起源部位的室早的心电图特点如下：①起源于右心室流出道。左束支传导阻滞形态，心电轴右偏，下壁导联 R 波，aVR 和 aVL 导联负性波（QS 波），和 V_1 导联全负性 QRS 波或小 r 波。②起源于左心室流出道右冠状动脉窦。左束支传导阻滞形态，与起源于右心室流出道的室早心电图特点相似，在 I 导联上有显著的正向 QRS 波，但在 V_1 导联中有更显著的 r 波振幅和宽度。③起源于左心室流出道左冠状动脉窦。V_1 导联中更显著的 R 波，心电轴右偏，和 I 导联中主要为负性或等电位的 QRS 波。④起源于主动脉和二尖瓣环连接处：更明显的右束支阻滞形态，心电轴右偏。⑤起源于束支。典型的右束支传导阻滞形态（rsR'波），心电轴左偏（左后分支）或右偏（左前分支）。⑥起源于左心室游离心室壁。右束支传导阻滞形态，aVL 导联和 I 导联负性波。⑦起源于右心室游离心室壁。左束支传导阻滞形态，心电轴无右偏。

三、频发室早所致心肌病的电生理重构机制

频发室早可以导致心肌病和心功能不全，其病理生理学机制是一个复杂的多因素过程，与临床常见的心动过速心肌病并非完全一致。对于某些频发室早所致心肌病的心脏组织学检查并未显示出结构性异常，如炎症、纤维化、异常的细胞凋亡或线粒体功能异常，这反映出室早诱发心肌病的过程多为功能性而非器质性。目前关于其机制的主要研究有心室收缩不同步、心肌需氧量增加、心率变化、细胞内钙离子水平变化、血流动力减弱、心肌和外周神经自主神经调节异常等。

室早能诱导心肌病的机制有两个主要学说（图 4-1）：①极短的室早偶联间期。②室早期间的左心室不同步。高室早负荷患者的短室早偶联间期可能造成平均心率的增加，从而产生与心动过速诱导的心肌病相似的病理生理学改变。在 Kurokil 的研究中发现紧接着窦性搏动 QRS 波群的室早会引起二尖瓣突然关闭并阻断心舒期左心房到左心室的正常血流。当偶联的两个室早间隔较短，即频发时，左心房收缩可引起肺静脉反流，左心房容量及压力增大，进一步导致室早诱发的肺毛细血管楔压及左心室舒张末期内压增高。由于室早导致二尖瓣关闭、肺静脉反流，则下

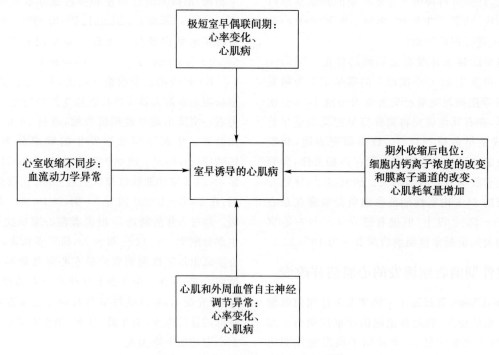

图 4-1　频发室早致心肌病的可能机制

一次窦性搏动时,额外的血流会使左心室超载,引起左心室舒张末期压力代偿性增大,最终可致左心室功能不全及类扩张型心肌病。此外,也有学者推测,长期频发性期前收缩引起心动过速可能导致心肌能量储备耗竭,导致心内膜下至心外膜下血流比异常,冠状动脉血流减少引起心肌缺血,心肌细胞钙异常,收缩蛋白下调,细胞外基质重构,β肾上腺素反应性降低及自由基氧化应激损伤等,进而加重心功能不全。但也有专家认为室性期前收缩患者 24 h 总心率并不比正常健康人多,相反可能是心动过缓导致了左心室功能不全。因为室性期前收缩时有效的心脏搏出减少,如果患者每天有 30 000~40 000 次的室性期前收缩时,就相当于心脏有效搏出减少了 1/3,其后果类似于严重的心动过缓疾病如病态窦房结综合征或房室传导阻滞。

左束支传导阻滞形态的频发室早与慢性右心室异位起搏一样,可以造成左心室不同步。心肌收缩不同步,比如右心室异位起搏或束支传导阻滞,会通过浦肯野纤维系统影响正常的心室除极。除了电激动特征的改变,机械激动模式也同时发生改变,从而导致心肌应变和工作的再分配,以及随后的心肌收缩功能降低,诱发扩张型心肌病。在室早诱导的心肌病模型中,心室有效不应期有变长的趋势。其电生理基质重构特点为细胞间离子通道的改变。细胞间离子通道的改变导致了动作电位持续时间增长,有效不应期增长,和传导速度的减慢。其电生理基质改变仍需要更深入的研究来解释。

室早导致的电激活模式异常和左心室不同步会造成左心室壁活动的协同失调。期外收缩后电位是室早诱导心肌病的第 3 种机制。它会导致细胞间钙离子浓度的增加和心肌耗氧量的增加,从而导致心肌病进一步恶化。

交感神经的活动在正常心脏节律的维持上起着非常重要的作用,交感神经过度兴奋可引发严重的心律失常,从而导致心肌病甚至促发心源性猝死。2010年,Michael 等研究发现,在窦性搏动/室性异位搏动分别为 4:1、2:1 和 1:1 时,进行心肌的交感神经活性、冠状静脉窦儿茶酚胺含量和动脉血压的测量。结果显示随着异位搏动频率的增加,肌肉交感神经活性和冠状静脉窦去甲肾上腺素水平显著升高($P<0.05$)。而且,肌肉交感神经活性的改变与冠状静脉窦去甲肾上腺素水平的改变有显著的相关性($r=0.72,P<0.001$)。由此,我们可以推测,频发室早可引起交感神经活性显著增强,改变心脏及冠状静脉窦的儿茶酚胺激素水平,改变了局部内环境,可诱发心肌病。

但是,也有许多人尽管频发期前收缩,心脏收缩功能并没有影响,提示存在个体差异及遗传因素参与。另外,室性期前收缩也可能是潜在的心肌病的一种临床结果,因此,对于某一个特定患者,前瞻性地判断哪个是因、哪个是果,将是十分困难的。

四、对频发室早所致心肌病的临床治疗策略

根据 Timir S Baman 的研究结果,即使患者完全没有室早造成的临床症状,如果室早负荷≥24%的患者,最好进行治疗以抑制室早,避免演变成心肌病。如果是频发室早的负荷<24%,且左心室功能和大小正常,最好每年进行超声心动图检查,随访观察左心室是否有扩张或功能障碍。负荷小于 24%的室早也会引起或加重心肌病。如果是心肌病患者,当室早负荷>10%,则需要抑制室早的治疗。

抗心律失常药物(AAD)是目前室性期前收缩的主要治疗措施。治疗室早的一线药物主要包括 I 类抗心律失常药物、Ⅲ类抗心律失常药物、β受体阻滞药、非二氢吡啶类钙拮抗药。β受体阻滞药和非二氢吡啶类钙拮抗药的有效性有限,仅对 10%~15% 的患者可达到 90%以上的室性期前收缩抑制效果,效果与安慰剂相似。普罗帕酮相比美托洛尔和维拉帕米能更有效地减少室早。胺碘酮能显著降低室早的负荷,潜在地提高左心室射血分数。虽然抗心律失常药物能有效地抑制室性期前收缩,并可能改善症状明显的患者的临床症状,但在非结构性心脏病患者中其风险/获益没有被仔细评估。此外,这些药物本身也可能会引起显著的症状,并且可能增加症状明显的结构性心脏病患者的死亡率,或许除了胺碘酮外,这些药物用于治疗合并结构性心脏病的室性期前收缩患者时需谨慎。另外,抗心律失常药物无法根治心律失常,长期应用有效性和安全性差,而且患者依从性和耐受性也不佳。因此,目前并不推荐使用抗心律失常药物治疗室性期前收缩所致的心肌病样改变。

导管射频消融是心律失常另一重要治疗策略,目前虽然没有关于导管消融抑制室性期前收缩的随机临床试验,但许多研究表明射频消融的有效性高,在 74%~100%的患者中可以消除室性期前收缩。并且,目前报道的导管消融室性期前收缩的并发症发生率总体而言是较低的(<1%)。射频消融可以有效地逆转室性期前收缩导致的心肌病样改变,已经有越来越多的临床研究证实,频发室性期前收缩导致的心肌病样改变经射频消融治疗后,室性期前收缩消失或显

著减少，心脏结构和功能发生逆转。

Bogun 等报道一项频发室性期前收缩射频消融的对照研究。共入选 60 例特发性室性期前收缩患者（>10 个/h），射频消融术前，PVC 与 LVEF 呈反比。LVEF 异常者，PVC 为 37%±13%，LVEF 正常者，PVC 为 11%±10%。22 例有心力衰竭表现的患者消融术后，18 例 LVEF 在 6 个月内恢复正常，从 0.34 增加到 0.59；4 例手术失败者，LVEF 恶化，从 0.34 降低至 0.25。对照组 11 例没有接受射频消融手术的患者（PVC 数量相近），LVEF 在 19±17 个月没有发生显著变化。Yarlagadda 等对 27 例有心力衰竭症状的单形性频发室早的患者进行射频消融治疗，术前 LVEF 0.39±0.06。术前 PVC 731±478 个/h，术后减为 21±30 个/h。27 例患者 8 个月内心功能恢复正常（LVEF 0.62±0.06，P<0.01）。Taieb 等报道了 6 例扩张型心肌病频发室性期前收缩的射频消融结果。4 例室性期前收缩起源于右心室，2 例起源于左心室。消融前 5 例患者 NYHA 心功能分级为 Ⅰ 级，1 例为 Ⅱ 级。消融术后，24 h PVC 从 17717±7100 个降至 268±366 个（P=0.006），LVEF 从 0.42±0.03 增至 0.57±0.03（P=0.000 1），左心室舒张末期内径从 60.0±3.5 mm 降至 54.0±3.7 mm（P=0.009），患者临床症状消失。Wijnmaalen 等报道 34 例无器质性心脏病的室早患者，成功行射频消融术后，经过 13 个月的随访，心超发现虽然左心室容积、LVEF 没有变化，但是左心室纵向、横向变形明显改善。

目前已有许多临床案例和病例研究证实，射频消融治疗室性期前收缩可以改善频发室性期前收缩患者的左心室内径、心胸比、二尖瓣反流、血 BNP 水平、左心室射血分数、纽约心功能分级及心脏舒张功能。因此，2009 年 EHRA/HRS"室性心律失常射频消融专家共识"已明确将治疗引起心功能不全的频发室性期前收缩列为射频消融指征。认为如果治疗及时，室性期前收缩诱发的心肌病是可逆的，对于每天室性期前收缩≥5% 的患者，即使没有任何症状，也需要进行跟踪随访，以防室性期前收缩诱发心肌病。如果左心室功能已经降低，而没有其他的心力衰竭病因，应考虑室性期前收缩诱发的心肌病，并采用射频消融治疗。2014 年 9 月 EHRA/HRS/APHRS 再次共同发表了"室性心律失常专家共识"，推荐导管消融室性期前收缩用于以下两类患者：①已行保守药物治疗但症状仍较明显的患者；②室性期前收缩负荷较大，导致左心室收缩功能降低的患者。目前，采用 Carto 或 EnSite 三维标测系统等进行心腔解剖结构，实施电压和激动标测，大大增加了射频消融治疗室性期前收缩的手术成功率，减少了手术并发症，尤其是对于右心室流出道之外的特殊部位的期前收缩。因此，对于室性期前收缩所致的心肌病，射频消融可作为当前首选的治疗策略。

五、总结

室早是临床最常见的室性心律失常。频发室早可致类扩张型心肌病和心功能不全，但其电生理重构机制是多因性的。导管射频消融疗效优于抗心律失常药物治疗，可消除或控制抗心律失常药物无效的频发室早。与抗心律失常药物治疗相比，射频消融对高负荷室早或起源于右心室流出道的室早疗效更佳。射频消融相比抗心律失常药物治疗更有利于左心室射血分数的逆转和恢复。导管射频消融推荐用于室性期前收缩负荷较大，导致左心室收缩功能降低的患者。对于个体患者来说，需综合考虑患者的室早负荷、起源部位及是否合并器质性心脏病等临床特征，以制定合理的干预策略。虽然完全消除室性期前收缩是消融的目标，但需要注意的是，消融部分成功仍可显著改善左心室收缩功能。

（潘文麒）

4. 起搏部位和模式的选择

自1958年Furman第一台经静脉起搏器置入术问世以来,随着起搏器和起搏电极工程技术的不断发展,起搏器置入技术也逐步经历了从单腔右心室心尖起搏,发展到右心室右心房双腔起搏,以及右心室间隔部和希氏束部位起搏,再到近些年来针对特定心力衰竭人群的三腔右心房双心室起搏的发展历程。尤其是近些年来主动螺旋电极的出现,使得心房及心室各种不同部位起搏电极的置入得以实现。随着多年的临床实践,以及生理性起搏概念应运而生,这也使得心脏起搏在起搏部位及起搏模式方面获得了很大的转变及发展。

一、起搏部位的选择

(一)心房起搏部位

右心房起搏保持了房室收缩、舒张的正常顺序,更接近生理状态。既往的临床研究表明,心房起搏可以预防和减少房颤及其他房性心律失常的发生,进而起到降低脑卒中风险的作用。常见的心房起搏部位有右心耳、高位右房、房间隔。

1. 右心耳 右心房肌平滑,缺乏肌小梁,翼状被动电极难以固定,而右心耳位于右心房前上方,多数具有深凹的肌小梁结构,形成一个自然囊袋,有利于翼状心房电极的放置与固定,因此成为临床上翼状心房电极置入的首选部位,但右心耳起搏不仅可能导致房内和房间传导延迟,而且也可能使左、右心房机械收缩不一致,影响左心房对左心室的充盈。

2. 高位右心房起搏 高位右心房起搏对心房电生理重构的影响与右心耳起搏相似,在增加右心房传导时间和延缓心房收缩方面,两者无明显差异。房颤的发生基质之一就是心房肌不应期的频率自适应性降低,而这种心房肌不应期的病理性缩短在高位右心房部位最明显,因此,该部位起搏对于房颤的防治效果较差。

3. 右心房间隔起搏 房间隔是心房内缓慢传导或传导阻滞最常发生的部位,且房间隔距离冠状窦口和Bachmann's束较近,故房间隔起搏较右心房其他

部位起搏可明显缩短左右心房间传导时限,减小左右房除极和复极离散度,降低心房内压,防止心房的解剖及电重构,从而减少阵发性房颤的发生,进而延缓其发展为慢性房颤的进程。但是,也有研究发现房间隔起搏相对于右心房其他部位起搏来讲,可以减少房早、房速等房性心律失常,在减少房颤负荷方面无统计学差异。

(二)心室起搏部位

心室起搏部位包括右心室心尖部、右心室心尖间隔部、右心室流入道、希氏束旁、右心室流出道,但是越来越多的临床研究显示,由于右心室心尖部起搏改变了正常的心室传导顺序,导致心室收缩不同步,引起左室功能下降;而右心室间隔部起搏则可能更加符合生理性,在临床置入手术中的使用情况逐渐增加。

1. 右心室心尖部起搏 右心室心尖部是心脏起搏的传统部位,因其肌小梁密集,受血流冲击小,电极易固定且不易脱位,而且起搏输出阈值稳定等优点在临床上得到广泛应用。但右心室心尖部起搏时心室激动起源于右心室心尖部,随后逆行激动,沿室间隔向上扩布分别激动右心室和左心室游离壁、侧壁,终止于左心室基底部,整个心室激动与正常生理性激动顺序恰好相反,使左心室激动较右心室晚,室间隔呈收缩期矛盾运动,左心室收缩协调性明显下降,长期的右心室心尖部起搏可导致左心室舒张末压力增加、舒张末容积扩大、心排血量和射血分数降低、二尖瓣反流及心肌机械重构。CTOPP及Danish Ⅱ研究发现,长期右心室心尖部起搏增加了室性心律失常发生的风险,同时导致运动耐量下降,心力衰竭住院率和心血管死亡、脑卒中的风险增加。

2. 右心室心尖间隔部起搏 起搏部位接近间隔部与隔缘肉柱延续处,靠近右束支出口。由于手术操作简单,不需标测,在影像学下定位和心电图即可完成。因此,临床上当心尖部起搏参数不好时,偶尔也可被临床医生选用,但其所致心室激动顺序与心尖部相似,故单纯该部位的临床研究及应用较少。

3. 右心室流入道(RVIT)起搏 起搏位置位于右心室流入道三尖瓣隔瓣与前瓣交界的瓣环下方,圆

锥乳头肌的瓣叶侧心内膜部位,其后下方为希氏束穿透膜部间隔处,该部位与左右心室游离壁的距离相近,肢体导联上QRS形态接近窦性心律时,然而QRS时限较窦律时稍延长,但较RVOT和RVA短。RVIT可以产生接近生理状态的心脏传导顺序和心室收缩,短期内对心功能无负面影响,适合心室起搏频率较高的患者。

4. 希氏束旁起搏 希氏束解剖上位于室间隔膜部,通过标测找到希氏束电位后,将螺旋电极置于三尖瓣环附近。由于与生理传导区极为接近,QRS波形态和电轴类似自身窦性心律,被认为可能是最理想的间隔起搏部位。Zanon等发现,在心室起搏比例较高的心力衰竭患者中,直接希氏束起搏可以维持心肌血流的生理性分布、减少二尖瓣反流和减少心室非同步,维持了正常的血流分布,延缓心力衰竭的进展。但是希氏束旁起搏也存在由于室间隔膜部较薄,含心肌较少,有穿孔可能;另外,起搏阈值可能较高等缺点。

5. 右心室流出道(RVOT)间隔部起搏 起搏位置位于右心室间隔中部靠近间隔与隔缘肉柱嵌入部,螺旋电极固定于室上嵴部位。该部位接近希氏束和室间隔上部,该处起搏可产生与正常情况下相似的心脏电机械激动顺序,QRS波形态宽度等与正常相似,但心电图仍为左束支传导阻滞图形。与心尖部起搏相比,RVOT起搏可增加左心室充盈时间,增加心排血量,减少二尖瓣反流,改善心肌组织的血流灌注及压力负荷,减少神经内分泌的激活,防止心肌结构重塑及心肌超微结构的改变,从而有效减缓了心力衰竭的发生发展,改善患者的生活质量。

多项大规模的临床研究证实,目前右心室心尖部不再是常规的右心室起搏首选部位,除非右心室间隔部电极置入测试时,感知及阈值参数不理想,才考虑右心室心尖部置入。但是ICD及CRT-D的右心室电极置入部位则是例外,目前临床上仍然选择右心室心尖部是因为一方面目前所进行的有关ICD及CRT-D的大规模临床试验中右心室电极置入部位都是右心室心尖部,其他部位的临床实践证据不足;另一方面ICD及CRT-D电极导线上带有除颤线圈,在室速及室颤发作时,为了让更多的心肌在ICD放电时瞬间同时除极,就应该尽可能让所有的心肌在除颤线圈所形成的除极向量上,才有可能在较小的除颤能量发放时让所有的心肌除极,从而在确保除颤成功率的同时降低除颤阈值,减少电池损耗及延长电池寿命。但是近些年也有将ICD及CRT-D的除颤电极置入右心室间

隔的临床实验,虽然初步显示除颤阈值及临床预后与右心室心尖部相比无明显差异,但仍需要更大规模的临床研究来证实。

(三)心室同步化起搏

作为多部位起搏的典型代表,心脏再同步化治疗(CRT)在心力衰竭(EF<35%)合并完全性左束支传导阻滞(LBBB)方面取得重大进展。CRT是一种三腔起搏器,通过冠状静脉窦置入起搏电极于左心室心外膜,使得左右心室实现收缩同步,缩短QRS时限。目前研究显示左心室电极导线置入冠状静脉窦侧支效果比较好,因为LBBB合并心力衰竭患者左室基底部收缩最晚,而心大静脉靠近心尖部。通过置入左心室电极靠近基底部使该部位提前收缩,达到心室同步化,改善心功能。至于右心室电极置入部位是间隔部还是心尖部仍存在争议,Merchant等的研究显示左右心室电极相差距离越大,临床疗效越好。尽管目前CRT用于特定心力衰竭的治疗,然而BLIEVE及GREATER EARTH的研究却显示单独在部分患者中左心室起搏疗效并不劣于双心室起搏,因此心室同步化治疗需要更多的临床实践证实。

二、起搏模式的选择

窦房结病变(SND)如病窦综合征及房室传导阻滞(AVB)如二度Ⅱ型及三度房室传导阻滞等是起搏器置入的适应证,但是究竟是选择双腔还是选择单腔,是否需要频率适应性功能等,需要根据每个患者的具体情况综合考虑。

(一)SND患者的起搏模式选择

1. SND不伴AVB的患者 Danish、PASE、CTOPP及MOST等研究证实,AAI及DDD模式优于VVI模式。由于双腔起搏器(DDD)能通过程控尽量减少心室起搏,因此相对于VVI,DDD能减少起搏器综合征(1/4)、房颤、脑卒中的发生率,且患者具有更好的运动耐量,但对于死亡率及心力衰竭住院率方面双腔和单腔无明显统计学差异。因此选择VVI还是DDD要进行个体化,充分考虑患者的经济承受能力及双腔起搏相对于单腔所带来的并发症增加的风险。

DDD之所以优于AAI一方面因约20%的SND患者合并房室传导阻滞,且每年有将近5%的SND患者发生二度及三度房室传导阻滞,尤其对于年龄(>70岁)较大的患者,另一方面从AAI升级为DDD,增加了手术并发症发生的可能。

对于心脏变时功能不全的SND患者可以考虑DDDR,DDD与DDDR相比对于患者运动耐量的改善

仍然存在争议。而对于慢性房颤伴长间歇的患者,尽量避免使用 AAI 和 DDD 起搏模式,应该使用 VVI 或 VVIR 起搏模式。

2. SND 合并 AVB 的患者 SND 合并 AVB 的患者通常选择 DDD 或 DDDR 起搏模式,如伴有严重心力衰竭症状及 LVEF 明显下降的患者,若需要较高的心室起搏百分比,则可以考虑 CRT 置入(图 4-2)。

(二)AVB 患者的起搏模式选择

PASE、CTOPP 和 UKPACE 等研究比较了房室传导阻滞患者双腔和单腔起搏器置入后的疗效及预后,结果显示,相对于 VVI 起搏模式,DDD 模式仅能减少起搏器综合征发生率,改善患者的生活质量;但在该部分患者中其房颤、卒中、心力衰竭、死亡等的发生率未见明显统计学差异。

目前,对于房室传导阻滞的患者推荐使用双腔起搏 DDD 模式,尤其是记录到有起搏器综合征的患者。而对于存在以下情况的患者也可以考虑单腔起搏器:有其他合并症影响起搏器置入预后的;长期卧床不起的;血管进入路径不佳,影响心房电极置入的。

单导线双腔模式 VDD 具有心房感知、房室跟踪功能,可以用于窦房结功能正常的房室传导阻滞的患者,尤其是先天性三度房室传导阻滞的年轻患者,这些患者预期生存时间较长,起搏器更换次数较多,因此单导线电极置入可以降低多次更换引起的多导线置入带来的上腔静脉综合征的风险。由于这种模式的起搏器的心房感知功能会随着时间的推移逐渐减退,且其无心房起搏功能,因此不适用于窦房结功能逐渐退化的年龄较大患者。

对于要进行或已经进行过房室结消融,人为造成房室传导阻滞来控制快速心室率的持续性房颤患者,推荐 VVI 或 VVIR 起搏模式。而对于那些伴有不同程度心室收缩功能障碍的房室传导阻滞患者,可以考虑采用 CRT 起搏模式,其不但能维持房室同步,而且可能避免心室功能进一步的恶化。

(三)其他起搏器置入适应证的模式选择

对于颈动脉窦超敏综合征及神经心源性晕厥的患者选择 DDD 或 VVI 起搏模式,不推荐 AAI 模式;长 Q-T 综合征患者通常应置入 ICD,但对于因存在心动过缓而继发尖端扭转性室速的患者,双腔 ICD 可能更有益;对于药物治疗效果不佳,且不适合其他非药物治疗的梗阻性肥厚型心肌病患者,DDD 起搏器的置入可能能降低左心室流出道压力梯度,增加心排血量,改善患者的临床症状。

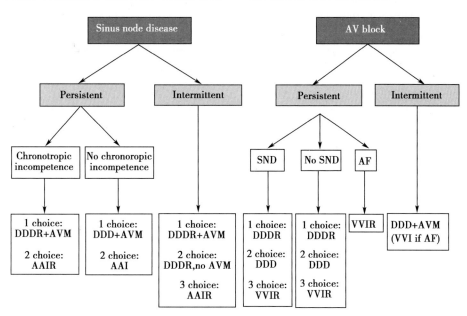

图 4-2 Consider CRT if low EF/HF

SND= Sinus Node Disease,AVM = AV delay Management,AF = Atrial Fibrillation,CRT = Cardiac Resynchronization Therapy,EF = Ejection Fraction,HF = Heart Failure

(摘自 Anne M. Gillis, et al. HRS/ACCF Expert Consensus On Pacemaker Device And Mode Selection. 2012.)

随着生理性起搏概念的提出、各种主动固定电极导线的出现、大量临床研究的证实,双腔起搏模式逐渐取代了单腔起搏模式;右心室间隔部起搏逐渐取代了右心室心尖部起搏,尤其是对于已存在左心室功能减退的患者。近年来随着希氏束旁起搏、房室间隔部起搏及左心室再同步化起搏等新理念的提出和相关临床研究的实施,相信在新技术的推动下,起搏部位及起搏模式还将发生更大的发展和变化。

(顾　刚)

参 考 文 献

[1] Furman S, Schwedel JB, et. alAn intracardiac pacemaker for Stokes-Adams Seizures. N Engl J Med, 1959, 261:943-94 8.

[2] Strohmer B, Pichler M, Froemmel M, et al. Evaluation of atrial conduction time at various sites of right atrial pacing and influence on atrioventricular delay optimization by surface electrocardiology. PACE, 2004, 27:468.

[3] Belham MR, Gill J, Gammage MD, et al. The electromechanical effects of pacing at different sites within the right atrium. Europace, 2002, 4(24):431-437.

[4] Padeletti L, Michelucci A, Pieragnoli P, et al. Atrial septal pacing: A new approach to prevent atrial fibrillation. Pacing Clin Electrophysiol, 2004, 27:850-854.

[5] Connolly SJ. Effects of physiologic pacing versus ventricular pacing on the risk of stroke and death due to cardiovascular causes. Canadian Trial of Physiologic Pacing Investigators. N Engl J Med, 2000, 342:1385-1391.

[6] Andersen HR. Long-term follow-up of patients from a randomised trial of atrial versus ventricular pacing for sick-sinus syndrome. Lancet, 1997, 350:1210-1216.

[7] Giudici MC, Karpawich PP. Alternative site pacing: It's time to define terms. Pacing Clin Electrophysiol, 1999, 22:551-553.

[8] Zanon F, Bacchiega E, Rampin L, et al. Direct His bundle pacing preserves coronary perfusion compared with right ventricular apical pacing: a prospective, cross-over mid-term study. Europace, 2008, 10(5):580-587.

[9] Victor F, Mabo P, Mansour H, et al. A randomized comparison of permanent septal versus apical right ventricular pacing: short-term results. J Cardiovasc Electrophysiol, 2006, 17(3):238-242.

[10] Jagmeet P Singh, DPhil, Helmut U Klein, et al. Left Ventricular Lead Position and Clinical Outcome in the Multicenter Automatic Defibrillator Implantation Trial-Cardiac Resynchronization Therapy (MADIT-CRT)Trial. Circulation, 2011, 123:1159-1166.

[11] Merchant FM, Heist EK, Nandigam KV, et al. Inter-lead distance and left ventricular lead electrical delay predict reverse remodeling during cardiac resynchronization therapy. Pacing Clin Electrophysiol, 2010, 33:575-582.

[12] Gasparini M, Bocchiardo M, et al. Comparison of 1-year effects of left ventricular and biventricular pacing in patients with heart failure who have ventricular arrhythmias and left bundle-branch block: the Bi vs Left Ventricular Pacing: An International Pilot Evaluation on Heart Failure Patients With Ventricular Arrhythmias(BELIEVE)multicenter prospective randomized pilot study. Am Heart J, 2006, 152:155. e1-155. e7.

[13] Thibault B, Ducharme A, Harel F, et al Left ventricular versus simultaneous biventricular pacing in patients with heart failure and a QRS complex $\geqslant 120$ milliseconds. Circulation, 2011, 124(25):2874-2881.

[14] Henz BD, Friedman PA, Bruce CJ, et al. Synchronous ventricular pacing without crossing the tricuspid valve or entering the coronary sinus-preliminary results. J Cardiovasc Electrophysiol, 2009, 20:1391-1397.

[15] Andersen HR. Long-term follow-up of patients from a randomised trial of atrial versus ventricular pacing for sick-sinus syndrome. Lancet, 1997, 350:1210-1216.

[16] Lamas GA. Quality of life and clinical outcomes in elderly patients treated with ventricular pacing as compared with dual-chamber pacing. N Engl J Med, 1998, 338:1097-1104.

[17] Connolly SJ. Effects of physiologic pacing versus ventricular pacing on the risk of stroke and death due to cardiovascular causes. Canadian Trial of Physiologic Pacing Investigators. N Engl J Med, 2000, 342:1385-1391.

[18] Lamas GA. Ventricular pacing or dual-chamber pacing for sinus-node dysfunction. N Engl J Med, 2002, 346:1854-1862.

[19] Toff WD, Camm AJ, Skehan JD. Single-chamber ver-

sus dual-chamber pacing for high-grade atrioventricu-
lar block. N Engl J Med,2005,353:145-155.

[20] Schaer BA. Value of VDD-pacing systems in patients
with atrioventricular block:experience over a decade.
Int J Cardiol,2007,122:239-243.

[21] Anne M Gillis, Andrea M Russo, et al. HRS/ACCF

Expert Consensus On Pacemaker Device And Mode
Selection. JACC,2012,60(7):682-703.

[22] Nielsen JC. A comparison of single-lead atrial pacing
with dualchamber pacing in sick sinus syndrome. Eur
Heart J,2011,32:686-696.

5. 房颤消融治疗新技术:冷冻球囊消融

房颤(Atrial fibrillation, AF)是最常见的持续性心律失常之一,在心律失常相关就诊和住院中为主要病因,与活动能力、生活质量、心功能及总存活率的下降相关。导管消融,通过环肺静脉(pulmonary veins, PV)前庭线性消融隔离 PV 内触发灶,有助于住院率的下降、生活质量的提高及生存率的提高。

与抗心律失常药物相比,射频(Radiofrequency, RF)导管消融治疗症状性房颤有一定的成功率。但是,其主要并发症包括心脏穿孔、血栓栓塞及对邻近结构的损伤并不少见。射频导管消融更适于局灶消融,环肺静脉线性消融手术复杂、耗时、且高度依赖术者的操作能力。因此,人们不断在探寻用于肺静脉隔离(pulmonary veins isolation, PVI)的技术,使其较少依赖于术者熟练度,而且更为安全有效。一系列研究提示,冷冻球囊导管消融是一种可选择的、有效的房颤治疗方法。

一、冷冻球囊消融的有效性

多中心随机临床研究 STOP-AF 比较了抗心律失常药物(AAD)与冷冻球囊消融治疗,收入了 245 例阵发性房颤的患者,并按 2∶1 比例随机分配到冷冻球囊为基础的肺静脉隔离和 AAD 治疗组。90.8%的参与者完成了只用球囊的 PVI,如加上局部冷冻消融,整体手术成功率(≥3 个肺静脉隔离)为 98.2%。19%的患者需要在 3 个月的空白期内重复手术。12 个月随访时,69.9%的冷冻球囊消融组无房颤复发,AAD 组为 7.3%(P<0.001)。此外,冷冻球囊消融组的症状和生活质量有统计学显著改善。对于所有的生活质量评定,冷冻球囊组优于 AAD 组。

至今全世界已开展了超过 20 000 例的以冷冻球囊为基础的肺静脉消融手术。最近荟萃分析中,报道了冷冻球囊消融(cryoballoon-based ablation, CBA)的初步经验。CBA 有很高的手术成功率(>98%的患者达到完全 PVI)和 1 年房颤无复发率(单次冷冻球囊手术无抗心律失常药物 1 年成功率为 60%;如果包括 3 个月的空白期,成功率为 73%)。与之相比,Calkins 等的荟萃分析报道,射频导管消融后,平均随访

14 个月,房颤无复发率在 50%~64%,Weerasooriya 等的前瞻性长期研究报道,1 年房颤无复发率 39.8%±5.1%。因此,研究提示,对于阵发性房颤患者,冷冻球囊消融能有效维持 1 年的窦性心律。

与其他 AF 消融技术相比,CBA 的手术和透视时间稍长于 duty-cycled 多电极射频消融,但短于传统射频消融。有效性结果提示,CBA 和传统、磁导航及 duty-cycled 多电极射频消融有效性相似。

二、冷冻消融的安全性

AF 射频消融患者的主要并发症为 5%~6%。与盐水灌注射频消融及 duty-cycled 多电极射频消融相比,CBA 的术中并发症率相对较低(<3%~5%)。据报道,CBA 围术期卒中或短暂性脑缺血发作(transient ischemic attack, TIA)的发生率为 0.3%,腹股沟并发症 1.8%,心脏压塞 0.6%。与之相比,射频消融的并发症发生率为卒中或 TIA0.3%~0.9%,腹股沟并发症 1%~1.5%,心脏压塞 0.8%~1.3%。CBA 较少发生有症状的肺静脉狭窄(0.17%)和心房食管瘘,心房食管瘘仅有一些个案报道。考虑到研究包括了术者学习曲线早期的患者,当术者获得更多经验时,CBA 的并发症率有可能进一步降低。

CBA 的整体并发症发生率与传统射频消融相似,其中 3 个并发症值得关注。Sarabanda 等在早期动物研究中报道,膈神经麻痹(phrenic nerve palsy, PNP)是观察到的最常见的 CBA 并发症,临床手术中发生率约 6%(3%~11%)。不管采用何种能量来源,AF 消融术后都可能观察到 PNP,但与传统射频消融相比,球囊为基础的消融技术发生比例更高。幸运的是,虽然 PNP 发生较常见,大部分病例都是暂时性的,持续超过 1 年的 PNP<0.4%。持续性 PNP 的发生率大约是传统 RF 消融的 2 倍(0.17%)。

对于 PNP,常用的预防方法是,右侧肺静脉冷冻消融时,将一根电极导管置于上腔静脉内消融位置的上方,通过该导管起搏膈神经,连续腹部触诊。但是,即使在察觉到膈肌收缩减弱的早期就立即停止消融,仍有 PNP 的发生。因此,识别膈神经早期变化的更

有效的方法也在研究中。一种包括使用膈肌电图（electromyography，EMG）的方法近期已被报道。在膈神经起搏中，一种稳定的膈复合肌肉动作电位（compound motor action potential，CMAP）能被可靠记录，提供关于膈神经功能的有价值的信息。近期动物研究提示，CMAP降低30%能可靠预测即将发生的偏侧膈肌瘫痪（提前腹部触诊预测膈肌瘫痪31±23s）。这项技术的首次临床应用也已被报道。

第二种应关注的并发症是肺静脉（pulmonary vein，PV）狭窄，因为CBA中PV狭窄的发生有一定争议。在近期的STOP-AF研究前，研究认为CBA后不存在PV狭窄，多个研究报道中没有PV狭窄（0/550例患者），而STOP-AF研究记录到3.07%（7/228）影像上PV狭窄的发生。两者的不一致有可能因为定义严重PV狭窄的标准的不同，PV狭窄通常根据直径测值定义（通常为PV直径减少>70%）。与之相比，STOP-AF定义PV狭窄为与基线相比，横断面积减少>75%，相当于PV直径减少50%。因此，定义的更为宽松可能引起PV狭窄率的相对高估，并局限了与其他研究的直接比较。即使如此，当STOP-AF的结果与其他研究结果结合，影像学PV狭窄的发生率是0.9%（7/773），大约是传统房颤射频消融大型荟萃分析观察到发生率的一半。而且症状性PV狭窄或需治疗的PV狭窄发生率很低（0.17%），与射频消融相似（0.1%～0.3%）。

最后要详细讨论的并发症是血栓栓塞。脑缺血事件是左心房导管消融的一种并发症。在CBA最近的系统性回顾中，血栓栓塞并发症的发生率，包括围术期卒中或TIA，为0.32%。与传统射频消融相比更有利（0.3%～0.94%）。

此外，不是全部的脑血栓事件都有临床症状，无症状脑缺血损伤与神经认知减退相关，近期有一系列研究仔细检查了亚临床征象，以更好地分析AF消融后血栓栓塞的风险。Sanren等在30例经皮穿刺心内膜AF消融的患者中，检查了脑微血栓征象（micro-embolic signals，MES），10例患者采用4mm非灌注射频消融导管行节段性PVI，10例患者采用4mm头端灌注射频导管行节段性PVI，10例患者采用CBA行环状PVI。在这个小型研究中，作者发现，与非灌注射频消融相比，CBA组与灌注射频导管组大脑中动脉MES的发生显著较低（分别为935±463 vs 1404±981 vs 3908±2816）。与之相似，总共包括182例患者的两项近期研究比较了duty-cycled多电极导管消融、传统头端灌注射频消融及CBA之间，PVI后无症状脑缺血损伤的发生率。两项研究中，都发现新发无症状脑缺血损伤的发生在多电极导管消融组（37.5%～38.9%）显著高于灌注射频组（7.4%～8.3%）或CBA组（4.3%～5.6%）。

三、持续性房颤

虽然阵发性房颤的即刻成功率很高（>98%），但持续性房颤患者单用基于冷冻球囊的PVI，再发心律失常的概率很高（1年无房颤复发率为45%）。与阵发性房颤患者不同，持续性和永久性房颤的导管消融除了PVI，可能需要更大范围的消融。在这个患者群体中，左心房基质在房颤维持中起到重要的作用。阶梯式的消融策略包括加线性消融和（或）心房碎裂电位（complex fractionated atrial electrogram-based，CFAE）消融可产生更好的效果。近期，Mansour等进行了小型的假设性研究，在22例持续性房颤患者中，探索冷冻球囊PVI结合传统灌注射频消融改良基质的方法。作者尝试先完成以冷冻球囊为基础的PVI（22例患者），然后在那些有房颤持续或可诱发房颤的患者中（19例患者），进行CFAE消融。随后，如果消融没能终止房颤或心律失常变为房速或房扑（10例患者），线性消融心房顶部、二尖瓣峡部和间隔。平均随访6个月，不使用AAD单次手术无房颤率为86%。基于这些结果，作者总结：结合冷冻球囊和射频消融的方法，在短期内维持窦律是可行的。杂交冷冻球囊方法是否值得临床实践的采用，还需要大规模前瞻性的研究来确定其安全性和有效性。

四、临床大型研究的结果

（一）STOP AF研究

STOP AF研究旨在评价冷冻球囊技术用于肺静脉隔离的安全性和有效性。有症状的阵发性房颤患者，在至少一种抗心律失常药物治疗失败后，按照2:1的比例随机分配到冷冻消融组（n=163）和抗心律失常药物治疗组（n=82），在12个月的时候比较两组的有效性。其中98.2%的患者应用冷冻消融技术隔离了3根及以上的肺静脉，97.6%的患者隔离了4根肺静脉。83%的患者单独采用冷冻消融完成了肺静脉隔离。在术后12个月，冷冻消融组和抗心律失常药物治疗的治疗成功率分别为69.9%和7.3%（P<0.001）。安全性方面，7例（3.1%）患者在12个月的随访期间出现PV面积减少>75%的情况。259次手术中，29次（11.2%）与膈神经瘫痪相关，其中25例在12个月内消失。冷冻消融的患者在12个月时症状显著改善。

结论：对于有症状的阵发性房颤、至少一种抗心律失常药物治疗失败的患者,冷冻球囊消融是一种安全有效的方法,可以替代抗心律失常药物治疗,其风险在可接受的范围内。

(二)长期研究

研究分析,冷冻球囊消融治疗阵发性房颤患者5年后的结果和相关预测因素。入选163例有症状且药物治疗无效阵发性房颤患者,应用冷冻球囊技术进行肺静脉隔离,主要终点是心电图上首次记录到房颤、房扑或房速复发。单次冷冻球囊消融治疗之后5年的成功率为53%。在手术的最初1年内复发率最高。伴有左房扩大和(或)肾功能不全的患者复发率高。

(三)FIRE AND ICE 临床研究

FIRE AND ICE 是由医生发起、美敦力资助的研究,为多中心、前瞻性、随机对照临床研究。比较美敦力 Arctic Front 冷冻消融系统与 Biosense Webster Carto 系统指导的冷盐水导管治疗症状性阵发性房颤

的安全性、有效性与易用性。自2012年1月开始收入患者,将从欧洲20个医学中心收入572例患者,在初次消融后平均随访1年。预期2014年11月完成分析。相信该研究的结果将为房颤的治疗提供更多的临床证据。

五、总结

对于阵发性房颤,以冷冻球囊为基础的导管消融是一项安全有效的PVI技术,具有很高的即刻和中期有效率。CBA并发症的发生率相对较低,除了膈神经麻痹发生率的增加(大部分是暂时的)。冷冻消融是否可以实现更多的益处将取决于术者的经验,消融技术的完善,以及导管的改良。将来的研究,包括与传统射频消融的直接对比正在进行中,将对长期有效性和安全性提供重要的依据。

(吴立群)

参 考 文 献

[1] Wolf PA, Mitchell JB, Baker CS, et al. Impact of atrial fibrillation on mortality, stroke, and medical costs. Arch Intern Med, 1998, 158: 229-234.

[2] Piccini JP, Lopes RD, Kong MH, et al. Pulmonary vein isolation for the maintenance of sinus rhythm in patients with atrial fibrillation: a meta-analysis of randomized, controlled trials. Circ Arrhythm Electrophysiol, 2009, 2: 626-633.

[3] Wokhlu A, Monahan KH, Hodge DO, et al. Long-term quality of life after ablation of atrial fibrillation the impact of recurrence, symptom relief, and placebo effect. J Am Coll Cardiol, 2010, 55: 2308-2316.

[4] Calkins H, Reynolds MR, Spector P, et al. Treatment of atrial fibrillation with antiarrhythmic drugs or radiofrequency ablation: two systematic literature reviews and meta-analyses. Circ Arrhythm Electrophysiol, 2009, 2: 349-361.

[5] Wilber DJ, Pappone C, Neuzil P, et al. Comparison of antiarrhythmic drug therapy and radiofrequency catheter ablation in patients with paroxysmal atrial fibrillation: a randomized controlled trial. JAMA, 2010, 303: 333-340.

[6] Calkins H, Brugada J, Packer DL, et al. HRS/EHRA/ECAS expert Consensus Statement on catheter and surgical ablation of atrial fibrillation: recommendations for personnel, policy, procedures and follow-up. A re-

port of the Heart Rhythm Society (HRS) Task Force on catheter and surgical ablation of atrial fibrillation. Heart Rhythm, 2007, 4: 816-861.

[7] Natale A, Raviele A, Arentz T, et al. Venice Chart international consensus document on atrial fibrillation ablation. J Cardiovasc Electrophysiol, 2007, 18: 560-580.

[8] Cappato R, Calkins H, Chen SA, et al. Updated worldwide survey on the methods, efficacy, and safety of catheter ablation for human atrial fibrillation. Circ Arrhythm Electrophysiol, 2010, 3: 32-38.

[9] Andrade JG, Dubuc M, Guerra PG, et al. Cryoballoon ablation for atrial fibrillation. Indian Pacing Electrophysiol J, 2012, 12: 39-53.

[10] Packer DL, Kowal RC, Wheelan KR, et al. Cryoballoon ablation of pulmonary veins for paroxysmal atrial fibrillation: first results of the North American Arctic Front (STOP AF) pivotal trial. J Am Coll Cardiol, 2013, 61: 1713-1723.

[11] Andrade JG, Khairy P, Guerra PG, et al. Efficacy and safety of cryoballoon ablation for atrial fibrillation: a systematic review of published studies. Heart Rhythm, 2011, 8: 1444-14451.

[12] Weerasooriya R, Khairy P, Litalien J, et al. Catheter ablation for atrial fibrillation: are results maintained at 5 years of follow-up? J Am Coll Cardiol, 2011, 57:

160-166.

[13] Linhart M, Bellmann B, Mittmann-Braun E, et al. Comparison of cryoballoon and radiofrequency ablation of pulmonary veins in 40 patients with paroxysmal atrial fibrillation: a case-control study. J Cardiovasc Electrophysiol, 2009, 20: 1343-1348.

[14] Kojodjojo P, O'Neill MD, Lim PB, et al. Pulmonary venous isolation by antral ablation with a large cryoballoon for treatment of paroxysmal and persistent atrial fibrillation: medium-term outcomes and non-randomised comparison with pulmonary venous isolation by radiofrequency ablation. Heart, 2010, 96: 1379-1384.

[15] Kuhne M, Suter Y, Altmann D, et al. Cryoballoon versus radiofrequency catheter ablation of paroxysmal atrial fibrillation: biomarkers of myocardial injury, recurrence rates, and pulmonary vein reconnection patterns. Heart Rhythm, 2010, 7: 1770-1776.

[16] Herrera Siklody C, Arentz T, Minners J, et al. Cellular damage, platelet activation, and inflammatory response after pulmonary vein isolation: a randomized study comparing radiofrequency ablation with cryoablation. Heart Rhythm, 2012, 9: 189-196.

[17] Dagres N, Hindricks G, Kottkamp H, et al. Complications of atrial fibrillation ablation in a high-volume center in 1,000 procedures: still cause for concern? J Cardiovasc Electrophysiol, 2009, 20: 1014-1019.

[18] Andrade JG, Dubuc M, Rivard L, et al. Efficacy and safety of atrial fibrillation ablation with phased radiofrequency energy and multielectrode catheters. Heart Rhythm, 2012, 9: 289-296.

[19] Franceschi F, Dubuc M, Guerra PG, et al. Diaphragmatic electromyography during cryoballoon ablation: a novel concept in the prevention of phrenic nerve palsy. Heart Rhythm, 2011, 8: 885-891.

[20] Sarabanda AV, Bunch TJ, Johnson SB, et al. Efficacy and safety of circumferential pulmonary vein isolation using a novel cryothermal balloon ablation system. J Am Coll Cardiol, 2005, 46: 1902-1912.

[21] Franceschi F, Dubuc M, Guerra PG, et al. Phrenic nerve monitoring with diaphragmatic electromyography during cryoballoon ablation for atrial fibrillation: the first human application. Heart Rhythm, 2011, 8: 1068-1071.

[22] Packer DL, Kowal RC, Wheelan KR, et al. Reply: CryoBalloon ablation: first results of North American STOP AF pivotal trial. J Am Coll Cardiol, 2013, 62: 1307-1308.

[23] Kuck KH, Furnkranz A. Cryoballoon ablation of atrial fibrillation. J Cardiovasc Electrophysiol, 2010, 21: 1427-1431.

[24] Tang M, Kriatselis C, Nedios S, et al. A novel cryoballoon technique for mapping and isolating pulmonary veins: a feasibility and efficacy study. J Cardiovasc Electrophysiol, 2010, 21: 626-631.

[25] Siklody CH, Minners J, Allgeier M, et al. Pressure-guided cryoballoon isolation of the pulmonary veins for the treatment of paroxysmal atrial fibrillation. J Cardiovasc Electrophysiol, 2010, 21: 120-125.

[26] Sauren LD, Y VANB, L DER, et al. Transcranial measurement of cerebral microembolic signals during endocardial pulmonary vein isolation: comparison of three different ablation techniques. J Cardiovasc Electrophysiol, 2009, 20: 1102-1107.

[27] Herrera Siklody C, Deneke T, Hocini M, et al. Incidence of asymptomatic intracranial embolic events after pulmonary vein isolation: comparison of different atrial fibrillation ablation technologies in a multicenter study. J Am Coll Cardiol, 2011, 58: 681-688.

[28] Gaita F, Leclercq JF, Schumacher B, et al. Incidence of silent cerebral thromboembolic lesions after atrial fibrillation ablation may change according to technology used: comparison of irrigated radiofrequency, multipolar nonirrigated catheter and cryoballoon. J Cardiovasc Electrophysiol, 2011, 22: 961-968.

[29] Ouyang F, Ernst S, Chun J, et al. Electrophysiological findings during ablation of persistent atrial fibrillation with electroanatomic mapping and double Lasso catheter technique. Circulation, 2005, 112: 3038-3048.

[30] Verma A, Mantovan R, Macle L, et al. Substrate and Trigger Ablation for Reduction of Atrial Fibrillation (STAR AF): a randomized, multicentre, international trial. Eur Heart J, 2010, 31: 1344-1356.

[31] Elayi CS, Verma A, Di Biase L, et al. Ablation for longstanding permanent atrial fibrillation: results from a randomized study comparing three different strategies. Heart Rhythm, 2008, 5: 1658-1664.

[32] Mansour M, Forleo GB, Pappalardo A, et al. Combined use of cryoballoon and focal open-irrigation radiofrequency ablation for treatment of persistent atrial fibrillation: results from a pilot study. Heart Rhythm, 2010, 7: 452-458.

[33] Neumann T, Wojcik M, Berkowitsch A, et al. Cryoballoon ablation of paroxysmal atrial fibrillation: 5-year outcome after single procedure and predictors of success. Europace, 2013, 15: 1143-1149.

第5章

危险因素代谢疾病

1. 再议血脂相关性心血管剩留风险

心血管疾病(CVD)是人类的主要死亡原因之一，我国每年约有 300 万人死于心血管病，而据世界卫生组织统计，到 2020 年我国每年死于心血管疾病的人数可能达到 400 万。人类要减少 CVD 的死亡率和发病率，将面临巨大的挑战。然而，造成这种挑战更为严峻的是，患者即使获得标准治疗后，仍可能发生心血管事件。因此，在控制传统危险因素同时，更应对心血管疾病剩留风险干预和管理，进一步降低心血管事件。

一、心血管疾病剩留风险的概念

经过以目前临床证据为指导的标准治疗（包括治疗确立的危险因素如不健康生活方式、高胆固醇血症、高血压、高血糖、肥胖等）后，患者仍然存在发生大血管、微血管事件的风险，即心血管疾病剩留风险。

二、心血管疾病剩留风险存在的证据

近年来，在心血管疾病一级和二级预防中，应用他汀类药物，不仅降低低密度脂蛋白胆固醇（LDL-C)，也有抗炎及保护内皮等作用，显著降低心血管事件发生率。然而，治疗新靶点研究（treating to new targets，TNT）显示，与 LDL-C 降至 2.6 mmol/L(101 mg/dl)组比较，阿托伐他汀 80 mg/d 治疗组，LDL-C 降至 1.99 mmol/L(77 mg/dl)，其冠状动脉事件进一步降低 22%，但仍有 78% 的冠状动脉事件剩留风险。就绝对发生率而言，冠状动脉事件由 10.9% 降至 8.7%，但仍剩留 8.7% 的冠状动脉事件风险。这表明

即使强化他汀治疗，冠状动脉事件剩留风险仍较高。

最新的胆固醇治疗试验（cholesterol treatment trial，CTT）荟萃分析显示（包括 25 个他汀研究，155 613 例患者，其中既有安慰剂对照研究，也有活性药物对照）：LDL-C 每降低 1 mmol/L，冠状动脉事件可减少 23%，但仍有 77% 的冠状动脉事件剩留风险。不论治疗组或对照组，糖尿病患者主要血管事件发生率均显著高于非糖尿病患者，故糖尿病患者的高心血管剩留风险更为突出。

Steno-2 研究对 2 型糖尿病患者进行全面强化干预，包括口服降糖药物、抗高血压药物、他汀降胆固醇及饮食和生活方式改变，平均随访 13.3 年，与常规治疗组比较，其心血管事件降低 53%，但仍有 47% 的心血管事件剩留风险，且 25% 发生肾病，55% 周围神经病变进展，51% 视网膜病变进展，显然全面强化干预策略未能防止大部分患者微血管病变发生或进展，而他汀对控制 2 型糖尿病患者微血管事件的作用有限，故 2 型糖尿病患者微血管风险仍然是巨大挑战。

上述研究证明，他汀类药物治疗并未能完全消除心血管疾病危险，特别是在 2 型糖尿病患者中更为突出。这也提示，心血管事件危险除与 LDL-C 密切相关外，还可能与三酰甘油（TG）水平升高及高密度脂蛋白胆固醇（HDL-C）降低有关。后两者可能是他汀类药物降低 LDL-C 后，心血管剩留风险存在的最常见的重要因素，也是最值得探索的新血脂干预靶点。

三、血脂相关性心血管疾病剩留风险

发生心血管事件的危险因素包括两类:第一类是不可改变的危险因素,如年龄、性别、种族、家族史等;第二类是可改变的危险因素,如血脂异常、高血压、糖尿病、肥胖/超重、吸烟、高盐饮食、缺乏体力活动等。心血管剩留风险与诸多因素有关,最常见的是与以高 TG、低 HDL-C 为特征的血脂异常有关,即血脂相关性心血管疾病剩留风险。

1. TG 水平与心血管剩留风险　TG 的升高,实际上反映的是体内富含 TG 脂蛋白(triglyceride-rich lipoprotein,TRL)及其残粒浓度的增高,如极低密度脂蛋白(VLDL)和 VLDL 残粒、乳糜微粒(CM)和 CM 残粒的增加。增加的残粒可沉积于动脉血管壁,促进动脉粥样硬化。TRL 增多,可以导致具有强致动脉粥样硬化作用的小而密 LDL 增多、促进胆固醇逆向转运的大颗粒 HDL-C 降低。TRL 及其残粒增加,还促进动脉壁的炎症反应和内皮细胞损伤。

一项 TG 与冠心病风险的荟萃分析显示:根据 TG 水平将其分为低、中、高 3 组,其中高 TG 水平组较低 TG 水平组的心血管事件发生率显著增高 72%。另一项关于胆固醇与复发事件(cholesterol and recurrent events,CARE)和普伐他汀对缺血性疾病的长期干预(LIPID)合并分析表明,高 TG 是他汀治疗患者发生心血管事件的危险因素。PROVE IT-TIMI 22 研究显示,即使他汀治疗使 LDL-C 得到最佳控制[<1.80 mmol/L(70 mg/dl)],高 TG[≥2.26 mmol/L(200 mg/dl)]患者发生主要心血管事件的风险仍较 TG<2.26 mmol/L 的患者增加 27%。

TG 增高与糖尿病患者微血管并发症的风险之间关系密切。研究表明,TG 增高可能是视网膜硬性渗出、黄斑病变、增生性视网膜病变的重要致病因素,且视网膜病变严重程度与 TG 水平正相关。同时,TG 和富含 TG 的 VLDL 可促进白蛋白尿进展,高 TG 与 2 型糖尿病患者发生微量白蛋白尿(MAU)和大量白蛋白尿的风险独立相关,TG/HDL-C 比值升高与 MAU 进展独立相关。高 TG 与自主神经病变也显著相关。

然而,68 项长期前瞻性研究($n=302\,430$)显示,调整年龄、性别参数时,TG 水平与冠心病风险仍显著相关,进一步调整所有危险因素包括年龄、性别、收缩压、吸烟、糖尿病病史、体质指数(BMI)及其他血脂水平(如 HDL-C 和非 HDL-C),TG 与冠心病、卒中均无显著相关性。本文作者认为,这一结果是可信的,首先,如前述,TG 的升高,实际上反映的是体内 TRL 及其残粒浓度的增高,如 VLDL 和 VLDL 残粒、CM 和 CM 残粒的增加;第二,检测血 TG 水平就是检测 TRL 及其残粒中的 TG;反过来说 TG 升高就是富含 TRL 及其残粒的升高;第三,所谓的非 HDL-C 就是 LDL-C 加上 TRL 及其残粒中的胆固醇的总和,如果 LDL-C 已达标,那非 HDL-C 的本质或升高就是 TRL 及其残粒中的胆固醇升高,代表的是 TRL 及其残粒,特别 VLDL 和 VLDL 残粒升高;第四,调整非 HDL-C 后,TG 与冠心病和卒中均无显著相关性,可能就独立危险因素而言,非 HDL-C 这一参数的作用更直接或更能代表 TG 升高的本质,而 TG 可能是其标志物。这也是为什么选用贝特类、烟酸或 ω-3 脂肪酸联合治疗高 TG 血症,治疗目标为"非 HDL-C"达标[LDL-C 目标值＋0.78 mmol/L(30 mg/dl)],或简单地评估,即 TG≤2.26 mmol/L(200 mg/dl)的原因。

2. HDL-C 水平与心血管剩留风险　血 HDL-C 水平也是与血脂异常相关的大血管事件剩留风险的重要因素之一。TNT 研究显示在 LDL-C<1.80 mmol/L(70 mg/dl)的患者中,HDL-C≥1.42 mmol/L(55 mg/dl)与 HDL-C<0.96 mmol/L(37 mg/dl)相比,心血管事件发生率减少 39%。在日本进行的有近 50 000 例患者参加,用辛伐他汀治疗随访 6 年的研究结果表明:不管是一级预防还是二级预防,冠状动脉性心脏事件与 HDL-C 水平呈负相关。

Framingham 研究表明无论 TC 水平如何,HDL-C 与心血管病负相关,是冠心病的独立危险因素。大规模人群汇总分析也显示,HDL-C 与冠心病负相关,HDL-C 每升高 1 mg/dl,心血管病风险降低 2%～3%。

但也有研究提出了相反的观点,2009 荟萃分析(108 项随机对照研究,其中他汀研究 62 项,包括 299 310 例有心血管事件风险的受试者)显示:调整 LDL-C 水平后,HDL-C 水平与心血管病风险无显著相关性。认为所有的流行病学和临床试验表明 LDL-C 是第一位的,或是首要目标;第二,药物治疗后,特别是他汀治疗后 LDL-C 已得到有效控制,获益显著,HDL-C 的"防御性"作用可能无法显现;第三,最好的分析是:研究结束后所有治疗组的患者按 HDL-C 的高低排队分组,再分析各组心血管事件,如 TNT 研究那样更能做出符合实际的结论。

四、干预血脂相关性心血管疾病剩留风险的研究

1. 贝特类药物研究　多项临床试验亚组或事后

分析提示,贝特类药物单药或联合他汀治疗可能显著降低 TG 升高和(或)低 HDL-C 患者大血管与微血管事件风险。

TG 升高和(或)低 HDL-C 作为心血管疾病危险因素的研究。苯扎贝特干预研究(BIP)研究表明:应用苯扎贝特治疗心肌梗死和心绞痛患者,随访 6.2 年,结果显示:苯扎贝特组与安慰剂组总体的心肌梗死和猝死率并无显著差异;但在 TG≥2.26 mmol/L 的患者中,苯扎贝特组的心肌梗死及猝死率较安慰剂组显著下降 39.5%。

FIELD 研究结果显示:非诺贝特治疗 2 型糖尿病患者,总的心血管事件下降率为 11%,其中低 HDL-C 组事件发生率下降 14%,高 TG 组事件发生率下降 23%,而低 HDL-C 合并高 TG 患者事件发生率下降了 27%(P=0.005)。

近期荟萃分析显示,贝特类药物治疗在 7389 例高 TG 患者中,血管事件下降了 25%,15 303 例低 HDL-C 患者血管事件下降 16%,5068 例高 TG 合并低 HDL-C 患者的血管事件下降了 29%。

名副其实的干预与血脂相关性心血管剩留风险的获益证据来自"控制糖尿病患者心血管风险行动"(ACCORD)研究的亚组分析结果:与单独应用辛伐他汀 20～40 mg/d 比较,非诺贝特联合他汀可降低伴有 TG 升高与 HDL-C 降低的糖尿病患者[TG≥2.30 mmol/L(204 mg/dl)和 HDL-C≤0.88 mmol/L(34 mg/dl)]主要心血管事件 31%。

除大血管风险外,FIELD 和 ACCORD 研究均发现,非诺贝特单用或联用他汀治疗都可以显著降低糖尿病视网膜病变,减缓糖尿病肾病进展。

2. 烟酸药物研究 AIM-HIGH 研究(干预低 HDL-C/高 TG 代谢综合征的动脉粥样硬化血栓形成和对全球健康结局的影响研究)是一项干预与血脂异常相关的心血管疾病剩留风险的终点研究。该研究入选 3414 例确诊的心、脑血管和外周动脉疾病伴有致动脉粥样硬化性血脂异常(男性 HDL-C <1.04 mmol/L,女性 < 1.30 mmol/L;TG 1.70～4.50 mmol/L)患者,比较缓释烟酸和辛伐他汀 40～80 mg/d 联合应用与单用辛伐他汀对心血管终点事件的影响。2011 年 AHA 发布的结果显示:联合治疗对脂质谱产生了预期效果(升高 HDL-C25%,同时显著降低 TG28.6%,两组 LDL-C 均<1.80 mmol/L),然而两组的心血管终点事件几乎相同,事件发生率分别为 16.4% 和 16.2%。这一结果似乎表明对于稳定性的心血管疾病患者,在他汀治疗基础上加烟酸,将 LDL 控制在<1.80 mmol/L 的水平,尽管升高了 HDL-C

和降低了 TG 水平,但心血管疾病剩留风险并未降低。其可能原因是,94% 患者已用他汀,大于 1 年 76%,大于 5 年 40%;二是对照组 HDL-C 升高大于 10%。

HPS2-THRIVE 研究:该研究入选 25 000 例既往有心肌梗死、脑卒中、周围动脉疾病,已用他汀类药物治疗达到理想 LDL-C 水平的患者,比较联合他汀和缓释烟酸/拉罗匹仑治疗与单独应用他汀对心血管终点事件的影响。关于该研究的主要终点,冠状动脉事件死亡、非致死性心肌梗死(MI)、卒中或冠状动脉血运重建的联合发生率,在对照组中为 15%,而在烟酸/拉罗匹仑组为 14.5%,差异无统计学意义。同样重要的是,烟酸/拉罗匹仑的不良事件风险显著增加,即每治疗 1000 例患者发生约 30 起不良事件。在烟酸组,糖尿病并发症的绝对风险为 3.7%,新发糖尿病的风险为 1.8%,均有统计学意义。另外,使用烟酸治疗导致感染风险增加 1.4%、出血风险增加 0.7%,还包括出血性卒中风险增加。

HPS2-THRIVE 研究结果显示:在他汀类药物治疗的基础上联合使用烟酸和拉罗匹仑升高 HDL-C 并不能降低稳定性心血管疾病患者的心血管剩留风险。

3. 胆固醇酯转移蛋白(CETP)抑制剂 CETP 抑制剂——Dalcetrapib 研究,在 2012 年对 dal-OUT-COMES 试验进行第 2 次中期评估后宣布终止研究。研究入选近期急性冠状动脉综合征患者 15 871 例,随机给予 Dalcetrapib 600 mg/d 或安慰剂,平均随访 31 个月,主要终点包括心血管死亡、非致死性心肌梗死、缺血性卒中、不稳定型心绞痛或心搏骤停复苏的复合终点。结果显示 CETP 抑制剂 Dalcetrapib 虽升高 HDL-C(31%～40%),但并未带来临床获益。

先前的 CETP 抑制剂——Torcetrapib 的 ILLUMI-NATE 研究表明,虽然 Torcetrapib 升高 HDL-C72%,但由于心血管死亡和全因死亡率上升终止了临床试验,尽管治疗组血压升高超过 5 mm Hg(1 mm Hg=0.133 kPa),电解质紊乱、醛固酮水平升高也是研究终止的原因。

Framingham 研究表明,CETP 活性的降低具有升高 HDL-C 作用,但也升高心血管病风险。该研究入选(1987-1990)社区无心血管病的常规体检者 320 例,平均随访 15.1 年,多因素分析显示 CETP 活性与心血管病事件风险相关,即 CETP 活性小于其中位数组,与心血管事件增加相关。

简言之,通过 CETP 抑制剂升高 HDL-C 的新干预手段可能不行。提示关注血液循环中 HDL-C 数量,更要关注 HDL 的"质"(逆转运功能),"质"比"量"更重要。干预心血管疾病剩留风险的血脂相关性因素,仍待更多临床研究证实。

（陆国平）

参 考 文 献

[1] 中华医学会心血管病学分会、中国老年学学会心脑血管病专业委员会. 血脂相关性心血管剩留风险控制的中国专家共识. 中华心血管病杂志,2012,40(7):547-553.

[2] Gaede P,Vedel P,Larsen N,et al. Multifactorial intervention and cardiovascular disease in patients with type 2 diabetes. Steno Diabetes Center,Copenhagen,Denmark. N Engl J Med,2003,348(5):383-393.

[3] Michael Miller,MD,FACC;Christopher P. Cannon,MD,FACC;Sabina A. Murphy,MPH;Jie Qin,MS;Kausik K. Ray,MD,MRCP;Eugene Braunwald,MD,MACC;Impact of Triglyceride Levels Beyond Low-Density Lipoprotein Cholesterol After Acute Coronary Syndrome in the PROVE IT-TIMI 22 Trial FREE. J Am Coll Cardiol,2008,51(7):724-730.

[4] Emerging Risk Factors Collaboration,Di Angelantonio E,Sarwar N,Perry P,Kaptoge S,Ray KK,Thompson A,Wood AM,Lewington S,Sattar N,Packard CJ,Collins R,Thompson SG,Danesh J. Major lipids,apo-lipoproteins, and risk of vascular disease. JAMA,2009,302(18):1993-2000.

[5] AIM-HIGH Investigators,Boden WE,Probstfield JL,et al. Niacin in patients with low HDL cholesterol levels receiving intensive statin therapy. Engl J Med,2011,365(24),2255-2267.

[6] HPS2-THRIVE Collaborative Group. HPS2-THRIVE randomized placebo-controlled trial in 25 673 high-risk patients of ER niacin/laropiprant:trial design,pre-specified muscle and liver outcomes,and reasons for stopping study treatment. Eur Heart J,2013,34(17):1279-1291.

[7] Schwartz GG, Olsson AG, Abt M, et al. dal-OUTCOMES Investigators. Effects of dalcetrapib in patients with a recent acute coronary syndrome. N Engl J Med,2012,367(22):2089-2099.

[8] Barter PJ,Caulfield M,Eriksson M,et al. ILLUMINATE Investigators. Effects of torcetrapib in patients at high risk for coronary events. N Engl J Med,2007,357(21):2109-2122.

2. 血糖还是预防心血管疾病的干预靶点吗

一、引言

在过去的 20 多年中,尽管美国年龄校正的心血管死亡率有了一定的下降,但糖尿病(90% 为 2 型糖尿病)引起的死亡率仍显著增高(尤其是最近 10 年)。糖尿病患者的主要死亡原因为心血管疾病(特别是粥样硬化相关的冠状动脉和其他大血管病变),且明显高于非糖尿病者。根据国际糖尿病联盟报告,糖尿病的发病率呈逐年增高的趋势,空腹血糖受损(impaired fasting glucose,IFG)和(或)糖耐量异常(impaired glucose tolerance,IGT)的发生率随年龄增长而增加。Framingham 心脏研究中,美国从 20 世纪 70—90 年代(30 年间)2 型糖尿病发生增高 2 倍(尤其是体重指数>30 kg/m² 时)。"美国疾病控制和预防中心报告"指出,总人口 8%(2580 万人)以上患糖尿病;26% 肥胖(代谢综合征伴胰岛素抵抗);糖尿病发生率与年龄成正比。中国是世界上糖尿病发生率最高的国家之一,根据"2013 年中国心血管疾病报告",中国成人的糖尿病患病率为 11.6%(男性 12.1%,女性为 11.0%);新诊断糖尿病患病率为 8.1%(男性 8.5%,女性 7.7%);以往糖尿病为 3.5%(男性 3.6%,女性 3.4%)。糖尿病患病率城市高于农村。糖尿病前期检出率为 50.1%,随年龄增长而增加;知晓率为 30.1%,治疗率为 25.8%,控制率为 39.7%。

15 年前公布的 East-West 试验,改变了临床医生对糖尿病患者心血管危险的认识。该研究测定 2432 例患者的 7 年心肌梗死发生率,发现 2 型糖尿病但无以往心肌梗死史患者心血管死亡风险与以往有心肌梗死但无糖尿病的患者相似。而且,有糖尿病和以往心肌梗死史的患者其心血管死亡风险为仅有糖尿病或心肌梗死患者的 3 倍。单纯存在糖尿病一种危险因素患者的年龄校正心血管死亡率高于存在其他 3 种危险因素患者。尽管糖尿病患病时间越长,心血管死亡危险性越大,且独立于其他同时存在的危险因素,但新诊断糖尿病患者的心血管病发病率也明显增高。整个糖尿病人群的心血管病发病率(包括冠心病、卒中、外周血管病、其他血管疾病)高达 40%,心血

管死亡占总死亡率 65%。这些结果提示,糖尿病是心血管疾病的等危症。此外,糖尿病患者的癌肿发生率也增高。2 型糖尿病患者较无糖尿病者寿命缩短约 10 年。总之,糖尿病发生率的快速增长,加重防治工作的负担。

以往大多数关于糖尿病患者心血管和全因死亡的临床研究均聚焦于血糖、高血压、胆固醇和抗血小板的干预,而且证明这些治疗均具有益处。多重长期干预研究表明,对心血管危险因素协同治疗可使心血管危险性降低。流行病学研究(如 Framingham、MR-FIT、PHS 和 NHS)指出,在特定的高血压和高脂血症水平,糖尿病加剧致心血管疾病的作用。最近,AD-VANCE 试验结果指出,常规临床指标(包括年龄、性别、糖尿病时间、脉压、高血压、心房颤动、眼底病、HbA1c、尿白蛋白/肌酐比例和非 HDL 胆固醇)对预测糖尿病患者心血管疾病有用。以往的干预研究观察到,尽管降低血压和胆固醇使糖尿病和非糖尿病患者均获益,但糖尿病患者的死亡率仍很高,这就提出了糖尿病患者的进一步干预靶目标以及危险因素的优化管理的问题。多重危险因素控制研究(如 Steno-2 和 Look AHEAD)提示,同时干预多个危险因素疗效显著。

二、糖尿病在心血管疾病发展中的作用

糖尿病患者中,动脉粥样硬化常见且负荷(burden)较大,急性心肌梗死、卒中、外周血管的死亡率增高。动脉粥样硬化是血管壁脂质沉积的复杂过程;某些循环因素(如高血糖、高血脂)、炎症因子、ROS、过度血流介导的应力(高血压)、吸烟和环境毒素,均损伤内皮,改变血管的表型。正常的内皮细胞表型是:①抗动脉粥样硬化[健康内皮细胞紧密联结,阻止脂蛋白进入内皮下间隙;切应力改变时,内皮细胞分泌一氧化氮(NO),引起血流介导的血管扩张]。②阻止血小板和单核细胞在其表面黏附。③分泌纤溶酶原激活剂(一种溶解血栓的蛋白)。然而,当内皮细胞损伤时,其紧密联结变弱,脂质进入内皮下间隙;内皮 NO 合酶功能减低,导致血管扩张性 NO 分泌减少;内

皮素 1 表达增高,引起血管收缩;内皮细胞表达黏附分子,吸引和激活血小板和单核/巨噬细胞;增加纤溶酶原激活剂抑制剂 1(一种促凝蛋白)产生。这一系列内皮细胞功能的改变引起促炎症反应。同时,ROS、炎症因子和生长因子增高,导致平滑肌细胞增生和泡沫细胞形成。最近的研究表明,血管外膜、炎症细胞复原(recruitment)以及外膜新生血管的刺激,也参与动脉粥样硬化斑块的复杂过程。糖尿病加速高血压和高脂血症动物模型的斑块发展。在人,内皮功能异常预测心血管疾病。

Framingham 流行病学研究和 SHS(Strong Heart Study)指出,即使糖尿病患者与非糖尿病患者的心肌梗死大小相同,但糖尿病患者心脏收缩性丢失增大,充血性心力衰竭和再梗死发生率及因心力衰竭而再次入院率增高。糖尿病无冠状动脉病变患者通常存在心功能异常,表现为亚临床左心室肥厚或明显的糖尿病心肌病(女性更为常见)。有趣的是,因心力衰竭而再次入院的糖尿病患者(尤其是女性)常有左心室质量增加、收缩功能正常。糖尿病患者心力衰竭使其并发症和死亡率增高。最近已有许多研究以明确糖尿病心肌病的病因。从临床角度而言,糖尿病心肌病时心肌不能有效利用能源(脂肪或糖类)。静息时,心肌优先利用游离脂肪酸;运动时,健康心肌转为利用糖类,以在一定的氧浓度下产生更多的三磷酸腺苷,这种情况称为代谢弹性(metabolic flexibility)。糖尿病时,这种代谢弹性减弱,而转为增加脂肪酸不完全氧化,导致醛和 ROS 增加,这些产物对心肌具有毒性作用。至今对这种代谢弹性减弱的确切机制仍然不够清楚,心肌内胰岛素抵抗(降低胰岛素调节血糖利用的依赖)和心肌灌注受限参与糖尿病心肌病的发展。终末期时,ROS 持续增多引起炎症和纤维化(包括血管外膜)。新近的研究显示,糖尿病早期发生亚临床心功能异常,但对其干预的临床意义尚不清楚。显然,动脉僵硬度增高参与心功能异常,因此控制高血压和体力活动可改善心功能,降低死亡率。

三、以往研究的证据

控制血糖与其他危险因素对延长糖尿病患者的长期生存有哪些证据?

1. 强化血糖控制 DCCT 和 UKPDS 试验测定了严格血糖控制与血管并发症减低的关系,结果显示,血糖控制可降低 1 型和 2 型糖尿病患者微血管并发症(下降 25% 左右)。自 20 世纪 90 年代公布这些研究发现后,又对这些患者进行了长期随访,结果证实血糖控制对预防心血管事件有益(包括糖尿病相关

死亡和全因死亡),但大血管终点无显著差异。应该指出,在这些研究中,所谓的"强化降糖"现在看来实际上是"标准血糖水平"。

至今已有 3 个大规模临床试验评估严格(强化)降糖与心血管事件风险减低的关系。

(1)ACCORD 试验:包括 10 251 例患者(平均 62.2 岁),随机分为标准降糖治疗(靶目标为 HbA1c 7%~7.9%)和强化降糖治疗组(靶目标为 HbA1c< 6%),然后再随机接受标准或强化降压和调脂治疗,预期随访 9 年。但是,该研究因显示强化降糖组死亡率增高而提前终止(增加 21%),但非致死性心肌梗死较标准降糖治疗组为低。

(2)VADT 试验:测定强化降糖对 2 型糖尿病患者的心血管作用。1791 例患者(平均 60 岁,97% 男性,HbA1c>7.5%)随机分成强化或标准降糖治疗组。经治疗后,强化降糖组 HbA1c 从 9.4% 降至 6.9%,标准降糖组 HbA1c 从 9.4% 降至 8.4%。两组的微血管事件和一级/二级终点(包括任何死亡、充血性心力衰竭、心血管死亡)无显著差异。同时,冠状动脉钙化和主动脉钙化进展也无差异。相反,强化降糖组发生较多的低血糖事件。总之,VADT 试验没有证明强化降糖对心血管预后的益处。

(3)ADVANCE 研究:属回顾性流行病学分析。包括的人群其糖尿病病程较短、基础 HbA1c 较低、很少应用胰岛素或 TZD,但强化或标准降糖治疗组达到相似的 HbA1c 水平。同样,ADVANCE 试验也未证明强化降糖(HbA1c<7%)较标准降糖的心血管终点的益处。这些试验结果发表后,对 ACCORD 试验中观察到的出乎预料的总死亡率增高进行了广泛的讨论和深入的分析。发现,这种死亡率增高并不能单纯用低血糖来解释,在转为标准降糖治疗后死亡率增高仍继续。而且,仅仅 HbA1c>7% 和治疗早期 HbA1c 降低幅度最小的强化降糖组患者死亡风险高于标准降糖组患者。这些发现提示,某些与难于强化血糖控制的因素或较高的 HbA1c(而非低 HbA1c)与强化降糖时风险增高有关。有趣的是,与强化降糖组相比,标准降糖治疗患者随 HbA1c 增高其发生严重低血糖风险增大,提示强化降糖组患者常常经历的轻度低血糖可能使心肌预适应,防止严重低血糖的影响。

这些研究均显示,进一步强化降糖并无益处,除了某些年轻、糖尿病病程<10~15 年、以往无心血管疾病或肾病的患者以外。即使这些患者,过度降糖也有害。这些研究结果提示一个假设,即微血管病变发生于疾病的晚期,为血糖毒性的直接表现,严格血糖控制可以改善之。相反,大血管病变起始于糖尿病早

期(甚至疾病发生前),同时发病机制包括炎症、脂质氧化、血小板激活等多个方面。因此,仅仅控制血糖还不能对预后产生影响。总之,HbA1c7%适用于大多数糖尿病患者,但糖尿病患者的血糖管理需根据其他因素(如低血糖风险、糖尿病病程、有无合并症/并发症)做个体化处理,包括根据 ADA 和 EASD 推荐的 HbA1c 水平。同时,还需充分测定大血管疾病复杂发生机制中其他生物标志物,如低密度脂蛋白、C 反应蛋白和脂联素等。

2. **降糖药的疗效** 在过去的数 10 年中,许多新的药物用于 2 型糖尿病治疗;根据个体的不同情况做出最佳血糖控制方案(单独或联合应用)。对 1880 万例 2 型糖尿病患者的分析发现,58%接受单纯口服降糖药,14%联合应用胰岛素和口服降糖药,12%接受单纯胰岛素治疗。同样,上述的试验(VADT、AC-CORD、ADVANCE、UKPDS)根据 HbA1c 靶目标采用单药或多药联合治疗。不同的药物(单独或联合应用)对大血管和微血管的作用进行了回顾性分析。

(1)双胍类:二甲双胍最常用,其心血管益处被认为主要是由于增加胰岛素敏感性和降低肝脏葡萄糖产生。在 UKPDS 试验中,二甲双胍较其他药物治疗更明显降低糖尿病相关终点,全因死亡和卒中。最近对数个随机对照试验的荟萃分析显示,二甲双胍降低心血管并发症和死亡率。

(2)噻唑烷二酮(TZD):包括匹格列酮和罗格列酮等。通过增加胰岛素敏感性和骨骼肌及脂肪组织对葡萄糖摄入而降低血糖水平。RCT PROactive 研究证明,匹格列酮与安慰剂比较,显著降低卒中、全因死亡和非致死性心肌梗死风险。Aleglitazar 是一种新型 TZD,使炎症标志物、血压、LDL-C 和三酰甘油中度降低。荟萃分析显示,罗格列酮使心血管死亡率增加,因此 FDA 严格限制其应用范围。

(3)磺脲类:UKPDS 研究显示,与饮食疗法比较,磺脲类对心肌梗死风险、糖尿病相关死亡、猝死等均无显著差异。同样的结果在 ADVANCE 试验中也观察到。因此,没有必要担心磺脲类的心血管风险,但这些药物的心血管益处还需进一步证实。

(4)非磺脲类促泌剂:非磺脲类促泌剂(包括瑞格列奈和那格列奈)增加胰岛素 B 细胞通道的亲和力,研究显示该药显著降低颈动脉内膜中层厚度、C 反应蛋白。但是,NAVIGATOR 试验在 9306 例患者中并未显示其与安慰剂相比的心血管益处。

(5)α-糖苷酶抑制剂:包括阿卡波糖、miglitol、voglibrose 等。最近的荟萃分析显示,使用这类药物常伴三酰甘油、体重、收缩压减低。Miglitol 减低炎症标志物,改善内皮功能异常。最近一项包括 1429 例患者的多中心研究显示,α-糖苷酶抑制剂显著降低心肌梗死和新发生高血压的风险。这些药物的有益作用主要是通过体重轻微增高,使糖尿病前期恢复正常血糖。多中心 ACE 研究正在测定 α-糖苷酶抑制剂对心血管预后的作用。

(6)糖原样肽-1(GLP-1)增强剂:包括 exenatide、liraglutide 等。GLP-1 增强剂刺激葡萄糖依赖性胰岛素分泌。已有多个小规模临床试验提示,延长 GLP-1 活性具有心血管益处,但其确切机制尚不完全清楚。可能是由于 GLP-1 受体在心肌和内皮组织上表达,因此 GLP-1 激活具有直接作用。研究显示,非糖尿病患者冠脉介入治疗后,短期静脉滴注 GLP-1 增强剂可改善左心室射血分数和局部室壁活动。GLP-1 增强剂对内皮的作用,导致外周血流增加。此外,许多动物研究证明了 GLP-1 增强剂的心血管保护作用,包括缩小心肌梗死,改善心肌梗死后恢复。由于该药的低血糖风险小,同时心血管益处明显,因此有望在治疗微血管病变的高危糖尿病患者中具有很好的前景。

(7)DPP-4 抑制剂:包括沙格列汀,西格列汀、linagliptin、vildagliptin 等。回顾分析 4607 例患者发现,沙格列汀较安慰剂组心血管事件风险减低。Ⅱ/Ⅲ期临床试验的荟萃分析也显示该药的心血管益处。

(8)胰岛素:高血糖有多种胰岛素治疗的选择。注射短效胰岛素可使血糖快速降低,HbA1c 轻度降低。相反,长效胰岛素则引起血糖缓慢降低。最近多个干预研究发现,应用胰岛素并不增加心血管风险,但在糖尿病治疗中胰岛素剂量需密切调整,以减低任何对心血管预后的不良作用。

3. **降低胆固醇** 多个临床试验证实,应用他汀类药物降低胆固醇治疗,可预防糖尿病患者的心血管事件。4S 亚组分析证明,他汀治疗可用于糖尿病患者心血管事件二级预防。CARDS 试验证实了他汀类对糖尿病患者的一级预防作用,其包括 2838 例无心血管疾病患者,随机接受安慰剂或阿托伐他汀 10 mg/d 治疗,平均随访 3.9 年。因证明阿托伐他汀治疗显著降低心血管事件而在 2 年时提前终止。LIPID 研究将 9014 例糖尿病或空腹血糖受损、冠心病、总胆固醇 4.0～7.0 mmol/L 患者随机分为安慰剂组和普伐他汀组(40 mg/d),随访 6 年。该研究证实,中等剂量他汀治疗显著降低糖尿病患者任何心血管风险(每治疗 18 例,降低 1 例心血管死亡或非致死性心肌梗死)。

HPS 研究中(20 536 例高危患者),辛伐他汀 40 mg 使 LDL-C 降低 1 mmol/L,血管性事件减少 22%。

这些疗效也见于无动脉阻塞和治疗前 LDL-C < 3 mmol/L 的患者,这一心血管风险降低独立于糖尿病患病时间、糖尿病类型、糖尿病控制情况、年龄 > 65 岁、高血压、总胆固醇 < 5 mmol/L。HPS 研究证实了他汀类药物在心血管一级和二级预防中的作用。

总之,临床试验的证据表明,用他汀类药物降低胆固醇,可减少糖尿病患者心血管事件。

4. 降压 UKPDS 研究证明,强化降压(从 160/94 mmHg 降至 144/82 mmHg)较轻度降压(降至 155/87 mmHg)使糖尿病患者死亡、心肌梗死、卒中和外周血管疾病复合终点减低 34%。最近,ACCORD 研究组观察是否进一步降压可以带来更多获益。4733 例 2 型糖尿病患者随机分成强化降压组和标准降压组,随访 4.7 年。收缩压分别降至 119.3 mmHg 和 133.5 mmHg,试验结束时发现,收缩压降至 120 mmHg 以下并不证明有进一步益处。因此,强烈的临床证据表明,降压对糖尿病患者有益,但在无蛋白尿或其他糖尿病肾脏并发症患者,收缩压降至 < 120 mmHg 并无益处。

5. 控制蛋白尿 糖尿病患者微量白蛋白尿与糖尿病肾病发展和心血管事件相关。但是,以往公布的临床试验并非设计去分别测定降低白蛋白尿与改善血糖或血压的作用。LIFE 研究评估糖尿病、高血压和左心室肥厚患者尿白蛋白/肌酐比例与随访期(4.7年)心血管事件的关系,发现尿白蛋白/肌酐比例四分位高值的患者其心血管事件发生率为尿白蛋白/肌酐比例低值患者的 2 倍。

对 216 例 2 型糖尿病伴微量白蛋白尿患者随访 8 年,发现微量白蛋白尿获得明显改善的患者其校正的首次肾脏和心血管事件风险降低,死亡、因肾脏或心血管事件而再次入院减少。这些微量白蛋白尿得到改善的患者通常收缩压和 BMI 较低。MICRO-HOPE 是 HOPE 研究的亚组分析,共 3577 例年龄 > 55 岁伴或不伴心血管疾病,随机分为雷米普利和安慰剂治疗组,并随访 5 年。结果发现,雷米普利使一级终点和总死亡率降低 24%,且尿白蛋白/肌酐比例升高的发生率减低。但是,由于雷米普利治疗血压不受影响,因此尚不清楚是否这些对微量白蛋白尿的作用独立于血压的改善。

6. 体力活动 在糖尿病患者,增加体力活动使心血管风险减低。对 3708 例糖尿病患者随访 18.7 年,发现中或高度体力活动使全因和心血管死亡率减低。不管 BMI、血压、总胆固醇和吸烟情况,这些体力活动的有益作用均存在。

7. 多因素干预 Look AHEAD 试验观察长期强化改变生活方式(包括减轻体重,减少热卡摄入和增高体力活动)对肥胖或超重的 2 型糖尿病患者的作用,共纳入 5145 例糖尿病患者,随访 10 年。中期资料证明,强化生活方式改变使体重减低 5.3%,增加机体强壮、改善血压、HDL-胆固醇和三酰甘油。但是,至今仍不清楚是否强化生活方式、多个心血管危险因素控制,使心血管事件减少。

Steno-2 研究包括 160 例轻度 2 型糖尿病(但未控制)和微量白蛋白尿患者(平均 55 岁),随机分为常规治疗组和强化治疗组(包括饮食和生活方式指导、针对高血糖、高血压、高血脂和微量白蛋白尿的干预),各例接受阿司匹林心血管疾病二级预防。经 7.8 年随访,强化生活方式改变组患者各项危险因素得到明显改善,心血管事件显著减少。该试验结束后,停止强化生活方式改变,对两组再随访 5.5 年。发现尽管两组的 HbA1c、总胆固醇、LDL-C、三酰甘油、血压、尿蛋白排出接近,但以往强化生活方式改变患者的死亡绝对风险仍减低(20%)。这一发现与 DCCT/EDIC 以及 UKPDS 血糖控制随访研究结果一致。Steno-2 研究提示,在接受多个危险因素控制和生活方式改变的患者,HbA1c 7.7% ~ 7.9% 足以降低心血管并发症和全因死亡。而且,尽管血糖控制是一种有效降低心血管并发症的方法,但是我们还不完全清楚为何 ACCORD 研究中强化降糖组死亡率增高。总之,严格血糖控制并不降低心血管事件和死亡率;相反,多个危险因素的控制,改善心血管终点和生存率。

四、小结

糖尿病是一种复杂的疾病,在分子水平是由于胰岛素分泌障碍和抵抗;细胞生物能量和线粒体功能异常。测定生物标志物结合诊断试验(如测定内皮功能异常)可能为这些基础的细胞水平紊乱提供认识,同时对本病的发展和患者的预后提供较好的评估。尽管血糖和 HbA1c 是较好的生物标志物,但仅反映糖尿病患者代谢的某一方面,而非所有的复杂生物能量代谢过程。相反,应用多种生物标志物和诊断试验的模式,可以对糖尿病的心血管作用有更加全面的认识。

尽管流行病学研究证明血糖控制情况与心血管疾病的发生存在一定的关联,但是许多混杂因素可能解释血糖控制不佳与心血管疾病的关系,如高血压、高脂血症(LDL-C、三酰甘油、VLDL 增高、HDL-C 减低)、体重增加等。磺脲类降糖药常常用作 2 型糖尿病治疗的一线用药,其他降糖药物(二甲双呱、TZD、DPP-4 抑制剂、GLP-1 增强剂、胰岛素)也对心血管危险因素产生一定的作用。临床试验支持优化血糖控制、降低 LDL-C、控制血压、ACEI 和抗血小板治疗、增加体力活动,以降低糖尿病患者心血管事件风险和死亡率。但有效的控制多个心血管危险因素(高脂血症、高血压、不太活动的生活方式、高饱和脂肪酸饮食、吸烟),改善生活方式对延长糖尿病患者的长期寿命十分重要。由于 2 型糖尿病人群正在逐年增加,同时这些患者通常具有较多的心血管危险因素,因此与

心脏病学医生的关系越来越密切。心脏病学医生在改善糖尿病患者的血糖控制和降低总的心血管风险中具有重要的作用。通过控制血糖和心血管危险因素,以达到减低总的心血管风险。由于心血管疾病是 2 型糖尿病患者的重要死因,因此这些预防措施尤为重要。

(沈　迎　陆　林　沈卫峰)

3. 糖尿病血脂异常干预新进展

糖尿病与心血管疾病关系密切,校正其他危险因素后,糖尿病患者发生心血管病的风险是一般人群的2倍,多危险因素丁顶试验(MRFIT)显示,糖尿病患者的心血管死亡率增加3~4倍。而中国人群血脂水平和血脂异常患病率虽然尚低于多数西方国家,但随着社会经济的发展,人民生活水平的提高和生活方式的变化,人群平均的血总胆固醇(total cholesterol,TC)水平正逐步升高。我国的队列研究表明,血清TC或低密度脂蛋白胆固醇(low density lipoprotein Cholesterol,LDL-C)升高是冠心病和缺血性脑卒中的独立危险因素之一。

糖尿病患者易合并脂代谢的紊乱而继发血脂异常,著名的英国糖尿病前瞻性研究(the United Kingdom Prospective Diabetes Study, UKPDS)证明,2型糖尿病单纯血糖控制并不能达到降低糖尿病大血管合并症的目的,因为糖尿病动脉粥样硬化斑块的形成过程与代谢综合征的多个危险因素有关,尤其是常见的血脂紊乱。同样作为心血管疾病的独立危险因素,糖尿病患者如合并血脂异常,其心血管的风险必定会大大增加,做好预防、干预的工作,对于这类病人将是十分重要而又有意义的事情。

一、糖尿病合并血脂异常的机制

糖尿病合并血脂异常与胰岛素数量和功能异常有密切关系。糖尿病的病理生理机制是胰岛素抵抗和胰岛素分泌缺乏,两者都可引起脂类代谢紊乱导致血脂异常。2型糖尿病患者易发生致动脉粥样硬化性血脂异常,这与2型糖尿病多伴发中心性肥胖及胰岛素抵抗有关。

当脂肪组织数量增多,尤其腹内脂肪细胞肥大时,脂肪细胞内的三酰甘油(triglyceride,TG)易分解形成游离脂肪酸,循环中常出现高游离脂肪酸血症,并使TG及肝内极低密度脂蛋白(very low density lipoprotein,VLDL)、apo B(apolipoprotein B,apo B)等富含TG的脂蛋白合成增加,且对其清除也减弱,因此可发生严重的高三酰甘油血症。

在胆固醇酯转运蛋白的作用下,LDL中的胆固醇酯与脂蛋白中的TG可进行交换,将脂蛋白中的TG转运给LDL,形成富含TG的LDL,后者在肝脂肪酶(HL)的作用下分解其中的TG,最终形成含胆固醇相对较多的小而低密度脂蛋白(small low density lipoprotein,sLDL)。sLDL易被氧化而产生过氧化脂质,并不易被经典的LDL受体途径代谢,从而被单核细胞-巨噬细胞的清道夫受体识别、吞噬,形成泡沫细胞,促进动脉粥样硬化的发生。在上述过程中,肝脂酶活性的增加和脂蛋白脂酶活性降低起重要作用。

与此同时,在高极低密度脂蛋白、高三酰甘油血症时,高密度脂蛋白(high density lipoprotein,HDL)经胆固醇转运蛋白及肝脂肪酶作用后易崩解。因此,血脂紊乱者呈现高三酰甘油血症时多伴有低高密度脂蛋白血症。

二、糖尿病合并血脂异常的类型及对机体的损害

2型糖尿病患者中常见的血脂异常包括LDL-C和三酰甘油水平增高,高密度脂蛋白胆固醇(high density lipoprotein Cholesterol,HDL-C)水平降低,临床病例中单纯性血脂紊乱(特别是单纯低高密度脂蛋白血症)很少。这些类型的血脂异常,均为导致动脉粥样硬化的重要因素,增加了糖尿病患者心血管并发症的风险。

相对于高血糖对微血管的损害,由于血脂异常直接损害动脉内皮及促进粥样斑块的形成,高血脂对大中型动脉的损害更大,因此糖尿病一旦合并血脂异常,则明显增加2型糖尿病患者发生心血管病变的风险,而增加致死率和致残率。控制糖尿病患者心血管危险行动研究(Action to Control Cardiovascular Risk in Diabetes,ACCORD)在年龄较大、有心血管危险因素且糖尿病病程较长的人群研究发现,强化降糖组与常规治疗组相比心血管死亡率不但未下降,反而略有增加。退伍军人糖尿病研究(the Veterans Affairs Diabetes Trial,VADT)及ADVANCE研究(Action in Diabetes and Vascular Disease:preterAx and diamicroN-MR Controlled Evaluation)也未观察到强化降

糖治疗对心血管并发的预防效果。这些结果表明,早期强化降糖治疗对预防糖尿病并发症有肯定的效果,但单纯降糖治疗并不能完全避免糖尿病并发症的发生,特别是大血管并发症。

UKPDS研究在其10年随访的280例发生CHD的病例中,发现其重要危险因素仍是LDL-C升高,HDL-C降低等。

三、糖尿病血脂异常的干预

中国的糖尿病患者合并血脂紊乱者高达48%(n=2430,亚洲多国家资料分析,中国亚组,1999),血脂控制未达标率高达78.65%。对合并大血管及微血管并发症是2型糖尿病患者致残和死亡的主要原因,并发症的发生、发展和预后情况与糖尿病血糖、血压、血脂等临床指标是否得到有效控制密切相关。所以在糖尿病的治疗中,不仅要严格控制血糖,而且要积极调脂,这对于改善预后至关重要。

同时,虽然高血糖和血脂异常均为心血管疾病的重要危险因素,但现有研究证据并未证实将血糖、血脂降得越低越好,过于积极的干预策略可能会对患者产生不利影响。

如何对2型糖尿病患者进行血糖、血脂干预一直是一个需要明确的话题。针对这些病人,应根据其具体情况及心血管系统整体风险水平,确定高度个体化的治疗方案与干预目标,遵循早期、综合、适度的原则,给予糖尿病患者强化生活方式(控制饮食及总热量摄入,减少饱和脂肪酸、反式脂肪酸和胆固醇摄入;适当增加体力运动、控制体重等)干预基础上,进行必要的调脂药物的干预,最大程度降低不良心血管事件的发生率,改善患者远期预后。

(一)血脂检测

综合2013年中国2型糖尿病防治指南和2014美国糖尿病指南的建议,糖尿病患者每年应至少检查一次血脂(包括总胆固醇、LDL-C、三酰甘油及HDL-C);处于低危血脂值的成人(低密度脂蛋白胆固醇LDL-C<2.6 mmol/L、高密度脂蛋白胆固醇HDL-C>1.3 mmol/L、三酰甘油TG<1.7 mmol/L),可以每2年评估1次血脂。

接受调脂药物治疗者,根据评估疗效的需要可增加检测次数。

(二)生活方式干预

糖尿病患者保持健康的生活方式是维持健康的血脂水平和控制血脂紊乱的重要措施,生活方式干预包括饮食和其他治疗性生活方式的调节,用于预防血脂代谢紊乱,也是血脂异常药物干预的基础。

1. 饮食调节 主要包括减少饱和脂肪、反式脂肪和胆固醇的摄取;增加omega-3脂肪酸、黏性纤维、植物固醇/甾醇的摄入,其目的是保持合适的体重,降低过高的血脂水平,兼顾其他不健康的饮食结构,如限制食盐量。可采用的方式有:控制摄入总热卡量,特别强调减低脂肪,尤其胆固醇和饱和脂肪酸的摄入量;适当增加蛋白质和糖类的比例;减少饮酒或戒烈性酒。

2. 其他措施 包括减轻体重(如有指征);增加运动锻炼和戒烟。

(三)调脂药物干预

1. 他汀类药物的应用

(1)糖尿病患者心血管风险一级预防的证据:控制胆固醇是管理糖尿病大血管病变的重要途径。大血管并发症是糖尿病患者的主要致残、致死原因。自1998年UKPDS以来的众多研究都揭示,低密度脂蛋白胆固醇(LDL-C)是与糖尿病大血管并发症相关的重要危险因素。2013年ADA年会公布的一项研究发现,LDL-C小幅升高即导致2型糖尿病患者冠心病风险增加,进一步证实了LDL-C在糖尿病冠心病发病中的重要意义。现有证据表明,要达到防治缺血性心脑血管疾病的目的,首先要考虑降低LDL-C。

心脏保护研究(Heart Protection Study, HPS)将伴LDL-C水平增高的中老年2型糖尿病患者随机给予辛伐他汀(40 mg/d)或安慰剂治疗。结果显示,辛伐他汀组可使LDL-C平均降低37%(目标值70 mg/dl),冠心病死亡或血管事件降低了22%。研究还发现,不论受试者的基础LDL-C水平如何,通过辛伐他汀治疗降低LDL-C水平均能使患者明显获益。

阿托伐他汀糖尿病协作研究(the Collaborative Atorvastatin Diabetes Study, CARDS)是专门针对2型糖尿病患者的他汀治疗研究,入选2838例无明确临床心血管疾病的2型糖尿病患者。基线时平均LDL-C为3.1 mmol/L(118 mg/dl),其中25%的患者LDL-C<70 mg/dl,其结果显示阿托伐他汀治疗组致死性CHD和非致死性心肌梗死、脑卒中及总死亡率等主要心血管终点的危险分别下降37%、48%和27%。结果显示,对无CHD史,且LDL-C水平无显著升高的2型糖尿病患者,应用阿托伐他汀10mg/d进行调脂治疗可以取得显著的临床益处。

(2)糖尿病患者心血管风险二级预防的证据:他汀类药物治疗在糖尿病患者的心血管病二级预防中的作用十分明确。

北欧辛伐他汀生存研究(Scandinavian Simvastatin Survival Study, 4S)针对有心血管病史及明显高

LDL-C 者应用辛伐他汀 20～40 mg/d 治疗 5.4 年,发现辛伐他汀能使 438 例糖尿病亚组患者的心血管事件危险下降 55%;胆固醇与复发性心脏事件研究 (Cholesterol and Recurrent Events Trial,CARE)包括了 586 例糖尿病患者,发现普伐他汀在糖尿病患者中具有显著降低冠状动脉事件的作用。

2008 年胆固醇治疗研究协作组的一项荟萃分析显示,5 年内应用他汀类药物每治疗 1000 例糖尿病患者,即可预防 42 例主要心血管事件;所有糖尿病患者均能从他汀治疗中获益。故而,降低 LDL-C 依然应作为治疗糖尿病患者血脂异常的首要目标,他汀类药物则作为首选药物。

以上研究表明,对 2 型糖尿病高危患者应用他汀类药物治疗可显著改善心血管预后。

2. 贝特类药物的应用　较多关于贝特类药物的临床试验均证明能改善糖尿病患者的血脂状况,防止粥样硬化的发生与发展。

糖尿病粥样硬化干预试验(diabetes atherosclerosis intervention study,DAIS)纳入了 418 例糖尿病伴有轻度血脂升高(平均 TG 2.42 mmol/L,LDL-C 3.44 mmol/L)的患者,冠状动脉造影至少一支病变,随机给予非诺贝特 200 mg/d 或安慰剂,随访 3 年后发现 TG 下降 39%,LDL-C 下降 15%,HDL-C 上升 6.9%;造影复查,治疗组冠状动脉病变发展比对照组少 42%,管腔缩小程度减少 40%;结论显示非诺贝特对 2 型糖尿病有降脂、减轻动脉粥样硬化的作用。

非诺贝特干预降低糖尿病事件研究(fenofibrate intervention andevent lowering in diabetes,FIELD)将 2 型糖尿病患者随机分为非诺贝特组或安慰剂组。结果尽管主要终点未见显著差异,但总心血管事件显著降低了 11%(从 13.95% 降至 12.5%,$P=0.035$),同时后续分析显示 TG 升高和 HDL-C 降低的 2 型糖尿病患者可因非诺贝特治疗更多获益。

三酰甘油水平轻中度升高(<5.6 mmol/L),应首选他汀类调脂药治疗,严重升高(≥5.6 mmol/L)的患者,则应首选贝特类调脂药先降低 TG 水平以预防急性胰腺炎。

LDL-C 达标后,当有高三酰甘油血症时,下一个目标是纠正低 HDL-C。HDL-C 低于 1.04 mmol/L(40 mg/dl)是冠心病的独立预测因素。低 HDL-C 与胰岛素抵抗密切相关,因此能改善机体胰岛素敏感性的治疗性生活方式改变(therapeutic life-style change,TLC)如减肥、增加体力活动和药物(如胰岛素增敏剂)都有助于提高血 HDL-C 水平。生活方式改变未能达标时加用药物治疗,选用贝特类或烟酸类。使

HDL-C≥1.04 mmol/L(40 mg/dl)应作为已有心血管疾病或尚无心血管疾病但已是高危患者的治疗目标。退伍军人管理局高密度脂蛋白胆固醇干预研究(the secondary prevention veterans affairs HDL intervention trial,VA-HIT)证明,对于 HDL-C 低、LDL-C 不甚高的患者,给予贝特类药物治疗有益,对此类患者推荐用贝特类药物。烟酸缓释制剂能较好地升高 HDL-C,可视情况选用。

3. 联合药物的应用　部分混合性血脂异常患者单药治疗不能达标者,可能需要联合应用调脂药物(如他汀类加贝特类或烟酸类等),降低 LDL-C 的同时兼顾 TG 水平。ACCORD 血脂研究将 5518 例 2 型糖尿病高危患者随机分入辛伐他汀联合非诺贝特组或辛伐他汀加安慰剂组。结果显示,非诺贝特和辛伐他汀联合治疗的安全性良好;但与辛伐他汀单药治疗相比,联合治疗未能显著降低主要终点(心血管死亡、非致死性心脏或非致死性卒中的复合终点)发生率。

对于有心血管疾病高风险的 2 型糖尿病人群中,在他汀类药物治疗的基础上使用降低三酰甘油和升高 HDL-C 的调脂药,不能进一步降低糖尿病患者发生心脑血管病变和死亡的风险。经过 10 年循证积累,人们对 LDL-C 以外血脂成分的认识变得更加客观。基于研究证据,2014 年 ADA 指南和 2013 版中国 2 型糖尿病防治指南均指出,对非严重性高三酰甘油血症的药物干预的推荐从积极转为弱化,更强调生活方式干预。

(四)慢病全科干预

近年来,许多基层卫生服务中心从全科管理角度着手,加强对糖尿病等慢性病患者及家庭进行系统而科学的健康教育、督促各项指标的检测、切实有效的管控疾病进展、加强综合护理能力,也使得糖尿病合并血脂异常的患者减少并发症及改善疾病预后。

部分全科医师团队开展的针对社区糖尿病患者进行团队规范管理,建立社区信息服务平台,收录患者健康档案,成立由专科医师及公共卫生医师组成的全科医师团队责任小组,显示长期稳定的社区干预对糖尿病患者血糖、血脂等指标控制效果更好。

通过社区随访管理,护士定期上门随访,可及时了解患者遵医情况及血脂检查结果,及时向患者提出治疗及处理建议;通过健康讲座、糖尿病之家活动,进一步提高患者的依从性,有效提高遵医行为,进而有效控制血糖及血脂水平。

(五)干预人群、策略与目标值

冠心病与高血脂密切相关,证据表明降脂治疗可

降低心血管病发病率和病死率。血脂异常是2型糖尿病并发大血管病变的主要危险因素之一。由于2型糖尿病患者多伴有血脂异常，其中LDL-C在2型糖尿病患者并发症（尤其心血管事件）发生发展中起着重要的作用，故2型糖尿病患者降脂治疗的主要目标是降低LDL-C。

理想的糖尿病控制是血糖、血脂、血压长期联合达标，我国城市糖尿病血糖达标率为10%～40%，血脂的达标率较低，约20%，三项联合达标更是低至约10%。2014美国糖尿病指南明确提出糖尿病合并明确的CVD患者；糖尿病无CVD、但年龄超过40岁的患者；糖尿病无CVD，合并一项或多项CVD危险因素的患者（CVD家族史、高血压、吸烟、血脂异常或蛋白尿），无论基线血脂水平如何，应该在生活方式干预的基础上使用他汀类药物。

1. 糖尿病伴有血脂异常患者的心血管风险一级预防　作为DM心血管风险一级预防的主要手段之一，2013年9月第49届欧洲糖尿病研究（EASD）协会发布的《ESC/EASD糖尿病、糖尿病前期和心血管疾病指南》推荐所有T2DM患者都要积极使用他汀治疗。

2013年中国2型糖尿病防治指南建议与2014美国糖尿病指南建议基本一致，所有下列糖尿病患者，无论基线血脂水平如何，应在生活方式干预的基础上使用他汀类药物：

（1）对低风险患者（如无明确心血管疾病且年龄在40岁以下），如果患者LDL-C＞2.6 mmol/L或具有多个心血管疾病危险因素，在生活方式干预的基础上，应考虑使用他汀类药物治疗。LDL-C的控制目标是＜2.6 mmol/L。

（2）无心血管疾病，但年龄超过40岁并有一个或多个心血管疾病危险因素者（早发性心血管疾病家族史、吸烟、高血压、血脂紊乱或蛋白尿），LDL-C的控制目标是LDL-C＜2.6 mmol/L。

（3）当患者在生活方式改变和他汀类治疗后，仍存在高TG和低HDL-C的情况，联合使用贝特类药物是应当考虑的治疗方案。

2. 糖尿病伴有血脂异常患者的心血管风险二级预防　已有充分的临床研究证据表明，在已经发生过心血管疾病的2型糖尿病患者中，无论是采用单独的降压、调脂或阿司匹林治疗，还是上述手段的联合治疗，均能够降低2型糖尿病患者再次发生心血管疾病和死亡的风险。

《ESC/EASD糖尿病、糖尿病前期和心血管疾病指南》明确推荐极高危糖尿病患者的LDL-C治疗目标为1.8 mmol/L（70 mg/dl）或至少降低50%。

2013年中国2型糖尿病防治指南与2014美国糖尿病指南的建议相似，提出使用他汀或贝特类药物的心血管二级预防的研究证明，血脂干预可使糖尿病患者发生CHD事件相对危险降低，与非糖尿病患者受益类似；在考虑整体心血管风险基础上，对既往有心血管疾病病史的糖尿病患者，都应使用他汀类调脂药，提高糖尿病患者血脂治疗率与达标率，降低心血管风险，减少糖尿病的死亡率。

（1）有明确的心血管疾病，LDL-C的控制目标是＜1.8 mmol/L。如果最大耐受剂量的他汀类药物未达到上述治疗目标，将LDL-C从基线降低30%～40%也可带来明显的心血管保护作用。

（2）三酰甘油的控制目标是＜1.7 mmol/L，若三酰甘油超过11.0 mmol/L，可先在生活方式干预的基础上使用降低三酰甘油的药物（贝特类、烟酸或鱼油），以减少发生急性胰腺炎的风险。

（3）2型糖尿病患者HDL-C的控制目标为：男性HDL-C＞1.0 mmol/L，女性HDL-C＞1.3 mmol/L。

两个指南不同的是，前者建议对于无法达到降脂目标，或对他汀类或贝特类药物无法耐受时，可考虑使用其他种类的调脂药物（如胆固醇吸收抑制剂、胆酸螯合剂、普罗布考和多甘烷醇等）；而后者指出在他汀治疗基础上的联合药物治疗并未显示能够提供额外的心血管益处，因此一般不予推荐。

3. 特殊人群的干预

（1）老年人群：鉴于所有老年糖尿病患者均处于高心血管疾病危险状态，2013国际糖尿病联盟《老年2型糖尿病管理指南》建议老年患者原则上都应使用他汀类药物治疗。对于功能状况良好的老年糖尿病患者，可参照一般成人降脂目标：低密度脂蛋白胆固醇（LDL-C）＜2.0 mmol/L，三酰甘油（TG）＜2.3 mmol/L，高密度脂蛋白胆固醇（HDL-C＞1.0 mmol/L）。对于既往有心血管疾病病史的老年患者，低密度脂蛋白（LDL）＜1.8 mmol/L。考虑虚弱、痴呆及晚期患者有限的预期寿命，应放宽血脂控制目标甚至不予干预。

（2）1型糖尿病患者：T1DM患者也要积极他汀治疗预防大血管并发症：合并CVD和严重的CKD，或一种或更多的CVD风险因素和（或）靶器官受损的极高风险的T1DM患者，《ESC/EASD糖尿病、糖尿病前期和心血管疾病指南》推荐与极高风险T2DM相同，LDL-C目标值＜1.8 mmol/L（＜70 mg/dl）或LDL-C降低至少≥50%；目前虽然尚无他汀在年轻T1DM患者中有效性的研究数据，但是新指南仍明确推荐具有 CVD 高风险的 T1DM 患者可以考虑使用他汀,无论其 LDL-C 水平;特别需要提到的是有肾脏损伤的 T1DM 患者。

(3)妊娠患者:禁止使用他汀类药物,调脂以治疗性生活方式改变为主要手段。

(李菲卡 杜 萱)

参 考 文 献

[1] Sarwar N,Gao P,Seshasai SR,et al. Diabetes mellitus,fasting blood glucose concentration,and risk of vascular disese:a collaborative meta-analysis of 102 prospective studies. Lancet,2010,375:2215-2222.

[a] Yusuf S,Hawken S,Ounpuu S,et al. Effect of potentially modifiable risk factors associated with myocardial infarction in 52 countries(the INTERHEART study): case-control study. Lancet, 2004, 364: 937-952.

[2] 赵文华,张坚,由悦,等. 中国 18 岁及以上人群血脂异常流行特点研究. 中华预防医学杂志,2005,39(5):306-310.

[3] 国家"九五"科技攻关课题协作组. 我国中年人群心血管病主要危险因素流行现状及从 80 年代初至 90 年代末的变化趋势. 中华心血管病杂志,2001,2(2):74-79.

[4] 刘静,赵冬,吴兆苏,等. 低密度脂蛋白胆固醇与心血管病发病关系的前瞻性研究. 中华心血管病杂志,2001,29(9):561-565.

[5] 李莹,陈志红,周北凡,等. 血脂和脂蛋白水平对我国中年人群缺血性心血管病事件的预测作用. 中华心血管病杂志,2004,32(7):643-647.

[6] Hansen TW,Li Y,Staessen JA,et al. Independent prognostic value of the ambulatory arterial stiffness index and aortic pulse wave velocity in a general population. J Hum Hypertens,2008,22(3):214-216.

[7] Miyoshi K,Miyake H,Ichihara K. Contribution of aranidipine metabolites with slow binding kinetics to the vasodilating activity of aranidipine. Naunyn Schmiedebergs Arch Pharmacol, 1997, 355 (1): 119-125.

[8] Collins R,Armitage J,Parish S,et al. MRC/BHF Heart Protection Study of cholesterol-lowering with simvastatin in 5963 people with diabetes:a randomized placebo-controlled trial. Lancet, 2003, 361 (9374): 2005-2016.

[9] Colhon HM,Betteridge DJ,Durrington PN,et a1. Primary preventioh of cardiovascular disease with atorvastain in type 2 diabetes in the Collaborative Atorvastatin Diabetes Study(CARDS):multicentre randomised placebo—controlledtrial. Lancet, 2004, 364:

685-696.

[10] Pyorala K,Pederson TR,Kjekshus L,et a1. For the Scandinavian Simvastalin Survival Study: cholesterol lowering with Simvastatin improves prognosis of diabetle patients with coronary heart disease:a subgroup analysis of the scandinavian Survival Study(4s)Diabetes Care,1997,20:614-620.

[11] American diabetes association. Standards of medical care in diabetes-2008. Diabetes Care, 2008, 31 (Suppl 1):S12-S54.

[12] Third Report of the National Cholesterol Education Program(NCEP)Expert Panel on Detection,Evaluation,and Treatment of High Blood Cholesterol in Adults(Adult Treatment Panel Ⅲ)final report. Circulation,2002,106:3143-3421.

[13] Buse JB,Ginsberg HN,Bakris GL,et al. Primary prevention of cardiovascular diseases in people with diabetes mellitus:a scientific statement from the American Heart Association and the American Diabetes Association. Circulation,2007,115:114-126.

[14] Colhoun HM,Betteridge DJ,Durrington PN,et al. Primary prevention of cardiovascular disease with atorvastatin in type 2 diabetes in the Collaborative Atorvastatin Diabetes Study (CARDS): multicenter randomized placebo-controlled trial. Lancet,2004,364 (9435):685-696.

[15] Diabetes Atherosclerosis Intervention Study Investigators. Effect of fenofibrate on progression of coronary artery disease in type 2 diabetes:the Diabetes Atherosclerosis Intervention Study, a randomized study. Lancet,2001,375(9260):905-910.

[16] Scott R,O Brien R,Fulcher G,et al. Effects of fenofibrate treatment on cardiovascular disease risk in 9795 individuals with tupe 2 diabetes and various components of the metabolic syndrome:the Fenofibrate Intervention and Event Lowering in Diabetes(FIELD) study. Diabetes Care,2009,32(3):493-498.

[17] Ginsberg HN,Elam MB,Lovato LC,et al. Effects of combination lipid therapy in type 2 diabetes mellitus. N Engl J Med,2010,362(17):1563-1574.

[18] Cholesterol Treatment Trialists'(CTT)Collaboration,

Baigent C, Blackwell L, et al. Efficacy and safety of more intensive lowering of LDL cholesterol: a meta-analysis of data from 170 000 participants in 26 randomised trials. Lancet, 2010, 376(9753): 1670-1681.

[19] 燕辉. 护理干预对糖尿病患者血糖控制及并发症的影响. 当代护士(专科版), 2009; 6: 22-23.

[20] 王瑾. Ⅱ型糖尿病患者血脂、血流变学水平变化及其意义研究. 实用心脑肺血管病杂志, 2011, 19(6): 913.

[21] 高妍. 血脂异常及糖尿病心血管合并症. 国外医学内分泌分册, 2004, 24(4): 283.

[22] Kollias A, Stergiou gs, dOLAN e, ET AL. ambulatory arterial stiffness index: A systematic review and meta-analysis. Atherosclerosis, 2012, 224(2): 291-301.

4. 糖尿病和动脉粥样硬化的临床和基础研究进展

一、糖尿病和血管疾病：病理生理机制

（一）高血糖、氧化应激和血管疾病

糖尿病血管病变的主要特点是由内皮和平滑肌细胞功能不全引发的血管自稳丧失，造成血管壁的促炎症和促凝状态，诱发动脉粥样硬化及最终导致斑块活动破裂血栓形成。糖尿病大血管和微血管并发症是由于血管壁组织长期受高血糖及其他合并症如高血压、高脂血症和遗传易感性等影响而形成。

葡萄糖对血管壁的损伤作用在未达到诊断糖尿病的血糖值以前就已存在，涵盖糖尿病前期、糖尿病患病和心血管系统受损致病过程中。早期血糖异常可由肥胖相关的胰岛素抵抗或胰岛素分泌失调引起。高血糖引起一氧化氮（NO）生物利用度降低，活性氧（ROS）集聚，导致内皮功能不全和血管功能改变。其中，NO生物利用度降低是心血管不良预后的重要指标。线粒体产生ROS过多是高血糖与促进糖尿病血管并发症发生的众多通路之间的关键交叉点。高血糖产生的ROS诱导多元醇-氨基己糖途径，产生终末糖化产物（AGE），激活蛋白激酶C（PKC），促进NF-κB介导的血管炎症反应。

PKC被激活后，造成血管结构和功能改变，加剧细胞通透性、炎症反应、血管再生、细胞增殖、细胞间质扩增和凋亡反应等。另外，经高血糖激活的PKC能显著上调NADPH氧化酶，增加ROS产生；运用PKCβ抑制剂后ROS产生可明显下调。晚近研究发现，经葡萄糖激活的PKCβ_2能够磷酸化p66^{Shc}的36位丝氨酸，使p66^{Shc}定位于线粒体，造成细胞色素C氧化，ROS集聚。在p66^{Shc}-/-小鼠中，高糖诱发的内皮功能不全和氧化应激明显降低，这是对p66^{Shc}-/-与ROS关系的证实。PKC不仅通过募集ROS，而且还经下调eNOS活性影响NO生物利用度。PKC增加内皮素-1合成，促进阻力血管收缩和血小板集聚。在血管壁组织，PKC依赖性ROS过度产生具有促炎效应，激活NF-κB通路，上调炎症因子MCP-1和黏附分子VCAM-1及ICAM-1表达，诱导单核细胞在血管内皮的黏附、滚动，进入内皮下层并逐渐形成泡沫细胞，

参与了动脉粥样硬化病理过程。另外，由被激活巨噬细胞分泌的IL-1和TNF-α也能经NF-κB途径上调内皮细胞表达黏附分子，促进血管平滑肌细胞增殖。

糖尿病时内皮功能不全不仅是因为NO生物利用度受损，而且还由于缩血管成分和前列腺素类物质合成增加。PKC介导环氧化酶-2（COX-2）活性上调与血栓素A2释放增加及前列环素（PGI2）释放降低有关。

高糖修饰产生的AGE经结合激活终末糖化产物受体（RAGE）导致细胞功能不全。AGE-RAGE信号途径通过ROS介导转而激活其他途径。在高糖环境中，果糖-6-磷酸途径活性增高造成多种糖化模式，导致血管自稳维系所需的许多蛋白酶调节异常。eNOS与Akt的结合位点发生糖化后eNOS活性降低；转录因子糖化后上调炎性因子（TGFα、TGFβ1）和促凝因子PAI-1表达。ROS产生过多也激活多元醇途径，参与血管氧化还原应激，这与糖尿病体内动脉粥样硬化加剧有关。

（二）胰岛素抵抗和动脉粥样硬化

胰岛素抵抗是2型糖尿病的主要特征，存在于骨骼肌、肝脏、脂肪组织和心脏等众多脏器。它常在高血糖和糖尿病确诊前已出现。肥胖在糖尿病和脂肪组织富集中起重要关联作用。肥胖导致脂代谢异常、激素轴调节改变、氧化应激、全身性炎症、脂肪分布改变。脂肪组织是炎症递质和游离脂肪酸的重要产生源地。临床上，2型糖尿病合并肥胖的患者血浆炎症因子水平明显增高，游离脂肪酸通过Toll样受体（TLR）激活NF-κB途径和下游IL-6和TNF-α。

游离脂肪酸经TLR介导，通过下游JNK和PKC使胰岛素受体底物-1（IRS-1）发生磷酸化，导致对PI3K-Akt途径激活能力下降，继而造成担负葡萄糖转运GLUT-4下调，产生胰岛素抵抗。另外，PI3K-Akt通路下调会抑制eNOS活性，降低NO产生。细胞内储存的游离脂肪酸发生氧化，产生ROS，促进血管炎症，诱导AGE合成，激活PKC，降低PGI2合成酶活性。

胰岛素抵抗与ROS含量增高密切相关，抑制NO

产生,产生的过氧亚硝盐进一步削弱 NO 生物利用度。细胞内 NO 降低使被炎性因子(TNF-α、IL-1)刺激的通路更趋活跃,NF-κB 途径活性增强,黏附分子表达增高。以往,胰岛素抵抗被认为是脂肪细胞来源性炎症所致,但晚近研究颠覆了脂肪中心论,肥胖时炎症和巨噬细胞激活看来主要发生在非脂肪组织。许多新发现均表明在肥胖诱导胰岛素抵抗时内皮细胞起着中心作用,提示抑制血管炎症和氧化应激可能是预防代谢异常的有前景的干预措施。而且,临床上也观察到药物治疗改善 2 型糖尿病和代谢综合征患者胰岛素抵抗后血流介导性血管扩张也得到相应恢复。

胰岛素抵抗的致动脉粥样硬化作用与脂质谱变化有关,出现如高三酰甘油、低 HDL、高载脂蛋白 B、高小而密 LDL 水平等。致动脉粥样硬化性脂质异常是心血管系统的重要危险因素。

胰岛素抵抗患者的血液高凝状态对冠状动脉事件有促发作用。在生理情况下,胰岛素经抑制组织因子和增强纤溶作用等方式,调节 PAI-1 水平来拮抗血小板聚集和血栓形成。但是,胰岛素抵抗则通过增加细胞内 PAI-1 和纤维蛋白原合成,降低组织纤溶酶原激活剂,从而促进动脉粥样硬化血管血栓形成。在血小板,缺乏胰岛素会造成 IRS-1/Akt 通路活性下调,导致基线水平的钙离子集聚。在糖尿病时,血小板的反应和聚集比健康者要明显快。同样,胰岛素抵抗的肥胖患者血小板反应和凝血噁烷代谢产物的释放显著增强;这一现象在体重减轻和 3 周吡格列酮治疗后可逆转。

脂肪组织功能异常、炎症和脂肪因子释放改变与血管病变关系密切。这些因子包括瘦素、脂肪细胞型脂肪酸结合蛋白、白介素、脂质转运蛋白-2、色素上皮衍生因子等。它们通过促进平滑肌细胞增殖/迁移、抑制 eNOS 和增强 NF-κB 途径造成血管功能不全,导致黏附分子表达和动脉粥样硬化发生。

(三)microRNA 和糖尿病血管病变

microRNA(miR)是一族非编码小 RNA,通过转录后水平调控基因表达,在高血糖引发的血管病变发生中起着重要作用。微列阵研究发生 2 型糖尿病患者的 miR 表达谱发生改变,表达异常的 miR 常常是涉及血管再生、血管损伤修复、内皮自稳的重要调控元件。高糖刺激内皮细胞后,miR-320 发生高表达并调节血管再生因子(血管内皮生长因子、胰岛素样生长因子)和它们的受体。miR-320 高表达后内皮细胞的生长和迁移降低;而 miR-320 表达降低则增加胰岛素样生长因子表达,促进血管再生和修复。高血糖同

样也增加 miR-221 表达,miR-221 对血管再生中 c-kit 受体有调解作用,该受体是内皮祖细胞迁移和归巢中起作用。miR-221 和 miR-222 均介导 AGE 引起的血管损伤,高糖刺激后内皮细胞和糖尿病小鼠体内 miR-222 表达下降,表现为 AGE 相关性内皮功能不全,这与 miR-222 调节细胞周期素依赖性激酶(CDK)有关。miR-530 也参与了糖尿病小鼠体内高糖诱导的内皮功能不全,在糖尿病患者缺血下肢组织中表达增加,miR-530 的致病作用与它干预 CCNE 和 cdc25A 表达有关,而后两者是调节细胞周期、影响内皮细胞迁移和增殖的重要细胞因子。抑制 miR-530 能使糖尿病小鼠缺血后血管新生和血流恢复接近正常。

在一组糖尿病患者的血浆 miR 谱中发现 miR-126 显著降低,晚近研究显示 miR-126 降低与糖尿病时血管修复能力受损有关。糖尿病患者外周血内皮祖细胞中 miR-126 降低;同样,转染 Anti-miR-126 后内皮祖细胞增殖和迁移明显减弱。miR-126 在内皮祖细胞中的作用与 Spred-1 有关,Spred-1 是 Ras/ERK 途径的抑制剂。

(四)血栓形成和凝血

糖尿病患者与非糖尿病患者相比,冠状动脉事件和心血管死亡率危险性增高。这一现象与凝血和血小板激活中的众多因子调控异常有关。胰岛素抵抗和高血糖参与了促血栓形成状态。胰岛素抵抗使 PAI-1 和纤维蛋白原水平增加,使组织纤溶酶原激活物水平降低。有研究发现血糖控制差的糖尿病患者 PAI-1 极显著升高,用格列吡嗪或二甲双胍治疗可明显降低 PAI-1。高胰岛素血症诱导 2 型糖尿病患者单核细胞表达组织因子,促进高凝状态和血栓素产生。

微粒子是体内多种细胞发生应激或凋亡后释放入循环中的小囊泡,其含量在糖尿病患者血液中增高,对心血管疾病预后有提示作用。2 型糖尿病患者体内的微粒子对内皮细胞具促凝作用。另外,携带组织因子的微粒子能在血管受损伤部位促进血栓形成,这是糖尿病冠状动脉血栓形成的一个新机制。

在促进糖尿病高凝状态的因素中,血小板高反应性是重要的一环。研究已发现了许多糖尿病造成血小板功能不全的机制,该疾病状态下血栓形成中血小板黏附、激活及聚集期发生变化。高糖改变血小板中 Ca^{2+} 自稳,导致骨架异常,促凝因子释放增加。另外,糖尿病患者血小板糖蛋白 Ib、Ⅱb/Ⅲa 上调可促发经 vWF 和纤维蛋白介导的血栓形成。

(五)血管的高糖记忆

晚近不少前瞻性研究发现,纠正血糖治疗并不能降低糖尿病人群的心血管疾病负荷。在这些药物试

验中,强化降糖治疗开始于患者发病时间平均8~11年后。与此相反,对高血糖早期治疗能够获益。这些结果表明血管床对高血糖环境有记忆能力,ROS可能在此现象中起着一定的作用。

"高糖记忆"是近年来发现的一个糖尿病血管病变新机制,它反映了尽管高血糖得到纠正高糖应激仍持续存在的病理生理状况。研究发现,瞬时高糖刺激能够激活NF-κB途径,若将葡萄糖水平恢复正常后这一效应仍存在。这一现象被认为是由于促氧化和促炎症基因启动子区发生了表观改变。确切地说,甲基化和乙酰化是糖尿病环境中的主要表观改变标志。ROS依赖性甲基转移酶Set7/9对p65/NF-κB启动子区的甲基化修饰是促炎症的重要机制,血糖纠正后此修饰不能被逆转。

高糖能使参与ROS的p66^{Shc}上调,血糖纠正后高表达的p66^{Shc}不能复原。持续性的高表达是由于p66^{Shc}启动子区组氨酸甲基化和乙酰化减弱。另外,p66^{Shc}依赖性ROS产生维系了PKCβⅡ高表达,eNOS活性降低。因此,尽管血糖得以纠正,病理生理恶性循环仍存在。将p66^{Shc}沉默后糖尿病小鼠血管床的持续性内皮功能不全和氧化应激能够显著减轻,提示此蛋白与高糖记忆有关。另外有趣的是,研究还发现去乙酰化酶SIRT-1和肿瘤抑制因子p53也对高糖记忆产生调控。糖尿病时SIRT-1活性降低有利于p66^{Shc}启动子区结合的组氨酸-3乙酰化;p53活性增高维持p66^{Shc}的高糖记忆。总之,尽管血糖得以纠正,这些通路仍将参与糖尿病患者的长期存在的血管损伤。

二、糖尿病和血管疾病:临床预后和治疗

(一)糖尿病和动脉粥样硬化的流行病学研究

从20世纪90年代起,全世界范围内糖尿病和肥胖患者人数明显增加。在我国,近20年来随着生活方式和饮食结构的改变,糖尿病和肥胖发病率也加速上升。糖尿病患者常合并存在两大重要表型:心血管疾病和蛋白尿。与非糖尿病患者相比,糖尿病患者的心血管疾病全因死亡率增高3倍,心血管疾病死亡率增高5倍。

1. 冠心病 糖尿病对动脉粥样硬化发生的影响已被广泛了解。在一项芬兰的流行病学研究中,老年糖尿病患者7年心肌梗死和死亡风险明显增高,与非糖尿病的心肌梗死患者状况相当。就是从这项研究中第一次提出了糖尿病是冠心病的等危症概念,致使美国胆固醇教育计划Adult Treatment Panel Ⅲ(ATPⅢ)中建议对糖尿病患者使用心血管疾病动脉粥样硬

化二级预防手段来治疗。但是,晚近一些证据提示虽然糖尿病明显增加冠心病危险性,但在预后方面未达到与"冠心病"等危的程度。在一项丹麦的人群研究中,男女糖尿病患者的心血管事件(心肌梗死、脑卒中、心血管原因而死亡)的危险性低于非糖尿病的心肌梗死患者。另一项对13项研究入选45 108例患者随访5~25年的荟萃分析中,糖尿病患者比非糖尿病的心肌梗死患者心血管事件危险率低43%。这些差异可能与这一荟萃分析的研究中使用的糖尿病诊断血糖标准较低有关。

虽然糖尿病与冠心病在预后危险性方面有差异,但糖尿病与冠心病之间的相互关系却十分明确,大多数冠心病患者有胰岛素抵抗和糖尿病。一项由25个国家的110个医学中心参加的欧洲心脏调查发现,对入选4961例病史"不合并糖尿病"的冠心病患者进行随访,大多数患者之后被发现有糖尿病、糖耐量异常、空腹葡萄糖异常等情况存在。行OGTT试验,发现18%的患者为新发糖尿病;32%的患者有糖耐量异常;5%的患者空腹血糖异常。这些现象在非欧洲人群中也得到验证。

在晚近研究中发现,合并糖尿病的冠心病患者比不合并糖尿病的冠心病患者有更多的心血管不良事件。在Non-ST-Elevation Acute Coronary Syndromes-TIMI36研究中入选6560例非ST段抬高型心肌梗死患者,其中合并糖尿病的患者心血管死亡、心肌梗死和反复缺血发作发生率更高。在Trial to Assess Improvement in Therapeutic Outcomes by Optimizing Platelet Inhibition With Prasugrel-Thrombolysis in Myocardial Infarction 38(TRITON-TIMI 38)研究中,13 608例急性冠状动脉综合征患者接受prasugrel治疗后不良事件发生率降低,但合并糖尿病的患者心肌梗死、心血管死亡和支架内血栓形成发生率要明显高于不合并糖尿病的患者。

在过去的10年间,医疗机构就糖尿病对动脉粥样硬化的影响已有了解,对风险控制的努力不断增加。在过去5年的不少横断面研究的荟萃分析中发现,HbA1c目标的血糖控制、血压控制、总胆固醇和LDL胆固醇控制均有提高。随着药物治疗进步和更广泛的努力,糖尿病患者心肌梗死的危险度也在下降。根据United Kingdom Prospective Diabetes Study统计,糖尿病患者的10年冠心病危险度已从1999—2000年的21.1%下降到2007—2008年的16.4%,甚至死亡率也有下降。在全美健康调查每3年1次的死亡指数调查中,比较1997—1998、1999—2000、2001—2002和2003—2004年份进行的18岁以上美

国人群疾病死亡情况发现,糖尿病患者心血管死亡率较早年下降40%,全因死亡率下降23%。

2. 脑卒中 糖尿病极显著增加脑卒中。在由22个国家参加的INTERSTROKE case-control研究中,发现糖尿病增加脑卒中发生率35%。Emerging Risk Factors Collaboration研究分析了102个前瞻性研究的698782例患者,发现糖尿病使缺血性脑卒中增加2.27倍,使出血性脑卒中增加56%。脑卒中发生后,糖尿病患者在认知恢复、功能预后和死亡率方面都要差于非糖尿病患者。

运用有效的药物干预后,糖尿病患者的脑卒中发生率显著降低。在芬兰,糖尿病患者的脑卒中人群归因危险度降低,预后改善。在NHANES调查研究中,高血压、血脂异常、糖尿病治疗等状况均得到改善,这也使脑卒中预后改善,复发率降低。

(二)糖尿病时动脉粥样硬化的治疗

1. 高血糖 高血糖是治疗糖尿病的重要靶标。首先,发病早期血糖异常甚至还未达到糖尿病诊断标准时已有心血管事件风险增加。早期运用降糖治疗能降低心血管事件。在United Kingdom Prospective Diabetes Study(UKPDS)中,血糖控制使心肌梗死发生率显著下降。一项入选了33040例糖尿病患者参加的荟萃分析发现,强化控制血糖比常规控制血糖能够使心肌梗死发生率降低17%,而脑卒中发生和全因死亡率无改善。但在The Action to Control Cardiovascular Risk in Diabetes Study(ACCORD)研究中,10251例糖尿病患者,平均HbA1c为8.1%,被随机分为强化治疗组(HbA1c<6.0%)和常规治疗组(HbA1c 7.0%~7.9%)进行相应治疗控制血糖,结果强化治疗组全因死亡率增加22%。同样,the Action in Diabetes and Vascular Diabetes:Preterax and Diamicron Modified Release Controlled Evaluation trial(ADVANCE)中,11140例2型糖尿病患者被随机分为常规血糖控制组和强化血糖控制组(HbA1c<6.5%),强化治疗并未降低大血管事件、心血管死亡和全因死亡率。基于这些研究,AHA、ACC、ADA建议将HbA1c目标定位于7%,是否强化治疗因人而异。

除了降低血糖治疗,针对高糖致病机制进行干预也能达到较好的效果。二甲双胍比磺脲类药物有更好的疗效。在UKPDS随访10年研究中,虽然使用二甲双胍和磺脲类药物后HbA1c5年没有显著差异,但接受二甲双胍治疗的患者比磺脲类治疗患者心肌梗死发生率降低33%,全因死亡率降低27%,差别均显著。格列酮类药物对于心血管系统预后影响仍有争

议。PROACTIVE试验中,吡格列酮与对照相比,初级心血管终点事件(全因死亡、非致死性心肌梗死、脑卒中、急性冠状动脉综合征、再血管化、截肢)无差别,但次级终点事件(全因死亡、非致死性心肌梗死、脑卒中)吡格列酮优于对照,但却与心肌梗死发病率增高相关。其他降糖药物在治疗糖尿病中常用,但没有证据表明它们降低心血管事件。关于α-糖苷酶抑制剂阿卡波糖,STOP-Noninsulin Dependent Diabetes(NIDDM)试验中糖耐量异常患者接受阿卡波糖治疗后心肌梗死发生率降低91%,心血管事件(心肌梗死、新发心绞痛、再血管化、心血管原因死亡、充血性心力衰竭、脑血管事件、外周血管病)降低49%。但是迄今,无报道称糖尿病患者使用阿卡波糖后心血管危险性降低。也没有关于DPP-4抑制剂和SGLT2抑制剂有降低心血管事件的报道。

脂肪酸氧化抑制剂Ranolazine能改善稳定型心绞痛患者心功能,研究发现它可以增强合并糖尿病和非糖尿病冠心病患者运动耐量,但却不降低心血管预后。

2. 高血压 治疗高血压是干预糖尿病患者伴随症、降低死亡率的一线措施。在UKPDS中1148例糖尿病合并高血压患者随机被分为强化降压治疗组和常规降压治疗组。经8.4年随访,强化降压患者组血压(144/82 mmHg)低于常规降压组(154/87 mmHg),前者脑卒中降低44%,糖尿病相关性死亡降低32%。在一线药物中,选择β受体阻滞药或ACEI没有差别。

学术界对优化降压的益处观点一致,但对"优化"的定义仍存争议。在Hypertension Optimal Treatment(HOT)中,18790例舒张压为100~115 mmHg的高血压患者被随机分为靶目标90 mmHg、85 mmHg和80 mmHg的治疗组。其中,糖尿病患者血压80 mmHg目标组比90 mmHg目标组主要心血管事件降低51%。同样,Appropriate Blood Pressure Control in Diabetes trial(ABCD)470例糖尿病患者被随机分为舒张压靶目标80~89 mmHg组和75 mmHg组,尽管两组心血管事件发生率无差异,但强化降压治疗组全因死亡率降低。ACCORD研究探讨了强化降压收缩压目标值<120 mmHg是否优于<140 mmHg,4733例患者被分为上述2组。1年后强化降压组收缩压为119.3 mmHg,常规治疗组收缩压为133.5 mmHg。随访5年后,两组在初级终点事件(非致死性心肌梗死、非致死性脑卒中、心血管原因死亡)、全因死亡、主要心血管事件等方面没有差异,但强化降压组的脑卒中发生率降低40%。

糖尿病患者降压治疗的推荐药物值得推敲。可根据糖尿病并发症是否存在来选择。在没有糖尿病并发症时如 ALLHAT 和 the Antihypertensive and Lipid-Lowering Treatment to Prevent Heart Attack Trial 试验推荐糖尿病患者接受氯噻酮、氨氯地平和赖诺普利治疗来预防致死性冠心病、非致死性心肌梗死等初级终点事件。有趣的是，在一项由 12 项研究入选 94 492 例患者参加的荟萃分析发现，与非利尿剂降压药物比较，β 受体阻滞药与新发糖尿病危险性增高 22%，脑卒中危险性增加 15%。但是，β 受体阻滞药却是心肌梗死后 3 年内、稳定型心绞痛、左心功能不全时的推荐药物。

若治疗目标是对动脉粥样硬化事件进行二级预防，则可考虑肾素-血管紧张素系统的拮抗药，因为使用该类药物可获得降压以外的效益。ACEI 的治疗获益在许多研究中被证实。在 the Heart Outcomes Prevention Evaluation study（HOPE）中，9297 例动脉粥样硬化或糖尿病患者随机被分为雷米普利治疗组和对照组。糖尿病组中雷米普利治疗使心肌梗死、脑卒中、死亡发生率显著降低。ADVANCE 试验入选 11 140 例糖尿病患者，不论血压，随机将患者分为培哚普利＋吲达帕胺和对照组。结果培哚普利＋吲达帕胺组比对照组血压低 5.6 mmHg，并使包括心血管事件在内的所有血管事件发生均降低。在 the European trial on Reduction Of cardiac events with Perindopril trial（EUROPA）中，运用培哚普利使糖尿病和非糖尿病患者的心血管死亡、心肌梗死、心搏骤停等联合终点降低。在 Valsartan in Acute Myocardial Infarction Trial 研究中，对于心肌梗死左心功能不全的糖尿病患者的总死亡率而言缬沙坦和卡托普利一样有效。在 the Valsartan Antihypertensive Long Term Use Evaluation（VALUE）中，对于糖尿病合并高血压的患者心血管疾病发病率和死亡率，缬沙坦和氨氯地平一样有效。the Ongoing Telmisartan Alone and in Combination with Ramipril Global Endpoint Trial（ONTARGET）入选 25 620 例血管疾病患者或有靶器官病变的糖尿病患者，随机分为雷米普利组、替米沙坦组、雷米普利＋替米沙坦组。经过中位数 56 个月随访发现，在心血管原因死亡、心肌梗死、脑卒中、心力衰竭住院等初级终点事件方面三组和相应糖尿病亚组无差别。盐皮质激素受体阻滞药在充血性心力衰竭、心肌梗死后左心功能不全的研究已开展较多。在 RALES（the Randomized Aldactone Evaluation Study trial）中，严重收缩期心力衰竭糖尿病或非糖尿病患者运用螺内酯后死亡率降低 30%。

3. 血脂异常 糖尿病血脂异常治疗的基础是他汀类药物。标志性的 Heart Protection Study 确立了糖尿病患者治疗中他汀类药物的地位。在 5963 例糖尿病无心血管疾病的患者中运用辛伐他汀与对照相比能显著降低非致死性心肌梗死或死亡、主要心血管事件、脑卒中发生和再血管化率。这些获益在 Anglo-Scandinavian Cardiac Outcomes Trial-lipid-lowering 和 the Collaborative Atorvastatin Diabetes Study 研究中的阿托伐他汀治疗中得以再现。他汀类药物在糖尿病患者中对心肌梗死复发有更为显著的预防作用，在预防脑卒中方面与非糖尿病患者相当。因而，糖尿病患者必须接受他汀类治疗。唯一例外的是在肾功能不全时，接受血液透析的糖尿病患者他汀类未有显示持续性效益。另外，高剂量作用更强的他汀类药物比低剂量效果更佳，表明一般而言，推荐在糖尿病时常规运用高剂量作用强的他汀类药物。

在糖尿病患者单独或与他汀类药物合用其他调脂药物获益不肯定。在 ACCORD Lipid 研究中，所有接受辛伐他汀治疗的 5518 例患者随机被分为非诺贝特和对照组，经过 5 年随访发现治疗组虽然三酰甘油明显降低、HDL 明显升高，主要致死性和非致死性心血管事件、脑卒中、死亡等发生率方面无差别。因此，并不推荐他汀类和贝特类药物合用。同样，也没有依据认为烟酸与他汀类合用更有益处。在 Impact on Global Health Outcomes trial（AIM-HIGH），3414 例服他汀类治疗的高三酰甘油和低 HDL 水平的血管疾病患者被随机分为两组，分别接受合并烟酸和安慰剂治疗。烟酸治疗显著升高 HDL 降低三酰甘油和 LDL 水平，但在冠心病死亡、非致死性心肌梗死、缺血性脑卒中、因急性冠状动脉综合征住院、症状驱使接受冠状动脉或大脑再血管化等终点事件方面两组和两组相应冠心病亚群没有差异。所有目前认为，糖尿病患者在他汀类基础上加第二个调脂药物依个体情况而定，对糖尿病患者整个群体并不作推荐。

4. 抗血小板治疗 无动脉粥样硬化的糖尿病患者是否需要抗血小板治疗仍不清楚。在非糖尿病患者中，推荐运用抗血小板治疗的依据源于许多一级预防的荟萃分析结果，但阿司匹林对非致死性心肌梗死的一些获益常常被胃肠道系统出血风险增加所部分抵消。在糖尿病患者中的研究结论尚不肯定，但当心血管危险风险超过每年 1% 时运用阿司匹林是能够接受的，在糖尿病动脉粥样硬化的一级预防中阿司匹林能够带来一定的获益。值得指出的是，在急性冠状动脉综合征患者阿司匹林能够显著降低再梗死、脑卒中和死亡率。

比阿司匹林作用更强的P2Y12抑制剂被广泛运用于二级预防(急性冠状动脉综合征、脑卒中和稳定性冠心病随访中)。目前已上市的有氯吡格雷、普拉格雷和替格瑞罗。在the Clopidogrel vs. Aspirin in Patients at Risk of Ischemic Events trial(CAPRIE)研究中,19 185例冠心病、脑血管疾病、外周血管疾病患者被随机分为阿司匹林组和氯吡格雷组,在氯吡格雷组中每年净风险降低0.5%;在1952例糖尿病患者亚组中净风险降低2.1%,显著大于非糖尿病患者。

随访急性冠状动脉综合征患者发现,在糖尿病患者强化抗血小板治疗获益更多。(CURE)(在the Clopidogrel in Unstable Angina to Prevent Recurrent Events trial)中,糖尿病和非糖尿病急性冠状动脉综合征患者在阿司匹林基础上加氯吡格雷使心血管死亡、非致死性心肌梗死、脑卒中等复合终点事件降低。TRITON-TIMI 38研究中,急性冠状动脉综合征接受急诊PCI治疗的患者被随机分为氯吡格雷组和普拉格雷组,普拉格雷组糖尿病患者比非糖尿病患者获益更多,且无出血事件增多。替格瑞罗在PLATO(the Platelet Inhibition and Patient Outcomes trial)研究中在急性冠状动脉综合征患者与氯吡格雷进行比较,患者整体和糖尿病亚组患者中替格瑞罗均显示降低死亡率效应。

5. 风险综合控制的益处 风险综合控制可降低心血管事件发生。对每一项风险强化控制使获益叠加。在Steno-2研究中,160例2型糖尿病患者随机分为强化治疗和传统治疗并随访13年,其中强化治疗定义为HbA1c<6.5%、总胆固醇<175 mg/dl、空腹三酰甘油<150 mg/dl、收缩压<130 mmHg、舒张压<80 mmHg,用小剂量阿司匹林和肾素-血管紧张素系统拮抗药。发现强化治疗与传统治疗相比能显著降低心血管病死亡率和总死亡率。因而,对动脉粥样硬化危险因素强化治疗有助于改善预后。

强化治疗的疗效显而易见,使得对糖尿病合并动脉粥样硬化无症状患者的识别显得没有必要。在DIAD(the Dectection of Ischemia in Asymptomatic Diabetics study)中,1123例2型糖尿病患者随机分为腺苷负荷核素心肌灌注成像和对照组。通过近5年的随访,核素检测组累计心脏死亡和非致死性心肌梗死率为2.9%,两组没有差别。因而,风险强化控制是糖尿病治疗的支柱。

6. 冠状动脉再血管化治疗 糖尿病患者接受冠状动脉介入治疗的人数不断增加,再血管化对糖尿病的影响一直受到关注。在COURAGE(the Clinical Outcomes Utilizing Revascularization and Aggressive Drug Evaluation trial)研究中入选2287例稳定型冠心病患者,比较优化药物治疗+PCI治疗与单独优化药物治疗的预后差别,经过中位数4.6年随访发现,与优化药物治疗组相比,优化药物治疗+PCI治疗组及相应糖尿病亚组并没有降低死亡和心肌梗死发生率。因而,在左心室功能得以保存、心脏负荷试验无严重心肌缺血表现的稳定型冠心病患者,应当给予优化药物治疗来降低死亡和心肌梗死发生率,除非有急性冠状动脉综合征发生。合并PCI治疗对缓解症状有利,可以依个人情况而定。BARI 2D(Bypass Angioplasty Revascularization Investigation 2 Diabetes trial)得出了类似结果。该研究入选了2368例糖尿病合并冠心病患者接受强化药物治疗后随机分为立即再血管化组和常规治疗组。5年随访后发现,药物治疗组和再血管化组之间在心血管事件方面无差异。在次级终点方面,接受旁路移植手术的患者比药物治疗患者主要心血管事件(死亡、心肌梗死、脑卒中)发生率显著降低。FREEDOM(Future Revascularization Evaluation in Patients with Diabetes Mellitus:Optimal Management of Multivessel Disease trial)入选1900例多支冠状动脉病变的糖尿病患者,随机分为PCI组和旁路移植手术组治疗并比较预后,随访3.8年后发现旁路移植手术患者在初级终点(死亡、非致死性心肌梗死、非致死性脑卒中)方面显著降低7.9%。因而,糖尿病多支冠状动脉病变患者再血管化治疗旁路移植手术优于PCI。

(陆 林 沈卫峰)

参 考 文 献

[1] Tousoulis D, Papageorgiou N, Androulakis E, et al. Diabetes mellitus-associated vascular impairment. J Am Coll Cardiol,2013,62:667.

[2] Paneni F, Bechman JA, Creager MA, et al. Diabetes and vascular disease:pathophysiology, clinical conse-quences, and medical therapy:part I. Eur Heart J, 2013,34:2436.

[3] Paneni F, Bechman JA, Creager MA, et al. Diabetes and vascular disease:pathophysiology, clinical conse-quences, and medical therapy:part II. Eur Heart J,

2013,34:2444.

[4] Rask-Madsen C,King GL. Vascualr complications of diabetes:mechanisms of injury and protective factors. Cell Metab,2013,17:20.

[5] Martin-Timon I,Sevillano-Collantes C,Segura-Galin-do A,et al. Type 2 diabetes and cardiovascular dis-ease:have all risk factors the same strength? World J Diabetes,2014,5:444.

5. 基质金属蛋白酶与动脉僵硬度的关系

一、动脉僵硬度的评价

心血管疾病是世界上最主要的致死和致残原因。大动脉病变是心血管疾病发病和死亡的主要原因。大动脉功能和结构病理性改变的启动和进展目前尚未完全阐明。然而,流行病学和临床研究已经证实心血管死亡率增加和冠状动脉病变程度与动脉僵硬度增加相关。因此,早期识别动脉功能和病理改变、逆转血管僵硬度对降低致死和致残心血管事件的发生非常重要。

(一)动脉僵硬度的评价方法

动脉硬化已经被认为是心血管疾病的标志和独立危险因素。目前用于评价大动脉的结构和功能的方法分为有创方法和无创方法。前者包括血管造影或其他成像技术,但其操作复杂、费用高昂,限制了在大型临床试验中的应用。后者通过超声技术和计算机模型分析特定动脉轴向和位点的功能和(或)结构来检测血管功能状态,因其无创伤、操作简单、结果准确、重复性好而广泛用于大型治疗和流行病学的研究中。

(二)无创检测动脉僵硬度的指标

目前反映早期动脉僵硬度的指标包括外周脉压、中心动脉压、脉搏波传导速度、反射波增强指数、压力波放大、大小动脉弹性等。我国血管病变早期检测推荐的项目包括脉压、颈动脉超声、动脉内皮功能、脉搏波传导速度(PWV)、踝臂指数(ABI)、桡动脉脉搏波分析(大动脉弹性指数 C1 和小动脉弹性指数 C2)。众多国外大样本多中心临床研究则以测定脉搏波传导速度(PWV)和反射波增强指数(AI)的值来反映动脉的僵硬程度。

PWV 是最常用的检测指标。PWV 是测量压力波沿动脉段传导的速度。测量的理论基础取决于 Moens-Korteweg 公式:$PWV^2=$(杨氏模型·$h/2r\rho$),为血液密度(通常在 1.05 左右),$h/2r$ 为管壁厚度/动脉内直径。杨氏模型代表弹性材料硬度的物理参数。PWV 增大,提示血管壁硬度增大。在实践中,PWV 是由两个脉搏测量点的距离比上两个脉搏测量点的

传输时间计算出的。临床研究中,这两个测量位点是在人体体表可触摸到的动脉(通常在颈动脉和股动脉之间测量大动脉的 PWV)。当然,PWV 的局限性之一就是两个测量位点不总是在脉搏传输的同一线路上。此外,年龄和血压水平也对 PWV 值产生影响。尽管有这些限制,因其原理简单,且不受反射波的影响,PWV 仍被广泛使用。一项新的不依赖血压的动脉硬化评价指标心-踝血管指数(CAVI)也陆续报道,其主要与降主动脉的僵硬度和顺应性有关。但是,CAVI 与传统的动脉僵硬度评价指标的相关性仍待研究。

反射波增强指数(augmentation index,AI)定义为反射波增强压力与中心动脉脉压的比值。所谓中心动脉压一般指升主动脉根部的收缩压。近年来之所以强调中心动脉压测定,缘于一些前瞻性临床研究证实,中心动脉压升高与心、脑、肾等器官损害及其并发症发生有非常密切的关系,而肱动脉血压并不能准确反映血压与脏器损害之间的关系。心脏射血后,血管腔内压力以压力波方式沿着动脉壁从心脏向外周传递,前向压力波在几何构形和组织结构与大动脉有明显差异的阻力小动脉部位(距离心脏平均约 80 cm)产生反射,这种反射压力波迅速逆向传递,并与前向压力波在收缩晚期和舒张早期重叠融合,成为实际状态的压力波。由于逆向压力波抵达肱动脉的时间稍早于主动脉,在肱动脉重叠在收缩晚期,在主动脉重叠在舒张早期,因此正常生理状态下肱动脉的收缩压和脉压大于中心动脉,通常升高 10~15 mmHg(1 mmHg=0.133 kPa)。随着年龄增长,压力波传递速度增快,在老年期逆向压力波在肱动脉和主动脉的重叠时间几乎相同,两者逐渐接近。现在研究发现,外周肌性大动脉(桡动脉)的压力波形与弹性大动脉(主动脉)的压力波形之间存在密切的对应关系,从而建立起两者之间的数学转换模型。只需将肱动脉血压值输入电脑,就可通过桡动脉获得的压力波形转换成中心动脉压。中心动脉压主要受脉搏波传递速度(PWV)、反射点位置、反射波幅度和心率的影响。

在中心动脉部位,AI 能定量反映整个动脉系统

的总体弹性,敏感地显示因大、小动脉弹性改变引起的压力波反射状况。AI是压力波反射点、强度和速度改变的综合表现。AI越大,提示压力反射波在收缩压和脉压增大中的作用越强。AI具有较合理和可信的理论依据,能具体解读收缩压和脉压增大的机制,已成为评价总体动脉弹性有价值与前景的指标。

二、基质金属蛋白酶表达及活性与动脉僵硬度的关系

(一)基质金属蛋白酶家族

基质金属蛋白酶(MMPs)是参与全身细胞外基质(ECM)降解的锌蛋白酶家族。正常生理情况下,MMPs的表达及活性受基因转录水平、酶原激活水平、EMC成分与其相互作用及内源性抑制物等多环节共同作用。

至今发现的人体MMPs有30余种,根据其结构和底物特异性不同可分为5大类,其中与血管重构相关的酶有:①间质胶原酶,包括MMP-1、MMP-8、MMP-13、MMP-18,主要降解Ⅰ~Ⅲ型胶原及Ⅶ和Ⅹ型胶原。②Ⅳ型胶原酶,也称明胶酶,包括MMP-2和MMP-9。明胶酶具有降解变性Ⅰ、Ⅱ、Ⅲ型胶原明胶的特异能力,也可切割天然Ⅳ、Ⅴ、Ⅶ、Ⅺ型胶原。对纤维结合素、弹性蛋白也有一定作用。

MMPs以酶原形式分泌,激活后发挥水解酶活性。酶原的活化过程是MMPs发挥作用的重要环节。基质金属蛋白酶抑制剂(TIMPs)是主要的内源性抑制剂。目前证实在脊椎动物体内存在4种TIMP。大多数情形下两者以1:1的比例结合成复合物,使MMPs活性丧失。它们间的相对平衡,决定着细胞外基质的降解还是聚集。

(二)血清MMPs水平与动脉僵硬度的关系

在生理情况下,MMPs与动脉僵硬度独立相关性的确立,是后续病理生理研究以及临床治疗的前提。为此,一些大样本量健康人群血清MMPs水平与动脉僵硬度相关性研究受到关注。Yasmin等对447例无心血管疾病的个体测定血清MMP-9水平,同时测定颈-股动脉PWV和中心动脉AI评价主动脉僵硬度,发现血清MMP-9水平与PWV正相关,与AI无关。MMP-9水平是主动脉PWV增加的一个独立预测因素。MMP-9主要降解存在于血管壁基底膜的Ⅳ胶原。粥样斑块的形成(血管平滑肌细胞的迁移和巨噬细胞的浸润)有赖于基底膜的降解。此外,MMP-9还降解弹性蛋白,直接导致动脉僵硬度的增加。Vlachopoulos等的研究结果却相反。在对213名健康个体测定血清中总MMP-2、MMP-9水平(包

括酶原形式和活性形式)和PWV、AI,并且校正了系列潜在的影响因素诸如年龄、性别、血压、心率、体重指数、吸烟史、血糖、总胆固醇、炎症(高敏CRP)后,结果显示血清中总MMP-2、MMP-9水平与PWV负相关,与反射波(AI)没有明显相关性。研究表明动脉僵硬度的增加与血清中总MMP-2、MMP-9水平下降有关,提示MMPs的降解作用减弱而非胶原蛋白和弹性蛋白的合成增加是动脉僵硬度增加的主要原因。此外,作者还对于其结果与先前的研究相矛盾做了解释,提出对于正常低危人群和患有冠心病、高血压、急性或慢性炎症的高危人群,两组人群血清MMP-9的水平与PWV的相关性恰恰相反,可能是一氧化氮(NO)和炎症细胞因子分别参与了不同的调节机制。McNulty M等对Ⅰ型胶原的降解(MMP-1)与动脉僵硬度的关系做了小样本研究。无论是高血压患者还是正常人群,校正年龄和平均动脉压后,血清MMP-1水平与PWV、AI均正相关。另一临床研究显示,健康人群中MMP-3(基质溶解素-1)与动脉僵硬度无关。

另一些临床研究在心血管疾病患者中展开。Ishikawa J等在合并有左心室肥厚的老年高血压患者中研究总TIMP-1/MMP-1比值与臂-踝PWV的相关性,在校正年龄、性别、脉压、平均血压、脉率、LVMI、E/A比率和DCT后,两者仍显著正相关,这与上述的研究结果共同提示动脉僵硬度增加不仅仅是胶原蛋白合成增加的结果,而是增快的Ⅰ型胶原代谢(在MMP和TIMP的互相作用下,同时增加Ⅰ型胶原的合成和降解)的结果。另一项对单纯收缩期高血压患者的血清MMP-2、MMP-9、弹性酶水平和PWV相关的研究表明,MMP-9与PWV正相关,且与血压正常的对照组比较,血清MMP-2、MMP-9、弹性酶水平同PWV一样,在高血压患者中均显著增高。这一结果提示血清MMP-9增高很可能是参与动脉僵硬度增加的始动因素之一。

(三)MMPs基因多态性与动脉僵硬度的关系

此前有关MMPs基因多态性与动脉僵硬度关系的研究中,主要涉及MMP-3和MMP-9基因。MMP-3主要降解Ⅱ、Ⅳ、Ⅸ型胶原蛋白、蛋白多糖、层粘连蛋白、纤维结合素、明胶和弹性蛋白,还有激活其他MMPs的功能,从而影响动脉的僵硬程度。Medley等报道MMP-3基因启动子部位-1612 5A/6A基因多态性与MMP-3的表达及动脉僵硬程度相关。在低心血管危险因素的老年人群中(年龄大于等于61岁),纯合子(5A/5A或6A/6A)较之杂合子(5A/6A)患者动脉僵硬度增加,而在年轻群体中(30~60岁)没有

这种相关性。进一步研究证实，MMP-3 的表达在5A/5A 纯合子中是最高的，其次是杂合子，在 6A/6A 纯合子中最低，由此推测合适的 MMP-3 表达水平有利于保持良好的血管功能和结构，过高或低的 MMP-3 水平或活性均会破坏细胞外基质的代谢平衡，从而引起动脉的僵硬。这一研究也从另一侧面证实年龄是 MMPs 水平和动脉僵硬度的共同影响因素。次年，Medley 等又报道 MMP-9 基因-1562C＞T 基因多态性与动脉僵硬度的关系。本研究以冠心病患者为研究对象，在调整年龄、性别、平均动脉压、总胆固醇、低密度脂蛋白胆固醇和三酰甘油等影响因素之后，T-1562 等位基因携带者动脉僵硬度以及外周收缩压和脉压仍显著增加。后来，Yasmin 等又对 MMP-9 基因同一位点进行研究，对象为健康人群，结果与前者相仿。T-1562 等位基因携带者表达更多的 MMP-9，表现为更僵硬的动脉壁。

此外，尚有许多研究证实 MMPs 基因多态性与个体间心血管疾病（如冠状动脉粥样硬化、心肌梗死、血管钙化、动脉瘤、卒中、高血压等）的易感性与预后的差异有关，但是涉及动脉僵硬度的研究却甚少。

近期一项 MMP-9 基因敲除与早期血管顺应性改变相关性动物实验表明，在血管紧张素 Ⅱ 的诱导下，MMP-9 表达及活性的缺乏将加快血管硬化的进程和病变的程度。更早的一些实验也证实了 MMP-3 和-9 基因敲除后，分别对鼠动脉粥样斑块病变程度和稳定性的影响有不同的倾向性。更多的动物实验模型尚待建立，以满足临床靶向治疗研究的需求。

三、结语

通过一系列人群中关于 MMPs 与动脉僵硬度之间相关性研究，不难发现不同的 MMPs 虽然降解的细胞外基质成分不尽相同，但是最终都将影响到动脉的功能和结构。能否通过改变体内 MMPs 的表达和活性从而改变血管病变的进程，即 MMPs 能否成为心血管疾病的治疗靶点之一是未来临床研究者感兴趣的课题。综上所述，动脉僵硬度的增加为心血管疾病的早期表现之一，识别并设法逆转血管的硬度对于预防恶性心血管事件的发生有重要意义。MMPs 作为降解 EMC 的重要蛋白酶，在血管重构中起着十分重要的作用，MMPs 的失衡直接影响血管的功能结构。虽然目前 MMPs 在动脉功能和结构病理性改变的启动和进展中的具体作用机制尚不明确，但是可以设想在动物实验基础上再进一步深入研究，不久的将来，通过调节 MMPs 的表达和活性，达到保持动脉的功能、结构和改善心血管疾病患者预后的目的。

（张瑞岩　严子君）

参 考 文 献

[1] Cohn JN, Duprez DA, Grandits GA. Arterial elasticity as part of a comprehensive assessment of cardiovascular risk and drug treatment. Hypertension, 2005, 46: 217-220.

[2] Roland Asmar. Arterial stiffness and pulse wave velocity clinical applications, 2005: 1-7.

[3] Yambe T, Oshizawa M, Saijo Y, et al. Brachio-ankle pulse wave velocity and cardio-ankle vascular index (CAVI). Biomedicine & Pharmacotherapy, 2004, 58: S95-S98.

[4] Weber T, Auer J, O'Rourke M, et al. Arterial stiffness, wave reflections, and the risk of coronary artery disease. Circulation, 2004, 109: 184-189.

[5] Chirinos JA, Zambrano JP, Chakko S, et al. Aortic pressure augmentation predicts adverse cardiovascular events in patients with established coronary artery disease. Hypertension, 2005, 45: 980-985.

[6] Pauca AL, O'Rourke MF, Kon ND. Prospective evaluation of a method for estimating ascending aortic pressure from the radial artery pressure waveform. Hypertension, 2001, 38: 932-937.

[7] Yasmin, McEniery CM, Wallace S, et al. Matrix metalloproteinase-9 (MMP-9), MMP-2, and serum elastase activity are associated with systolic hypertension and arterial stiffness. Arterioscler Thromb Vasc Biol, 2005, 25(4): 875.

[8] Vlachopoulos C, Aznaouridis K, Dima I, et al. Negative association between serum levels of matrix metalloproteinases-2 and 9 and aortic stiffness in healthy adults. Int J Cardiol, 2007, 6.

[9] McNulty M, Mahmud A, Spiers P, Feely J. Collagen type-I degradation is related to arterial stiffness in hypertensive and normotensive subjects. J Hum Hypertens, 2006, 20: 867-873.

[10] Medley TL, Kingwell BA, Gatzka CD, et al. Matrix metalloproteinase-3 genotype contributes to age-related aortic stiffening through modulation of gene and protein expression. Circulation, 2003, 92: 1254-1261.

[11] Ishikawa J, Kario K, Matsui Y, et al. Collagen metabolism in extracellular matrix may be involved in arterial

stiffness in older hypertensive patients with left ventricular hypertrophy. Hypertens Res, 2005, 28: 995-1001.

[12] McNulty M, Spiers P, McGovern E, Feely J. Aging is associated with increased matrix metalloproteinase-2 activity in the human aorta. Am J Hypertens, 2005, 18:504-509.

[13] Medley TL, Cole TJ, Dart AM, Gatzka CD, Kingwell BA. Matrix metalloproteinase-9 genotype influences large artery stiffness through effects on aortic gene and protein expression. Arterioscler Thromb Vasc Biol, 2004, 24:1479-1484.

[14] Yasmin, McEniery CM, O'Shaughnessy KM, et al. Variation in the human matrix metalloproteinase-9 gene is associated with arterial stiffness in healthy individuals. Arterioscler Thromb Vasc Biol, 2006, 26: 1799-1805.

[15] Blankenberg S, Rupprecht HJ, Poirier O, et al. Plasma concentrations and genetic variation of matrix metalloproteinase-9 and prognosis of patients with cardiovascular disease. Circulation, 2003, 107:1579-1585.

[16] Ye S. Influence of matrix metalloproteinase genotype on cardiovascular disease susceptibility and outcome. Cardiovascular Res, 2006, 69:636-645.

[17] Flamant M, Placier S, Dubroca C, et al. Role of matrix metalloproteinases in early hypertensive vascular remodeling. Hypertension, 2007, 50:212-218.

[18] Silence J, Lupu F, Collen D, Lijnen HR. Persistence of atherosclerotic plaque but reduced aneurysm formation in mice with stromelysin-1 (MMP-3) gene inactivation. Arterioscler Thromb Vasc Biol, 2001, 21:1440-1445.

[19] Johnson C, Galis ZS. Matrix metalloproteinases 2 and 9 differentially regulate smooth muscle cell migration and cell-mediated collagen organization. Arterioscler Thromb Vasc Biol, 2004, 24:54-60.

[20] Luttun A, Lutgens E, Manderveld A, et al. Loss of matrix metalloproteinase-9 or matrix metalloproteinase-12 protects apolipoprotein E-deficient mice against atherosclerotic media destruction but differentially affects plaque growth. Circulation, 2004, 109: 1408-1414.

6. 慢性肾病对冠心病发病和预后的影响

近年来慢性肾病发病率和致死率逐年升高,已经成为世界范围内危害人民身体健康的重要疾病。心血管疾病往往伴发慢性肾病,慢性肾病多因心血管疾病死亡而不是进展为肾衰竭死亡。美国国家肾脏基金会(NKF)的报道显示,慢性肾病伴心血管疾病死亡率是普通人群的10～30倍。

一、流行病学

据1998年公布的第3次全国健康和营养调查(NHANES Ⅲ)估计,以基础血清肌酐>1.7 mg/L计算,美国至少有300万慢性肾病患者;若以基础血清肌酐>1.5 mg/L计算,则有1100万慢性肾病患者。Framingham研究人群中有8%患慢性肾病,在美国,1998年终末期肾病(end-stage renal disease,ESRD)患者约为35万人,而这一数字以每年7%的速度增加,到2001年已超过65万人。在一些特殊人群中如老年人和心血管疾病患者中,慢性肾病发生率更高。比伐卢定三期临床试验行冠心病介入治疗患者中,只有25%患者肾功能正常,而轻度、中度肾功能不全和ESRD患者分别为46%、28%和1%。

心血管年死亡率普通人群为0.28%,轻至中度慢性肾病1%～3%,透析患者为9%,肾移植患者为0.54%。一项3106例急性心肌梗死(AMI)研究显示,住院期病死率在非慢性肾病患者为2%,轻度慢性肾病患者6%,中度慢性肾病患者14%,透析患者30%,这种趋势可持续到1年随访。另一项入选13 099例AMI远期随访研究显示,1年死亡率无慢性肾病患者为24%,轻度和中度慢性肾病分别为46%和66%。慢性肾病长期随访发现,AMI或死亡风险在肾小球滤过率(GFR)<60 ml/min患者为2.3,GFR<30 ml/min患者为5.1。造影正常的慢性肾病长期随访AMI发病率较无慢性肾病者明显增加,分别为5.2%和0.7%。在各个年龄组中,肾衰竭患者心血管疾病病死率较普通人群高5倍。这与肾功能不全患者较高病死率和较高心血管疾病发生率有关。血液透析患者心肌梗死后1年、2年病死率分别为59%和73%。

二、慢性肾病伴冠心病危险因素

传统冠心病危险因素在慢性肾病患者中常见。慢性肾病高血压发病率可达60%～100%,高血压作为慢性肾病的结果或原因均可增加冠心病危险。脂代谢紊乱在慢性肾病患者多见,表现为低密度脂蛋白(LDL)、极低密度脂蛋白(VLDL)和三酰甘油升高及高密度脂蛋白(HDL)降低。不伴有肾病综合征慢性肾病患者中30%总胆固醇升高,伴有肾病综合征慢性肾病患者总胆固醇升高达90%,而普通人群只有20%左右。小而密脂蛋白和氧化低密度脂蛋白胆固醇可显著增加冠心病发病危险。

糖尿病肾病占终末期肾病的40%。糖尿病是导致动脉粥样硬化进展的主要危险因素,其引起的血管损伤也是多方面的。糖尿病慢性肾病最早的表现为微白蛋白尿,微白蛋白尿与心血管疾病危险因子密切相关。糖尿病患者中,微白蛋白尿往往伴有脂代谢紊乱、血糖控制不良和高血压,以及颈动脉内膜增厚、左心室肥厚和各种类型冠心病。许多研究显示微白蛋白尿是糖尿病心血管疾病不良预后危险因子。心脏后果预防评估(heart outcomes prevention evaluation,HOPE)研究中,糖尿病伴微白蛋白尿心肌梗死、脑卒中和心血管疾病病死率和所有原因病死率分别为糖尿病不伴微白蛋白尿患者的1.97倍和2.15倍。最近包括2138例平均随访6.4年的队列研究汇总分析显示,糖尿病伴微白蛋白尿患者所有原因死亡危险比为2.4,心血管疾病发病和死亡危险比为2.0。在不同性别、不同种族和糖尿病患者中,肾衰竭患者心血管疾病病死率较普通人群高10～30倍。微白蛋白尿导致糖尿病不良预后可能的原因有:①糖尿病伴微白蛋白尿患者传统危险因子发病率高;②微白蛋白尿往往伴有全身内皮功能障碍、血管通透性增加和凝血纤溶系统异常;③与炎症反应明显;④微白蛋白尿往往表示器官功能衰竭。

慢性肾病伴有的非传统危险因子也对冠心病发生和发展起重要作用。透析患者高钙磷血症超过1年者病死率明显增加,慢性肾病高磷血症患者心血管病风险升高 40 倍,病死率升高 20 倍。高钙磷血症可导致冠状动脉钙化发生,从而对粥样斑块形成及心脏事件发生产生作用。GFR<70 ml/min 患者血半胱氨酸水平高达 100 $\mu mol/L$(正常人<12 $\mu mol/L$),高半胱氨酸血症可导致内皮损伤、平滑肌增生、血小板聚集及凝血因子激活等一系列致动脉粥样硬化危险因子增加。炎症反应致动脉粥样硬化作用业已阐明,终末期肾病患者往往伴有全身炎症激活和氧化应激,在非透析患者中炎症激活和氧化应激程度随肾功能恶化而加重。Shlipak 等分析 5808 例>65 岁心血管健康研究(Cardiovascular Health Study,CHS)人群,发现轻度肾功能不全患者多伴有 CRP、白介素-6、纤溶酶原、Ⅶ因子、Ⅷ因子等炎症和凝血因子活性增加,而这些炎症和凝血因子与冠心病密切相关。

慢性肾病伴微白蛋白尿患者心血管疾病危险因子也明显增多,伴发颈动脉内膜增厚、左心室肥厚、冠心病及心血管疾病者增多。在 HOPE 研究非糖尿病患者中,伴微白蛋白尿者较不伴微白蛋白尿者心肌梗死、卒中和心血管疾病死亡风险增加 61%,所有原因病死率增加 2 倍。芬兰的终末期肾脏和血管病防治研究中尿白蛋白升高 2 倍者心血管疾病死亡风险增加 29%。慢性肾病伴微白蛋白尿提示内皮功能障碍、凝血纤溶通路异常、炎症状态及严重靶器官损伤。

三、慢性肾病与冠心病发病及不良预后的关系

由于慢性肾病冠心病患者伴有的糖尿病、高血压等其他危险因素对冠心病发病和预后都有密切关系,慢性肾病患者冠心病高发是否是慢性肾功能不全本身引起的呢?

GFR 降低与心血管疾病危险因子高发、心血管疾病和冠心病发病相关。HOPE、高血压最佳治疗研究(HOT)和 CHS 研究均发现 GFR 降低患者多伴有收缩压升高、血胆固醇升高及高密度脂蛋白降低。同时 GFR 降低患者糖尿病、左心室肥厚、心力衰竭缺血性心脏病均较 GFR 正常患者增多。有资料显示肾功能与冠状动脉病变程度相关,女性缺血综合征评估(WISE)研究发现女性胸痛血管造影患者中伴或不伴慢性肾病冠心病发病率分别为 61% 和 37%,肌酐 1.2~1.9 mg/dl 是预测冠状动脉病变(狭窄>50%)的独立危险因子。CHS 研究中,不校正其他危险因子,GFR 30 ml/(min·1.73m²)心血管疾病风险为 40%而 GFR 130 ml/(min·1.73m²)心血管疾病风险为 15%;在校正其他危险因子后 GFR 30 ml/(min·1.73m²)心血管疾病风险为 22%,而 GFR 130 ml/

(min·1.73m²)心血管疾病风险为 15%。由此可见,慢性肾病作为心血管疾病危险因子往往与其他危险因子合并存在,但在校正其他危险因子后,慢性肾病仍然是心血管疾病独立的危险因子。

Hoorn 试验通过 8.74 年随访了 631 例 50~75 岁人群中轻微肾损害与心血管发病及病死率的关系,Levey 公式推算的平均 GFR 为(67.8±12.1)ml/(min·1.73m²),结果发现,在 16.8~116.9 ml/(min·1.73m²),GFR 每降低 5ml/(min·1.73m²)心血管疾病死亡危险增加 26%,也就是说,GFR 从 90 ml/(min·1.73m²)降至 60 ml/(min·1.73m²),心血管疾病死亡危险增加 4 倍。而且在矫正了高血压、糖尿病、血脂异常、同型半胱氨酸、炎症和内皮损伤指标后轻微肾损害与心血管病死率的关系依然存在。

高危患者中 GFR 降低提示预后不良,高龄、糖尿病、高血压和外科手术患者尤其如此。虽然在一些包括低危患者的社区研究中,慢性肾病与疾病预后关系不明显,如 Framinham 和 NHANES Ⅰ研究发现肾功能水平不是心血管疾病预后独立危险因子。但近来大量研究显示,即使轻微 GFR 降低也与心血管疾病不良预后有关。社区动脉粥样硬化危险性(ARIC)试验通过 6.2 年随访了 965 例 45~64 岁人群中肾功能水平与粥样硬化性心脏病预后的关系。发现与 GFR90~150 ml/(min·1.73m²)患者比较 GFR15~59 和 60~89 ml/(min·1.73m²)患者心血管疾病病死率明显增加,危险比分别为 1.38、1.16。GFR 每降低 10 ml/(min·1.73m²)初发粥样硬化性心脏病和粥样硬化性心脏病再发危险比分别为 1.07 和 1.06。

慢性肾病增加糖尿病致动脉粥样硬化作用,在 Hypolite 等研究中,糖尿病肾移植后急性冠状动脉综合征较移植前明显减少。即使无症状轻度慢性肾病也伴有炎症和凝血指标明显增加。尸检显示,相比无慢性肾病者,慢性肾病患者血管中膜增厚、管腔变小及钙化严重。

GFR 降低作为心血管疾病危险因子的机制有以下几种可能:①GFR 降低多伴有心血管疾病非传统危险因子;②高危患者中 GFR 降低为血管病变标志物;③GFR 降低是传统危险因子叠加作用的结果,如高血压和高脂血症对肾脏造成的影响比其分别对肾脏造成的影响要大;④GFR 降低患者较 GFR 正常者接受 β 受体阻滞药、血管紧张素转化酶抑制剂(ACEI)、阿司匹林等药物和溶栓及介入治疗的机会减少;⑤GFR 降低本身为左心室重构和心功能不全的危险因子。

四、慢性肾病冠心病患者治疗中存在的问题

由于担心出血、肾功能恶化及预后不良风险增加，临床上慢性肾病患者抗血小板药物、β受体阻滞药、ACEI、溶栓药物和介入治疗应用相对减少。实际上，循证医学证据的缺乏使伴慢性肾病冠心病患者治疗缺乏一致性方案。

慢性肾病抗栓治疗中，阿司匹林可安全使用，低分子肝素由于肾脏蓄积作用较普通肝素更易引发出血。血小板糖蛋白Ⅱb/Ⅲa拮抗药虽然在慢性肾病患者中可减量使用，但循证医学证据并不充分。血小板受体抑制在缺血综合征治疗中的应用受不稳定的症状和体征的制约研究（PRISM-PLUS）试验中，轻度肾功能不全患者可良好耐受替罗非班，降低急性冠状动脉综合征心脏事件发生。动脉源性脑缺血后阿司匹林＋双嘧达莫与单用阿司匹林的比较（ESPRIT）试验中埃替巴肽的出血风险在伴或不伴肾功不全患者并无差异。轻度慢性肾病行经皮冠状动脉介入治疗（PCI）患者阿昔单抗治疗可显著减少心脏事件，并不额外增加出血风险。

针对慢性肾病高血压治疗，美国联合委员会指南认为应降至130/80 mmHg以下，美国肾脏基金会认为慢性肾病伴蛋白尿＞1 g/d者应降至125/75 mm-Hg以下。由于慢性肾病血压和病死率存在"U"型关系，收缩压＞180 mmHg或＜110 mmHg都伴病死率增加。ACEI和血管紧张素拮抗剂降低伴慢性肾病冠心病患者远期心脏事件作用肯定，但要注意氮质血症增加风险。HOPE试验中雷米普利治疗慢性肾病患者心血管死亡，所有原因死亡和心力衰竭再入院率较无慢性肾病者均降低。

一般认为，对确诊冠心病患者低密度胆固醇应降至100 mg/dl以下，对高危患者应＜75 mg/dl，但伴慢性肾病冠心病降脂目前尚无一致标准。

高同型半胱氨酸血症是冠心病独立危险因素。应用叶酸和维生素B$_{12}$可降低高同型半胱氨酸水平，但与冠心病预后改善关系尚不明了，而且叶酸和维生素B$_{12}$治疗对无维生素缺乏患者疗效欠佳。

虽然抗氧化剂对无慢性肾病冠心病患者预后影响尚不明确，但慢性肾病时高氧化应激状态提示抗氧化治疗的潜在益处。SPACE试验利用维生素E治疗终末期肾病患者发现，包括心肌梗死、脑梗死、不稳定型心绞痛和外周血管疾病的复合终点下降了54％。N-乙酰半胱氨酸治疗终末期肾病患者可明显降低心肌梗死、心源性死亡、再次血运重建和脑梗死及外周血管疾病发生率（28％和47％）。然而，另外一些研究得出阴性结果，因此抗氧化剂的疗效尚需大规模试验进一步验证。

五、慢性肾病冠心病患者血运重建术预后

目前尚缺乏针对慢性肾病冠心病患者血运重建的大型临床试验，实际上这部分患者常列入临床试验的剔除标准。早年小型临床研究显示，终末期肾病行冠状动脉球囊成形术成功率56％～96％，再狭窄率高达60％～81％。支架术应用可使手术成功率增加到90％以上，但再狭窄率仍达到31％～36％。Best等观察5327例PCI患者，发现1年病死率随肾功能恶化而增加，肌酐清除率70～90 ml/min为1.5％（危险比1.5）、50～69 ml/min为3.6％（危险比2.3）、30～49 ml/min为7.8％（危险比3.7）、＜30 ml/min为18.3％（危险比5.6）、透析患者为19.9％（危险比8.9）。高危患者预后更差。Sadeghi等研究了2082例急性心肌梗死行急诊介入治疗患者肾功能对预后的影响，发现肾功能不全患者（GFR＜60 ml/min）30 d和1年的病死率较肾功能正常患者明显增加，分别为7.5％ vs 0.8％和12.7％ vs 2.4％，而且再狭窄率和再闭塞率也明显增加，分别为20.6％ vs 11.8％和14.7％ vs 7.3％。荟萃分析4个大型试验（GUSTO Ⅱb、GUSTO Ⅲ、PURSIT和PARQGON-A）18 621例急性冠状动脉综合征肾功能与预后关系发现，肾功能不全（肌酐清除率＜70 ml/min）伴ST段抬高和非ST段抬高患者180 d病死率均升高，死亡危险比分别为0.79和0.81。Szczech等汇总分析3608例多支病变行介入治疗或旁路移植术患者肾功能与手术预后关系。在糖尿病和非糖尿病患者中，慢性肾病患者（血清肌酐＞1.5 mg/ml）较肾功能正常患者7年病死率均增加，分别为67％ vs 28％和39％ vs 12％；同时行介入治疗或旁路移植术患者住院期病死率也增加，分别为0.7％ vs 6.7％和1.5％ vs 3.2％。

近年来药物洗脱支架广泛用于各种冠状动脉病变治疗，可显著减少再狭窄并改善预后，但对于慢性肾病伴冠心病患者疗效尚缺乏证据。我们分析上海瑞金医院2002年1月—2004年12月1012例接受支架治疗患者，随访17个月发现肌酐清除率＜60 ml/min患者心源性死亡和各种原因病死率均显著高于肌酐清除率≥60 ml/min患者，分别为3.4％ vs 1.0％和7.1％ vs 2.3％。对肌酐清除率＜60 ml/min患者进一步分析发现，药物洗脱支架置入较普通金属支架各种原因病死率和主要心脏不良事件均明显减少，分别为5.3％ vs 10.9％和15.1％ vs 24.6％。然而确切

疗效尚需大规模临床试验证实。

透析患者行冠状动脉旁路移植术围术期病死率高达 7%～10%，较肾功能正常者高 3～4 倍，而且 5 年病死率也显著增加，分别为 48% 和 15%。冠状动脉旁路移植术和血管成形术血供重建研究（Bypass Angioplasty Revascularization Investigation，BARI）试验显示慢性肾病患者旁路移植术或介入治疗后各种原因死亡（危险 vs 2.2）和心源性死亡（危险 vs 2.8）明显增多，而且伴糖尿病慢性肾病患者 7 年病死率高达 70%。轻中度慢性肾病患者冠状动脉旁路移植术

住院病死率也高达 11%，10 年生存率为仅 32%，与透析患者相似。

总之，慢性肾病患者有较高的冠心病发病和病死率，缺乏循证医学证据使得临床治疗显得困难，然而积极控制危险因素并适当时机选择血供重建治疗似乎是合理的。由于慢性肾病对冠心病发病和预后的影响是多方面的，进一步明确其致病机制应是今后研究的重点。

（张瑞岩）

参 考 文 献

[1] Culleton BF, Larson MG, Wilson PW, et al. Cardiovascular disease and mortality in a community-based cohort with mild renal insufficiency. Kidney Int, 1999, 56(6): 2214-2219.

[2] Garg AX, Clark WF, Haynes RB, et al. Moderate renal insufficiency and the risk of cardiovascular mortality: results from the NHANES I. Kidney Int, 2002, 61(4): 1486-1494.

[3] Robson R. The use of bivalirudin in patients with renal impairment. J Invasive Cardiol, 2000, 12(Suppl F): 33F-36.

[4] Rabbat CG, Treleaven DJ, Russell JD, et al. Prognostic value of myocardial perfusion studies in patients with end-stage renal disease assessed for kidney or kidney-pancreas transplantation: a meta-analysis. J Am Soc Nephrol, 2003, 14(2): 431-439.

[5] London GM, Marchais SJ, Guerin AP, et al. Arterial structure and function in end-stage renal disease. Nephrol Dial Transplant, 2002, 17(10): 1713-1724.

[6] Mitchell GF, Izzo JL Jr, Lacourciere Y, et al Omapatrilat reduces pulse pressure and proximal aortic stiffness in patients with systolic hypertension: results of the conduit hemodynamics of omapatrilat international research study. Circulation, 2002, 105(25): 2955-2961.

[7] Sarnak MJ, Levey AS, Schoolwerth AC, et al. Kidney disease as a risk factor for development of cardiovascular disease: a statement from the American Heart Association Councils on Kidney in Cardiovascular Disease, High Blood Pressure Research, Clinical Cardiology, and Epidemiology and Prevention. Circulation, 2003, 108(17): 2154-2169.

[8] Harnett JD, Foley RN, Kent GM, et al. Congestive heart failure in dialysis patients: prevalence, incidence, prognosis and risk factors. Kidney Int, 1995, 47(3): 884-890.

[9] Port FK, Hulbert-Shearon TE, Wolfe RA, et al. Predialysis blood pressure and mortality risk in a national sample of maintenance hemodialysis patients. Am J Kidney Dis, 1999, 33(3): 507-517.

[10] Sarnak MJ, Levey AS. Cardiovascular disease and chronic renal disease: a new paradigm. Am J Kidney Dis, 2000, (4 Suppl 1): S117-131.

[11] Guerin AP, London GM, Marchais SJ, et al. Arterial stiffening and vascular calcifications in end-stage renal disease. Nephrol Dial Transplant, 2000, 15(7): 1014-1021.

[12] Besarab A, Bolton WK, Browne JK, et al. The effects of normal as compared with low hematocrit values in patients with cardiac disease who are receiving hemodialysis and epoetin. N Engl J Med, 1998, 339(9): 584-590.

[13] Boaz M, Smetana S, Weinstein T, et al. Secondary prevention with antioxidants of cardiovascular disease in endstage renal disease(SPACE): randomised placebo-controlled trial. Lancet, 2000, 356(9237): 1213-1218.

[14] Tepel M, van der Giet M, Statz M, et al. The antioxidant acetylcysteine reduces cardiovascular events in patients with end-stage renal failure: a randomized, controlled trial. Circulation, 2003, 107(7): 992-995.

[15] Dimeny EM. Cardiovascular disease after renal transplantation. Kidney Int Suppl, 2002, (80): 78-84.

[16] Gerstein HC, Mann JF, Yi Q, et al. Albuminuria and risk of cardiovascular events, death, and heart failure in diabetic and nondiabetic individuals. JAMA, 2001, 286(4): 421-426.

[17] Mykkanen L, Zaccaro DJ, O'Leary DH, et al. Microalbuminuria and carotid artery intima-media thick-

ness in nondiabetic and NIDDM subjects. The Insulin Resistance Atherosclerosis Study (IRAS). Stroke, 1997,(9):1710-1706.

[18] Gerstein HC, Mann JF, Yi Q, et al. Albuminuria and risk of cardiovascular events, death, and heart failure in diabetic and nondiabetic individuals. JAMA, 2001, 286(4):421-426.

[19] Festa A, D'Agostino R, Howard G, et al. Inflammation and microalbuminuria in nondiabetic and type 2 diabetic subjects: The Insulin Resistance Atherosclerosis Study. Kidney Int, 2000, (4):1703-1710.

[20] Pontremoli R, Sofia A, Ravera M, et al. Prevalence and clinical correlates of microalbuminuria in essential hypertension: the MAGIC Study. Microalbuminuria: A Genoa Investigation on Complications. Hypertension, 1997,30(5):1135-1143.

[21] Dell'Omo G, Penno G, Giorgi D, et al. Association between high-normal albuminuria and risk factors for cardiovascular and renal disease in essential hypertensive men. Am J Kidney Dis, 2002, 40(1):1-8.

[22] Diercks GF, Hillege HL, van Boven AJ, et al. Relation between albumin in the urine and electrocardiographic markers of myocardial ischemia in patients without diabetes mellitus. Am J Cardiol, 2001, 88 (7): 771-774.

[23] Hillege HL, Janssen WM, Bak AA, et al. Microalbuminuria is common, also in a nondiabetic, nonhypertensive population, and an independent indicator of cardiovascular risk factors and cardiovascular morbidity. J Intern Med, 2001, 249(6):519-526.

[24] Hillege HL, Fidler V, Diercks GF, et al. Urinary albumin excretion predicts cardiovascular and noncardiovascular mortality in general population. Circulation, 2002,106(14):1777-1782.

[25] Clausen P, Jensen JS, Jensen G, et al. Elevated urinary albumin excretion is associated with impaired arterial dilatory capacity in clinically healthy subjects. Circulation, 2001, 103(14):1869-1874.

[26] Paisley KE, Beaman M, Tooke JE, et al. Endothelial dysfunction and inflammation in asymptomatic proteinuria. Kidney Int, 2003, 63(2):624-633.

[27] Herzog CA, Ma JZ, Collins AJ. Poor long-term survival after acute myocardial infarction among patients on long-term dialysis. N Engl J Med, 1998, 339(12):799-805.

[28] Levin A, Singer J, Thompson CR, et al. Prevalent left ventricular hypertrophy in the predialysis population: identifying opportunities for intervention Am J Kidney Dis, 1996, 27(3):347-354.

[29] Manjunath G, Tighiouart H, Ibrahim H, et al. Level of kidney function as a risk factor for atherosclerotic cardiovascular outcomes in the community. J Am Coll Cardiol, 2003, 41(1):47-55.

[30] Henry RM, Kostense PJ, Bos G, et al. Mild renal insufficiency is associated with increased cardiovascular mortality: The Hoorn Study. Kidney Int, 2002, 62 (4):1402-1407.

[31] Henry RM, Kostense PJ, Bos G, et al. Mild renal insufficiency is associated with increased cardiovascular mortality: The Hoorn Study. Kidney Int, 2002, 62 (4):1402-1407.

[32] atherosclerotic cardiovascular outcomes in the community. J Am Coll Cardiol, 2003, 41(1):47-55.

[33] Reis SE, Olson MB, Fried L, et al. Mild renal insufficiency is associated with angiographic coronary artery disease in women. Circulation, 2002, 105 (24): 2826-2829.

[34] Shlipak MG, Fried LF, Crump C, et al. Elevations of inflammatory and procoagulant biomarkers in elderly persons with renal insufficiency. Circulation, 2003, 107(1):87-92.

7. 慢性肾病患者动脉僵硬度研究进展

既往研究显示,大动脉病变与心血管疾病发病和死亡密切相关。虽然大动脉结构和功能病理性改变的机制目前尚未完全阐明,流行病学和临床研究已经证实心血管病死亡率和冠状动脉病变严重程度与大动脉僵硬度相关。心血管疾病(CVD)发病率和死亡率在慢性肾病(CKD)和终末期肾病(ESRD)患者中显著增高。近期发表的肾脏疾病早期评估计划(KEEP)显示,慢性肾病患者发生致死或非致死心血管事件的危险远远超过肾病进展的危险。本文旨在对慢性肾病患者大动脉硬化的诱因、形成机制、临床表现、预后和治疗策略的进展进行综述。

一、大动脉硬化病理生理机制和临床表现

动脉硬化是由一系列复杂的动脉血管壁结构和功能改变和相互影响所致。胶原和弹性蛋白是构成血管壁的两种主要成分,动脉顺应性的维持依赖这两种成分合成和降解的动态平衡。炎症、血压增高等因素均可以打破这种平衡,刺激胶原合成增加,血管平滑肌细胞(VSMC)迁移增殖,促使动脉硬化,而这些因素在肾脏疾病患者中普遍存在。僵硬的动脉壁组织学检验也证实了上述观点,除了观测到胶原增多而弹性蛋白减少、异常的内皮细胞、内膜中迁移的血管平滑肌细胞和巨噬细胞外,还发现细胞因子、黏附分子、基质金属蛋白酶(MMPs)和转化生长因子β在僵硬的动脉壁中高度聚集。MMPs是参与全身细胞外基质(ECM)降解的锌蛋白酶家族,可以通过降解胶原或是弹性蛋白来改变血管壁的僵硬程度。近期多个临床试验表明,无论是健康人群还是心血管病患者,血清中MMP-1、MMP-9水平与动脉僵硬度指标(脉搏波传导速度,PWV)呈正相关。不过,也有研究者得出了相反的结果,并将这一矛盾的结果解释为一氧化氮(NO)和炎症细胞因子分别参与了低危和高危人群MMPs不同的调节机制。

慢性肾病和糖尿病中常见非酶糖基化终末产物(AGEs)增加是动脉僵硬的另一个主要原因。目前认为至少有两种机制可以解释这种因果关系:一是受体非依赖机制,即通过非酶交联改变细胞外基质(ECM)的转换从而改变血管壁胶原与弹性蛋白的比例;二是受体依赖机制,即通过诱导氧化应激和炎症反应来激活各种生长因子、细胞因子、核因子(NF-κB)和血管黏附分子,进而导致血管内皮功能紊乱。因此,如既往研究所示,减少AGEs的产生可以改善动脉顺应性。糖代谢异常和胰岛素抵抗均与动脉硬化呈正相关,这可能与高糖血症和高胰岛素血症通过旁路激活肾素-血管紧张素-醛固酮(RAA)系统有关。

血管内皮功能和血管张力等僵硬动脉在功能上的改变往往要早于结构上的变化。近期一项研究证实,动脉僵硬度指标如脉搏波传导速度(PWV)、反射波增强指数(AI)与血管内皮功能之间存在显著关联,而且,血管内皮功能紊乱与动脉硬化互为因果。血管平滑肌细胞的张力可以通过机械刺激改变(如细胞内钙离子数),也可以通过激素或内分泌调节(如内皮素、血管紧张素Ⅱ、NO等)。NO表达减少使动脉僵硬度增加,不过血管紧张素Ⅱ(Ang Ⅱ)可能是在动脉硬化过程中更加重要的调节激素,它使弹性蛋白合成减少、促进胶原合成、主导血管重构并且增加氧化应激和炎症反应。醛固酮作为Ang Ⅱ的下游激素,亦有促纤维化和平滑肌细胞肥大等促动脉僵硬作用,因此,RAA系统可能成为治疗动脉硬化的一个重要靶点。

高钠饮食会降低动脉的顺应性,因为高钠负荷使VSMC肥大,减少NO的产生,并且增加NAPDH氧化酶活性。此外,无论是健康人群还是慢性肾病群体,血管钙化都是动脉僵硬的主要原因之一,钙-磷代谢失衡是其主要机制。

动脉僵硬度的升高,尤其是大动脉僵硬度的升高可导致收缩压升高、脉压差增大和由此引发的左室肥厚、冠状动脉灌注降低和心、脑、肾等靶器官小动脉硬化,从而导致心血管病发病和死亡率明显增加。目前,大动脉僵硬程度的检测方法主要分为有创和无创两种。后者主要是根据超声技术和计算机分析来研究某些动脉轴和位点的功能和(或)结构,因其无创伤、操作简单、结果准确、重复性好而广泛用于大型流行病学研究。其中,脉搏波传导速度(PWV)和脉搏

波分析中的反射波增强指数(AI)是最为常用的检测指标。这两种检测方法分别根据波速＝两点之间距离/时间和反射波理论来评价大动脉僵硬程度。对非肾病患者的临床研究中,证实了 AI 是预测冠心病的独立预测因子,而 PWV 则是预测高血压和糖尿病发病率和死亡率的独立预测因子。

二、慢性肾病患者大动脉硬化临床表现和病理生理机制

对于 ESRD 患者动脉僵硬度研究以及其与 CVD 死亡率的关系既往已经引起关注。近年研究表明,在相同年龄和外周血压水平,ESRD 患者与单纯高血压患者相比,动脉僵硬度更高;行肾移植手术后,年轻 ESRD 患者的动脉硬度指标可以恢复到与对照组相似的水平;PWV 每增加 1 m/s,ESRD 患者校正的全因和 CV 死亡率就增加 14%,但是外周血压并非 CVD 死亡率的独立预测因子。

对于 CKD I 期和 II 期患者,多项研究发现主动脉 PWV、颈总动脉顺应性等均与血清肌酐水平独立正相关,而且只有应用 ACE-I 类药物才出现较低水平的 PWV,并且可以减少 CVD 死亡率,这也反映出 RAA 在动脉硬化的发生发展中起着非常重要的作用。另有一项对于 CKD 儿童的动脉僵硬度研究表明,血管结构和功能的改变始于 CKD 早期,心血管病变的进展平行于 CKD 的进展,并且与钙磷代谢失衡直接相关。

慢性肾病患者动脉硬化的主要原因是血管钙化。血管钙化多发生于大动脉和中动脉,根据其发生部位不同可分为内膜性钙化和中膜性钙化,前者与动脉粥样硬化性病变相关联,主要发生于脂质条纹形成期,而后者独立于动脉粥样硬化病变存在,主要发生于衰老、糖尿病和尿毒症等病理状态下。既往认为血管钙化是机体钙磷代谢失衡所致的钙盐沉积于管壁的被动过程,近年来细胞分子机制研究表明,血管钙化形成过程是一个与骨发育相似的主动的、可逆转的、高度可调控的生物学过程。血管壁细胞,尤其是血管平滑肌细胞(VSMCs)在细胞因子、转化生长因子 β、低密度脂蛋白胆固醇、25-羟化胆固醇等诱导下,可以转变为具有合成和分泌功能的成骨细胞样表型,能够合成分泌多种骨形成蛋白,如碱性磷酸酶、骨连接素、骨钙蛋白等,在细胞外基质或胞质中形成异位钙连结。高磷和(或)钙水平也可直接激活平滑肌细胞中成骨细胞样表型相关基因。ESRD 患者可临床表现为高磷血症或钙磷乘积升高($>55\ mg^2/dl^2$)。此外,慢性肾病患者体内慢性炎症反应也促进血管钙化,不仅在于炎症因子诱导 VSMCs 的转化,而且有研究表明透析患者的血管钙化与炎症直接相关。动脉钙化与动脉硬化之间的关系是显而易见的,动脉壁钙化越严重,其中的弹性成分丢失地也越严重。动脉钙化与动脉硬化程度的增加,至少部分解释了 ESRD 患者心血管病死亡率激增的原因。

除血管钙化外,长期水钠潴留、血管壁压力增大、RAA 轴活化、交感神经兴奋、AGEs 增加、脂代谢异常、慢性炎症反应和 NO 系统调节异常也是慢性肾病动脉僵硬度增高的机制。多种机制共同作用,相互影响,最终影响慢性肾病患者的长期预后(图 5-1)。慢性肾功能不全导致长期水钠潴留,高钠负荷本身就可引起动脉顺应性下降,由此引发的 RAA 轴过度活化进一步加速血管的重构,然而,经过血液透析后,容量负荷下降并不能逆转已经僵硬的动脉。高血压、糖尿病、高脂血症、老龄等冠心病传统危险因素在 CKD 患者中极为常见,故促使胶原合成增加的因素诸如血管壁压力增高、AGEs 增加等在 CKD 中也较普遍。血清 C 反应蛋白(CRP)作为慢性炎症反应的标志,在行血液透析的 ESRD 患者中与动脉僵硬度指标之间呈现显著的相关性。此外,在透析病人中,内皮依赖性的血管扩张能力下降提示了内皮功能紊乱亦参与了 CKD 的动脉僵硬机制。

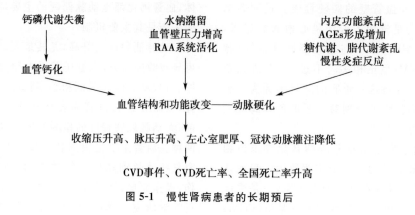

图 5-1 慢性肾病患者的长期预后

三、动脉僵硬的治疗策略和二级预防

迄今为止,针对治疗动脉硬化的大样本随机对照药物临床试验仍然缺乏,只有部分小样本研究报道。CAFE 试验是近期较有说服力的研究之一。试验对象是高危高血压患者,结果表明,虽然两组降压治疗(氨氯地平±培哚普利 vs 阿替洛尔±利尿药)对于外周血压的降压幅度是相似的,但是氨氯地平/培哚普利组所测得的中心动脉收缩压和脉压(动脉僵硬度指标)被降得更低。必须说明的是,CVD 事件的发生和慢性肾病的进展与中心动脉脉压是显著相关的。这一结果与先前的 ASCOT 试验结果相一致,并且部分解释了该试验中应用氨氯地平和 ACEI 类药物患者远期预后改善的原因。作者还推测,中心动脉压可能是评估各种降压药物改善心血管结构和临床疗效的理想指标。近期另一项研究表明,对于接受血液透析患者,ACEI 和 ARB 均有独立于血压的改善动脉硬化的作用。然而,ACEI 带来的益处并不能在所有 ESRD 患者中体现,因为对于那些动脉结构和功能已经严重受到影响的 ESRD 患者,抑制 RAA 轴所带来的益处已经显得太迟了。

他汀类药物对动脉僵硬的改善作用也陆续报道。一个对合并糖尿病血液透析患者的小样本安慰剂对照研究表明,应用 6 个月降脂治疗即可显著降低动脉僵硬度。然而,近期的 4-D 试验对类似的研究对象应用阿托伐他汀,却没有得到预期中的疗效,于是作者提出应该在 CKD 早期即开始他汀类药物干预。近期还有一项对 ESRD 患者的研究发现,规则的运动疗法也可改善动脉的僵硬度,就如同普通人群通过体育锻炼可以改善动脉的顺应性一样。

冠状动脉钙化与动脉粥样硬化相关,是健康老年人群的 CVD 死亡风险的独立预测因子。不过,即使是年轻的 ESRD 患者,其冠状动脉钙化的程度可能非常严重,根据 Dallas 心脏研究,冠状动脉钙化在 CKD 初期就开始发生发展,其与肾功能等级直接相关,当 CKD 进展到终末期(透析治疗期),冠状动脉钙化的进展更加迅速。而冠状动脉的钙化程度和动脉的僵硬程度显著相关。曾有学者提出应用不含钙的透析液来降低血液透析患者体内钙负荷,从而延缓血管的钙化,不过,只有一个小样本研究支持不含钙透析液可以显著降低动脉僵硬度这种观点。另一项尚未发表的研究表明,不含钙透析液使老年 ESRD 患者 3 年全因死亡率显著下降,而且减少了住院率,虽然其对所有 ESRD 患者的疗效还并不确定。显然,我们还需要更多设计完善的临床试验来评估不同的治疗策略对改善 CKD 患者动脉钙化和动脉硬化的不同疗效。

四、结语

不论是否慢性肾病患者,动脉僵硬度指标都是心血管风险的独立预测因子。引起大动脉结构和功能改变的因素如血管钙化、RAA 轴激活、内皮功能紊乱、炎症反应、AGEs 增加等均导致动脉僵硬度增加,而这些也是 CKD 患者动脉硬化的形成机制。ESRD 透析患者动脉僵硬程度更加显著。动脉硬化可以导致单纯收缩压升高、左心室肥厚和冠状动脉灌注降低,这也是 CKD 和 ESRD 患者 CVD 发病率和死亡率异常升高的主要原因。通过改善肾病人群动脉僵硬度的预防措施和治疗策略,无论是药物治疗还是非药物治疗,都可以改善其心血管预后。

(张瑞岩 严子君)

参 考 文 献

[1] McCullough PA, Jurkovitz CT, Pergola PE, et al. Independent components of chronic kidney disease as a cardiovascular risk state: Result from the Kidney Early Evaluation Program (KEEP). Arch Intern Med, 2007, 167: 1122-1129.

[2] Cohn JN, Duprez DA, Grandits GA. Arterial elasticity as part of a comprehensive assessment of cardiovascular risk and drug treatment. Hypertension, 2005, 46: 217-220.

[3] Zieman SJ, Melenovsky V, Kass DA. Mechanisms, pathophysiology, and therapy of arterial stiffness. Arterioscler Thromb Vasc Biol, 2005, 24: 27-34.

[4] Lakatta EG. Arterial and cardiac aging: major share-holders in cardiovascular disease enterprises. Ⅲ. Cellular and molecular clues to heart and arterial aging. Circulation, 2003, 107: 490-497.

[5] Yasmin, McEniery CM, Wallace S, et al. Matrix metalloproteinase-9 (MMP-9), MMP-2, and serum elastase activity are associated with systolic hypertension and arterial stiffness. Arterioscler Thromb Vasc Biol, 2005, 25: 875-882.

[6] McNulty M, Mahmud A, Spiers P, Feely J. Collagen type-I degradation is related to arterial stiffness in hypertensive and normotensive subjects. J Hum Hypertens, 2006, 20: 867-873.

[7] Ishikawa J, Kario K, Matsui Y, et al. Collagen metabo-

lism in extracellular matrix may be involved in arterial stiffness in older hypertensive patients with left ventricular hypertrophy. Hypertens Res, 2005, 28: 995-1001.

[8] Vlachopoulos C, Aznaouridis K, Dima I, et al. Negative association between serum levels of matrix metalloproteinases-2 and -9 and aortic stiffness in healthy adults. Int J Cardiol, 2007, 122: 232-238.

[9] Kalousova M, Hodkova M, Kazderova M, et al. Soluble receptor for advanced glycation end products in patients with decreased renal function. Am J Kidney Dis, 2006, 47: 406-411.

[10] Asif M, Egan J, Vasan S, et al. An advanced glycation end-product cross-link breaker can reverse age-related increases in myocardial stiffness. Proc Natl Acad Sci USA, 2000, 97: 2809-2813.

[11] Jesmin S, Sakuma I, Hattori Y, et al. Role of angiotensin II in altered expression of molecules responsible for coronary matrix remodeling in insulin-resistant diabetic rats. Arterioscler Thromb Vasc Biol, 2003, 4: 78-85.

[12] McEniery CM, Wallace S, Mackenzie IS, et al. Endothelial function is associated with pulse pressure, pulse wave velocity, and augmentation index in healthy humans. Hypertension, 2006, 48: 602-608.

[13] Dzau VJ, Theodore Cooper Lecture: Tissue angiotensin and pathobiology of vascular disease: a unifying hypothesis. Hypertension, 2001, 37: 1047-1052.

[14] Bagrov AY, Lakatta EG. The dietary sodiumblood pressure plot 'stiffens'. Hypertension, 2004, 44: 22-24.

[15] Paul GT, Adrian C. Cause and Consequences of Increased Arterial Stiffness in Chronic Kidney Disease Patients. Kidney Blood Press Res, 2007, 30: 97-107.

[16] Cozzolino M, Brancaccio D, Gallieni M, Slatopolsky E. Pathogenesis of vascular calcification in chronic kidney disease. Kidney Int, 2005, 68: 429-436.

[17] Wang AY, Woo J, Wang M, et al. Association of inflammation and malnutrition with cardiac valve calcification in continuous ambulatory peritoneal dialysis patients. J Am Soc Nephrol, 2001, 12: 1927-1936.

[18] Kullo IJ, Bielak LF, Turner ST, et al. Aortic pulse wave velocity is associated with the presence and quantity of coronary artery calcium. A community-based study. Hypertension, 2006, 47: 174-179.

[19] Tycho Vuurmans JL, Boer WH, Bos WJ, et al. Contribution of volume overload and angiotensin II to the increased pulse wave velocity of hemodialysis pa-

tients. J Am Soc Nephrol, 2002, 13: 177-183.

[20] Kobayashi S, Okamoto K, Maesato K, et al. Important role of blood rheology in atherosclerosis of patients with hemodialysis. Hemodial Int, 2005, 9: 268-274.

[21] Weber T, Auer J, O'Rourke M, et al. Arterial stiffness, wave reflections, and the risk of coronary artery disease. Circulation, 2004, 109: 184-189.

[22] Laurent S, Boutouyrie P, Asmar R, et al. Aortic stiffness is an independent predictor of all-cause and cardiovascular mortality in hypertensive patients. Hypertension, 2001, 37: 1236-1241.

[23] Cruickshank K, Riste L, Anderson SG, et al. Aortic pulse-wave velocity and it's relationship to mortality in diabetes and glucose intolerance. Circulation, 2002, 106: 2085-2090.

[24] Blacher J, Safar ME, Guerin AP, et al. Aortic pulse wave velocity index and mortality in end-stage renal disease. Kidney Int, 2003, 63: 1852-1860.

[25] Covic A, Goldsmith DJ, Florea L, et al. The influence of dialytic modality on arterial stiffness, pulse wave reflections, and vasomotor function. Perit Dial Int, 2004, 24: 365-372.

[26] Guerin AP, Blacher J, Pannier B, et al. Impact of aortic stiffness attenuation on survival of patients in end-stage renal failure. Circulation, 2001, 103: 987-992.

[27] Wang MC, Tsai WC, Chen JY, Huang JJ. Stepwise increase in arterial stiffness corresponding with the stages of chronic kidney disease. Am J Kidney Dis, 2005, 45: 494-501.

[28] Mark M, Thomas K, Janis K, et al. Cardiac and Vascular Adaptation in Pediatric Patients with Chronic Kidney Disease: Role of Calcium-Phosphorus Metabolism. J Am Soc Nephrol, 2005, 16: 2796-2803.

[29] Williams B, Lacy PS, Thom SM, et al. CAFE Investigators, Anglo-Scandinavian Cardiac Outcomes Trial Investigators, CAFE Steering Committee and Writing Committee: Differential impact of blood pressure-lowering drugs on central aortic pressure and clinical outcomes: principal results of the Conduit Artery Function Evaluation (CAFE) study. Circulation, 2006, 113: 1213-1225.

[30] Ichihara A, Hayashi M, Kaneshiro Y, et al. Low doses of losartan and trandolapril improve arterial stiffness in hemodialysis patients. Am J Kidney Dis, 2005, 45: 866-874.

[31] Wanner C, Krane V, Marz W, et al. German Diabetes and Dialysis Study Investigators: Atorvastatin in patients with type 2 diabetes mellitus undergoing hemo-

dialysis. N Engl J Med,2005,353:238-248.

[32] Mustata S,Chan C,Lai V,Miller JA. Impact of an exercise program on arterial stiffness and insulin resistance in hemodialysis patients. J Am Soc Nephrol, 2004,15:2713-2718.

[33] Vliegenthart R,Oudkerk M,Hofman A,et al. Coronary calcification improves cardiovascular risk prediction in the elderly. Circulation,2005,112:572-577.

[34] Kramer H,Toto R,Peshock R,et al. Association between chronic kidney disease and coronary artery cal-

cification:The Dallas Heart Study. J Am Soc Nephrol,2005,16:507-513.

[35] Covic A, Haydar AA, Bhamra-Ariza P, et al. Aortic pulse wave velocity and arterial wave reflections predict the extent and severity of coronary artery disease in chronic kidney disease patients. J Nephrol, 2005, 18:388-396.

[36] Takenaka T, Suzuki H. New strategy to attenuate pulse wave velocity in hemodialysis patients. Nephrol Dial Transplant,2005,20:811-816.

8. 慢性肾病加速动脉硬化机制

流行病学调查显示,人群中约10.8%存在不同程度的慢性肾功能不全(CKD),其中1%～3%的CKD患者将进展为终末期肾衰竭(ESRD),目前已成为威胁公众健康的主要疾病。随着透析疗法的普及,我国CKD透析患者数更是以每年11%的速度递增,在延长患者生存时间的同时,反复住院并耗费大量医药开支也给患者家庭、社会和国家造成了沉重负担。

CKD患者常伴随较高的心血管疾病(CVD)发生率。研究显示,CKD患者CVD的发生率是普通人群的10～30倍,CVD病死率占CKD全部死因的50%,CVD年病死率普通人群为0.28%,轻、中度慢性肾病为1%～3%,透析患者为9%,肾移植患者为0.54%。更需引起重视的是,CKD患者发生CVD的概率远远大于其进展为ESRD的概率。鉴于此,欧洲血脂调控指南已将CKD列为CVD的独立危险因素。单从血管系统而言,CKD对其损害主要包括以下5个方面:①促进动脉粥样硬化;②增加大动脉僵硬度;③促进血管钙化;④促进血管内膜增生;⑤抑制血管新生。本部分将对CKD加速动脉硬化机制做一初步探讨。

关于CKD患者的高动脉硬化发生率,传统的危险因素仍具有预测意义。CKD患者更易多见的糖尿病、高血压、脂代谢紊乱,以及其体内并存的肾素-血管紧张素系统(RAAS)异常激活、高氧化应激状态、钙磷代谢异常、炎症标志物升高等,均能不同程度促进动脉硬化的发生发展。

糖尿病:糖尿病促动脉硬化作用已得到反复证实。非酶糖基化终末产物(AGEs)增加是其促动脉硬化的主要原因之一。AGEs是以蛋白质、脂肪及核酸的氨基和还原糖(葡萄糖、果糖、戊糖等)在生理环境中发生非酶催化反应而经长时间生成的稳定的共价化合物。AGEs经其受体RAGE介导可激活炎症通路,增强氧化应激,诱发放大血管壁炎症反应,导致血管内皮功能不全和血管自稳丢失,最终促进粥样斑块形成。此外,糖代谢异常和胰岛素抵抗均与动脉硬化呈正相关,这可能与高糖血症和高胰岛素血症通过旁路激活RAAS系统有关。

RAAS系统激活和高血压:CKD患者80%以上存在高血压,高血压既可促进CKD进展,也是动脉硬化的主要危险因素。其致动脉硬化的可能机制包括:①由于湍流和切应力变化,使内皮损伤、血小板活化因子(PAF)激活、形成附壁血栓,同时血小板释放多种细胞因子,促进粥样硬化病变中平滑肌细胞增生;②通过影响胰岛素信号通路,抑制脂肪形成,促进氧化应激,减少周围组织血液灌注和激活交感神经系统等刺激胰岛素抵抗的发生,而继发性高胰岛素血症的产生可引起水钠潴留,又可引起高血压和脂代谢异常。

脂代谢紊乱:CKD患者LP(a)可明显升高,达到正常组2～3倍。LP(a)除通过直接损伤血管内皮及清道夫受体途径被巨噬细胞摄取致胞内胆固醇堆积而变成泡沫细胞外,也可能通过非受体途径进入动脉壁,利用ApoA-I高度糖基化蛋白质较易与组织基质等结合,进行化学装饰,经修饰后的LP(a)更易为巨噬细胞吞噬,潜入动脉内膜下基质层,引发动脉硬化形成;此外,CKD的炎症状态可促进ox-LDL的产生,ox-LDL能直接损伤内皮细胞及泡沫细胞,引发溶酶体释放多种酶,加速局部粥样斑块的形成。

钙磷代谢异常:高血磷、维生素D、甲状旁腺激素PTH均能诱导动脉平滑肌细胞(VSMC)向成骨样细胞转化,细胞外高血磷通过3型钠依赖的磷共转运体(type Ⅲ NPC)进入细胞内,引起核心结合因子1(Cbfa-1)的高表达,后者是调节成骨细胞分化和骨桥蛋白、成骨素及其他骨基质蛋白的转录因子,引起血管钙化;此外,抑制钙磷盐沉积的抑制因子胎球蛋白-A(AHSG)在ESRD患者中浓度下降,导致促进和抑制钙化发生的因素失衡,从而引起血管异位钙化。

后续临床研究进一步发现,在原发CKD的儿童患者中,虽然其并未伴发高血压、高脂血症、糖尿病等上述传统危险因素,其CVD发生率仍然很高。这一发现提示可能有未被发现的因素也参与CKD患者CVD的发生发展,其中包括近年研究比较热门的尿毒症毒素。

尿毒症毒素是因肾功能下降而特异滞留于CKD患者体内的代谢终产物,其虽被称为尿毒症毒素,但在轻微肾功能不全患者体内其浓度已有升高,其中肌酐、尿素氮目前仍被作为临床评价 CKD 进展的指标。在尿毒症毒素研究领域,欧盟毒物作用小组(EUTox group)通过高效液相(HPLC)、质谱分析(MS)方法检测出了多种尿毒症毒素,并依据这些毒素的分子量大小及蛋白结合能力分成小分子水溶性、小分子蛋白结合特性以及中分子三类尿毒症毒素。

具有蛋白结合特性的小分子尿毒症毒素由于在机体内与蛋白质(主要是白蛋白)结合后成为大分子物质,无法通过常规透析治疗方法去除,其对心血管系统的潜在毒性作用成为研究热点。前期临床多因素回归分析已将焦点聚集在少数几种毒素上,并提示这几种毒素与 CKD 患者的 CVD 发生率/病死率呈强烈正相关,其中主要包括硫酸盐对甲酚(PCS)、硫酸吲哚酚(IS)和同型半胱氨酸(Hcy)等。目前的研究显示,PCS、IS 等多种尿毒症毒素具有不同程度的促内皮损伤、促炎、促平滑肌细胞迁移等作用,提示其具有潜在促动脉硬化作用,但目前尚未得到最终证实。

(朱劲舟)

参 考 文 献

[1] Collins AJ, Foley RN, Herzog C, Chavers BM, Gilbertson D, Ishani A, et al. Excerpts from the US Renal Data System 2009 Annual Data Report. Am J Kidney Dis, 2010, 55(Suppl 1): S1-420, A426-427.

[2] 侯凡凡,马志刚,梅长林,等. 我国五省市、自治区慢性肾脏病患者心血管疾病的危险因素调查 中华医学杂志,2005(11):753-759.

[3] Weiner DE, Tighiouart H, Amin MG, et al. Chronic kidney disease as a risk factor for cardiovascular disease and all-cause mortality: a pooled analysis of community-based studies. Journal of the American Society of Nephrology: JASN, 2004, 15(5):1307-1315.

[4] Go AS, Chertow GM, Fan D, et al. Chronic kidney disease and the risks of death, cardiovascular events, and hospitalization. N Engl J Med, 2004, 351 (13): 1296-1305.

[5] Schiffrin EL, Lipman ML, Mann JF. Chronic kidney disease: effects on the cardiovascular system. Circulation, 2007, 116(1):85-97.

[6] Sarnak MJ, Levey AS, Schoolwerth AC, et al. Kidney disease as a risk factor for development of cardiovascular disease: a statement from the American Heart Association Councils on Kidney in Cardiovascular Disease, High Blood Pressure Research, Clinical Cardiology, and Epidemiology and Prevention. Circulation, 2003, 108(17):2154-2169.

[7] Keith DS, Nichols GA, Gullion CM, et al. Longitudinal follow-up and outcomes among a population with chronic kidney disease in a large managed care organization. Archives of internal medicine, 2004, 164(6): 659-663.

[8] Reiner Z, Catapano AL, De Backer G, et al. ESC/EAS Guidelines for the management of dyslipidaemias: the Task Force for the management of dyslipidaemias of the European Society of Cardiology(ESC)and the European Atherosclerosis Society(EAS). Eur Heart J, 2011, 32(14):1769-1818.

[9] Brunet P, Gondouin B, Duval-Sabatier A, et al. Does uremia cause vascular dysfunction? Kidney Blood Press Res, 2011, 34(4):284-290.

[10] Sezer M, Ozcan M, Okcular I, et al. A potential evidence to explain the reason behind the devastating prognosis of coronary artery disease in uraemic patients: renal insufficiency is associated with poor coronary collateral vessel development. Int J Cardiol, 2007, 115(3):366-372.

[11] Yan SF, Ramasamy R, Schmidt AM. The RAGE axis: a fundamental mechanism signaling danger to the vulnerable vasculature. Circ Res, 2010, 106(5):842-853.

[12] Jesmin S, Sakuma I, Hattori Y, et al. Role of angiotensin Ⅱ in altered expression of molecules responsible for coronary matrix remodeling in insulin-resistant diabetic rats. Arterioscler Thromb Vasc Biol, 2003, 23 (11):2021-2026.

[13] Schreiner PJ, Morrisett JD, Sharrett AR, et al. Lipoprotein[a] as a risk factor for preclinical atherosclerosis. Arterioscler Thromb, 1993, 13(6):826-833.

[14] Li D, Mehta JL. Oxidized LDL, a critical factor in atherogenesis. Cardiovasc Res, 2005, 68(3):353-354.

[15] Schafer C, Heiss A, Schwarz A, et al. The serum protein alpha 2-Heremans-Schmid glycoprotein/fetuin-A is a systemically acting inhibitor of ectopic calcification. J Clin Invest, 2003, 112(3):357-366.

[16] Massy ZA, Barreto DV, Barreto FC, et al. Uraemic toxins for consideration by the cardiologist-Beyond traditional and non-traditional cardiovascular risk factors. Atherosclerosis, 2010, 211(2):381-383.

[17] Vanholder R, De Smet R, Glorieux G, et al. Review on

uremic toxins: classification, concentration, and inter-individual variability. Kidney Int, 2003, 63（5）: 1934-1943.

[18] Duranton F, Cohen G, De Smet R, et al. Normal and pathologic concentrations of uremic toxins. J Am Soc Nephrol,2012,（7）:1258-1270.

[19] Lekawanvijit S, Kompa AR, Wang BH, et al. Cardiorenal syndrome: the emerging role of protein-bound uremic toxins. Circ Res,2012,111(11):1470-1483.

[20] Wu IW, Hsu KH, Hsu HJ, et al. Serum free p-cresyl sulfate levels predict cardiovascular and all-cause mortality in elderly hemodialysis patients--a prospective cohort study. Nephrol Dial Transplant,2012,27 (3):1169-1175.

[21] Bammens B, Evenepoel P, Keuleers H, et al. Free ser-um concentrations of the protein-bound retention solute p-cresol predict mortality in hemodialysis patients. Kidney Int,2006,69(6):1081-1087.

[22] Meijers BK, Bammens B, De Moor B, et al. Free p-cresol is associated with cardiovascular disease in hemodialysis patients. Kidney Int, 2008, 73（10）: 1174-1180.

[23] Lin CJ, Liu HL, Pan CF, et al. Indoxyl sulfate predicts cardiovascular disease and renal function deterioration in advanced chronic kidney disease. Arch Med Res, 2012,43(6):451-456.

[24] Moustapha A, Naso A, Nahlawi M, et al. Prospective study of hyperhomocysteinemia as an adverse cardiovascular risk factor in end-stage renal disease. Circulation,1998,97(2):138-141.

9. 慢性肾病心血管损伤与内皮修复障碍研究进展

慢性肾病患者心血管疾病发病率和死亡率均较普通人增高,心血管疾病特别是冠心病是慢性肾病患者最常见死亡原因。即使纠正了年龄、性别和糖尿病等传统危险因素的影响,慢性肾病患者死于心血管疾病的危险仍较普通人高 10～20 倍。由于慢性肾病发病率在全球范围内的升高,慢性肾病对心血管系统损伤的机制研究成为关注的焦点。

迄今为止,慢性肾病患者心血管病发病率升高的原因仍不十分清楚。传统的心血管疾病危险因素如年龄、性别、吸烟、高血压、高脂血症和糖尿病等在慢性肾病患者中很普遍,但仍不足以完全解释这一人群中如此广泛而严重的心血管并发症。更重要的是慢性肾病患者心血管疾病与这些传统的危险因素的关系还存在着某些差异。正因为如此,一些非传统的危险因素如炎症、氧化应激、非对称性二甲基精氨酸(ADMA)等引起人们的关注。本文复习慢性肾病患者心血管损害和内皮修复障碍相关文献,对其可能的致病机制进行综述。

一、炎症因子

越来越多的证据表明动脉粥样硬化是一个炎症性疾病,各种炎症细胞和炎症因子相互作用,在动脉粥样硬化发生和发展中发挥十分重要的作用。

C 反应蛋白(CPR)被认为是冠心病危险因子,可预测心血管不良事件。然而 CRP 升高与动脉粥样硬化发生的因果关系目前仍没有定论。有人提出 CRP 在动脉粥样硬化过程中可能并不只是一个伴随现象,而可能有更直接的作用。如 CRP 可能与损伤细胞结合激活补体促进炎症细胞的活化和泡沫细胞的形成。其他细胞因子如白介素-1(IL-1)、白介素-6(IL-6)、肿瘤坏死因子-α(TNF-α)也与动脉粥样硬化发生和发展过程相关。

炎症反应在慢性肾病患者特别是透析患者中明显增高。促炎症细胞因子 IL-6、IL-1、TNF-α 在慢性肾病患者中明显升高。同样也观察到 CRP 升高与慢性肾病患者全因死亡率和心血管死亡率相关。慢性肾病患者中各种刺激因素导致炎症反应激活和促炎细胞因子释放,可能均参与了动脉粥样硬化发生和发展过程。

二、晚期蛋白氧化产物(AOPPs)和氧化应激

机体在正常情况下,氧化与抗氧化作用在体内维持着精细的平衡。一旦机体的氧化作用超过抗氧化作用,氧自由基就会对组织造成损伤。这些活性氧分子会与体内大分子物质如糖类、蛋白质、核酸分子等发生反应,形成 AOPPs 和晚期脂氧化产物(advanced lipoperoxidation end products,ALEs)等。这些大分子物质不仅是氧化应激的效应产物,同时也是其标志物。可以通过对其含量的测定,来评价氧化应激的程度。

慢性肾病患者氧化作用明显增加,并伴随抗氧化作用的降低。这一特征可能预示慢性肾病氧化应激和其心血管疾病发病有关。Evangelia Dounousi 等使用血浆 8-异前列腺素(8-epiPGF2a)和血清总体抗氧化水平(total antioxidant status,TAS)作为氧化应激的标志物,发现氧化应激随着慢性肾病进展而有增加的趋势,并且与肾功能水平显著相关。Béatrice Descamps-Latscha 等则发现 AOPPs 与非糖尿病肾病透析前患者新发心血管事件发生率有关,作者认为 AOPPs 可能直接参与了动脉粥样硬化的发展。Mahmut 等以肱动脉血流介导内皮依赖性舒张功能(FMD)为内皮功能不全的指标,发现氧化应激和 ADMA 是独立的内皮功能预测因子。

慢性肾病患者氧化应激作用的增强可能与透析有一定的关系,其他因素如慢性炎症,糖尿病,静脉补铁等可能都起到一定的作用。基于此,一些研究尝试了抗氧化剂的预防作用,如维生素 C、维生素 E、胡萝卜素等抗氧化剂,但是在普通人群均未显示出有明显的治疗作用。而他汀类药物在动物模型中显示出减轻氧化应激、减少心血管疾病的作用。由于血管紧张素可以活化 NAD(P)H 氧化酶活性,相应的拮抗药也具有一定的抗氧化作用。然而这些治疗策略在慢性肾病患者的作用仍有待评价。

随着 AOPP 测量方法的改进,慢性肾病患者 AOPP 的测定将变得更为可靠,从而提高氧化应激对慢性肾病患者心血管危险的预测作用。慢性肾病患者中氧化应激对血管病变作用机制的进一步的研究可能会为预防和治疗提供可能的新途径。

三、ADMA 和一氧化氮合酶(nitric oxidesynthesis,NOS)

早在 1970 年 Kakimoto Y 等就从人的尿液中鉴定并分离出了 ADMA,但是直到 1992 年 Vallance P 等发现在慢性肾病患者中 ADMA 含量升高,才引起人们的重视。随后十几年中,人们研究发现 ADMA 不仅是一个尿毒性因子,同时与内皮功能紊乱和动脉粥样硬化有着密切的关系。

细胞内蛋白质在精氨酸甲基转移酶的作用下,形成甲基化精氨酸残基,蛋白质水解后释放出 ADMA。慢性肾病患者 ADMA 排泄受损,更重要的是分解 ADMA 的二甲基精氨酸二甲胺水解酶(dimethylargininedimethylaminohydrolase,DDAH)活性降低,导致 ADMA 的水平进一步升高。ADMA 可竞争性结合 NOS 的活性中心,抑制细胞 NO 的合成,干扰内皮舒张功能,促进炎症反应进展等,引起一系列的病理生理改变。

由于 ADMA 对 NOS 的抑制作用,人们开始关注 ADMA 与动脉粥样硬化的相关性。Kielstein JT 等第一次观察到在终末期肾病患者中患有心血管疾病者 ADMA 水平较非心血管疾病者增高。随后 Zoccali C 等发现终末期肾病患者心血管事件与 ADMA 的血清水平相关。这些发现引起人们对 ADMA 和心血管疾病关系的兴趣。随后的一系列研究相继证实 ADMA 水平与颈动脉中膜厚度,左心室肥厚及心血管事件的发生率和死亡率有关,并且这种相关性在纠正了其他心血管危险因素后仍然存在。

ADMA 升高与心血管疾病的相关性的具体机制仍不十分清楚。多数研究集中在 ADMA 对 NOS 的抑制作用。Thomas Thum 等研究了 ADMA 对内皮祖细胞的抑制作用,他们发现在稳定型心绞痛的患者 ADMA 水平与冠心病的严重程度呈正相关,与 EPCs 的数量和功能呈负相关。并在体外研究中发现,AD-MA 抑制 EPCs 的 NOS 的活性,而洛伐他汀则至少可部分逆转这一作用。Scalera F 等的研究则显示 AD-MA 与内皮祖细胞的老化作用有关,而这一现象可能与 ADMA 对 NOS 的抑制作用有关,NOS 活性降低被认为可以引起细胞老化和凋亡。

这些研究均显示出 ADMA 可能在血管内皮病变中起着重要作用。而在 ADMA 显著升高的慢性肾病患者,相关研究仍十分有限,ADMA 在慢性肾病患者心血管并发症致病因素中的比重,作用机制及与其他危险因素的相互作用仍有待进一步研究。

四、糖基化终末产物(AGEs)

AGE 是蛋白质非酶修饰的产物,在化学上具有异质性。目前认为至少有两种机制可以解释其与动脉粥样硬化的关系:一是受体非依赖机制,即通过改变细胞外基质(ECM)的转换从而引起血管僵硬;二是受体依赖机制,即通过糖基化终末产物受体(RAGE)诱导氧化应激和炎症反应来激活各种生长因子、细胞因子、核因子(NF-KB)和血管黏附分子,进而导致血管内皮功能紊乱,加速动脉粥样硬化的发展。

已有的研究证实,肾功能与 AGE 水平相关。在慢性肾病患者 AGE 与肾小球滤过率(GFR)水平呈负相关,并且在血液透析的患者更为明显。但是,L Fialov'a 等发现在血液透析的患者,较高的 AGE 水平与更好的预后相关,这可能是因为这些患者的营养状况更好。直接研究慢性肾病 AGE 致病机制的研究非常有限,多数研究结果来自于对糖尿病的研究。慢性肾病患者由于其明显的氧化应激和炎症反应,AGE 在这些过程中的作用不甚清楚,还需要进一步的研究明确。

AGE 水平可以通过饮食和药物(如苯磷硫胺、ALT-711 等)控制,在一些实验中也被证明有效。但是目前还没有针对慢性肾病患者的研究,慢性肾病患者 AGE 干预治疗的效果如何仍有待进一步研究。

五、内皮祖细胞(EPCs)和循环内皮细胞(CECs)

Asahara 等于 1997 年首次发现内皮组细胞,由此打破了内皮修复与血管形成仅仅源于自身已经存在的内皮细胞这一传统观点,由此引发人们对这一类细胞的生物学特性及其与疾病关系的广泛研究。

内皮祖细胞被认为是一群来自外周血或骨髓的单核细胞,它们可以与基质分子如纤连蛋白黏附,并且显示为乙酰化的低密度脂蛋白(AcLDL)和荆豆凝集素(UEA-1 lectin)双阳性,同时这些细胞在体外显示出形成管腔样结构的活性,通过测定体外培养 EPC 的集落生成能力和成管能力可以对其功能进行评价。

在正常人群,内皮细胞黏附于基底膜上,只有少数细胞脱落进入血流,并最终由内皮网状系统所清除。然而某些病理过程可以对内皮造成损伤,引起内皮细胞脱落,而使血液中循环内皮细胞增多。与内皮祖细胞不同,循环内皮细胞的细胞表面标志为 $CD146^+$、$CD34^-$、$CD133^-$。由于这一区别,循环内皮细胞(CECs)和 EPCs 可以用流式细胞仪和免疫磁技术进行分离。

已发现内皮祖细胞和循环内皮细胞数量在慢性肾病状态中发生改变。Choi 等发现在慢性肾衰竭的患者,外周血 EPCs 减少并且其 Framinghan 风险因子积分与 EPCs 数量显著相关。Ernesto 等则发现在慢性肾病患者循环 EPCs 数量下降的同时伴有 CECs 的升高。血液透析对 EPCs 数量和功能的影响则有相互矛盾的报道。Eizawa 等报道在血液透析患者 EPCs 数量显著下降。Herbrig 等则报道长期透析患者 EPCs 数量增多,但功能受损。Koc 等则发现在透析患者,CECs 数量升高(>19 个细胞/ml)与随访期间心血管时间率上升有关。这些发现说明,慢性肾病患者内皮功能受到损害,造成内皮祖细胞数量减少,循环内皮细胞数量增加。如前所述,ADMA,氧化应激等均对内皮细胞功能产生不利影响。只有综合控制多种危险因素,才能对内皮修复产生积极作用,抑制内皮功能紊乱的发生。

六、慢性肾病与细胞衰老

细胞衰老是指体外培养的正常细胞经过有限次数的分裂后,停止分裂,细胞形态和生理代谢活动发生显著改变的现象。细胞衰老的分子机制目前公认的有两种,即复制衰老机制和胁迫诱导的早熟性衰老,它们可能均在这一过程中发挥作用。复制衰老机制认为,端粒在复制过程中的缩短导致了细胞衰老的发生,端粒的缩短可以诱导 P53 的表达,P53 是著名的肿瘤抑制因子,P53 通过识别失去功能的端粒,继而诱导 P21 的表达,抑制细胞周期蛋白依赖激酶(CDK)的活性,使得 Rb 不能被磷酸化,E2F 处于持续的失活状态,导致细胞停滞在 G1/S 期,最终导致细胞衰老。而胁迫诱导的早熟性衰老则认为,许多刺激因素如氧化应激、乙醇和辐射等均能缩短细胞的复制寿命,促进细胞老化的发展。这一过程也涉及 P53-P21 及 P16 信号途径。氧化衰老途径是其主要途径之一,该理论认为衰老现象是由生命活动中代谢产生的活性氧成分造成的损伤积累引起的。

一些研究证实细胞衰老与动脉粥样硬化有关。已发现动脉粥样斑块中的内皮细胞和平滑肌细胞有细胞衰老的表现。氧化应激,ADMA,慢性炎症等均可参与细胞衰老的过程,内皮细胞,EPCs 和平滑肌细胞均有细胞衰老的表现。但大多数仅仅是对非慢性肾病患者研究的推论,直接对慢性肾病血管细胞衰老的研究非常有限。几个小型的试验研究了慢性肾病患者外周血单核细胞端粒体和端粒酶的生物学活性,发现慢性肾病患者端粒长度缩短,端粒酶活性降低,P53 表达增多。

他汀类药物似乎能部分逆转细胞衰老的作用。Mariuca Vasa 等发现用他汀类治疗稳定型心绞痛患者 4 周后,其内皮祖细胞数量有明显的升高。随后,Birgit Assmus 等研究了阿托伐他汀对内皮祖细胞的抗老化作用,他们的研究发现他汀类可以抑制内皮祖细胞的老化,提高其增殖能力和集落生成能力,这些作用可能与细胞周期蛋白的上调和细胞周期抑制因子 p27kip1 的下调有关。Ioakim Spyridopoulos 等则研究了他汀类药物对内皮祖细胞的迁移作用,发现他汀类可以在转录后水平提高 TRF2(telomere repeat-binding factor)的表达,从而提高 EPC 的迁移能力。

细胞老化作用在慢性肾病患者中的增强,一方面对血管造成损伤,另一方面也不利于血管的修复,可能在一定程度上参与了动脉粥样硬化的加速进展。这一机制也开始逐渐引起人们的重视。但是,细胞老化在慢性肾病中的具体发生机制仍不十分清楚。是否可以通过药物逆转这一作用从而改善患者的预后仍然是未知数。

总之,慢性肾病明显增加患冠心病的危险,识别并设法逆转慢性肾病对心血管的不利影响对恶性心血管事件的发生有重要意义。虽然对慢性肾病和心血管疾病的相关性已有一定的认识,但是由于多种因素的相互影响交织加大了研究的难度,其具体的致病机制仍有待进一步的阐明。只有对各个因素综合的把握分析,逐渐理清其至粥样硬化作用的网络,在源头上找到始动因素,才能从根本上预防慢性肾病心血管疾病的发生。如何进一步阐明致病机制及基于此的治疗预防治疗策略将是今后这一领域的研究重点。

(张瑞岩 应 远)

参 考 文 献

[1] Foley RN,Parfrey PS,Sarnak MJ. Clinical epidemiology of cardiovascular disease in chronic renal failure. Am J Kidney Dis,1998,32(Suppl 3):112-119.

[2] Griselli M,Herbert J,Hutchinson WL,et al. C-reactive protein and complement are important mediators of tissue damage in acute myocardial infarction. J Exp

Med,1999,190:1733-1739.

[3] Mustafa Arici and John Walls: End-stage renal disease, atherosclerosis, and cardiovascular mortality: Is C-reactive protein the missing link? Kidney International,2001,59:407-414.

[4] Zimmermann J,Herrlinger S,Pruy A,et al. Inflammation enhances cardiovascular risk and mortality in hemodialysis patients. Kidney Int,1999,55:648-658.

[5] Evangelia Dounousi, Eleni Papavasiliou, Areti Makedou,et al. Oxidative Stress Is Progressively Enhanced-With Advancing Stages of CKD. American Journal of Kidney Diseases,2006,48(5):752-760.

[6] Béatrice Descamps-Latscha, Véronique Witko-Sarsat, Thao Nguyen-Khoa,et al. Advanced Oxidation Protein Products as Risk Factors for Atherosclerotic Cardiovascular Events in Nondiabetic Predialysis Patients. American Journal of Kidney Diseases, 2005, 45(1): 39-47.

[7] Mahmut Ilker Yilmaz,Mutlu Saglam,Kayser Caglar, et al. The Determinants of Endothelial Dysfunction in CKD:Oxidative Stress and Asymmetric Dimethylarginine. American Journal of Kidney Diseases, 2006, 47 (1):42-50.

[8] Aikawa M,Sugiyama S,Hill CC,et al. Lipid lowering reduces oxidative stress and endothelial cell activation in rabbit atheroma. Circulation,2002,106:1390-1396.

[9] Rueckschloss U,Quinn MT,Holtz J,et al. Dose-dependent regulation of NAD(P)H oxidase expression by angiotensin II in human endothelial cells:protective effect of angiotensin II type 1 receptor blockade in patients with coronary artery disease. Arterioscler Thromb Vasc Biol,2002,22:1845-1851.

[10] Alessandro Valli, Mohamed E Suliman, Natalie Meert, et al. Overestimation of advanced oxidation protein products in uremic plasma due to presence of triglycerides and other endogenous factors. Clinica Chimica Acta,2007,379:87-94.

[11] Kakimoto Y, Akazawa S. Isolation and identification of N-G, N-G-and N-G, N'-G-dimethyl-arginine, N-epsilonmono-, di-, and trimethyllysine, and glucosylgalactosyl-and galactosyl-delta-hydroxylysine from human urine. J Biol Chem,1970,245:5751-5758.

[12] Vallance P,Leone A,Calver A,et al. Accumulation of an endogenous inhibitor of nitric oxide synthesis in chronic renal failure. Lancet,1992,339:572-575.

[13] Kielstein JT,Boger RH,Bode-Boger SM,et al. Asymmetric dimethylarginine plasma concentrations differ in patients with end-stage renal disease: Relationship to treatment method and atherosclerotic disease. J Am Soc Nephrol,1999,10:594-600.

[14] Zoccali C, Bode-Boger S, Mallamaci F, et al. Plasma concentration of asymmetrical dimethylarginine and mortality in patients with end-stage renal disease: A prospective study. Lancet,2001,358:2113-2117.

[15] Thomas Thum, Dimitrios Tsikas, Sylvia Stein, et al. Suppression of Endothelial Progenitor Cells in Human Coronary Artery Disease by the Endogenous Nitric Oxide Synthase Inhibitor Asymmetric Dimethylarginine. Journal of the American College of Cardiology,46 (9):1693-1701.

[16] Scalera F,Borlak J,Beckmann B,et al. Endogenous nitric oxide synthesis inhibitor asymmetric dimethyl Larginine accelerates endothelial cell senescence. Arterioscler Thromb Vasc Biol,2004,24:1816-1822.

[17] Kalousova M,Hodkova M,Kazderova M,et al. Soluble advanced glycation end products in patients with decreased renal function. Am J Kidney Dis,2006,47: 406-411.

[18] Thomas M,Tsalamandris C,MacIsaac R,et al. Low-molecular-weight AGEs are associated with GFR and anemia in patients with type 2 diabetes. Kidney Int, 2004,66:1167-1172.

[19] L. Fialov'a,M. Kalousov'a,J. Soukupov'a,et al. Relationship of pregnancy-associated plasma protein A (PAPP-A) to renal function and dialysis modalities. Kidney Blood Press Res,2004,27:88-95.

[20] Asahara T,Murohara T,Sullivan A,et al. Isolation of putative progenitor endothelial cells for angiogenesis. Science,1997,275:964-967.

[21] Blann AD,Woywodt A,Bertolini F,et al. Circulating endothelial cells. Biomarker of vascular disease. Thromb Haemost,2005,93:228-235.

[22] Choi JH,Kim KL,Huh W,et al. Decreased number and impaired angiogenic function of endothelial progenitor cells in patients with chronic renal failure. Arterioscler Thromb Vasc Biol,2004,24:1246-1252.

[23] Ernesto Rodríguez-Ayala, Qiang Yao, Carolina Holmén, et al. Imbalance between Detached Circulating Endothelial Cells and Endothelial Progenitor Cells in Chronic Kidney Disease Blood Purif, 2006, 24: 196-202.

[24] Eizawa T, Murakami Y, Matsui K, et al. Circulating endothelial progenitor cells are reduced in hemodialysis patients. Curr Med Res Opin,2003,19:627-633.

[25] Koc M,Richards HB,Bihorac A,et al. Circulating endothelial cells are associated with future vascular e-

vents in hemodialysis patients. Kidney Int, 2005, 67: 1078-1083.

[26] Scalera F, Borlak J, Beckmann B, et al. Endogenous nitric oxide synthesis inhibitor asymmetric dimethyl Larginine accelerates endothelial cell senescence. Arterioscler Thromb Vasc Biol, 2004, 24: 1816-1822.

[27] Ramirez R, Carracedo J, Soriano S, et al. Stressinduced premature senescence in mononuclear cells from patients on long-term hemodialysis. AmJ Kidney Dis, 2005, 45: 353-359.

[28] Tsirpanlis G, Chatzipanagiotou S, Boufidou F, et al. Telomerase activity is decreased in peripheral blood mononuclear cells of hemodialysis patients. Am J Nephrol, 2006, 26: 91-96.

[29] Mariuca Vasa, Stephan Fichtlscherer, Klaudia Adler, et al. Increase in Circulating Endothelial Progenitor Cells by Statin Therapy in Patients With Stable Coronary Artery Disease. Circulation, 2001, 103: 2885-2890.

[30] Assmus B, Urbich C, Aicher A, et al. HMG-CoA reductase inhibitors reduce senescence and increase proliferation of endothelial progenitor cells via regulation of cell cycle regulatory genes. Circ Res, 2003, 92: 1049-1055.

[31] Spyridopoulos I, Haendeler J, Urbich C, et al. Statins enhance migratory capacity by upregulation of the telomere repeat-binding factor TRF2 in endothelial progenitor cells. Circulation, 2004, 110: 3136-3142.

10. 心肌再生生物学机制研究现状

自人体胚胎干细胞被首次分离后,其可向多种细胞类型分化的潜力使其具有了广阔的临床应用前景。于是,干细胞研究在全球被广泛开展,心脏作为不可再生器官的观念也受到了质疑。于是,胚胎干细胞,骨髓干细胞等治疗心肌梗死的实验被陆续开展,虽然前期实验取得了一定的成果,但也遇到了更多的难题。尽管如此,鉴于近几年干细胞研究所取得的进展,干细胞治疗的前景仍然是光明的,关于干细胞治疗的研究结果仍然值得期待。

长久以来,人们普遍认为心脏是不可再生器官。损伤和变性的心肌细胞经巨噬细胞吞噬后被瘢痕组织取代,周边围绕少量仍保有收缩功能的生还心肌细胞。心肌梗死和其他长期的心肌损伤最终会导致心力衰竭,它的 5 年生存率只有 35%。而人们对心肌梗死等所能采用的治疗方法也只是通过冠状动脉再通术以减少心肌细胞死亡量和避免二次心肌梗死等。

一、心脏中有心肌干/祖细胞吗

2003 年,Antonio P Beltrami-1 等发表在 cell 杂志上的一篇文章引起了科学家的注意,文章提出在大鼠心脏中发现了 Lin-c-kitPOS 细胞,在体外和体内研究中均发现其具有自我更新和多向分化能力,可分化为心肌细胞,平滑肌细胞和血管内皮细胞,而当将此种细胞分离出并注入梗死心肌内可发现心脏功能得到改善。此后 1 年,Elisa Messina 等试验证实,当从临床病人的心室中取出部分组织,酶解并进行细胞培养后,从次培养基中可分离出细胞之间相互粘连的未分化细胞簇,并称之为 cardiospheres,实验发现它可表达 kit 等干细胞相关蛋白,当将此种细胞簇与新生大鼠的心肌细胞联合培养时,它可分化为心肌细胞。此后分离的方法进一步改善,但分离出的仍是一个细胞簇。最近,bearzi. c 等实验证实可利用 kit 特异抗体从心脏组织中分离出可再生细胞,此种细胞既被命名为心肌干细胞,心肌干细胞与 cardiospheres 中的细胞的不同之处是心肌干细胞除表达 kit 外,还可表达 mdr1,cd45,cd133。随着流式细胞术的发展,人们可通过心脏中未分化细胞表面可表达 SCA1,KIT 和

MDR1 的特异性而将这些细胞分离出来。

以上研究似乎已经证实心肌中存在干/祖细胞。但有相当一部分人却对此表示了怀疑,pouly. j 等于 2007 年就报道称成体心肌中 kit+细胞表面也表达免疫标记蛋白,但却缺乏表达 NKX2-5 和 Isl1 的能力,而这两个标记是胚胎中心肌祖细胞主要的表面表达标记,这也提示这些细胞可能并非是存在于心脏内的内在祖细胞,而是从骨髓中移出的少量到达周围组织的干细胞。虽然心肌中是否存在内在干/祖细胞现在还未能得到最终证实,但即使这些细胞来自骨髓,也提示了损伤心肌有通过外在干细胞分化形成心肌细胞从而达到修复的能力。由此,通过干细胞移植治疗心肌梗死等心脏疾病引起了科学家们广泛的兴趣。

目前已广泛开展用各种不同生物来源的干细胞进行植入治疗的实验,但还是存在很多难点。除了了解其改善心功能的潜在机制外,治疗的最佳细胞类型,细胞治疗的最佳时间,植入细胞的方法等都需要进行进一步的讨论。将组织细胞和人工合成的载片连接的组织工程方法,或将各种细胞类型混合置入心肌等看起来似乎比将单细胞类型通过冠状动脉注入更加合适,因为后者需要细胞间的正确连接而且可能形成微小梗死灶,但是在确定临床治疗方法之前,更多的研究还需要开展。

二、胚胎干细胞在心肌再生中的作用

在所有的干细胞资源中,人类胚胎干细胞有可在体外分化为心肌细胞和心肌支持细胞的能力,是最为公认的可以替代心肌细胞促进心肌再生的干细胞。第一篇关于此的文献报道称,在体外利用胚状体分化系统将胚胎干细胞分化为心肌细胞后,这些细胞可与同时培养的大鼠心肌细胞在结构上和电生理上保持一致性。而在体内实验中,当将猪的心房和心室的传导通路阻断后,将人体胚胎干细胞分化的心肌细胞植入该猪心脏内后,利用三维电生理图像和组织切片检查可发现它可作为连接点连接心房和心室之间的传导。这也证实了胚胎干细胞来源的心肌细胞可在宿主心脏中存活。此后,Linda W 等报道称将胚胎干细

胞分化好后的包括心肌细胞在内的混合细胞注入有免疫缺陷的正常或者梗死小鼠体内后，心肌细胞会比其他非心肌细胞更容易存活下来并相互连接成体，并可于 4 周后观察到注入细胞组比对照组心功能明显改善。这进一步证实了胚胎干细胞在治疗心肌梗死中的潜在能力。但遗憾的是，以上实验在 12 周后虽仍可以看到这些外源心肌细胞的存在，但心功能改善却变得不再明显。目前对此中期和远期结果的矛盾的一个解释是：人体心肌细胞和龋齿类动物心肌细胞的内在的搏动频率不同。人体心肌细胞搏动 60～100 次每分钟，但当它被置入龋齿类动物心脏后，需要搏动 300～600 次每分钟。通过细胞内钙离子成像的检查，可显示它会导致在改善心肌远期功能实验中失败。相应地，连接后的人体胚胎干细胞来源的心肌细胞处于长期的频率过快中，可最终导致心功能衰竭。因此对大型动物比如猪和灵长类动物的实验就显得更加重要，因为它们具有较低的心脏搏动频率。由此可见，最好的办法是胚胎干细胞应取自同种生物。

由此可见，虽然胚胎干细胞治疗心肌梗死等心脏疾病的应用前景广阔，但是它的发展也受到很多阻力，概括起来主要有以下几点。

1. 胚胎干细胞需要从人体胚胎中提取，它违背了人类的伦理道德，所以它的研究从一开始就遭到了很多国家的法律禁止。

2. 由于胚胎干细胞的全能分化性，当胚胎干细胞来源的心肌细胞群不纯而混杂有其他组织细胞时，在心脏就有产生畸胎瘤的危险性。

3. 将外源细胞植入宿主体内时，有可能产生宿主的免疫排斥反应。

三、骨髓干细胞在心肌再生中的作用

Donald Orlic-10 等于 2001 年就已报道从小鼠骨髓中分离出 Lin-c-kitPOS 细胞后注入梗死心肌边界，在术后第 9 天，新形成的心脏组织占了梗死心肌部分的 68%，而在其中发现了心肌细胞和血管内皮细胞，相应地，心功能也得到了改善。由于临床对心肌梗死和心力衰竭好的治疗方法的迫切需求，人们因此产生了骨髓干细胞治疗心肌梗死等的浓厚兴趣。但是随着越来越多关于骨髓干细胞治疗结果的报道，这种方法是否有重大效果变得模糊不清。虽然很多早期非对照实验毫无怀疑地证实此对心肌功能的促进作用，但 5 年之后发表在新英格兰医学杂志上的随机对照研究结果让人们有了更多的疑问。Lunde 研究小组随机抽取 100 例 ST 段抬高性心肌梗死病人，分成实验组和对照组，实验组在病人行冠状动脉再通术后

3～5 d 经冠状动脉注入从病人自身骨髓内各个集落收集的不同剂量的骨髓细胞，6 个月之后对病人行心脏超声、CT、MRI 等检查，并以射血分数为最终评判指标，结果显示实验组较对照组的左心室射血分数并没有明显增加，即使有，其增加量也没有超过 5%，而 5% 是使病人远期症状改善，死亡率下降的最小左心室射血分数增加量。在另外一项更大规模的研究中，临床心肌梗死病人被随机分为实验组和对照组，实验组予以行冠状动脉再通术并经冠状动脉注入含同源间充质干细胞和单核细胞等多种细胞类型的细胞簇，对照组予以安慰剂注射，1 个月后行左心室造影测量左心室射血分数。遗憾的是，实验组射血分数相对于对照组只提高了 2.5%，虽然其结果具有统计学意义，但并没有满足临床上要求的大于 5% 的要求。

现在对经骨髓干细胞治疗后的心肌功能改善的原因的一致观点是：心肌梗死后由于移植入的骨髓干细胞分泌某些细胞因子，这些因子可介导修复损伤心肌和血管，从而使梗死心肌周围的缺氧心肌细胞恢复，而并不是因为常理所理解的通过植入外源细胞，取代心肌损伤后的坏死心肌细胞，从而使有收缩能力的心肌细胞数量增加的过程。Florian P Limbourg 研究小组的研究结果显示，在一些龋齿类和大型哺乳类动物的实验中，当移植的细胞还未与宿主心肌细胞接合前已有宿主心肌生理功能上的改善，并有新生血管形成，这些均提示了外来植入细胞对宿主心肌细胞存活和血管功能参数的改善的潜在影响，证明移植入的骨髓干细胞是通过分泌某些细胞因子从而达到改善宿主心功能的功能。

当心肌功能的改善和外源细胞植入的关联性变得越来越不明显时，人们的注意力开始转移到利用动物模型去研究心肌功能改善的机制。很多来源于外周血液，脂肪组织的各种不同类型细胞，当它们被直接注入梗死心肌部位，或通过静脉注射进入梗死部位，它们的作用和骨髓干细胞相似，这也进一步证实了旁分泌作用在心肌功能改善中的作用。

总而言之，植入未形成心肌细胞的各种类型干细胞均可使梗死心肌受益。在病人中未发现与细胞移植相关的不良反应，似乎这种治疗方法是安全的。所以，即使这种益处只是短期的，它对病人仍然是有益的。了解它的内在机制或许对控制植入细胞数量和细胞类型从而使治疗效果达到最大化有帮助。相应地，如果加入某些活化因子就可促进旁分泌作用，植入的细胞是否能与宿主心肌连接上也就显得不重要了。

四、心肌细胞和心脏修复

为维持心功能的长期稳定而避免心力衰竭是细胞疗法的主要目的,所以新形成的心肌应当要做到与宿主心肌结合并保持同步性,并被动地在心肌运动中起作用,而且更加重要的是,要使其有效和安全。用心肌细胞取代被损伤心肌的方法仍存在很多挑战。目前已在临床上展开研究的肌肉细胞或肌祖细胞,已在龋齿类心肌梗死动物模型上实验,其方法和之前描述的用干细胞治疗的方法差不多。虽然研究结果显示骨骼肌细胞的应用提高了心肌射血分数,但它的临床应用仍受到了限制,其原因是新形成的心肌细胞无法和原宿主心肌细胞在功能上达到一致从而可能导致心律失常。骨骼肌成肌细胞一般在骨骼肌细胞的发展和重建中起作用,最近的研究显示,骨骼肌成肌细胞能表达 connexin 43,而它能使梗死心肌细胞和其周围细胞在电生理上保持一致性,这也为成肌细胞移植治疗带来了曙光。但是成肌细胞移植治疗存在不利条件,因为胚胎肌细胞注入心肌后其生存状况好于成肌细胞。

五、细胞因子在心脏修复中的作用

细胞因子在心脏损伤修复过程中的作用已越来越引起人们的重视。T Kinnaird 等首先报道将鼠源性骨髓干细胞植入梗死心肌内,这些细胞可通过旁分泌方式表达血管内皮生长因子(VEGF)、bFGF、PIGF、MCP-1等各种细胞因子,通过这些细胞因子的介导作用,可防止心肌细胞凋亡,促进心肌细胞再生,从而达到改善心功能的目的。Silvia Charwat 通过研究提示 VEGF 改善心脏功能的作用机制可能包括:①通过诱导微血管形成从而支持植入细胞在宿主心脏中的生存;②通过在梗死周围形成新生血管从而使缺血细胞得到有效的养分而存活,但是 VEGF 的一个不良反应是它可通过与抗炎因子等结合而在心脏中形成斑块。

Nikolaos G Frangogiannis 于 2007 年就趋化因子与心肌梗死等心脏疾病的关系做了比较系统的总结。趋化因子是参与机体炎症反应的细胞因子,包括 CXC、CXCL、CX3C 系列,而 CXC 又分为 ELR$^+$ 和 ELR$^-$ 两种类型,ELR-CXC 具有抑制肿瘤,抑制新生血管形成的作用,而 ELR + CXC 的作用却与之恰恰相反,它们协同参与炎症反应。由于冠状动脉粥样硬化本质上是一种炎症反应过程,趋化因子是否存在对冠心病的治疗作用引起了科学家的兴趣,目前研究较多的 IL-8 和 CCL2 对心肌梗死的作用效果都取得了比较满意的结果。

随着关于细胞因子的研究越来越被重视,寻找更好的促使心脏细胞损伤修复的细胞因子并相应找到它的相关基因显得更加紧迫,这或许是将来研究心肌细胞再生的一个光明的方向。

六、总结

当人类胚胎干细胞首次被分离后,干细胞治疗越来越成为研究热点。而 iPS 细胞在 2007 年的成功分离,使干细胞治疗更加受到关注。总体上讲,干细胞较成熟细胞在移植后具有更强的分化能力,其在宿主中生存的能力也相应较强。然而要使干细胞治疗真正应用于临床,很多问题仍需解决。比如选择最佳的干细胞类型,促使干细胞向宿主细胞定向分化所需要的最佳微环境,外来干细胞与宿主细胞的成功连接并使其与宿主细胞保持电生理上的一致性等,这些都需要在后续的实验中继续研究。所以,干细胞研究工作依然任重而道远,但回顾近 5 年来我们在干细胞研究中所做出的进展,我们相信干细胞治疗的确切理论终将会被建立,从而使损伤心肌被重新修复变成可能。

(张瑞岩　朱劲舟)

参 考 文 献

[1] Beltrami A P. Adult cardiac stem cells are multipotent and support myocardial regeneration. Cell,2003,114:763-776.

[2] Messina E. Isolation and expansion of adult cardiac stem cells from human and murine heart. Circ. Res,2004,95:911-921.

[3] Bearzi C. Human cardiac stem cells. Proc. Natl Acad. Sci. USA,2007,104:14068-14073.

[4] Pouly J. Cardiac stem cells in the real world. J Thorac Cardiovasc Surg,135:673-678.

[5] Izhak Kehat. Electromechanical integration of cardiomyocytes derived from human embryonic stem cells-Nat Biotechnol,2004,(10):1282-1289.

[6] Xue T. Functional integration of electrically active cardiac derivatives from genetically engineered human embryonic stem cells with quiescent recipient ventricular cardiomyocytes:insights into the development of cell-based pacemakers. Circulation,2005,111:11-20.

[7] Linda W, van Laake. Human embryonic stem cell-derived cardiomyocytes survive and mature in the mouse heart and transiently improve function after myocardial infarctionStem Cell Research, 2007, 1:9-24.

[8] Rubart M, Wang E, Dunn K W et al, Two-photon molecular excitation imaging of Ca2+ transients in Langendorff-perfused mouse hearts. Am J Physiol Cell Physiol, 2003, 284:C1654-C1668.

[9] Linda W, van Laake. Stem-cell-based therapy and lessons from the heart Nature|Vol 453|15 May 2008.

[10] Orlic D. Bone marrow cells regenerate infarcted myocardium. Nature, 410, 701-705

[11] Lunde K. Intracoronary injection of mononuclear bone marrow cells in acute myocardial infarction. N. Engl. J. Med, 2006, 355:1199-1209.

[12] Schachinger V, et al. Intracoronary bone marrow-derived progenitor cells in acute myocardial infarction. N Engl J Med, 2006, 355:1210-1221.

[13] Limbourg FP, et al. Haematopoietic stem cells improve cardiac function after infarction without permanent cardiac engraftment. Eur J Heart Fail, 2005, 7:722-729.

[14] Leobon B. Myoblasts transplanted into rat infarcted myocardium are functionally isolated from their host.

Proc. Natl Acad. Sci. USA, 2003, 100:7808-7811.

[15] Liu J, Fu J D, Siu C W et al. Functional sarcoplasmic reticulum for calcium-handling of human embryonic stem cell-derived cardiomyocytes: Insights for driven maturation. Stem Cells, 2007, 25:3038-3044.

[16] Hans Reinecke. Survival, Integration, and Differentiation of Cardiomyocyte Grafts A Study in Normal and Injured Rat Hearts Circulation, 1999, 100:193-202.

[17] T Kinnaird. Local Delivery of Marrow-Derived Stromal Cells Augments Collateral Perfusion Through Paracrine Mechanisms Circulation, 2004, 109:1543 1510.

[18] Silvia Charwat. Role of adult bone marrow stem cells in the repair of ischemic myocardium: Current state of the artExperimental Hematology, 2008, 36:672-680.

[19] Nikolaos G. Frangogiannis Chemokines in ischemia and reperfusion Thromb Haemost, 2007, 97:738-747.

[20] Yu, J. et al. Induced pluripotent stem cell lnes derived from human somatic cells. Science, 2007, 318:1917-1920.

[21] Nakagawa M. Generation of induced pluripotent stem cells without Myc from mouse and human fibroblasts. Nature Biotechnol, 2007, 26:101-106.

11. 心脏超声中优化左心室功能评估的新指标

超声心动图（UCG）因具有无创、便捷、可重复等优点，已成为临床评价左心室功能的首选。左心室功能的准确测定对临床诊断和治疗心血管疾病有着重要意义。近年来，随着二维和三维超声心动图的迅猛发展，各种评价左心室功能的新技术层出不穷，如组织多普勒技术、斑点追踪成像技术、实时三维超声心动图技术等。随着新技术的不断发展，也出现了许多能更准确评价左心室功能的新指标。

一、评价左心室收缩功能的指标

1. 二尖瓣环位移（mitral annular displacement，MAD） MAD 是基于二维或三维斑点追踪成像技术，跟踪瓣环相对于心室心尖或胸壁的运动来评价左心室收缩功能的一种新方法。左心室纵向心肌纤维舒缩产生的左心室长轴方向的运动在左心泵功能中起着重要作用，纵向心肌纤维收缩导致的心室长轴方向运动可以通过 MAD 来体现并予以准确测量，因此 MAD 可作为评价左心整体收缩功能的一个指标。MAD 的测量是以心尖四腔心切面二维图像为基础，分别选取二尖瓣环在左心室室间隔和侧壁的插入点，然后将心尖处胸壁一固定点作为参考点，计算室间隔处瓣环插入点最大位移（TMAD1），侧壁处瓣环插入点最大位移（TMAD2），室间隔-侧壁瓣环点连线中点的最大位移（TMAD-Midpt）及其占左心室长径的百分比即左心室长轴短缩率（TMAD-Midpt%）。MAD 基于二维或三维斑点追踪技术对心肌变化探测更为敏感，在射血分数出现明显减低前就可提示射血分数正常的心力衰竭的发生。

2. 左心室旋转及扭转角度 正常心室扭转运动主要发生在等容收缩期。从心尖向心底方向观察，收缩期左心室心尖段先短暂的顺时针旋转，随后逆时针旋转，基底部则先有短暂的逆时针旋转，后顺时针旋转，两者均在收缩末期达到峰值。左心室扭转角度（LV twist）等于左心室短轴心尖部旋转角度与基底部旋转角度的差值。扭转在左心室射血过程中起着重要作用，可以用来评价其收缩功能。左心室扭转主要受心肌收缩及舒张程度、心内膜与心外膜收缩平衡、心肌纤维的起源、心脏前后负荷、运动、年龄等因素的影响。Tavakoli 等利用三维斑点追踪显像技术研究了年龄对左心室扭转参数的影响，通过对 21～82 岁的健康人群进行研究，发现心尖部及左心室基底部扭转角度随年龄增长呈现递增变化。另有研究发现在左心室扭转变化早于左心室射血分数的改变的降低。研究也证实了左心室扭转是评价心脏局部和整体功能障碍的敏感指标。所以扭转可以提供更多左心室功能不全的亚临床信息，早期评价左心功能，且对疗效判断及预后评价等是非常有价值的。

3. 应变及应变率（strain and strain rate） 应变及应变率是目前评价局部心肌功能的较好指标。心肌应变常用心肌长度的变化值占心肌原长度的百分数表示，反映了心肌在张力的作用下发生变形的能力。负值代表心肌纤维缩短或变薄，正值代表心肌组织延长或增厚。应变率是应变力的时间导数，反映心肌发生变形的速度，也等同于心肌运动速度在沿声束方向上的空间梯度，即为局部两点之间的速度差除以两点之间的距离。研究发现心肌的形变发生在长轴及短轴方向上，长轴方向的形变用纵向（心底-心尖）应变表示，短轴方向的形变用环向（圆周方向）及径向（向心方向）应变表示。因此，可以通过这 3 个方向上心肌整体应变及应变率来准确评价左心室整体收缩功能。心功能正常时，收缩期纵向应变力为负，反映了心肌向心尖方向缩短；而径向收缩期应变力为正，反映了心肌在收缩期增厚；同样在舒张期，纵向应变力为正，反映了心肌延长；径向应变力为负，反映了心肌舒张期变薄。应变及应变率的改变能较敏感地反映心肌收缩功能的变化。Ha 等学者应用二维斑点追踪技术，对 1 例左心室形态及射血分数正常的年轻胸痛患者的心肌应变情况进行了研究，通过测量其心肌纵向、环向及径向应变参数的改变，心肌应变曲线提示，患者下壁及侧壁基底段的收缩期纵向、环向应变峰值降低，提示下壁及侧壁的节段活动异常，该结果与随后进行的心脏磁共振检查结果相一致。该患者心肌节段活动异常的检查结果为临床明确诊断急性节段性心肌炎提供了有力证据。Engupta 等通过二维斑点追踪技术对高血压人群的左心室 18 个节段心肌的应变参数进行研究，与正常人群比较后发现高血压人群的局部心肌纵向应变峰值显著降低，主要是心内膜下、心外膜下的区域有显著降低。

4. 其他　心脏内血液通过心室收缩进入动脉血管，大动脉血管作为左心室射血的接收器官，其血流动力学参数将影响左心室的后负荷，相关参数也可以在一定程度上反映左心室的收缩功能。Monnet 等通过经食管多普勒超声对降主动脉血流频谱的平均加速度（ACC）、血流峰值（Vpeak）与左心室收缩功能的关系进行了研究，结果发现 ACC、Vpeak 的降低均与 LVEF 下降有很好的相关性，故降主动脉 ACC 及 Vpeak 可以作为反映左室收缩功能变化的指标。Niemes 等应用三维斑点追踪显像技术探讨了健康人群的左心室扭转参数与主动脉弹性参数之间的相关性，研究结果表明两者具有显著相关性，主动脉弹性降低（僵硬度升高）会导致心尖旋转及左室扭转幅度增大，即主动脉弹性参数（包括主动脉应变、主动脉僵硬度指数、主动脉扩张性）也可以反映左心室收缩功能的变化。

实时三维超声心动图通过获取单心动周期心脏的全容积图像，准确评估左心室容积及左心室射血分数，可以较精确地反映左心室收缩功能的变化，研究表明其测量结果与心脏磁共振检查有良好的一致性。

二、评价左心室舒张功能的指标

传统超声心动图主要是通过二尖瓣舒张期脉冲多普勒频谱的参数 E 峰、A 峰、E/A、DT 等来评估左心室舒张功能，但这些参数易受年龄、容量负荷、心率、瓣膜情况的影响，故对左心室舒张功能的评估存在一定的限制。近年来随着对左心室舒张功能的深入研究，发现了更多的能优化评估舒张功能的指标。

1. 二尖瓣环运动频谱　应用组织多普勒技术（DTI）检测的二尖瓣环运动频谱评价左心室舒张功能是一种简便实用的新方法。二尖瓣环运动频谱反映了左心室的机械运动并通过瓣环运动速度、时相和位移的改变来显示左心室的舒张功能。一般选择心尖四腔切面室间隔和左心室侧壁的二尖瓣环部位，获得二尖瓣环运动频谱，通常由三个主波组成：收缩期 Sa 波，舒张早期 e′ 波，舒张晚期 a′ 波。正常情况下，所有部位 e′/a′>1。随着年龄增长和心肌松弛性的下降，限制性心肌病和左心室肥厚时，e′ 速度减低。舒张早期二尖瓣血流峰速度（E）/舒张早期二尖瓣环速度（e′），即 E/e′ 被 ESC 推荐为预测左心室舒张末压的

有效指标。E/e′<8 时，可排除左心室舒张功能异常；E/e′>15 时，考虑存在舒张功能不全；8≤E/e′≤15，为灰色区域，需要合并其他超声指标诊断。二尖瓣环组织多普勒频谱受左心室充盈状况和左心房压影响较小，因此可以显示一些多普勒法假性正常的舒张功能异常。若多普勒测定的二尖瓣血流频谱中 E>A，DTI 测得的二尖瓣环运动频谱中 e′>a′，则表明舒张功能正常；若 E<A 且 e′<a′，则提示左心室舒张功能明显受损；若 E>A 而 e′<a′，则为左心室舒张功能减退受血流充盈和左心房压的影响而出现假性正常化。

2. 肺静脉血流频谱　肺静脉血流记录的是左心房的充盈情况，取决于左心室舒张、右心室收缩、左心房压力及左心房舒缩力等众多因素。由于能通过反映左心房的充盈间接反映左心室的舒张功能变化，因此能鉴别由左心房压力增加引起的二尖瓣血流图假性正常化。正常的肺静脉血流图包括收缩期 S 波、舒张期的 D 波和心房收缩期的逆向 Ar 波。测量 S、D 波峰值速度比值 S/D，Ar 的峰值流速，二尖瓣 A 波持续时间（Ad），肺静脉逆向血流持续时间（Ard-Ad）。当（Ard-Ad）>30ms，提示左心室舒张末压力（LVEDP）升高，该指标不但适用于射血分数正常患者，还可以准确评价二尖瓣疾病和肥厚型心肌病患者的舒张功能。在一度房室传导阻滞和窦性心动过速、心房颤动时，Ard-Ad 不能反映左心室充盈压。左心房顺应性减低和压力的升高导致 S 波速度减低，D 波速度增加，S/D<1。

3. 左心室解旋率　左心室旋转与扭转达到峰值之后，出现解旋运动，解旋可以评价左心室舒张期弹性回缩和虹吸。心室解旋主要发生在等容舒张期。迅速的弹性回缩释放了扭转时储存的弹性势能，使舒张期心室内的压力梯度和心房心室间的压力梯度叠加，造成抽吸作用，从而引起左心室早期充盈。解旋率定义为等容舒张期单位时间（ms）内左心室短轴切面解旋的速度，可以利用二维或三维斑点追踪显像技术获得。研究表明解旋率评价等容舒张期内的左心室功能变化，早于血流和组织运动开始，比传统的 E 峰、A 峰及 E/A 指标更敏感。

4. 心脏形态学超声指标　心脏形态学超声指标如左心室质量、左心房容积等，可评价左心室舒张功能。尤其是应用实时三维超声技术可以准确评估左心室、左心房的大小、容积等参数。一项应用实时三维超声该技术的研究显示，左心房容积变化与左心室舒张功能显著相关，与左心房最大容积相比，左心房最小容积的增加与左心室舒张功能受损的相关性更显著。

（苏秀秀　方跃华）

12. 降脂药物联合应用注意事项

目前动脉粥样硬化性心血管疾病（ASCVD）已经成为全球第一大死因，调脂治疗尤其是降低低密度脂蛋白胆固醇（LDL-C）是预防和治疗的关键。由于大量循证医学证据表明他汀类药物在降低 LDL-C 水平和心血管疾病一级预防、二级预防方面具有较大优势，已被公认为心血管疾病的标准治疗。有研究表明 LDL-C<70 mg/dl 可以减少心脑血管事件，LDL-C 下降>50% 可以阻止动脉粥样硬化斑块进展，但是临床实践中他汀类药物单药治疗 LDL-C 达标率不足50%。究其原因：①他汀类药物剂量加倍仅能使 LDL-C 获得额外 5%～7% 的减少；②部分患者不能耐受高剂量的他汀治疗。这就为联合调脂治疗提供了发展空间。理论上分析联合应用降脂药物不仅可以强化降低 LDL-C 水平，增加 LDL-C 的达标率，还可以减少他汀单药使用剂量，避免严重不良反应；而且

对于严重混合型高脂血症患者，可以优化血脂谱，减少心血管事件，是潜在的有希望的临床治疗策略。

由于他汀类药物在 ASCVD 中的基石地位，降脂药物联合治疗方案确切地说是指在他汀的基础上联合另一类非他汀降脂药物。目前临床可供选择的非他汀类降脂药物主要包括 ω-3 脂肪酸、贝特类、烟酸、依则麦布、胆酸螯合剂。在选择联合上述哪一类非他汀降脂药物时我们除了要关注该药物对血脂谱的作用特点（表 5-1），还必须注意以下 3 个问题：①我们所选择的非他汀降脂药物能独立降低心血管事件么？②该类降脂药物与他汀类药物联合后能降低心血管事件和全因死亡率么？③该类降脂药物与他汀类药物联合用药安全么？本文将从以上 3 个问题出发，总结一下联合用药的现状。

表 5-1　美国血脂异常主要药物对于各脂质成分的治疗效果

	LDL-C	非 HDL-C	HDL-C	三酰甘油
他汀类药物	↓18%～55%	↓15%～51%	↑5%～15%	↓7%～30%
胆酸螯合剂	↓15%～30%	↓4%～16%	↑3%～5%	↑0%～10%
烟酸类药物	↓5%～25%	↓8%～23%	↑15%～35%	↓20%～50%
纤维酸类药物	↓5%～↑20%*	↓5%～19%	↑10%～20%	↓20%～50%
胆固醇吸收抑制剂	↓13%～20%	↓14%～19%	↑3%～5%	↓5%～11%
长链 Ω-3 脂肪酸药物	↓6%～↑25%*	↓5%～14%	↓5%～↑7%	↓19%～44%

* 若患者三酰甘油水平过高，服用纤维酸类药物或长链 Ω-3 脂肪酸药物会升高 LDL-C 水平。但是若长链 Ω-3 脂肪酸药物仅含二十碳五烯酸不含二十二碳六烯酸，则不会有上述不良反应

一、ω-3 脂肪酸(omega-3 Fatty Acids)

ω-3 脂肪酸，如二十二碳六烯酸［docosahexaenoic acid(DHA)］和二十碳五烯酸［eicosapenatenoic acid (EPA)］，可以呈剂量依赖性的降低三酰甘油水平，但是对于 LDL-C 和 HDL-C 作用较弱，甚至部分制剂轻度升高了 LDL-C 水平。前瞻性队列研究结果表明250mg/dDHA 和(或)EPA 可以减少冠状动脉死亡风险达 36%。然而，在既往大多数评估 ω-3 脂肪酸的随机试验中仅有限比例的患者应用了他汀类药物。近

期旨在评估在他汀基础上加用 ω-3 脂肪酸临床疗效的试验结果表明：加用 ω-3 脂肪酸未能进一步减少心血管事件，或者仅有轻度获益。

近来人们比较关注 ω-3 脂肪酸带来的副作用，如继发于抗血小板作用而引发的出血性脑卒中、不良代谢反应尤其是糖尿病，特别是来源于动物的 ω-3 脂肪酸带来的免疫抑制活性和继发于氧化损伤的潜在致癌作用。然而，这些不良反应仅发生在非常高的剂量情况下，远高于自然摄取的剂量或处方剂量。而且，对于特定的急性冠状动脉综合征患者来说其抗血小

板作用可能是有益的,而非有害的。ω-3脂肪酸的另一个重要优势是在联合用药时与他汀类或其他类降脂药物无明显的相互作用,没有增加额外的不良反应。植物来源与海产品来源的ω-3脂肪酸在疗效和作用机制上存在差别,即使均来自海产品的不同类型ω-3脂肪酸亦存在差别(如DHA和EPA)。总体来说,制剂越纯,耐受性越好,EPA不像DHA一样,很少出现LDL-C升高。FDA近期根据ANCHOR and MARINE试验的阳性结果批准了二十碳五烯酸乙酯(Vascepa AMR-101)上市。在上述研究中二十碳五烯酸乙酯表现出很好的耐受性,主要的不良反应为关节痛。总体证据表明ω-3脂肪酸在常规处方剂量无论是单用还是联合他汀应用都是比较安全的,不会引起不利的健康风险。

二、贝特类(fibrates)

贝特类即纤维酸衍生物,不但可以降低三酰甘油(triglycerides,TG),也可以降低LDL-C,作为单药治疗,贝特类可以减少心血管事件10%~15%。一些研究提示这一疗效在低HDL-C和高TG患者中会更显著;然而,在另外一些试验中却未得到确认。在过去的几年里贝特类已经完成了一些大型临床试验。在这些试验中仅控制糖尿病心血管风险行动(AC-CORD)试验对所有入选患者评估了贝特类与常规他汀类联合治疗。因此,这项研究对于临床实践意义重大。ACCORD比较了贝特类和辛伐他汀联用与辛伐他汀单用对2型糖尿病心血管事件高危患者的疗效。主要终点是首发非致死性心肌梗死、非致死性脑卒中或心血管源性死亡。平均随访4.7年。结果表明增加贝特类药物尽管获得了HDL-C 2%升高,TG15%降低,但是并没有减少主要终点事件或次要终点事件。

相对于单药治疗,他汀类与贝特类联合应用增加安全风险。对一项保险索赔数据库研究发现,在2004—2007年大约600 000例患者新近应用了他汀类、贝特类,以及他汀联合贝特类,随访记录了他们因横纹肌溶解,肾脏损害,肝脏损伤或胰腺炎的住院情况。肾脏损伤的事件率他汀联用贝特类与他汀单药比较为1.47(95% CI 1.12~1.93),胰腺炎为2.87(95% CI 2.05~4.02),增加贝特类并没有加重他汀类的肝脏毒性。现在尚未确定不同特征人群与这些增加的风险之间的相关程度。接受联合治疗的患者更可能患有高三酰甘油血症。横纹肌溶解发生风险,吉非罗齐高于非诺贝特。由于存在肌病和横纹肌溶解的高风险,联合应用辛伐他汀与吉非罗齐目前被列

为禁忌。与他汀类联合应用目前推荐新的贝特类如非诺贝特。

三、烟酸(niacin)

20世纪50年代烟酸已经被用于降低胆固醇。除了降低LDL-C,烟酸是最有效的升高HDL-C制剂。研究如冠心病药物治疗方案(the Coronary Drug Project)表明烟酸单药治疗可以显著降低心肌梗死和脑卒中事件。

不幸的是,尽管烟酸拥有悠久的临床应用历史,但是与其他制剂联合应用的临床获益的数据却非常有限。近期,由于无效性,AIM-HIGH研究(the Atherothrombosis Intervention in Metabolic syndrome with low HDL-C/high triglycerides;Impact on Global Health outcomes)被独立数据安全委员会提前18个月终止了。该研究纳入3414例低HDL-C水平、高TG水平的稳定性冠心病患者,试验中期分析结果显示,他汀类药物治疗基础上加用缓释型烟酸可以显著升高HDL-C水平,但并不能进一步降低心血管事件风险。虽然对该研究的样本数量和研究设计各有评说,但2012年公布的HPS2-THRIVE(The Treatment of HDL-C to Reduce the Incidence of Vascular E-vents)研究再次令人失望。HPS2-THRIVE研究是迄今为止最大规模的以烟酸作为心脏保护剂的随机试验,入选25673例心血管病高危患者,随机接受辛伐他汀或辛伐他汀加缓释烟酸(extended release dos-age,ER)和罗皮兰(laropiprant,选择性前列腺素2受体抑制剂,可以减少前列腺素介导的面部潮红)。平均随访3.9年,结果显示联合药物治疗较单用他汀升高HDL-C约14%,但未能显示出进一步减少主要联合终点(冠心病死亡、非致死性心肌梗死、卒中或血管重建术),且还有可能增加某些非致死性严重不良事件的发生。

2012年ESC公布辛伐他汀40mg联合烟酸加罗皮兰组患者肌病发生率为0.5%。然而,这些病例绝大部分来自中国人群。尽管烟酸治疗引起肌痛的不良反应已经列出,尤其是缓释烟酸(sustained release,SR),但是临床试验却没有发现烟酸增加肌痛的发生。在美国FDA报道的871例他汀相关的横纹肌溶解事件中,仅有4例烟酸被列为潜在的相关药物。烟酸可能会引起部分患者肝脏氨基转移酶增高,显著升高多见于缓释剂型(SR)。在冠心病药物治疗方案(Coronary Drug Project)中快速释放烟酸(immediate-release,IR)可引起肝脏氨基转移酶轻度升高,但是与安慰剂比较黄疸很少见。缓释烟酸(ER)引起氨基转

移酶升高超过正常上限3倍的发生率低于1％,无肝衰竭相关病例报道。缓释烟酸(1.5 g/d)有引起严重的肝细胞毒性和暴发性肝衰竭的相关病例报道。相反,在Shah等的缓释烟酸(ER)研究中没有肝炎相关的不良反应发生。然而,与他汀剂量加倍的患者比较,较大比例的缓释烟酸(ER)联合他汀治疗的患者发生了超过3倍正常上限的ALT和(或)ASL升高。与其他缓释烟酸研究结果相一致,所有ALT/AST升高患者均无临床症状,停药后恢复正常。

四、依折麦布(ezetimibe)

依折麦布是胆固醇吸收抑制剂,在他汀基础上可使LDL-C下降15％~20％。2项随机试验评估了依折麦步联合辛伐他汀与安慰剂比较对临床终点事件的影响:SEAS(The Simvastatin and Ezetimibe in Aortic Stenosis)试验入选了1873例轻至中度无症状主动脉狭窄患者,结果表明辛伐他汀联合依折麦步与安慰剂比较显著降低了缺血性心血管次级终点事件的发生率22％,但是并没有影响主要终点事件(主动脉瓣事件和缺血事件的复合终点)。SHARP(the Study of Heart and Renal Protection)研究入选了9270例无已知心肌梗死或冠状动脉重建术的慢性肾脏疾病患者,随机分配到辛伐他汀加依折麦步组或安慰剂组。辛伐他汀联合依折麦步显著降低了主要终点事件(非致死性心肌梗死或冠状动脉死亡、非出血性脑卒中或任意动脉血管重建术)(13.4％ vs 11.3％,$P=0.002$),并且主要终点加非冠状动脉心源性死亡、出血性脑卒中亦明显减少(17.6％ vs 15.1％,$P=0.001$)。与安慰剂比较,辛伐他汀联合依折麦步组癌症、肌病或肝脏不良反应的发生率并未明显增高。这些结果值得关注,因为先前的针对慢性终末期/前期[(pre-)terminal]肾脏疾病的强效他汀试验没有阐明心血管事件的减少。然而,尽管依折麦步已经在临床实践中应用近10年,没有试验证明在应用他汀的情况下加用该药物增加获益。IMPROVE-IT试验(The IMProved Reduction of Outcomes:Vytorin Efficacy International Trial)将有助于澄清这一重要疑问。这项试验入选了超过18 000例发病10 d内的急性冠状动脉综合征稳定患者,随机分配到依折麦步组或安慰剂组,所有患者均接受高剂量辛伐他汀治疗。结果预期在2014年末公布。

依折麦步单药治疗的肌病发生率非常低为0.2％,安慰剂为0.1％。系统回顾18项临床试验,入选14 000余例患者,结果表明在他汀基础上加用依折麦步没有增加肌病的发生。近期对SHARP研究的分析表明依折麦步增加肌病的额外风险是1/10 000。

依折麦步单药引起肝脏氨基转移酶明显升高的发生率非常低(0.5％,安慰剂0.3％)。依折麦步和他汀联合应用与血清氨基转移酶升高有关(1.3％,他汀单药0.4％),有个别报道依折麦步与辛伐他汀联用发生严重肝损害。

对于基线肾功能正常的患者,没有证据提示依折麦步会增加肾脏损伤风险。UKHARP-Ⅱ(The Second United Kingdom Heart and Renal Protection)研究比较了对于血浆肌酐水平>1.7 mg/dl(150 mmol/L)的患者依折麦步/辛伐他汀联合与辛伐他汀单用的作用,没有发现加速肾脏疾病进展或增加透析风险。尽管在肾移植患者中依折麦步与某些免疫抑制药物之间存在药代动力学方面的相互作用,但是在临床实践中似乎没有意义。与此相似,依折麦步联合贝特类亦未影响肾功能。

在SEAS试验中辛伐他汀与依折麦步联合增加了癌症和癌症死亡的风险,但是来自更多地近期临床试验包括SHARP和IMPROVE-IT的癌症发生率数据并没证实上述发现。

五、胆酸螯合剂(bile acid sequestrants, BAS)

胆酸螯合剂是带正电荷的难以消化的树脂,在肠道内可以与负电荷胆酸结合,因此阻碍胆酸的再吸收。胆酸螯合剂/胆酸结合复合物被分泌到粪便中,导致内源性胆酸池的消耗和胆固醇向胆酸转换的上调;而且,肝脏清除LDL增加,胆固醇逆向转运上调。长期以来BAS被认为是安全而有效的降脂药物。当前市场上销售的有考来替泊、考来烯胺、考来维仑3种。考来维仑胆酸结合作用比老一代BAS强4~6倍。LRC考来烯胺对高脂血症患者影响的研究(The Lipid Research Clinics study of the effect of cholestyramine in hypercholesterolemic patients)是第一项表明考来烯胺可以降低血脂,减少心血管死亡的临床试验。然而,在这项里程碑式研究中全因死亡率并未减少。尽管给予应用他汀的患者BAS可以进一步降低LDL-C,但是没有研究显示他汀联合BAS可以进一步减少临床事件。

BAS临床应用限制主要由于药物体积大、口感差及胃肠胀气、便秘和肠梗阻等胃肠道不良反应。考来维仑是聚合体形式,禁止应用于有肠梗阻病史的患者,慎用于吞咽困难、严重的胃肠动力紊乱或重要的胃肠道手术患者。所有BAS均有引起一过性轻度肝酶升高的报道。BAS可能加重高三酰甘油血症,尤其是高于 200 mg/dl 的患者。虽然 BAS 既不被吸收也不被代谢,但是该类药物可以与联合应用的药物非特异性结合,尤其是酸性药物,从而减少联合药物的生物利用度。总之,建议 BAS 在其他药物服用前 1～2 h 或服用后 4 h 应用,减少潜在的结合作用。在长期应用 BAS 治疗的患者建议补充脂溶性维生素。

除上述非他汀降脂药物外,目前 PCSK9 抑制剂被认为是最有前景的新一代降脂药物。PCSK9(Proprotein Convertase Subtilisin/Kexin type 9,前蛋白转化酶枯草杆菌蛋白酶 0)是由肝脏合成的蛋白酶。该酶经分子内自身催化切开后分泌入血,与肝细胞表面低密度脂蛋白受体结合,促进低密度脂蛋白受体降解,致使 LDL-C 升高。大量的基础研究和临床试验结果表明,外源性干预措施抑制 PCSK9 活性后,可加速血浆低密度脂蛋白清除,从而产生良好的降脂效果。近期先后公布的多项临床试验(LAPLACE-2,DESCARTES,MENDEL-2,RUTHERFORD-2,GAUSS-2等)初步论证了 PCSK9 抑制剂的降胆固醇作用,结果表明此类药物降低 LDL-C 的幅度可高达 50％以上,且耐受性良好。来自美国爱荷华大学的 Robinson 教授等进行的 LAPLACE-2 研究(PCSK9 单抗抑制剂联合他汀治疗降低 LDL-C 评估),结果表明对于高胆固醇血症和混合型高脂血症患者,中等或高强度他汀联合 Evolocumab(AMG 145)治疗 12 周可以进一步降低 LDL-C 水平。该联合治疗长期临床转归和安全性有待进一步研究证实。

考虑到临床有较大部分他汀单药治疗患者没有达到指南推荐的血脂水平,联合降脂治疗是有前景的治疗策略,有希望成为标准治疗。如果未来指南推荐更低的 LDL-C 靶标,联合治疗将会变得更加重要。但是,他汀类药物在降低心血管事件和死亡率方面明显优于非他汀类药物,高剂量他汀临床试验比在他汀治疗基础上联合非他汀药物的临床试验获得更大成功。所以,在联合应用前应充分考虑风险获益比。对于血脂未达标和(或)不能耐受足量他汀剂量的高风险患者,在他汀单药治疗基础上联合其他调脂药物才会被考虑。未来,期待更多新型降脂药物问世,降脂药物联合应用能够拥有更多临床获益的直接证据。

(席 锐)

参 考 文 献

[1] Attainment of optional low-density lipoprotein cholesterol goal of less than 70 mg/dl and impact on prognosis of very high risk stable coronary patients: a 3-year follow-up. Rallidis LS1, Kotakos C, Sourides V, Varounis C, et al. Expert Opin Pharmacother, 2011, 12 (10): 1481-1489.

[2] Impact of the attainment of current recommended low-density lipoprotein cholesterol goal of less than 70 mg/dl on clinical outcomes in very high-risk patients treated with drug-eluting stents. Kim BK1, Kim DW, Oh S, et al. Yoon SJ, Park S, Jeon DW, Yang JY. Coron Artery Dis, 2010, 21(3): 182-188.

[3] Effect of intensive compared with moderate lipid-lowering therapy on progression of coronary atherosclerosis: a randomized controlled trial. Nissen SE1, Tuzcu EM, Schoenhagen P, et al. JAMA, 2004, 291(9): 1071-1080.

[4] Wierzbicki AS. A fishy business: omega-3 fatty acids and cardiovascular disease. Int J Clin Pract, 2008, 62: 1142-1146.

[5] Mozaffarian D, Rimm EB. Fish intake, contaminants, and human health: evaluating the risks and the benefits. JAMA, 2006, 296: 1885-1899.

[6] Burr ML, Fehily AM, Gilbert JF, et al. Effects of changes in fat, fish, and fibre intakes on death and myocardial reinfarction: diet and reinfarction trial (DART). Lancet, 1989, 2: 757-761.

[7] Gruppo Italiano per lo Studio della Sopravvivenza nell' Infarto miocardico. Dietary supplementation with n-3 polyunsaturated fatty acids and vitamin E after myocardial infarction: results of the GISSI-prevenzione trial. Lancet, 1999, 354: 447-455.

[8] Rauch B, Schiele R, Schneider S, et al. OMEGA, a randomized, placebo-controlled trial to test the effect of highly purified omega-3 fatty acids on top of modern guideline-adjusted therapy after myocardial infarction. Circulation, 2010, 122: 2152-2159.

[9] Kromhout D, Giltay EJ, Geleijnse JM. n-3 fatty acids and cardiovascular events after myocardial infarction. N Engl J Med, 2010, 363: 2015-2026.

[10] Yokoyama M, Origasa H, Matsuzaki M, et al. Effects of eicosapentaenoic acid on major coronary events in hypercholesterolaemic patients (JELIS): a randomised open-label, blinded endpoint analysis. Lancet, 2007, 369: 1090-1098.

[11] Glauber H, Wallace P, Griver K, et al. Adverse meta-

bolic effect of omega-3 fatty acids in non-insulin-dependent diabetes mellitus. Ann Intern Med,1988,108(5):663-668.

[12] Annuzzi G,Rivellese A,Capaldo B,et al. A controlled study on the effects of x-3 fatty acids on lipid and glucose metabolism in non-insulin-dependent diabetic patients. Atherosclerosis,1991,87(1):65-73.

[13] Kaushik M,Mozaffarian D,Spiegelman D,et al. Long-chain omega-3 fatty acids,fish intake,and the risk of type 2 diabetes mellitus. Am J Clin Nutr,2009,90(3):613-620.

[14] Wu JH,Micha R,Imamura F,et al. Omega-3 fatty acids and incident type 2 diabetes:a systematic review and meta-analysis. Br J Nutr, 2012, 107 (Suppl 2):S214-227.

[15] Pedersen HS,MulvadG,SeidelinKN,et al. x-3 fatty acids as a risk factor for haemorrhagic stroke. Lancet,1999,353(9155):812-813.

[16] Gajos G,Zalewski J,Rostoff P,et al. Reduced thrombin formation and altered fibrin clot properties induced by polyunsaturated omega-3 fatty acids on top of dual antiplatelet therapy in patients undergoing percutaneous coronary intervention (OMEGA-PCI clot). Arterioscler Thromb Vasc Biol,2011,31(7):1696-1702.

[17] Roth EM,Bays HE,Forker AD,et al. Prescription omega-3 fatty acid as an adjunct to fenofibrate therapy in hypertriglyceridemic subjects. J Cardiovasc Pharmacol,2009,54(3):196-203.

[18] Davidson MH,Stein EA,Bays HE,et al. Efficacy and tolerability of adding prescription omega-3 fatty acids 4 g/d to simvastatin 40 mg/d in hypertriglyceridemic patients:an 8-week,randomized,double-blind,placebo-controlled study. Clin Ther, 2007, 29 (7):1354-1367.

[19] Nambi V,Ballantyne CM. Combination therapy with statins and omega-3 fatty acids. Am J Cardiol,2006,98(4A):34i-38i.

[20] Kroes R,Schaefer EJ,Squire RA,et al. A review of the safety of DHA45-oil. Food Chem Toxicol,2003,41(11):1433-1446.

[21] Bays HE. Safety considerations with omega-3 fatty acid therapy. Am J Cardiol,2007,99(6A):35C-43C.

[22] Wang C,Harris WS,Chung M,et al. x-3 fatty acids from fish or fish-oil supplements,but not alpha-linolenic acid,benefit cardiovascular disease outcomes in primary-and secondary-prevention studies:a systematic review. Am J Clin Nutr,2006,84(1):5-17.

[23] Wei MY,Jacobson TA. Effects of eicosapentaenoic acid versus docosahexaenoic acid on serum lipids:a systematic review and meta-analysis. Curr Atheroscler Rep,2011,13(6):474-483.

[24] Anderson BM,Ma DW. Are all x-3 polyunsaturated fatty acids created equal? Lipids Health Dis,2009,8:33.

[25] Mozaffarian D,Wu JH. (x-3)fatty acids and cardiovascular health:are effects of EPA and DHA shared or complementary? J Nutr,2012,142(3):614S-625S.

[26] Bays HE,Ballantyne CM,Kastelein JJ,et al. Eicosapentaenoic acid ethyl ester(AMR101)therapy in patients with very high triglyceride levels(from the multi-center, plAcebo-controlled, randomized, double-blINd, 12-week study with an open-label extension [MARINE] trial). Am J Cardiol, 2011, 108 (5):682-690.

[27] Ballantyne CM,Bays HE,Kastelein JJ,et al. Efficacy and safety of eicosapentaenoic acid ethyl ester (AMR101)therapy in statintreated patients with persistent high triglycerides(from the ANCHOR study). Am J Cardiol,2012,110(7):984-992.

[28] Smuts CM,Huang M,Mundy D,et al. A randomized trial of docosahexaenoic acid supplementation during the third trimester of pregnancy. Obstet Gynecol,2003,101(3):469-479.

[29] Jun M,Foote C,Lv J,et al. Effects of fibrates on cardiovascular outcomes:a systematic review and meta-analysis. Lancet,2010,375:1875-1884.

[30] Ginsberg HN,Elam MB,Lovato LC,et al. Effects of combination lipid therapy in type 2 diabetes mellitus. N Engl J Med,2010,362:1563-1574.

[31] Chang JT,Staffa JA,Parks M,et al. Rhabdomyolysis with HMG-CoA reductase inhibitors and gemfibrozil combination therapy. Pharmacoepidemiol Drug Saf,2004,13(7):417-426.

[32] Alsheikh-Ali AA,Kuvin JT,Karas RH. Risk of adverse events with fibrates. Am J Cardiol,2004,94(7):935-938.

[33] Enger C,Gately R,Ming EE,et al. Pharmacoepidemiology safety study of fibrate and statin concomitant therapy. Am J Cardiol,2010,106(11):1594-1601.

[34] Jones PH,Davidson MH. Reporting rate of rhabdomyolysis with fenofibrate ? statin versus gemfibrozil ? any statin. Am J Cardiol, 2005, 95 (1):120-122.

[35] Program NCE. Executive summary of the third report of the National Cholesterol Education Program

（NCEP）expert panel on detection, evaluation, and treatment of high blood cholesterol in adults（adult treatment panel Ⅲ）. JAMA,2001,285:2486-2497.

[36] Vega GL,Grundy SM. Lipoprotein responses to treatment with lovastatin,gemfibrozil,and nicotinic acid in normolipidemic patients with hypoalphalipoproteinemia. Arch Intern Med,1994,154:73-82.

[37] Hochholzer W,Berg DD,Giugliano RP. The facts behind niacin. Ther Adv Cardiovasc Dis, 2011, 5: 227-240.

[38] Coronary Drug Project Research Group. Clofibrate and niacin in coronary heart disease. JAMA, 1975, 231:360-381.

[39] Boden WE,Probstfield JL,Anderson T,et al. Niacin in patients with low HDL cholesterol levels receiving intensive statin therapy. N Engl J Med,2011,365: 2255-2267.

[40] The role of niacin in raising high-density lipoprotein cholesterol to reduce cardiovascular events in patients with atherosclerotic cardiovascular disease and opti-mally treated low-density lipoprotein cholesterol: baseline characteristics of study participants. The Atherothrombosis Intervention in Metabolic syndrome with low HDL/high triglycerides: impact on Global Health outcomes（AIM-HIGH）trial. Am Heart J, 2011,161:538-543.

[41] HPS2-THRIVE randomized placebo-controlled trial in 25 673 high-risk patients of ER niacin/laropiprant: trial design,pre-specified muscle and liver outcomes, and reasons for stopping study treatment. Eur Heart J,2013,34:1279-1291.

[42] European Society of Cardiology: HPS2 THRIVE. Treatment of HDL to Reduce the Incidence of Vascular Events. Available at http://www. escardio. org/ congresses/esc-2012/congressreports/Pages/709-4-HPS2-THRIVE. aspx. Accessed September 4th 2012.

[43] McKenney JM,Proctor JD,Harris S,et al. A comparison of the efficacy and toxic effects of sustained-vs immediate-release niacin in hypercholesterolemic patients. J Am Med Assoc,1994,271(9):672-677.

13. 主动脉瓣狭窄评估方式进展

主动脉瓣狭窄(aortic stenosis,AS)是最常见的瓣膜病之一。在我国随着社会经济和人民生活水平的不断提高,AS的病因也发生了变化,除风湿性心脏病以外,由老年退行性和先天性二叶畸形钙化所引起的AS比例在不断增加。AS患者一旦出现心绞痛、晕厥、心力衰竭等临床症状,平均生存期仅2~5年。临床上对这些患者适时地选择介入或手术治疗,可以明显提高患者的生存预期,并且改善患者的生活质量,因此对AS程度的评估显得尤为重要。

一、经胸二维超声心动图(TTE)

经胸二维超声心动图是目前临床上AS评估的常规方法。它可以对AS做出定性诊断,并对引起AS的病因做出鉴别诊断。此外还可观察室壁的运动状态和厚度、各房室腔的大小、其余心瓣膜的结构功能,对患者的心功能、AS引起的继发改变和其他合并病变进行评估。

在胸骨旁大动脉短轴切面,可以显示主动脉瓣的瓣叶数目、解剖结构、主动脉瓣开放面积。但是在重度AS病例中,瓣叶的解剖结构被严重破坏,瓣叶之间互相融合钙化,有时难以判别确切的瓣叶数目。与二尖瓣狭窄不同,AS时瓣膜变形严重、瓣膜边缘不易辨别、瓣口形状不规则,定位瓣口开放最受限的切面有困难,所以单独使用经胸二维超声来评估AS程度,准确性和重复性都较差。

二、多普勒超声

多普勒超声心动图是目前临床上使用最广泛的评估AS程度的方法。

(一)主动脉瓣跨瓣压差

使用连续频谱多普勒技术,在心尖五腔心切面的主动脉瓣口处可以测得主动脉瓣收缩期的高速射流频谱。通常情况下,瓣口狭窄程度越重,流速越大。使用简化Bernoulli方程($\Delta P = 4V_{max}^2$)可以通过主动脉瓣口最大流速来推算主动脉瓣口两侧的瞬间最大压差。另外描记主动脉瓣口血流频谱的轮廓,可以通过面积积分软件,推算出主动脉瓣口两侧的平均压差。根据主动脉瓣跨瓣压差,可以定量的评估AS程度(表5-2)。

运用跨瓣压差法来评估AS程度操作简便,所需测量的参数少,因此产生的人为误差小,重复性好,而且连续频谱多普勒法与心导管法测得的跨瓣压差有良好的相关性。但从生理学上说,这两种方法测量的并非同一指标。当使用两根导管同时测量左心室和主动脉根部压力时会发现,两者出现最大压力的时间并不一致。换而言之,心导管法测得的左心室-主动脉根部最大压差,是两个不同时间点的压力差,时间上这个差值并不存在,而多普勒超声测得的压差是真实存在的最大压力差值。当然多普勒压差法也存在很多局限性。

首先,多普勒技术要求探测声束的方向与血流束的方向平行,否则会低估血流速度。AS时受瓣口形态不规则的影响,高速血流束的方向可能会发生偏心改变,当两者之间的夹角>20°时,会显著低估主动脉瓣的狭窄程度。

表5-2 AS程度的定义

	正常	轻度	中度	重度
平均跨瓣压差(mmHg)	0	<20	20~39	≥40
经瓣口最大流速(m/s)	<2.0	2.0~2.9	3.0~3.9	≥4.0
瓣口面积(cm²)	3.0~4.0	1.6~2.0	1.0~1.5	≤1.0
瓣口面积指数*(cm²/m²)		>0.85	0.60~0.85	<0.60

* 瓣口面积/体表面积

其次,影响主动脉瓣的跨瓣压差的因素较多,主要包括心率、基础心律、容量负荷、心功能、血压、其他心瓣膜功能等。由此可以解释在合并二尖瓣狭窄的患者中,因为左心室容量负荷的减少,使主动脉瓣跨瓣压差降低,从而低估了 AS 的程度。与此相比,更多见的是在左心室收缩功能衰竭的患者中(LVEF<50%时),即使存在严重的 AS,主动脉瓣跨瓣压差也可不明显升高。

最后,使用简化 Bernoulli 方程计算两点之间压差的前提是:一点的流速远大于另一点($V_1 \geqslant V_2$),从而将 $\Delta P = 4(V_{1max}^2 - V_{2max}^2)$ 中 V_{2max}^2 忽略不计。但当 AS 同时合并肥厚型梗阻性心肌病或先天性主动脉瓣瓣下狭窄时,左心室流出道的流速明显增快,不能被忽略,如果使用简化 Bernoulli 方程会造成明显计算误差。

(二)主动脉瓣口面积

理论上主动脉瓣口面积应该是判断 AS 程度的最直接、最准确指标(表 5-3),连续方程法则是超声心动图评估 AS 瓣口面积的重要方法之一。根据经过左心室流出道的血流量等于经过主动脉瓣口的血流量(膜周部室缺、乏氏窦瘤破裂等除外),推导出两处的面积与各自流速积分的乘积应该相等,即:$AVA \times VTI_{AS} = CSA_{OT} \times VTI_{OT}$(AVA,主动脉瓣口面积;$VTI_{AS}$,主动脉瓣口血流速度积分;$CSA_{OT}$,左心室流出道面积;$VTI_{OT}$,左心室流出道处流速积分)。此方法准确性高,重复性好,与金标准的心导管 Gorlin 公式法的相关性好。

连续方程法的局限性主要有以下两点。

1. 需要测量的参数较多,因而造成测量误差的可能性就大。其中的主要误差来自 CSA_{OT}。评估时通过在胸骨旁左心室长轴切面测量左心室流出道直径(d),而后将左心室流出道的横断截面假设成圆形,由 $CSA_{OT} = \pi d^2/4$ 计算得来。但是解剖学研究发现真实的左心室流出道横断面为椭圆形,因此在运用连续方程时会低估左心室流出道面积,造成主动脉瓣口面积测量偏小,从而高估了主动脉瓣的狭窄程度。近期有研究对中至重度 AS 患者进行超声心动图和 MRI 检查,发现超声较 MRI 平均低估左心室流出道截面积 0.7 cm²,由此造成低估主动脉瓣面积 0.23 cm²。

2. 连续方程法测得的瓣口面积是瓣口在血流动力学上的有效通过面积,一般情况下略小于瓣口的解剖面积。但是当患者左心室收缩功能衰竭时(LVEF<50%),由于心肌收缩力弱、血流速度低、心排血量少可使主动脉瓣开放幅度减小,造成误判重度 AS,通常此时的平均跨瓣压差<40 mmHg。

(三)主动脉瓣阻抗

它相对不受流量的影响,而取决于平均压差和平均流速的比值,可以通过以下公式计算:阻抗 = ($\Delta P_{mean} / Q_{mean}$)×1333。研究表明主动脉瓣阻抗与主动脉瓣面积的关系可以表示为:阻抗 = $\dfrac{28\sqrt{mm}}{mm}$,但是目前没有证据表明主动脉瓣阻抗法优于连续方程法,因此在 2014 年 AHA/ACC 和 2012 年 ESC 的瓣膜病指南中都没有推荐此方法。

(四)左心室搏功损耗(stroke work loss,SWL)

这是一个在探究中的 AS 评估方法。左心室收缩做功所产生的能量用以打开主动脉瓣并将血液射入主动脉。在生理情况下,主动脉瓣叶纤细、顺应性高,仅消耗极少的一部分能量。但在 AS 时,主动脉瓣叶钙化僵硬,顺应性差,需要消耗更多的能量(表现为跨瓣压差的势能)。基于这一原理,SWL(%)公式中 P_{mean} 是平均跨瓣压差,SBP 是动脉收缩压。SWL 受血流量的影响较小,研究表明当 SWL>25% 时预后不佳。

(五)AT/ET 值

主动脉瓣血流加速时间(AT)与射血时间(ET)比值,正常范围在 0.26～0.40。AS 程度越重,AT 越长,AT/ET 值越大,一般 0.45～0.50 为轻度 AS,0.50～0.55 为中度 AS,>0.55 为重度 AS。

(六)能量丢失指数(energy loss index,ELI)

AS 时血流速度在主动脉瓣口至升主动脉之间减速,此时压差消失,一部分动能被转化成势能,或称为压力恢复,它可以用 ELI 来评估。AVA:主动脉瓣口面积,Aa:升主动脉窦管交界处的横截面积,BSA:体表面积。研究表明 ELI 每降低 1 cm²/m²,主动脉瓣事件的发生率增加 5.25 倍,全因死亡率增加 1.93 倍,死亡和因心力衰竭入院发生率增加 2.28 倍。

(七)瓣膜-动脉阻抗(valvuloarterial impedance,Z_{va})

$Z_{va}[mmHg/(ml \cdot m^2)]$ = (动脉收缩压 + 平均跨瓣压差)/每搏输出量/体表面积。现有的研究结果显示,AS 患者中 $Z_{va} \geqslant 5$ mmHg/(ml·m²)较 $Z_{va} < 5$ mmHg/(ml·m²)2 年生存率明显降低(82% vs 91%,$P=0.04$),Z_{va} 增高是全因死亡的独立危险因素(HR 1.48;95% CI 1.05～2.07;$P=0.025$)。$Z_{va} > 4.7$ mmHg/(ml·m²),是晕厥发生率增加的独立危险因素(OR 2.02,95% CI 1.54～2.64,$P<0.001$)。

三、小剂量多巴酚丁胺试验

主动脉瓣的瓣口面积与主动脉瓣的流量有明显

的相关性。一般情况下,流量越大,瓣口开放面积越大;但在重度 AS 时瓣膜的顺应性丧失,即使流量或压差增高,瓣口面积也无明显增加。2014 版的 AHA/ACC 瓣膜病指南中将小剂量多巴酚丁胺试验作为 IIa(B)级推荐给低流量/低压差的重度 AS 合并 LVEF 降低的患者。这部分患者主动脉瓣钙化,瓣口面积<1.0 cm^2,但主动脉瓣最大流速<4.0 m/s 或平均跨瓣压差<40 mmHg。由于同时存在左室收缩功能衰竭(LVEF$<50\%$),单独使用超声心动图鉴别瓣膜开放受限是源于重度 AS,还是低流量引起的假性重度 AS 是非常困难的。

在多巴酚丁胺试验中,如果主动脉瓣最大流速$\geq$4.0 m/s 时,瓣口面积仍<1.0 cm^2 被判定为"真性"重度 AS;若瓣口面积>1.0 cm^2,平均跨瓣压差无明显增加则为中度 AS 伴左心室收缩功能衰竭;若多巴酚丁胺加至峰值浓度[20 $\mu g/(kg \cdot min)$],主动脉瓣最大流速、平均跨瓣压差、瓣口面积均无明显改变,心排血量增加$<20\%$,则被认为缺乏心肌收缩储备或缺乏血流储备,且无论内科或外科治疗,预后很差。

四、经食管二维超声心动图(TEE)

TEE 没有被 AHA/ACC 和 ESC 的指南常规推荐,因为在对钙化严重的 AS 测量瓣口面积时,TEE 较 TTE 没有优势。但 TEE 可以较精确地测量主动脉瓣环径,评估受损瓣叶的解剖结构,所以在经导管主动脉瓣置入术(TAVI)的术前准备中被选择性的使用。

五、实时三维超声心动图(RT-3D)

尽管指南中没有将 RT-3D 技术推荐为评估 AS 的常规手段,但是 RT-3D 仍然有很好的应用前景。许多研究已经证实经胸 RT-3D 可以准确地评价主动脉瓣口面积,和经典的连续方程法相比,与导管"金标准"法具有更好的相关性。新近研究证实,经胸 RT-3D 还可在 TAVI 术前,精确的测量主动脉瓣环径,其测量结果与双源 CT 的结果相关性明显优于二维 TTE(0.86 vs 0.81,$P<0.001$)。经食管的 RT-3D 为准确测量 AS 的瓣口面积和瓣环径提供了可行性,并有可能在今后被作为 TAVI 术前的推荐检查。

六、双源 CT 和 MRI

双源 CT 成像速度快,受心率和心律的影响较

小。已有的研究结果显示,双源 CT 与 TTE 连续方程法具有良好的相关性,但测量的瓣口面积略大于连续方程法。因为 CT 测量的是瓣口解剖面积,而 TTE 连续方程法测量的是有效血流的瓣口面积,通常前者会略大于后者。而且如在前文所述,TTE 测量时会低估左心室流出道面积,造成测得的瓣口面积偏小。CT 可以定量的评估钙化的程度,近期的研究显示严重的、不对称的左心室流出道和瓣叶钙化会增加 TAVI 术后瓣周漏发生的概率。CT 对 AS 评估的另一优点在于,它可以同时对冠状动脉进行评估。但是 CT 检查时存在电离辐射,而且需要使用较大剂量的造影剂,有诱发造影剂肾病的潜在风险,这些因素限制了它在瓣膜病中的应用。

MRI 检查可以获得平行于主动脉瓣口的图像平面,可以测量出垂直于瓣膜的血流量,从而计算出瓣口面积,其测值结果与心导管和超声均有良好的相关性。但是 MRI 检查费时、费用较高、应用推广不够,且不能用于安装心脏起搏器或置入式除颤器的患者是它的缺点。

七、心导管检查

现有的超声技术一般已能准确评估 AS 程度,但是在超声图像质量差、瓣口血流束方向与多普勒取样线夹角过大的病例中,AS 的程度会被低估。鉴于 CT 和 MRI 对 AS 评估应用的局限性,当上述无创评估方法不能确定 AS 程度,或临床表现与无创检查结果不符合时,通过心导管技术使用 Gorlin 公式法评估 AS 是有必要的。

综上所述,经胸二维超声心动图和多普勒技术仍然是目前评估 AS 的主要手段。特别是主动脉瓣最大流速、平均跨瓣压差和连续方程法测量瓣口面积是目前瓣膜病指南中推荐使用的方法。小剂量多巴酚丁胺试验被推荐在 LVEF$<50\%$ 的 AS 患者中使用,以区别"真性"重度 AS 和由低心排血量引起的"假性"重度 AS。经胸和经食管的 RT-3D 超声心动图具有良好的发展前景,是将来 AS 评估方法研究的重点之一。双源 CT 和 MRI 技术是对现有 AS 评估方式的有利补充。

(方跃华)

14. 高胆固醇血症治疗展望:LDL/HDL

目前,我国人民的生活水平明显提高,老龄化社会正在形成。以往大量的研究证实,大多数随年龄增长相关的危险性增高归因于长期的致动脉粥样硬化高胆固醇血症血脂环境。为此,以控制血脂为中心的心血管疾病的预防工作刻不容缓。动脉粥样硬化是一种发病较早,长期存在,并持续进展的慢性疾病,常累及全身,可以在多个脏器引发相关的临床事件:卒中或 TIA、心绞痛和心肌梗死、间歇性跛行等。流行病学调查显示,我国以动脉粥样硬化为基础的缺血性心血管病的发病率正逐年升高。为此,结合动脉粥样硬化的发病机制,探寻如何有效防止血脂异常者发展为冠心病及其他动脉粥样硬化性疾病,已成为临床关注的热点。

一、循证确立他汀基础治疗地位

随着循证医学概念的兴起,临床试验成为评价各种干预措施的主要方法。自 1995 年 4S 研究公布以来,他汀类药物在相关治疗领域中的里程碑研究相继问世。他汀治疗除了显著降低胆固醇[特别是低密度脂蛋白胆固醇(LDL-C)]、防止甚至逆转动脉粥样硬化斑块的发展之外,还具有减少各种心脑血管风险的令人信服的证据。

4S,CARE、LIPID、HPS、GREACE、ALLIANCE、I-DEAL 等大规模随机对照临床试验证实,他汀已成为冠心病二级预防的基础治疗药物。WOSCOPS、AF-CAPS、PROSPER、HPS、ALLHAT、ASCOT-LLA、CARDS 研究证实动脉粥样硬化的一级预防中他汀能显著减少心血管事件风险。MIRACL、PROVEIT 以及 A to Z 研究证实 ACS 患者中,他汀能显著降低心血管事件风险。各样人群中,他汀均能显著降低卒中风险。因此,他汀类药物在动脉粥样硬化的一级和二级预防中有明显的作用,可显著减少致命或非致命的心肌梗死、心血管死亡以及脑卒中,降低总死亡率,从而成为动脉粥样硬化防治的基础用药,也是最有效的药物。Topol 教授指出,在动脉粥样硬化血管疾病的处理方面,他汀类药物减少主要血管事件,如死亡、心肌梗死和脑卒中的疗效,已超越所有其他类的药物。

LDL 是致动脉粥样硬化的基本因素,血管造影提示动脉粥样斑块的进展与 LDL-C 的水平密切相关。回顾 CHD 一级预防与二级预防的相关循证证据,不难发现,他汀类药物抗动脉粥样硬化的重要机制表现其能有效降低 LDL-C(图 5-2 和图 5-3)。

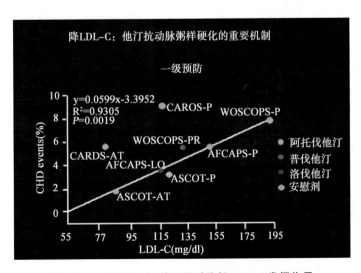

图 5-2 一级预防中,他汀通过降低 LDL-C 发挥作用

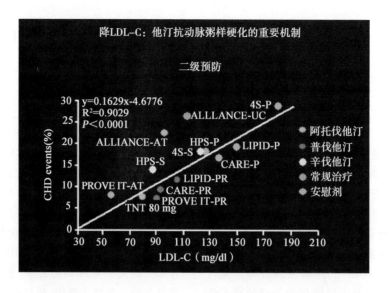

图 5-3　二级预防中,他汀通过降低 LDL-C 发挥作用

随着临床应用与研究的逐步深入,人们发现他汀类药物除了具有调脂作用外,还具有重要的独立于调脂的多重作用,即他汀类药物作用的"多效性"。如GAIN 研究、ESTABLISH、ASTROID 研究等结果一致证实了他汀能够稳定斑块成分并逆转斑块进展。大量研究证实,他汀的临床获益已超越了单纯降脂本身,它还能直接作用于斑块,改变其成分和生物学特性。他汀的降脂外作用(如抗炎和抗血栓形成作用)可能有利于降低心血管事件。

二、高胆固醇血症治疗指南

最近几年,欧美等陆续公布了高胆固醇处理指南,如 2011 年欧洲动脉粥样学会(EAS)和欧洲心脏学会(ESC)联合发布的血脂异常治疗指南,美国心脏学会(ACC)/美国心脏协会(AHA)2013 年治疗血胆固醇异常降低承认动脉粥样硬化性心血管疾病风险指南。这些指南均将他汀类药物预防使用范围从单一的冠心病扩大至动脉粥样硬化性心血管疾病(AS-CVD),包括缺血性脑卒中和外周动脉粥样硬化性疾病。同时,均指出他汀类药物改善预后主要归因于其降低 LDL-C 的作用和幅度。ASCVD 高危患者需要强化 LDL-C 治疗。

本着这一理念,ACC/AHA 仅推荐大中强度他汀类药物剂量,而取消了 LDL-Cde 治疗目标值。EAS认为,对每一例患者,应该进行 ASCVD 风险分层和评估,确定 LDL-C 的治疗目标值更具操作性。我国学者也更倾向于接受 EAS/ESC 指南。建议极高危患者的 LDL-C 治疗目标为<1.8 mmol/L(70 mg/dl);如不能达标,则可将 LDL-C 从治疗前基线下降50%。如何实现这一 LDL-L 治疗目标,是用大剂量他汀类药物还是联合应用其他调脂药物,应由临床医生决定。但是,ENHANCE 研究证实,依折麦布＋辛伐他汀尽管能显著降低 LDL-C,但主要终点无额外获益。这些发现值得我们注意。

三、"后他汀时代"的思考

尽管他汀类药物能有效降低各种动脉粥样硬化性心脑血管事件,而且 LDL-C 降得越低 这些疗效越明显,即"the lower the better",但是,即使在许多大规模临床试验中,大剂量他汀类药物治疗和LDL-C 达标的情况下,仍有一定百分率患者发生心血管事件(即心血管事件残余风险)(表 5-3)。而且,大剂量他汀类药物治疗除了增加医疗费用、降低使用依从性、还会产生较多的不良反应(特别是肝功能损害、骨骼肌异常等)。为此,最近临床上人们致力于研究和寻找新的调脂药物,进一步降低胆固醇(LDL-C)。

表 5-3　他汀治疗后残余心血管事件风险

	PROVE-IT	IDEAL	TNT
LDL-C 水平(mg/%)			
标准治疗	95	104	101
强化治疗	62	81	77
冠状动脉事件发生率(%)			
标准治疗	26.3	13.7	10.9
强化治疗	22.4	12.0	8.7

四、PCSK9 抑制剂

PCSK9（Proprotein convertase subtilisin/kexin type 9）是一种分泌型丝氨酸蛋白酶，其可导致肝细胞表面 LDL 受体(LDL-R)减少，进而使肝细胞对 LDL-C 颗粒清除能力下降。PCSK9 增加时，LDL 受体停止转运。家系研究表明，PCSK9 基因增益突变可导致 LDL-C 大幅度升高和冠心病性死亡；而 PCSK9 基因无效突变则使 LDL-C 降低 28%，15 年内心血管事件死亡和心肌梗死的危险降低 88%。显然，抑制 PCSK9 是降低 LDL-C 治疗的合理靶点。抗 PCSK9 药物已经成为降脂治疗研究的热点。

alirocumab 为全长人单克隆抗体，是一种 PCSK9 抑制剂。可进行皮下注射或者静脉注射，ODYSSEY MONO 研究中，PCSK9 抑制剂注射部位反应的发生率极低。在 2014 年 ESC 会议 Jennifer Robinson 教授报道了 ODYSSEY LONG-TERM 研究结果。该试验将杂合子家族性高胆固醇血症和高危心血管疾病患者随机分成 alirocumab 150 mg，每 2 周注射 1 次（1553 例）和安慰剂（788 例），各例试验前均接受了最大耐受量他汀类药物治疗，但血胆固醇仍较高。经 24 周治疗后，LDL-C 下降在 alirocumab 组为 64%，在安慰剂组为 0.8%（$P<0.000\ 1$），约 79% 接受 alirocumab 治疗患者 LDL-C<1.8 mmol/L（70 mg/L），而安慰剂组仅为 8%。与安慰剂组比较，alirocumab 治疗后相对心血管事件（冠状动脉死亡、非致死性心肌梗死、致死性和非致死性缺血性卒中和需住院的不稳定型心绞痛）风险下降 54%（HR0.46，95% CI0.26～0.82，$P<0.01$）。Michel Farnier 教授报道了 ODYSSEY FH I 和 II 的研究结果，这些患者经最大的其他降脂治疗但 LDL-C 仍控制不佳（>2.5 mmol/L）（在真实世界中，这种情形见于约 80% 家族性高胆固醇血症患者）。以 2：1 随机分成 alirocumab 75 mg 和安慰剂治疗。FH I 中，经 24 周 alirocumab 治疗后，LDL-C 下降 48.8%，而安慰剂组 LDL-C 增高 9.1%（$P<0.000\ 1$），alirocumab 组中 70% 患者 LDL-C<100 mg/L。同样，FH II 中，alirocumab 组 LDL-C 分别下降 48.7% 和 2.8%（$P<0.000\ 1$），alirocumab 组中 80% 患者 LDL-C<100 mg/L。Christopher Cannon 教授报道了 ODYSSEY COMBO II 试验对急性冠状动脉综合征患者的作用，各例已接受最大耐受剂量他汀类药物治疗但 LDL-C 仍未达标，以 2：1 随机将患者分成 alirocumab 75 mg（479 例）和 ezetimibe 10 mg/d 治疗（241 例）。24 周后，alirocumab 组 LDL-C 下降 50.6%，77% 患者 LDL-C 达标（<70 mg/L），而在 ezetimibe 组 LDL-C 下降 20.7%（$p<0.000\ 1$），45% 患者 LDL-C 达标。从上述 4 个研究结果表明，alirocumab 治疗能进一步有效降低 LDL-C，使达标率明显增高。目前，安进公司（Amgen）也对 evolocumab 进行了 3 期临床试验（FOURIER 试验），将纳入接近 22500 例心血管疾病患者。辉瑞（Pfizer）在去年秋天启动了 bococizumab 的 3 期临床试验，并在去年的 ACC 年会上报道了 2b 期临床试验的阳性结果。Fazio 表示，如果这类治疗药物获得 FDA 批准并上市，它将改变我们管理心血管疾病风险的方式。临床试验证明 PCSK9 抑制剂的治疗效果是可以持续的。PCSK9 抑制剂可以每月注射 1 次。患者喜欢使用这类药物，因为它不需要口服，不用担心漏过一个剂量。

五、对高密度脂蛋白的新认识

高密度脂蛋白（HDL）具有逆转胆固醇、抗炎、抗氧化、抗血栓形成和抗衰老的作用，因而被认为是抗动脉粥样硬化的独立保护因子。已报道，血 HDL 水平与冠状动脉病变发生和严重性呈负相关，这些发现促使人们寻找进一步增高 HDL 以优化治疗冠心病。但是，令人惊奇地发现，某些随机对照临床试验结果显示，在高危患者 Torcetrapib 等治疗后，尽管血清 HDL 胆固醇（HDL-C）明显增高，但死亡率不能进一步降低，相反有所增高。这些研究结果提示，HDL 质量（quality）（如 HDL 颗粒大小、亚型分布、载脂蛋白）而非单纯数量可能对其总的功能和临床意义发挥着十分关键的作用。糖尿病时，由于多种生化异常和细胞变化,因而使冠状动脉病变的风险增高。血糖增高引起非酶糖化,表现为葡萄糖或副产物与游离氨基酸残基结合,最终形成糖化终末产物(AGE)。后者与其受体(RAGE)相互反应,通过多个途径参与心血管疾病的病理生理过程(图5-4)。

HDL是由蛋白成分(载脂蛋白,酶)以及脂质成分(胆固醇、胆固醇脂、三酰甘油、磷脂)组成的复合物。其中载脂蛋白A-1占HDL蛋白成分的70%,其余的蛋白成分主要由载脂蛋白A-2、载脂蛋白C、载脂蛋白A-4、对氧磷酶、血清淀粉样蛋白构成。在血糖控制不佳的糖尿病患者中,几乎80%的载脂蛋白A-1发生糖化修饰,伴有理化性质的改变及构象变化。不仅如此,糖化可以导致载脂蛋白A-1多聚体形成的增加,且随着载脂蛋白A-1糖化水平的增加,重组HDL表面所带负电荷增加。载脂蛋白A-1非酶促糖化的糖化位点位于其羧基末端。并且随着糖化时间及剂量的增加,载脂蛋白A-1的酪氨酸、精氨酸、赖氨酸残基修饰程度增加。有意思的是,即便是程度很低的糖化未能对这些氨基酸残基产生相应的修饰,也足以大幅度减弱载脂蛋白A-1激活卵磷脂胆固醇脂酰基转移酶的能力。不仅如此,脂质过氧化的增加可能导致糖化HDL表现出总体极化性的减弱,这会通过降低脂质-载脂蛋白交联的稳定性从而使HDL的结构内聚力的减低。

(一)糖尿病中HDL的功能修饰

1. 胆固醇外流　载脂蛋白A-1接受由周围组织转运人肝进一步排泄的磷脂及游离胆固醇。HDL的糖化使其结构与功能发生改变并影响胆固醇逆转运,从而参与了糖尿病动脉粥样硬化的发生发展。体外实验表明,非酶促糖化的载脂蛋白A-1可导致大鼠肝细胞胆固醇外流能力减弱。且当载脂蛋白A-1糖化

时,HDL刺激胆固醇合成的能力降低。有趣的是,糖化HDL对胆固醇外流的影响主要取决于糖化的浓度及时间。有几项研究探索糖基化终末产物修饰的HDL对胆固醇外流的影响,如用一种糖分解的中间产物3-脱氧葡萄糖酮醛糖化HDL去刺激THP-1单核巨噬细胞,可使其胆固醇外流降低87.7%。与此同时,如果再加用糖化抑制剂(如二甲双胍或氨基胍)胆固醇外流能力可恢复至97%。与之类似的,Hoang等发现糖基化终末产物修饰的载脂蛋白A-1可使HDL胆固醇外流能力下降70%,且这一趋势可被氨基胍逆转。

2. 抗炎　在系统性炎症及应急期反应时,HDL的抗炎作用大幅度减弱,甚至转为促炎作用。体外和体内试验都表明,糖化HDL以及载脂蛋白A-1与非糖化组相比抑制血管炎症的作用减弱,并且这种效应部分是因为其抑制氧化应激形成,肿瘤坏死因子a、白介素1b释放,D11b表达的能力减弱。与非糖化载脂蛋白A-1相比,糖化载脂蛋白A-1不能抑制氧化低密度脂蛋白刺激人主动脉内皮细胞时黏附因子的表达。而且,动物腹腔注射糖化载脂蛋白A-1观察血管斑块,也证实糖化载脂蛋白A-1抗炎作用降低。近期一项斑马鱼研究表明,果糖糖化的载脂蛋白A-1有促炎,促动脉粥样硬化,促老化的功能。

3. 抗氧化　HDL通过抑制LDL氧化从而发挥抑制动脉粥样化的功能。HDL接受氧化脂质并进一步通过酶促或者非酶促机制将其灭活。载脂蛋白A-1以及HDL相关酶(如对氧磷酶-1、血小板活化因子乙酰水解酶、胆固醇酯转运蛋白、卵磷脂胆固醇脂酰基转移酶)将氧化脂质从LDL中移除,从而抑制LDL氧化。Nobécourt等发现,在糖尿病患者中小而密HDL抗氧化能力下降。Park等证实,含糖化载脂蛋

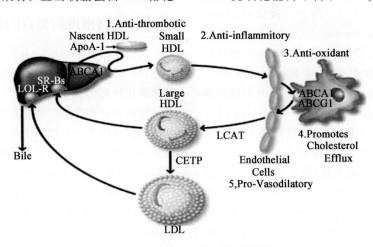

图5-4　糖尿病中HDL的结构修饰

白 A-1 的重组 HDL 抑制 LDL 氧化的能力明显弱于含非糖化载脂蛋白 A-1 的重组 HDL,并且无法抑制单核巨噬细胞吞脂及铜离子介导的氧化。除此之外,体外试验表明,糖化导致 HDL 内脂质过氧化,HDL与葡萄糖孵育增加了糖基化终末产物以及脂质氧化产物的生成。以上研究表明,由 HDL 糖化所导致的脂质过氧化物的增加也可能是糖尿病动脉粥样硬化及血管损伤的机制之一。

4. 抗凋亡　内皮细胞,平滑肌细胞,巨噬细胞的凋亡导致了脂核的形成、斑块破裂、血栓形成,因而参与动脉粥样硬化的发生及发展。HDL3 通过抑制内皮凋亡途径发挥心血管保护作用。然而,糖化 HDL可导致细胞凋亡,加重高糖引起的血管损伤。

5. 抗衰老　HDL 被认为从细胞及整个器官层面参与抗衰老的过程。Park 等证实,果糖糖化的载脂蛋白 A-1 失去了抗衰老的功能。通过斑马鱼模型,他们进一步证明,在脂多糖刺激下含糖化载脂蛋白 A-1 的重组 HDL 加速了胚胎的死亡,而在氧化低密度脂蛋白刺激下含非糖化载脂蛋白 A-1 的重组 HDL 则发挥保护胚胎的功能。

(二)糖尿病中 HDL 相关酶的功能修饰

1. 对氧磷酶-1(Pon-1)　对氧磷酶-1 是具有抗氧化功能的 HDL 相关酶。对氧磷酶-1 活性的降低与心血管疾病风险增高相关。对氧磷酶-1 中芳基酯酶活性的降低,在慢性肾病患者中具有预测远期心血管事件的价值。对氧磷酶-1 在糖化修饰后活性下降40%,且不能抑制单核细胞向人主动脉内皮细胞的黏附。且糖化的对氧磷酶-1 参与膜氢过氧化物代谢的能力降低,导致血管壁的氧化反应及炎症反应增加。

2. 卵磷脂胆固醇脂酰基转移酶(LCAT)　卵磷脂胆固醇脂酰基转移酶发挥酯化胆固醇的作用,并且通过将游离胆固醇装运至 HDL 从而在胆固醇逆转运中发挥关键作用。大量的研究提示,载脂蛋白 A-1 发生糖化会损伤卵磷脂胆固醇脂酰基转移酶的激活,并进一步影响胆固醇的逆转运。相反的,一些糖化抑制剂,胰岛素增敏剂能恢复载脂蛋白 A-1 激活卵磷脂胆固醇脂酰基转移酶的能力。载脂蛋白 A-1 的糖化使其参与卵磷脂胆固醇脂酰基转移酶激活的相关区域构象发生改变。且卵磷脂胆固醇脂酰基转移酶介导的胆固醇酯化速率与载脂蛋白 A-1 糖化水平负相关。最近,我们发现在 2 型糖尿病合并冠心病患者中载脂蛋白 A-1 糖化水平增加,且卵磷脂胆固醇脂酰基转移酶活性下降。且定量冠状动脉造影及血管内超声都提示,在斑块进展组较未进展组卵磷脂胆固醇脂酰基转移酶活性明显下降。这项观察型研究表明,由糖化载脂蛋白 A-1 引起的卵磷脂胆固醇脂酰基转移酶活性降低与糖尿病动脉粥样硬化密切相关。

3. 胆固醇脂转运蛋白(CETP)　在人血浆内,胆固醇酯转运蛋白主要与 HDL 结合,并且调控胆固醇脂从抗动脉粥样硬化的 HDL 转运至促动脉粥样硬化的含载脂蛋白 B 的一类脂蛋白。在糖尿病患者,胆固醇酯转运蛋白活性增高,因而产生了大量促动脉粥样硬化的含载脂蛋白 B 的脂蛋白。体外试验也证实,即使在低糖浓度下胆固醇酯转运蛋白活性也增加13.7%,这也部分解释了糖尿病患者中动脉粥样硬化过程加快的现象(图 5-5)。

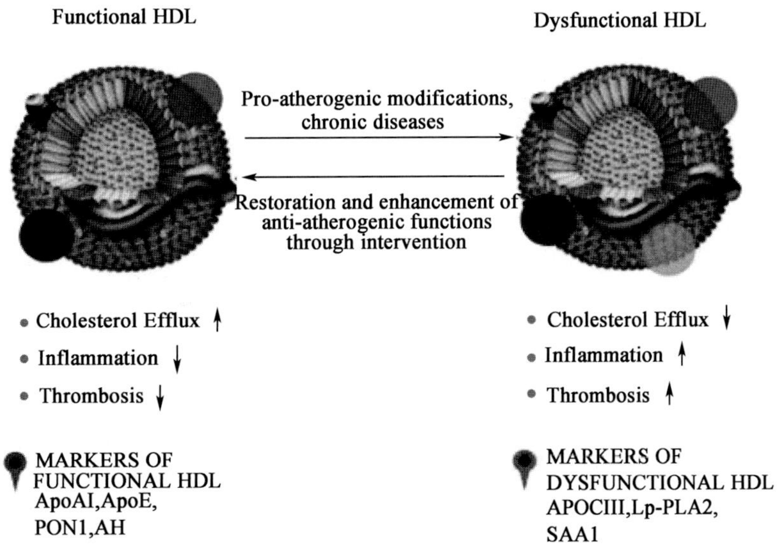

Functional HDL　　　　　　　　　**Dysfunctional HDL**

Pro-atherogenic modifications, chronic diseases

Restoration and enhancement of anti-atherogenic functions through intervention

- Cholesterol Efflux ↑　　　　　　- Cholesterol Efflux ↓
- Inflammation ↓　　　　　　　　- Inflammation ↑
- Thrombosis ↓　　　　　　　　　- Thrombosis ↑

MARKERS OF FUNCTIONAL HDL ApoAI,ApoE, PON1,AH

MARKERS OF DYSFUNCTIONAL HDL APOCIII,Lp-PLA2, SAA1

图 5-5　糖尿病中 HDL 相关酶的功能修饰

六、小结

动脉粥样硬化是全身性疾病,应采取早期干预、严格控制、长期治疗的防治策略。在高危患者降脂治疗时,除降低 LDL-C 外,我们还需探索其他未知的治疗靶点。尽管某些升高 HDL-C 的试验为阴性临床结果,但至少给我们提示有必要研究 HDL-C 亚成分的作用。同样,微粒体三酰甘油转运蛋白抑制剂、PPAR-a 抑制剂和 ACAT 抑制剂的临床作用仍处于研究阶段。我们期待更多的降脂药物问世(the more, the better),为抗动脉粥样硬化提供更多的治疗手段。

(沈 迎 孙嘉腾 陶 蓉 沈卫峰)

15. 高血压社区信息化管理的闵行模式

在我国,90%左右的高血压患者在农村或城镇的基层医疗机构就诊,社区是高血压防治的主战场,社区医务人员是防治高血压的主力军。近年来,我国政府重视慢性病社区防治,各地出现了不少成功的案例和模式。总结和推广高血压社区防治的有效模式,已成为政府管理部门和学术界共同关注的议题。本文就上海市闵行区在高血压社区信息化管理方面的经验做简要介绍。

一、从传统管理进入数字化管理:管理理念的飞跃

我国高血压患者人数庞大,估计全国现有高血压患者约2.7亿,由于社会老龄化等因素,我国高血压队伍将继续扩大,高血压社区管理的任务十分艰巨。近年来,我国政府重视社区卫生信息化建设,2009年国家卫生部发布了建立城乡居民健康档案的指导性文件,以居民健康档案为基础的高血压社区信息化管理已经普遍开展。然而,纸质化的居民健康档案存在建档难度大、效率低、信息无法共享等诸多问题,各地"死档"现象严重,甚至出现"假档"。社区信息化管理的模式和手段如不转变,我国高血压防治的艰巨任务难以完成。

从2005年起,上海市闵行区卫生局开始探索建立以电子健康档案(Electronic health record,EHR)为核心的区域性卫生信息化管理平台。2007年,以这一平台为基础,闵行区实现了"三位一体的慢性病综合防治体系",建立了区疾控中心(CDC)、区内所有综合性医院以及所有社区卫生服务中心之间互联互通的慢性病信息化管理系统和平台。从此,闵行社区的慢性病管理从传统管理模式迈入数字化管理模式,这是管理理念的一次重大革新。

二、建立以电子健康档案(EHR)为核心的区域性信息化管理平台

闵行的电子信息化系统覆盖了区卫生局、区CDC、区内5家医院、13家社区卫生服务中心和所有卫生服务站。该平台由8个系统、180多个功能模块组成,包括健康档案、基本医疗服务、药品物流和管理、绩效考核、学生健康管理、全科医生工作平台、闵行健康网等,覆盖了卫生和医疗服务及管理的各个方面和全过程。该系统与时俱进、不断改进,功能日益完善。通过服务流程和管理规范的标准化、规范化,提高了医疗服务和管理的水平和质量,健康和慢性病管理实现了全程、实时、动态监管。闵行社区的高血压管理水平借助这一平台也获得飞跃。

闵行社区高血压信息化管理具有以下特点。

1."中国高血压防治指南"在闵行社区落地生根 依据"中国高血压防治指南,基层版"中有关心血管危险分层的规定和方法,信息系统对纳入管理的高血压患者,自动进行心血管危险分层(低危、中危、高危和很高危)和相应的分级管理,并按"指南"规定的分级管理内容和要求(如血压监测和其他各项检查的随访频次)实施分组管理。系统自动设定和提醒患者下次随访日期,并显示上次随访完成日期,可实时动态查询需要随访的患者名单,避免重复随访或漏随访。系统定期(每年1次)或随时(发生心脑血管事件时)自动调整患者的心血管危险等级及管理组别。可动态查询某一时段内发生临床并发症的人数和不定期转组情况。能自动计算血压控制率、规范管理率等考核指标。由于对高血压患者实行一对一跟踪随访管理,用科技手段保证"指南"的落实,极大地提高了患者的规范管理率、降低了随访脱落率,真正实现了高血压的实时、动态和全程管理。

2.社区门诊与随访间无缝衔接、提高了高血压管理效率 无论在门诊、还是随访时,只要高血压患者刷了他(她)的健康卡,所有的医疗信息(如血压值、药物和健康处方等),或通过医生工作台电脑/光纤传输(在社区卫生服务中心包括服务站门诊时)或通过笔记本电脑/3G无线网卡(下居委或上门随访时),都直接上传到患者本人的EHR。在以EHR为核心的信息化平台上,门诊与随访实现了无缝衔接、信息共享。由此,繁重的随访任务中很大一部分(50%~60%),能在患者门诊时得以完成。门诊与随访之间互不通气、重复劳动的现象得到彻底解决,大大提高

了高血压管理效率。

3. 信息和数据自动生成和上传,准确、可靠 患者的门诊电子病史(包括病史记录、体检记录、新发事件以及药物处方等所有信息)即刻自动上传、保存在患者本人的EHR;患者的化验、心电图、X线胸片等报告在完成检测后,也自动上传至患者的EHR。在随访时采集到的患者信息和数据,则通过笔记本电脑/3G无线传输至EHR。数据自动生成和上传,既避免了纸质化信息和数据的录入错误,又提高了工作效率;数据不仅准确、可靠,而且具备动态、全程记录等特点,如每位纳入管理的高血压患者都能得到一条血压动态变化曲线。

4. 互联互通,信息共享 高血压患者在闵行区内13家社区卫生服务中心中的任何一家就诊,他的诊疗信息都能进入其本人的EHR,因而患者的诊治和管理信息在区内各家卫生服务中心间可共享。信息联网也推动了区内上下级医疗机构之间的联动。在社区卫生服务中心所做的影像学检查结果(如X线胸片)同步上传到闵行区中心医院,由该院的放射科医师做出诊断,并在当天将诊断意见传回社区卫生服务中心,使这些检查在社区卫生服务中心做出的诊断达到上级医院水平。

在卫生信息化系统的平台上,闵行区还开发了医疗质量控制、医务人员绩效考核等一系列有关管理的信息化子系统,在提高医疗卫生服务质量的同时,大大提高了社区医务卫生人员的积极性。高血压社区规范化管理质量和水平迈上新台阶。2011年,闵行区管理高血压患者超过14万,与未实现三位一体时的2007年相比,纳入管理的高血压人数增加了1倍。高血压档案全部实现电子信息化管理,规范管理率达98%。血压控制率显著上升,高血压管理人群的脑卒中与心肌梗死发病率显著低于非管理高血压人群。

闵行区实施了以信息技术与机制创新相结合的医改顶层设计,以信息化为支撑,创新了模式。闵行模式在国内外引起了广泛关注,已成为上海公立医院新医改的模式。

三、建立研究基地,向高血压社区智慧化管理进军

2011年10月,上海市高血压研究所与闵行区莘庄社区卫生服务中心合作,成立了高血压社区防治研究基地。在闵行卫生局的直接领导和大力支持下,开发了自动测量和传输的血压遥测系统。采用通过国际认证的上臂式医(家)用电子血压计,患者以健康卡作为身份识别,按"中国血压测量指南"规定的诊室血压测量规范、家庭血压7d测量规范进行血压自动测量,血压值直接或无线输入患者本人的EHR。

患者在门诊就诊时,先在血压测量室内测量血压(自动测压,连续3次),血压测量结果通过光纤输入患者本人的EHR。同时,医生接诊时,可在其工作电脑上直接获得患者的血压值(3次血压值及其平均值)。目前在莘庄社区卫生服务中心及其下属的所有服务站点,都采用了这一诊室血压测量的直接输入技术。我们还开发了家庭血压无线传输系统,患者在家中测量的血压值,通过手机网络,无线传输到远程血压管理平台及患者本人的EHR。此外,也可在患者完成7d家庭血压测量并交回血压计时,储存的血压值直接导入血压测量室的电脑。至此,血压从测量、数据采集、传输、到进入管理系统和平台,全部实现自动化和无缝衔接,保证了血压测量的准确性、可靠性和真实性。由于实现了血压遥测系统与现有的社区信息化管理系统直接联结,血压遥测结果不需通过其他中介机构(如通过血压计厂商的服务器、健康管理公司),直接落地到社区高血压管理,这是一项创新。

当前,信息技术革命迅猛发展。在健康领域里,可穿戴健康设备、健康互联网、数字化医疗、远程健康管理平台等新概念、新技术层出不穷,催生了大数据时代的到来。我们期待闵行社区的高血压信息化管理向远程、智慧化目标挺进,创造出具有中国特色的高血压社区信息化管理新模式。

(朱鼎良)

16. 肥胖与心血管疾病

肥胖是一组由遗传、神经精神因素、不恰当热量摄入等多种因素引起的慢性代谢性疾病。人体进食热量多于消耗热量时,多余热量会以脂肪形式储存于体内,当其含量超过人体正常生理需要量,并达一定阈值时遂演变为肥胖。因此,肥胖的实质是体内脂肪绝对量增加。

近年来,肥胖的全球患病率呈显著升高趋势,尤其是在中国等发展中国家,已成为一类严重危害人类健康的疾病。根据美国医学会杂志(Journal of the American Medical Association,JAMA)报道,美国成年人的肥胖率从 2008 年的 25.5% 上升至 2011 年的 26.1%。而我国近十几年来,肥胖患病率也迅速上升,成人超重率由 2002 年的 28.1% 增加到 32.4%,肥胖率由 9.8% 增加到 13.2%。肥胖与疾病的相关性也日益受到临床的关注。

大多数肥胖有家族聚集倾向,但遗传基础不明,可分属单基因疾病和多基因疾病,多数肥胖属于后者,为错综复杂的多基因因素和环境因素共同作用所致,同时与生活方式、摄食行为、嗜好、胰岛素敏感性及社会心理因素等有关。仅有极少数肥胖为单基因突变所致,这些基因主要为瘦素基因、瘦素受体基因(leptin receptor,LEPR)、阿黑皮素原基因(Proopiomelanocortin,POMC)、黑皮素 4 受体基因(Melanocortin 4 receptor,MC4R)、TrkB 基因等。

根据发病机制及诱因,肥胖又可分为单纯性肥胖和继发性肥胖。无明显内分泌及代谢性病因者称单纯性肥胖,是肥胖中最常见的一种,与冠状动脉粥样硬化性心脏病、高血压、2 型糖尿病、脂代谢紊乱、睡眠呼吸暂停低通气综合征、骨关节疾病、多囊卵巢综合征等疾病的发生密切相关。而具有明确病因者,如继发于神经-内分泌系统功能异常的,则称为继发性肥胖。

目前,评估肥胖的方法很多,最常用也较简便的方法是采用体表指数(body mass index,BMI),其计算方法为:BMI=体重(kg)/身高^2(m^2)。BMI 应用于预测心血管疾病整体风险有重要的临床价值,但越来越多证据表明,机体总脂肪含量、脂肪组织类型、体内脂肪分布形式、内脏脂肪或异位脂肪比例、遗传特质、性别等因素可能在心血管疾病预后评估中意义更大。基于 BMI 的体重分型见表 5-4。

表 5-4　基于 BMI 的体重分型

体重分型	欧美地区 BMI(kg/m^2)	亚太地区 BMI(kg/m^2)
过轻	<18.5	<18.5
正常	18.5~24.9	18.5~22.9
过重(中度危险度)	25~29.9	23~24.9
肥胖	≥30	≥25
Ⅰ度肥胖	30~34.5	25~29.9
Ⅱ度肥胖	35~39.9	≥30
Ⅲ度肥胖	≥40	

肥胖和心血管疾病关系复杂。对于肥胖患者而言,因其自身或伴发的多种因素均能诱发心血管疾病的发生发展,如胰岛素抵抗、高血压、糖脂代谢异常等,而这些因素均可引起不可逆的心肌重塑、心室收缩与舒张功能障碍、血管内皮功能受损、交感神经激活、肺动脉高压伴右心负荷增加、心律失常等。而肥胖引发的这一系列心血管系统疾病又是肥胖致死的主要原因,占肥胖性死亡的 50%~70%,其中以心肌梗死为常见,占 50%~80%;其次为脑血管意外,占 20%。

研究发现,脂肪总量(目前多以 BMI 表示)的增加与高血压、冠心病(coronary artery disease,CAD)及心源性死亡有关。而临床上常根据腹部脂肪的分布情况,用腰围(waist circumference,WC)和腰臀比(waist-to-hip ratio,WHR)等指标进行与腹型肥胖相关的心血管疾病发病风险评估,BMI 预测心血管疾病预后的临床价值受到了越来越多的挑战。Rexrode 等在一项大型前瞻性女性队列研究中发现,WC 和 WHR 是预测 CAD 发病风险的独立危险因素,即使是在 BMI≤25 kg/m^2 的人群中。心脏预后预防评估(HOPE)研究表明,腹型肥胖提示心血管疾病患者的预后不佳。而INTERHEART研究证实，是腹型肥胖而非BMI可用于心血管疾病风险评估。该研究在进一步校正了年龄、种族及其他危险因素后发现，WC和WHR与心肌梗死的发病风险显著相关，而BMI仅表现为弱相关，提示WC和WHR可能在预测心血管病风险中比BMI更有意义。必须指出的是，腹型肥胖是男性全因死亡率的独立危险因素，不包括女性。研究还发现，WHR与CAD发病风险呈正相关，且与年龄无关。但是，国内有研究表明，中国年轻女性的CAD发病风险会随着BMI的增加而上升，而在老年女性中则无此相关性。综上可知，腹型肥胖可特异性增加心血管疾病发病风险，并且在进行危险分层时，应更关注腹部脂肪而非BMI。

一、肥胖对心血管系统结构和功能的影响

肥胖对心血管系统结构和功能的影响与体内脂肪积累程度有关。肥胖患者因脂肪累积，导致机体代谢率升高，进而加重心脏负荷，使其心排血量加大，但其周围循环阻力一般正常或偏低，心率基本无改变。同时，肥胖患者脂肪组织中的血管结构增多，有效循环血容量与心排血量的增加与其体重的增加呈正相关。发展到中度肥胖时，随着心排血量的不断增加可导致左心室代偿性扩张，左心室壁压力升高，进而左心室肥大（以偏心性肥大为主）、左心室舒张功能障碍。肥胖伴左心室肥大，尤其是伴高血压患者，更易出现左心房扩大，进而加剧了其心房颤动的发病风险。

肥胖时，不仅可影响患者的左心结构与功能，也可影响右心室的结构与功能，使右心室重量增加，诱发心肌重构和心室肥大，从而使右心室舒张受损，尤其是出现舒张末期压增加、肺动脉高压时。

（一）肥胖与高血压

越来越多的循证医学证实，肥胖是一个明确的高血压独立危险因素。肥胖患者发生高血压的风险较正常者升高2~3倍。也有资料表明，国内肥胖者的高血压患病率为29.39%，非肥胖人群为13.21%；国外肥胖人群的高血压患病率可高达26%~53%。其中，BMI的增加与高血压的发病率呈正相关，即体重每增加10%，其收缩压和舒张压可分别上升6 mmHg和4 mmHg该相关性与性别无关。

在血压偏高的超重和肥胖儿童中发现，其末梢器官动脉已出现结构性异常，左心室重量也有所增加。因肥胖致高血压的发病率显著增加，其病理生理改变也日益受到学界重视，但肥胖导致血压升高的确切机制目前尚未明确，研究提示可能与下列因素有关：

①心排血量增加。因肥胖者基础代谢率的升高，其心排血量代偿性增加，但其循环系统血管床总量并未相应增加，造成机体血管床容量的相对不足，引起外周血管阻力增加，进而使血压升高。②胰岛素抵抗。肥胖患者代谢综合征（葡萄糖耐量异常、高三酰甘油血症、低HDL-C水平、高尿酸血症）的发病率较非肥胖者明显增加。③神经-内分泌系统激活：肥胖患者的高胰岛素血症可使交感神经活性增强，血中儿茶酚胺水平升高，血管调节功能失调；也可通过激活脂肪组织中的肾素-血管紧张素-醛固酮系统（renin-angioten-sin-aldosterone，RAS）系统，引起全身性RAS活性增高，导致机体水钠潴留，促进血压升高。④亚临床炎症状态。肥胖患者的脂肪组织可分泌大量促炎细胞因子（如IL-6、TNF-α、瘦素、C反应蛋白等），激活炎症级联反应，诱发血管内皮功能紊乱，导致血管壁组织重构，血管顺应性减弱。⑤瘦素抵抗。肥胖者对内源性瘦素不敏感，瘦素水平高，可反馈性上调RAS活性，也可通过激活Na^+-K^+-ATP酶活性，减少尿钠，刺激肾小管对钠的重吸收，加剧机体水钠潴留。⑥低脂联素血症。脂肪因子脂联素具有拮抗氧化应激及胰岛素抵抗的作用，而肥胖者脂联素水平是降低的，动物模型证实其与醛固酮诱导的高血压性舒张性心力衰竭相关。当脂联素缺乏，可激活炎症因子分泌，诱发炎症反应，加重血管内皮损伤。动物实验表明，补充脂联素可改善血压水平。

但是，新近有研究发现，对高血压合并冠心病患者进行血压管理时，尽管未达到有效的血压控制，超重和肥胖组的生存率却较正常体重组偏高，提示肥胖高血压患者的预后可能较正常体重高血压患者好，具体机制尚未明确。

（二）肥胖与冠心病

肥胖与动脉粥样硬化病变的发生及进展密切相关，可增加患者心肌梗死和心力衰竭的发病风险及心源性死亡率。一项研究表明，BMI每增加5个单位，冠心病的发病率可增加29%。即使在控制了高血压和高血脂等危险因素后，冠心病发病风险仍增加16%。

肥胖引发冠心病的具体机制可能有以下几个方面：①以胰岛素抵抗为基础的糖尿病、高血压、脂代谢紊乱等发病率较高，如肥胖患者的高血压发病率较非肥胖者高2倍，糖尿病和脂代谢紊乱的发病率升高1.5~2.2倍。而这些因素均为目前公认的传统冠心病危险因素或等危症，可促发或加重动脉粥样硬化病变的演变。②凝血-纤溶系统活性异常，主要表现为血浆纤溶酶原激活物抑制剂1（plasminogen activator inhibitor-1，PAI-1)和纤维蛋白原水平升高，易诱发血栓形成，属于血栓性疾病高危患者，其急性冠状动脉动脉事件的发病率也较高。③脂肪组织是炎症因子如C反应蛋白、瘦素、TNF-α、resistin、血管紧张肽原(angiotensinogen)等的重要来源，这些炎症因子与血管损伤、胰岛素抵抗及动脉粥样硬化病变演变密切相关。④肥胖患者能量摄入过多，部分能量以脂肪形式储存，促使动脉粥样硬化形成；且肥胖者体力活动少，冠状动脉血管侧支循环形成往往不足。

研究表明，减肥和控制体重可显著改善多种冠心病危险因素，同时可明显减少心脏急性事件的发生，提示肥胖作为一个明确的临床指标，在冠心病的发病和防治中应受到足够的重视。

（三）肥胖与心力衰竭

肥胖也是充血性心力衰竭、心源性猝死的独立危险因子，致病机制目前尚不清楚，其病理生理主要表现为：①肥胖患者血容量的增加导致其容量负荷过重，无论伴或不伴压力负荷过重，均可导致其左心室增大，心室壁厚度与心室腔内径比值下降，心室壁张力逐渐增加，左心室顺应性降低，左心室松弛功能受损，进而引起肥胖者舒张功能减退，但其左心室收缩功能正常。长期肥胖者，尤其是极度肥胖或肥胖病史超过20年的，出现左心室功能失代偿时，可引发左心室收缩功能异常，晚期可出现典型的充血性心力衰竭的症状和体征。②广泛的心肌脂肪浸润，可影响心脏的正常收缩活动和心肌能量代谢，导致心肌收缩力减弱。通常，肥胖患者先表现为心室舒张功能异常，并在此基础上逐步发展为心室的收缩功能异常。

（四）肥胖与心律失常

研究表明，肥胖患者与非肥胖者相比，其发生心律失常的风险显著增加。肥胖与心房颤动的发生相关，并且持续性心房颤动的发病风险随着患者BMI值的增加而增加，与其年龄、性别和血压水平无相关性。研究还发现，肥胖是心脏手术后新发心房颤动的重要危险因素之一。

肥胖易触发心房颤动可能与心室舒张期充盈受损有关。心室充盈延迟可能影响左心房收缩，使其收缩活动强度加剧，引起左心房逐渐扩大。同时，肥胖常见合并症——梗阻性睡眠呼吸暂停综合征(OSA)也是诱发肥胖患者心房颤动的重要原因之一。

（五）肥胖与肺动脉高压

近来研究表明，BMI增加与肺血管疾病的发展也紧密相关，BMI升高是急性肺损伤的危险因素之一，推测可能是肺血管内皮功能受损所致。研究还发现，肥胖可诱发和促进肺动脉高压的发生，与非肥胖者比

较，肥胖患者肺循环血管高压的发生率更高。

肥胖患者常伴有OSA，当呼吸暂停时，低氧血症可诱使交感神经兴奋，使血液回流增加，动脉收缩，心排血量增加，引起肺循环和体循环压力上升，进而引发肺动脉高压甚至全身性动脉压力周期性升高。

二、肥胖患者心血管疾病的治疗

目前，尚无专门针对肥胖患者的高血压或冠心病治疗指南，治疗性生活方式改变(Therapeutic lifestyle changes，TLC)是干预心血管发病风险的基础措施，无论患者是否接受药物治疗或接受何种药物治疗，都必须坚持控制饮食和改善生活方式这一基础治疗原则。

减肥是肥胖患者最主要的干预手段，通过降低血压、血清 LDL-C 水平和三酰甘油水平，升高血清 HDL-C 水平，改善胰岛素抵抗，降低炎症因子和促凝血因子水平，从而降低心血管疾病风险。

具体表现在血流动力学方面，可减少血容量、降低每搏排血量和心排血量、减轻左右心室的压力负荷、改善左心室舒张和收缩功能；在心血管结构方面，可缓解心室重构、降低左心室重量、改善血管内皮细胞功能；在心律方面，可降低心率、缩短 QTc 间期、增加心率变异；在血压方面，可减轻外周阻力(或不变)、降低收缩期和舒张期血压、降低肺毛细血管楔压；还可减少休息状态氧耗等。

并且，预防肥胖较其治疗更重要且有效。通过适当控制进食量，避免高热、高糖及高热量食物，进行合适的体育锻炼，预防肥胖。

肥胖患者治疗的最终目的是通过控制体重以降低肥胖的致病致残和致死率，改善患者生活质量和预后。若进行正确的生活方式干预后，肥胖患者仍未达到理想体重或出现并发症时，则需要开始采用药物治疗甚至是手术干预。目前的指南建议：BMI>30 kg/m² 的，应积极治疗肥胖；BMI>25 kg/m² 的，可考虑强度稍小的干预措施和生活方式改变。生活方式改变包括饮食治疗和运动治疗。饮食治疗的原则是限制每天摄入总热量，使其低于消耗量。对于大多数肥胖患者而言，如坚持较既往摄入量减少 100 kcal/d 来制定饮食计划，1 年后体重可明显减轻。每天的食物中，蛋白质摄入应≥1 g/kg，保证含必需氨基酸的动物性蛋白，严格控制脂肪摄入，尤其是动物性脂肪。另外，应限制钠摄入，减少食欲，避免水钠潴留。运动可增加热量消耗，每次以 30 min 以上的有氧运动为主，以消耗由脂肪氧化所提供的热量。轻度肥胖者，可选择跑步、跳绳、打乒乓球、游泳、骑自行车、武术、

登山等运动项目；中度以上或体力差的，开始时可选择运动量小的项目，并适当循序渐进，逐渐增大运动量，可选择步行（由慢渐至快）、打太极拳等。

治疗药物主要有西布曲明、利莫那班、奥司利他等。

西布曲明：食欲抑制剂，可抑制去甲肾上腺素和5-羟色胺的再摄取，增强生理性饱胀感，从而减少能量摄入；并且，可增加能量消耗。不良反应可见轻度急躁、失眠、血压轻度增高和心率加快等。因其可引起肺动脉高压、心脏瓣膜反流等不良反应，现已退出医疗市场。

利莫那班：大麻素受体拮抗剂，可降低食欲，降低血压、胆固醇和血糖水平。

奥司利他：脂肪吸收阻断药，可阻止脂肪分解吸收。

值得强调的是，单纯的药物治疗不仅很难达到长期的减重效果，且不良反应大，故服药后应坚持定期随访，并坚持其他综合减肥措施。

对于极度肥胖、反复采用其他治疗手段失败的肥胖者，在一定条件下，经综合考虑后可行手术治疗。垂直捆绑胃成形术和胃旁路手术是目前认为比较可行的手术治疗肥胖方法。通过成功的减肥手术可大幅降低血压，尤其是胃旁路手术，在恢复正常血压方面特别有效，成功率可达70％，但机制未明。但手术治疗后，仍应采取适宜的生活方式以维持疗效。

（刘　艳　张小杰　辛仰勋）

参 考 文 献

[1] Whipple TL , RB Caspari, JF Meyers. Arthroscopic meniscectomy. An interim report at three to four years after operation. Clin Orthop Relat Res, 1984, 183:105-114.

[2] Available from: http://www. cnfood. cn/dzb/shownews. php? pno=2&id=19273.

[3] Abel, ED, SE Litwin, G Sweeney. Cardiac remodeling in obesity. Physiol Rev, 2008, 88(2):389-419.

[4] McGee DL. Diverse Populations, Body mass index and mortality: a meta-analysis based on person-level data from twenty-six observational studies. Ann Epidemiol, 2005, 15(2):87-97.

[5] Bender R. Causes of death in obesity: relevant increase in cardiovascular but not in all-cancer mortality. J Clin Epidemiol, 2006, 59(10):1064-1071.

[6] Poirier P. Obesity and cardiovascular disease: pathophysiology, evaluation, and effect of weight loss: an update of the 1997 American Heart Association Scientific Statement on Obesity and Heart Disease from the Obesity Committee of the Council on Nutrition, Physical Activity, and Metabolism. Circulation, 2006, 113(6):898-918.

[7] Romero-Corral A. Association of bodyweight with total mortality and with cardiovascular events in coronary artery disease: a systematic review of cohort studies. Lancet, 2006, 368(9536):666-678.

[8] Despres JPI Lemieux. Abdominal obesity and metabolic syndrome. Nature, 2006, 444(7121):881-887.

[9] Kuk, JL, PM Janiszewski, R Ross. Body mass index and hip and thigh circumferences are negatively associated with visceral adipose tissue after control for waist circumference. Am J Clin Nutr, 2007, 85(6):1540-1544.

[10] Dagenais GR. Prognostic impact of body weight and abdominal obesity in women and men with cardiovascular disease. Am Heart J, 2005, 149(1):54-60.

[11] Yusuf, S. Obesity and the risk of myocardial infarction in 27,000 participants from 52 countries: a case-control study. Lancet, 2005, 366(9497):1640-1649.

[12] Janssen IP, T Katzmarzyk, R Ross. Body mass index is inversely related to mortality in older people after adjustment for waist circumference. J Am Geriatr Soc, 2005, 53(12):2112-2118.

[13] Janssen I. PT Katzmarzyk, R Ross. Waist circumference and not body mass index explains obesity-related health risk. Am J Clin Nutr, 2004, 79(3):379-384.

[14] Zhang X. Anthropometric predictors of coronary heart disease in Chinese women. Int J Obes Relat Metab Disord, 2004, 28(6):734-740.

[15] Yokoe T. Elevated levels of C-reactive protein and interleukin-6 in patients with obstructive sleep apnea syndrome are decreased by nasal continuous positive airway pressure. Circulation, 2003. 107 (8):1129-1134.

[16] Fain JN. Comparison of the release of adipokines by adipose tissue, adipose tissue matrix, and adipocytes from visceral and subcutaneous abdominal adipose tissues of obese humans. Endocrinology, 2004, 145(5):2273-2282.

[17] Alpert MA. Obesity cardiomyopathy: pathophysiology and evolution of the clinical syndrome. Am J Med Sci, 2001, 321(4):225-236.

[18] Iacobellis G. Influence of excess fat on cardiac morphology and function: study in uncomplicated obesity. Obes Res,2002,10(8):767-773.

[19] Valencia-Flores M. Prevalence of pulmonary hypertension and its association with respiratory disturbances in obese patients living at moderately high altitude. Int J Obes Relat Metab Disord,2004,28(9):1174-1180.

[20] Field AE. Impact of overweight on the risk of developing common chronic diseases during a 10-year period. Arch Intern Med,2001,161(13):1581 1586.

[21] Garrison RJ. Incidence and precursors of hypertension in young adults: the Framingham Offspring Study. Prev Med,1987,16(2):235-251.

[22] Baker JL, LW Olsen, TI Sorensen. Childhood body-mass index and the risk of coronary heart disease in adulthood. N Engl J Med,2007,357(23):2329-2337.

[23] Daniels SR. Overweight in children and adolescents: pathophysiology,consequences,prevention,and treatment. Circulation,2005,111(15):1999-2012.

[24] Ouchi N. Association of hypoadiponectinemia with impaired vasoreactivity. Hypertension, 2003, 42 (3): 231-234.

[25] Iwashima Y. Hypoadiponectinemia is an independent risk factor for hypertension. Hypertension,2004,43 (6):1318-1323.

[26] Sam F. Adiponectin deficiency,diastolic dysfunction, and diastolic heart failure. Endocrinology,2010,151 (1):322-331.

[27] Ohashi K. Adiponectin replenishment ameliorates obesity-related hypertension. Hypertension, 2006, 47 (6):1108-1116.

[28] Uretsky S. Obesity paradox in patients with hypertension and coronary artery disease. Am J Med, 2007,120(10):863-870.

[29] Bogers RP. Association of overweight with increased risk of coronary heart disease partly independent of blood pressure and cholesterol levels: a meta-analysis of 21 cohort studies including more than 300 000 persons. Arch Intern Med,2007,167(16):1720-1728.

[30] De Michele M. Association of obesity and central fat distribution with carotid artery wall thickening in middle-aged women. Stroke, 2002, 33 (12): 2923-2928.

[31] Otsuka Y. Abnormal glucose tolerance,not small vessel diameter,is a determinant of long-term prognosis in patients treated with balloon coronary angioplasty. Eur Heart J,2000,21(21):1790-1796.

[32] Herlihy OM. Hyperglycaemic siblings of Type Ⅱ (non-insulin-dependent) diabetic patients have increased PAI-1,central obesity and insulin resistance compared with their paired normoglycaemic sibling. Diabetologia,2002,45(5):635-641.

[33] Reilly MP. Plasma cytokines,metabolic syndrome,and atherosclerosis in humans. J Investig Med,2007,55 (1):26-35.

[34] Kenchaiah S. Obesity and the risk of heart failure. N Engl J Med,2002,347(5):305-313.

[35] Garavaglia GE. Myocardial contractility and left ventricular function in obese patients with essential hypertension. Am J Cardiol,1988,62(9):594-597.

[36] Kaltman AJ,RM Goldring. Role of circulatory congestion in the cardiorespiratory failure of obesity. Am J Med,1976,60(5):645-653.

[37] Alpert MA. Interrelationship of left ventricular mass, systolic function and diastolic filling in normotensive morbidly obese patients. Int J Obes Relat Metab Disord,1995,19(8):550-557.

[38] Girola A. QT dispersion in uncomplicated human obesity. Obes Res,2001,9(2):71-77.

[39] Fuster V. 2011 ACCF/AHA/HRS focused updates incorporated into the ACC/AHA/ESC 2006 guidelines for the management of patients with atrial fibrillation: a report of the American College of Cardiology Foundation/American Heart Association Task Force on practice guidelines. Circulation, 2011, 123 (10): e269-367.

[40] Wang Y. Epidemiology of childhood obesity--methodological aspects and guidelines: what is new? Int J Obes Relat Metab Disord,2004,28 Suppl 3:S 21-28.

[41] Iacobellis G. Is obesity a risk factor for atrial fibrillation? Nat Clin Pract Cardiovasc Med, 2005, 2 (3): 134-135.

[42] Wanahita N. Atrial fibrillation and obesity--results of a meta-analysis. Am Heart J,2008,155(2):310-315.

[43] Dublin S. Risk of new-onset atrial fibrillation in relation to body mass index. Arch Intern Med,2006,166 (21):2322-2328.

[44] Habib RH. Effects of obesity and small body size on operative and long-term outcomes of coronary artery bypass surgery: a propensity-matched analysis. Ann Thorac Surg,2005,79(6):1976-1986.

[45] Summer RK Walsh,BD Medoff. Obesity and pulmonary arterial hypertension: Is adiponectin the molecular link between these conditions? Pulm Circ,2011,1 (4):440-447.

[46] Ware LB,MA Matthay. The acute respiratory distress syndrome. N Engl J Med,2000,342(18):1334-1349.

[47] Haque AK. Pulmonary and cardiovascular complications of obesity:an autopsy study of 76 obese subjects. Arch Pathol Lab Med, 2008, 132（9）:1397-1404.

[48] Burger CD. Comparison of body habitus in patients with pulmonary arterial hypertension enrolled in the Registry to Evaluate Early and Long-term PAH Disease Management with normative values from the National Health and Nutrition Examination Survey. Mayo Clin Proc,2011,86(2):105-112.

[49] Klein,S.,et al.,Clinical implications of obesity with specific focus on cardiovascular disease:a statement for professionals from the American Heart Association Council on Nutrition,Physical Activity,and Metabolism:endorsed by the American College of Cardiology Foundation. Circulation, 2004, 110（18）:2952-2967.

[50] Horvath K. Long-term effects of weight-reducing interventions in hypertensive patients: systematic review and meta-analysis. Arch Intern Med,2008,168(6):571-580.

[51] Ziccardi P. Reduction of inflammatory cytokine concentrations and improvement of endothelial functions in obese women after weight loss over one year. Circulation,2002,105(7):804-809.

[52] Tchernof A. Weight loss reduces C-reactive protein levels in obese postmenopausal women. Circulation,2002,105(5):564-569.

[53] Manson JE. The escalating pandemics of obesity and sedentary lifestyle. A call to action for clinicians. Arch Intern Med,2004,164(3):249-258.

[54] Perrio MJ,LV Wilton,SA Shakir. The safety profiles of orlistat and sibutramine:results of prescription-event monitoring studies in England. Obesity(Silver Spring),2007,15(11):2712-2722.

17. 心肾综合征

无论在血流动力学还是生理调节功能方面,心脏与肾脏的联系都非常紧密。以体重 70kg 的正常人为例,每个肾脏重 130～170g,每 100g 肾组织每分钟需接受 400ml 的血流量(占心搏量的 20%～25%),以维持约 100 万肾单位的肾小球滤过。这个单位流量远高于大多数其他器官的血流量。尽管肾脏需氧量低,但仍占全身耗氧量的 8%。肾脏在维持电解质平衡,血容量,血压调节等方面发挥关键作用。心肾两个器官的关联发生在多个层面,包括交感系统,肾素-血管紧张素-醛固酮系统(RAAS),加压素(抗利尿激素),内皮素和利钠肽。此外,肾脏产生的活性物质,包括 1,25 双羟维生素 D 和促红细胞生成素(EPO)的激素,在心血管系统都有其作用位点。对这些系统的逐渐深入的理解,促进了心血管病诊断要点和治疗目标的发展。

心肾综合征(Cardiorenal syndrome,CRS)是指心功能不全和肾功能不全同时存在的状态,一个器官的衰竭加剧了另一个,周而复始进入恶性循环,进一步加速心、肾的功能衰竭。其中一个器官的功能不全往往继发于另一器官的损伤或功能障碍。

心肾综合征根据病理生理机制和相关因素,分为5 个亚型。具体来说,根据起始的受累器官(心或者肾),病程的长短(急性或者慢性),外加由于全身性系统疾病造成的第五型。

一、病理生理的角度,心肾综合征的发生

首先,神经体液方面,心肾两个器官的关联发生在多个层面,包括交感系统,肾素-血管紧张素-醛固酮系统(RAAS),加压素(抗利尿激素),内皮素和利钠肽。对于任何亚型的 CRS,这些神经体液系统的激活都起到了关键的作用。这些激素通常通过水钠的重吸收来维持内环境的稳定,但之后由于其过度的激活导致水钠潴留进入恶性循环,最终加重心脏和肾脏的负荷。这些系统之间的相互作用是复杂并且是全身性的。其机制包括了在炎症纤维化等细胞代谢途径中,基因和蛋白质表达的改变。这些激素同时与其他因素相互作用进一步加重器官损害,如慢性肾功能不

全中增加的氧化应激反应。另外,作为冠心病和慢性肾功能不全的共同危险因素,糖尿病、高血压、代谢综合征等都可以激活神经体液系统。

如上文提及,无论在心力衰竭还是肾衰竭中炎症反应都是常见的病理生理表现。心肌损伤后,巨噬细胞、单核细胞和中性粒细胞迁移至心肌,促发了炎性因子的分泌并激活神经体液系统。在心肌梗死后早期,炎症介质如,白介素 1-β(interleukin-1β,IL-β)、白介素 6(IL-6)肿瘤坏死因子 α(tumor necrosis factor-α,TNFα)大量释放以帮助细胞存活但同时激发了过度的炎症反应。而在心功能不全的发生发展中,这些炎症介质也直接参与了左室(left ventricule,LV)重构,心肌细胞凋亡,左心室功能不全,肺水肿,低氧等各个阶段的病生改变。在这些过程中,肾脏无可避免地受到体循环中升高的促炎症因子和肾脏自身产生的炎症因子的双重影响。

在慢性肾功能不全中,病程初始,仅有中度肾脏损害时已经出现持续、慢性的炎症状态。正如 C 反应蛋白(C-reactive protein,CRP)与心肌重构正相关,CRP 与肾脏残留功能也有着密切联系。在 CKD 各个阶段中都可以见到的动脉粥样硬化也是与炎症息息相关的。同时,当肾脏再灌注损伤后,伴随着肾脏损伤的是心肌中 TNFα、IL-β、细胞黏附因子 1(intgercellular adhesion molecule-1,ICAM-1)的 mRNA 表达增加。

无论是 CHF 还是 CKD 中,血流动力学改变、容量负荷的增加、缺血事件的发生包括血液透析都可以激发炎症因子的大量产生,提示炎症是心肾交叉反应中的重要因素。

在 CHF、CKD,甚至高血压、冠心病、糖尿病等各种影响到血管的疾病中,血管舒张功能受损非常常见。内皮功能受损参与了血管粥样硬化和白蛋白尿的形成,尤其是微量白蛋白尿。微量蛋白尿反映了肾小球毛细血管的内皮损伤,后者往往继发于全身系统性的内皮损伤。由于肾脏拥有大量的毛细血管,因此全身系统性的内皮损伤不仅影响到心血管系统同时也影响着肾脏的功能。蛋白尿同时也引发了其他的

肾脏损害：肾小管大量吸收从肾小球毛细血管漏出的蛋白会导致肾小管炎症，间质纤维化，最终造成肾功能丧失。

另外，很多慢性病理过程，如高血压、贫血、尿素性的毒素都与心肾综合征的发生有关。肾病患者中高血压的发病率很高，后者可以导致严重的肾脏病变加速肾功能不全的进展。高血压导致的容量负荷增加造成心肌细胞肥厚纤维化增加，最终造成左心室肥厚舒张功能减退。同时由于增加了心肌梗死危险，高血压最终也能促进左心室收缩功能不全的发生。

促红细胞生成素（EPO）缺乏造成的贫血经常与CHF和CKD相互影响形成恶性循环。贫血提高了体内氧化应激的水平，使得心肌缺氧。作为代偿，贫血时人体的心率增快，但后者可以激活SNS和RAAS，导致肾血管收缩和水钠潴留。外源性EPO已被证实有抗氧化、抗凋亡、抗炎症的作用，有益于肾脏和心血管系统功能。

二、心肾综合征的治疗

（一）对危险因素的控制

1. 高血压　早期CKD往往并发舒张期血压升高，继而发生收缩期血压升高。CKD的发生可使已经存在的高血压恶化，也可以通过水钠潴留、激活RAAS、激活交感神经系统、循环血管活性物质的蓄积等促使新发高血压的发生。如果没有有效的降压，持续的血压升高可以损伤肾脏，因此促发恶性循环的发生。

严格控制CKD患者的血压，降低其心血管风险的同时，降低肾功能恶化的发生率。对于所有CKD患者，血压应控制在<140/90 mmHg；对于合并糖尿病或者明确蛋白尿的CKD患者，目标血压应定在130/80 mmHg。一旦开始长期稳定血液透析，并没有规定的目标血压，但一般认为应该避免过高或过低的血压（收缩压>160 mmHg或<120 mmHg）。

2. 贫血　CKD患者中，贫血对于左心室肥厚是等同于高血压的危险因素。血液透析患者中左心室肥厚很常见，是死亡率的独立预测因子。因此，纠正贫血曾经被认为对于心肾综合征的患者很重要。

尽管很多观察性试验都强烈建议纠正贫血，一些针对血液透析前患者的前瞻性试验的结果让人失望。

TREAT是一个随机双盲安慰剂对照的试验，共入组4038例慢性糖尿病肾病、合并中度贫血的患者。在这个试验中，darbepoetin-α尽管纠正贫血至血红蛋白（Hb）13 mg/dl并没有能在心血管事件和死亡率方面体现益处。

除此之外，3个针对纠正贫血的大型随机对照试验均未证实高血红蛋白水平对于患者的预后有益，甚至对于Hb>13 mg/dl的人群死亡率有增高的危险：CHOIR（Correction of Hemoglobin and Outcomes in Renal Insufficiency）；CREATE（Cardiovascular Risk Reduction by Early Anemia Treatment with Epoetin-β）；NHCT（Normal Hematocrit Cardiac Trial）。

近期一些荟萃分析显示，纠正贫血的措施导致脑卒中发生率升高1.5倍，高血压危险增高，纠正后的血红蛋白水平越高死亡率、心血管事件、终末期肾病的发生率都有所升高。正因如此，目前指南中对于CKD患者纠正贫血的目标值定在11~12 mg/dl。

3. 钙磷代谢异常　CKD导致的钙磷代谢异常与患者心血管疾病的进展息息相关，有研究者发现肾脏的损害程度与血管的钙化正相关。因此，对CKD引起的矿物质紊乱及骨病（mineral and bone disorder，MBD）应该给予足够的重视，维持血磷正常，避免高钙血症，减少血管钙化。

对于CKD患者，高磷血症是和心血管疾病紧密联系的。对CKDⅢ~Ⅳ期患者的观察发现，血清中磷的水平越高，患者死亡率和发生心肌梗死的概率也越高。最近的研究表明盐酸司维拉姆（sevelamer hydrochloride磷酸盐结合剂）和碳酸镧（lanthanum carbonate）在纠正血磷方面并不比传统钙盐更有效，尽管一些研究中这些治疗对血管的钙化有所改善，但对于心血管疾病的发生和死亡率方面并没有显示益处。只有在一个研究的老年亚组患者中司维拉姆显现了远期益处。

高甲状旁腺素继发于CKD-MBD，也与心血管转归有关。与之相关的大型随机试验，EVOLVE（Evaluation of Cinacalcet Therapy to Lower Cardiovascular Events）正在进行中。

维生素D受体激活障碍是另一个与CKD-MBD相关的代谢紊乱，它在心肾综合征尤其是四型心肾综合征的发生发展中起重要作用。维生素D受体激活后负性调节RAAS系统，因此理论上，用维生素D相似物可以在治疗甲状旁腺亢进同时抑制心力衰竭、肾衰竭中过度激活的RAAS系统。这可能是四型心肾综合征治疗未来的方向之一。

4. 血脂异常　血脂异常是CKD患者罹患心血管疾病的重要危险因子。随着肾脏损害的加重，患者逐渐出现血脂异常，主要是由于富含三酰甘油代谢颗粒的累积，造成极低密度脂蛋白和中间密度脂蛋白增加。

他汀类无论在心血管疾病的一级预防还是二级

预防都起着重要的作用。在相关研究(CARE,LIP-ID,WOSCOPS)的亚组分析中,普伐他汀降低了CKD早期患者发生心血管事件的概率。对于肾移植后的患者,氟伐他汀也被证实可以减少心血管死亡和非致死性心肌梗死的发生。但对于肾脏损伤较重尤其是终末期肾病的患者,他汀并没有在早期CKD患者中取得的益处。因此,比较实用主义的做法是像英国指南一样,推荐Ⅰ~Ⅳ期CKD和肾移植后预计10年心血管疾病发生危险大于20%的患者使用他汀治疗。

5. 左心室肥厚 所谓尿毒症性心肌病,常常预示着终末期肾病患者极差的预后。心脏超声心动图上的表现包括:左心室肥厚,左心室扩大,左心室收缩功能减退,常见于多达85%的终末期肾病患者。其中左心室肥厚的发生率是50%~80%,左心室扩大是20%~40%,左心室功能障碍是16%。CKD中造成左心室肥厚的主要因素是高血压,但是贫血、高甲状旁腺素血症、钙磷代谢障碍都促进了左心室肥厚的形成。因此终末期肾病患者应全面防治所有这些因素。

(二)心肾综合征的治疗

心肾综合征的治疗在临床上是个难题,关键在于很多治疗心力衰竭的药物往往对肾脏有一定损害,反之亦然。目前比较成熟的治疗方案集中在利尿和对神经体液系统的干预。

对于急性失代偿的心力衰竭患者,利尿是重要的治疗手段,可以减轻心脏的容量负担。但是利尿治疗也容易造成电解质紊乱和肾前性的氮质血症从而损害肾脏功能。噻嗪类利尿药可以抑制肾远端小管对钠的重吸收,从而减轻水钠潴留,降低容量负荷和血压。但是对于已有较重肾脏损害的患者,噻嗪类的作用较弱,因此对于血清肌酐清除率低于30 ml/(min·1.73m²)的患者更倾向于使用襻利尿药。由于过度利尿导致的低容量和肾脏低灌注会激活神经体液系统,对于每个患者都应精确制订一个个性化的利尿药剂量以确保有效利尿的同时减少对神经体液系统的影响。当然一些肾衰竭晚期的病人产生利尿剂抵抗之后一般需要更大剂量的药物才能达到效果。而对于心力衰竭患者,大剂量襻利尿药的使用往往预示着死亡率的增加。

ACEI或ARB是通过不同途径抑制血管紧张素的作用,从而改善心肌重构,降低血压减轻后负荷,是左心室收缩功能障碍的一线用药,同时也可以预防包括糖尿病肾病在内的各种慢性肾病进展至肾功能不全。但是对于有肾血管阻塞的患者以及部分肾功能不全患者服用ACEI或ARB有升高血清肌酐、血钾,加重肾脏损害的作用。

另一个在收缩性心力衰竭和高血压的治疗中都受到推荐的是β受体阻滞药。β受体阻滞药主要是阻断内源性儿茶酚胺对于β肾上腺素受体的激活作用。对于收缩性心力衰竭患者,它有着和ACEI类似的远期收益。高选择性的β受体阻滞药,比索洛尔被认为对心力衰竭和肾功能不全有着一致的益处。

醛固酮受体拮抗药在心力衰竭治疗中也有着重要地位。大规模临床试验证实选择性醛固酮受体拮抗药对于左心室收缩功能不全和心肌梗死后心力衰竭有降低死亡率的作用。对于EGFR下降的心力衰竭患者,醛固酮受体拮抗药最大不良反应是高血钾,因此心力衰竭患者应该严格饮食控制并且检测血钠、血钾。

肾功能不全患者体内积聚的毒素对于心脏和肾脏不仅有着直接的有害作用,同时还激活炎症反应。包括硫酸吲哚酚在内的毒素刺激炎症因子的释放,后者对于心肾和免疫系统都有一定的害处。为了减轻这种害处,可以通过特殊饮食减少毒素的重吸收也可以通过阻断有机阴离子转运蛋白(organic anion transporters)1、3来避免毒素进入细胞。延长透析时间、增加透析次数或者用高滤过率的膜也可以增加毒素的清除。口服charcoal吸收剂AST-120,对这些毒素有强效的吸附作用,在CKD的动物模型中,AST-120明显降低循环中的毒素含量,降低血清肌酐水平和蛋白尿,并且使实验动物在肾脏结构和功能上都得到了益处。对于尿毒症患者,AST-120延缓了发展至终末期肾病的进程,降低了死亡率。同时,在CKD动物模型中,AST-120还显示了明显的心脏获益,包括减少了左心室的纤维化,降低了心脏TGF-B和磷酸化NF-κβ的水平。

心脏和肾脏的功能相互关联,心功能不全和肾功能不全在病理病生方面也有共同的基础,因此在其致病机制方面更多的了解,必定会有助于更好地治疗心肾综合征患者,改善其预后。

(章安迪)

参 考 文 献

[1] Schrier RW. Cardiorenal versus renocardiac syndrome:is there a difference? Nat Clin Pract Nephrol, 2007,3:637.

[2] Ronco C,McCullough P,Anker SD,et al. Cardiorenal

syndromes: report from the consensus conference of the acute dialysis quality initiative. Eur Heart J, 2010, 31: 703-711.

[3] Ronco C, Haapio M, House AA, et al. Cardiorenal . J Am Coll Cardiol, 2008, 52: 1527-1539.

[4] Mann DL. Inflammatory mediators and the failing heart: past, present, and the foreseeable future. Circ Res, 2002, 91: 988-998.

[5] Stenvinkel P. New insights on inflammation in chronic kidney disease-genetic and non-genetic factors. Nephrol Ther, 2006, 2: 111-119.

[6] Sutton MG, Sharpe N. Left ventricular remodeling after myocardial infarction: pathophysiology and therapy. Circulation, 2000, 101: 2981-2988.

[7] Bozkurt B, Kribbs SB, Clubb FJ Jr, et al. Pathophysiologically relevant concentrations of tumor necrosis factor-alpha promote progressive left ventricular dysfunction and remodeling in rats. Circulation, 1998, 97: 1382-1391.

[8] Kelly KJ. Distant effects of experimental renal ischemia/reperfusion injury. J Am Soc Nephrol, 2003, 14: 1549-1558.

[9] Yeun JY, Levine RA, Mantadilok V, et al. C-Reactive protein predicts all-cause and cardiovascular mortality in hemodialysis patients. Am J Kidney Dis, 2000, 35: 469-476.

[10] Endemann DH, Schiffrin EL. Endothelial dysfunction. J Am Soc Nephrol, 2004, 15: 1983-1992.

[11] Lu Y, Ku E, Campeses VM. Aldosterone inthepahogenesis of chronic kidney disease and proteinuria. Curr Hypertens Rep, 2010, 12: 303-306.

[12] Meredith PA, Ostergren J. From hypertension to heart failure-are there better primary prevention strategies? J Renin Angiotensin Aldosterone Syst, 2006, 7: 64-73.

[13] Silverberg D, Wexler D, Blum M, et al. The cardio-renal anaemia syndrome: does it exist? Nephrol Dial Transplant, 2003, 18 Suppl 8: ⅲ 7-12.

[14] Jie KE, Verhaar MC, Cramer MJ, et al. Erythropoietin and the cardiorenal syndrome: cellular mechanisms on the cardiorenal connectors. Am J Physiol Renal Physiol, 2006, 291: F932-F944.

[15] Muntner P, Anderson A, Carleston J, et al. Hypertension awareness, treatment, andcontrol in adults with CKD: results from the chronic renal insufficiency cohort (CRIC) study. Am J Kidney Dis, 2010, 55: 441-451.

[16] Roy GC, Sutradhar SR, Barua UK, et al. Cardiovascular complications of chronic renal failure-an updated review. Mymensingh Med J, 2012, 21: 573-579.

[17] Locatelli F, Pisoni RL, Combe C, et al. Anaemia in haemodialysis patients of five European countries: association with morbidity and mortality in the dialysis outcomes and practice patterns study (DOPPS). Nephrol Dial Transplant, 2004, 19: 121-132.

[18] Pgegger MA, Burdmann EA, Chen CY, et al. A trial of darbepoetin alfa in type 2 diabetes and chronic kidney disease. N Engl J Med, 2009, 361: 2019-2032.

[19] Palmer SC, Navaneethan SD, Craig JC, et al. Meta-analysis: Erythropoeisis-stimulating agents in patients with chronic kidney disease. Ann Intern Med, 2010, 153: 23-33.

[20] Mathew S, Davies M, Lund R, et al. Function and effect of bone morphogenetic protein 7 in kidney bone and the bone-vascular links in chronic kidney disease. Eur J Clin Invest, 2006, 36 (suppl 2): 43-50.

[21] Navaneethan SD, Palmer SC, Vecchio M, et al. Phosphate binders for preventing and treating bone disease in chronic kidney disease patients. Cochrane Database Syst Rev, 2011, 2: CD006023.

[22] Suki WN, Zabaneh R, Cangiano JL, et al. Effects of sevelamer and calcium-based phosphate binders on mortality in hemodialysis patients. Kidney Int, 2007, 72: 1130-1137.

[23] Ganesh SK, Stack AG, Levin NW, et al. Association of elevated serum PO product, and parathyroid hormone with cardiac mortality risk in chronic hemodialysis patients. J Am Soc Nephrol, 2001, 12: 2131-2138.

[24] Anddress DL. Vitamin D in chronic kidney disease: a systemic role for selective vitamin D receptor activation. Kidney Int, 2006, 69: 33-43.

[25] Tonelli M, Isles C, Curhan GC, et al. Effect of pravastatin on cardiovascular events in people with chronic kidney disease. Circulation, 2004, 110: 1557-1563.

[26] Patel RK, Oliver S, Mark PB, et al. Determinants of left ventricular mass and hypertrophy in hemodialysis patients assessed by cardiac magnetic resonance imaging. Clin J Am Soc Nephrol, 2009, 4: 1477-1483.

[27] Sata Y, Krum H. The future of pharmacological therapy for heart failure. Circ J, 2010, 74: 809-817.

[28] Krum H, Lyngkaran P, Lekawanvijit S. Pharmacologic management of the cardiorenal syndrome in heart failure. Curr Heart Fail Rep, 2009, 6: 105-111.

[29] Shlipak MG, Massie BM. The clinical challenge of cardiorenal syndrome. Circulation, 2004, 110: 1514-1517.

[30] Krum H, Haas SJ, Eichhorn E, et al. Prognostic benefit of beta-blockers in patients not receiving ACEI.

Eur Heart J,2005,26:2154-2158.

[31] Zannad F,McMurray JJ,Krum H,et al. Eplerenone in patients with systolic heart failure and mild symptoms. N Engl J Med,2011,364:11-21.

[32] Lekawanvijit S,Adrahtas A,Kelly DJ,et al. Does indoxyl sulfate,a uraemic toxin,have direct effects on cardiac fibroblasts and myocytes? Eur Heart J,2010,31:1771-1779.

[33] Eloot S,Van Biesen W,Dhondt A,et al. Impact of hemodialysis duration on the removal of uremic retention solutes. Kidney Int,2007,73:765-770.

[34] Lekawanvijit S,Kompa AR,Wang BH,et al. Cardiorenal syndrome:the emerging role of protein-bound uremic toxins. Circ Res,2012,111:1470-1483.

[35] Ueda H,Shibahara N,Takagi S,et al. AST-120 treatment in pre-dialysis period affects the prognosis in patients on hemodialysis. Ren Fail,2008,30:856-860.

[36] Lekawanvijit S,Kompa AR,Manabe M,et al. Chronic kidney disease-induced cardiac fibrosis is ameliorated by reducing circulating levels of a non-dialysable uremic toxin,indoxyl sulfate. PLos One,2012,7:e41281.

18. 心肺复苏新认识

近年来,涵盖不同人群的心脏性猝死(SCD)研究均显示了不佳的临床结局。尽管作为一个复杂的临床症候群,SCD的机制尚未得到很好的阐明,但这一患者人群的临床结局显然与是否获得及时、高质量的治疗干预措施相关。引起SCD的病因在不同人群中存在着较大的差异,所以,在心肺复苏(CPR)的抢救过程中很难获得非常准确的死亡率及SCD事件的确切持续时间,而这些研究参数的差别显著影响抢救治疗的有效性。例如,由旁观者实施的单一胸外按压CPR对心室颤动的SCD患者并不是一个理想的治疗策略;而相当一部分SCD患者则能通过经皮冠状动脉介入(PCI)治疗获得显著的临床获益;室颤后的心搏骤停患者在自主循环状态恢复(ROSC)前,可能较其他心律失常患者对治疗性低温治疗有更好的反应。

体外自动除颤仪(AED)及低温治疗等CPR技术策略的研究显示,SCD是一个随时间变化的动态过程。Weisfeldt等通过心肺复苏3相模型建立了这一概念,随着心室颤动的进展,心肌电生理功能、循环及代谢状态发生逐渐的破坏。电学阶段为从心搏骤停至复苏治疗的4 min左右,电击除颤在这一阶段的疗效最为明显。Herlitz等通过前瞻性的观察研究获得了相似的结果,在心搏骤停后3 min内接受除颤的患者较12 min以上才接受除颤的患者有更好的生存率。这些研究提示,关键因素可能为室颤随时间进展由可成功除颤的节律发展为无脉电活动或电静止(asystole)。紧随电学阶段之后的是循环阶段,这一阶段中,缺血的心肌对电除颤反应较差,因此胸外按压发挥更大的作用。Vilke等通过研究院外室颤发现,相对于心搏骤停后4 min内接受除颤的患者,心搏骤停4 min后除颤的患者CPR有更好的疗效。除颤前接受旁观者CPR的患者的室颤波形较未接受CPR患者的室颤波形幅度更大、激动频率更高。心搏骤停10 min后,因全面的缺血导致显著的代谢紊乱状态,通常认为进入代谢阶段。代谢阶段的研究较少,定义也并不统一,一般认为其机制涉及炎性因子、乳酸酸中毒、活性氧化物及再灌注损伤等。患者进入该阶段仍未建立自主循环的话,生存机会渺茫。

急诊医疗人员对SCD的早期识别和介入、高质量的胸外按压、尽早的除颤、合适的高级生命支持措施及高效的复苏后治疗手段等均显著改善SCD的动态进程及最终的临床结局。高效的地区协作系统可以促进发展更为专业的复苏后治疗体系,并将患者送至能够提供最优治疗措施的医疗中心。

一、基础生命支持(BLS)及心肺复苏(CPR)

(一)旁观者CPR

2010年美国心脏学会发布的BLS指南中,涵盖了多项关于提高旁观者参与CPR及减少起始胸外按压时间的更新。既往的"看、听、感觉"的概念因过于耗费时间被去除。基于多项对比单一胸外按压和传统CPR的研究结果,新指南建议非专业人员可尽快实施单一胸外按压的抢救方式。两项随机对照研究显示传统的CPR并不优于单一胸外按压CPR,同时一项荟萃分析提示单一胸外按压优于旁观者实施的传统CPR。但是,自该指南发布后,两个关于院外心搏骤停的大型观察研究显示,对于年轻患者、非心源性心搏骤停患者、CPR起始延迟患者及持续时间较长的心源性心搏骤停患者几个亚组人群而言,传统CPR依然优于单一胸外按压。尽管以上两项研究均提供了新的信息,因普通急诊抢救人员很难在急救中有效鉴别不同的患者分类,所以CPR程序仍应更多的贴合成人SCD患者进行设计。目前,鉴于更大的按压深度与更高的除颤成功率及短期生存率相关,指南建议按压深度至少为5 cm,按压速度至少为100/min。同时,公众CPR培训项目显示,接受过CPR培训的人员更倾向于实施CPR,因此公众CPR教育培训至关重要。

(二)气道管理和通气

受训专业人员更倾向于实施传统的CPR,但目前对气道管理和通气进行了不同的强调。如由传统的A-B-C转变为C-A-B,以最大程度的缩短起始心脏按压的延迟时间。研究显示,旁观者CPR是预测院外心脏骤停成功的显著因素,目前成人BLS指南强调,心脏按压及电除颤应在采取任何辅助通气策略前进行。基于减少心肺或心脑复苏过程中脉搏验证次数的有益研究结论,目前指南不再过多强调CPR过程中进行脉搏验证,以期更少的停断心脏按压过程。除了开始辅助通气的时机外,治疗中应避免发生过度通气。动物研究及人类观察研究发现,过度通气可能导致血流动力学状态不稳,从而影响复苏生存率。可以通过增加CPR中的实时反馈,如应用自动呼吸机,来减少过度通气的发生,但其在CPR现场实践中的价值,需要进一步研究验证。

(三)CPR质量

CPR技术本身需要培训,所以提高CPR质量经常是具有一定难度的。在实践中,急诊医疗人员、护士及医生等也经常实施低质量的CPR,因为包括按压深度、按压速度、按压间断终止的时间、是否在按压中为胸廓回弹预留相应的时间及是否存在过度通气等众多参数均可能未达到指南的要求。心脏按压经常因患者的转运、心脏节律的验证、电击除颤过程等因素而终止。定期CPR技术培训对于保持CPR的高质量实施具有重要作用,同时可以通过增加实施CPR过程实时反馈的方式,来提高CPR的质量。Abella等发现,CPR中增加语音视频反馈,可以有效地提高CPR的实施质量,但这一措施并未显著提高自助循环状态恢复的概率。对于未受训的普通大众,通过急救电话系统对现场进行技术讲解及指导,能够有效提高CPR的质量,甚至提高心搏骤停患者的抢救生存率。

通过机械装置来辅助实施CPR心脏按压,可以避免因肌肉疲劳等人为因素造成的CPR质量下降,目前该领域的研究活跃,但尚未获得准确肯定的结论,因此指南对这一方式持中立态度。

二、电治疗措施

(一)院外AED的应用

大量研究已经证明,对于院外心搏骤停患者,旁观者、急救人员等实施的AED电击治疗可以相对提高自助循环状态恢复的概率及治疗生存率。涉及赌场、机场、飞机上等公共场合的研究均显示了AED的有效性。更为重要的是,Weisfeldt等发现,相对于在家中发生心搏骤停的患者,公共场所旁人目视下发生的心搏骤停患者显示出更多的可被除颤心律失常,同时应用AED治疗后的患者较家中心搏骤停患者具有更高的治疗后出院生存率。Brady等通过研究心肌梗死后患者发现,家庭中配置AED并未显著改善这一既往心肌梗死患者人群的心搏骤停生存率。可能原因包括存在的合并症、心搏骤停时的节律、对心搏骤

停识别的延迟及实施除颤治疗时间的延迟等。以上研究的结论提示,AED的社区配置应更多的聚集在公共场所而不是单一家庭中。近年来的研究显示,只有很少的患者在急救人员到达前接受了AED治疗,这一发现提示,应扩大AED的部署范围并加强其使用方法的培训。通过整合AED,急救系统的快速响应、提供更有效的高级生命支持措施的综合治疗策略能够有效地提高心搏骤停患者的出院生存率。观察研究显示,接受AED治疗的大部分患者在急救人员到场时处于无脉状态,需要更多的后续高级生命支持,因此整合社区内发展资源,加强AED部署、建立能够提供低温治疗及急诊PCI治疗的中心等综合措施,可以提高心搏骤停患者的抢救生存率。

(二)院内AED的应用

尽管院外AED应用研究及院内心搏骤停患者非对照性研究均显示了AED的有效性,但院内AED应用结论并不完全一致。两项近期的院内AED应用研究显示,同标准除颤仪相比,AED并未显著改善院内心搏骤停患者的出院生存率。一方面,这一结论可能提示目前急救系统的进步和急救人员对标准除颤仪使用的专业程度;另一方面,可能与AED识别患者心脏节律耗时过长有关。新一代的AED可能通过提高诊断效率来减少心脏按压终止的时间。

(三)除颤顺序、技术及起搏的应用

电击除颤同心脏按压的实施顺序似乎对CPR的成功率起一定的影响。Cobb等首先观察到,首先应用AED的患者,生存率随心搏骤停的持续时间逐渐下降,因此他们开展了一项前瞻研究来验证观察到得结论。后续研究提示,AED应用前接受90s CPR的患者具有更好的生存率,但这一结论仅适用于急救人员在心搏骤停4 min后开始施救的患者。同时其他部分研究及荟萃分析也显示,对于较晚接受抢救的心搏骤停患者,除颤前进行心脏按压的策略似乎更有益处。这些研究均提示心脏按压和除颤两者间存在一定的平衡状态,但在实践中,心搏骤停的持续时间常难以快速确定,因此不能因为实施心脏按压而延迟除颤的时间,也不能因等待获取AED而延迟心脏按压的时间。

除颤策略研究显示,相较于传统的3步能量逐级递增除颤策略,83.6%的患者的室颤能被第一次除颤终止,如应用双相波除颤仪,第一次除颤成功率为92%。因此仅采取一次除颤的策略与传统的3次除颤策略同样有效,同时一次除颤策略可以更少的间断CPR,缩短心脏按压终止的时间。需要指出的是,一次除颤策略的优势可能来源于更少的心脏按压终止

时间,而不是一次除颤本身。

已经发现,双相波除颤器等同或优于单相波除颤器,双相波除颤器通过一个额外的反向电流来加强除颤效率,从而降低了的除颤能量。实验室及心搏骤停患者的观察研究均显示,对于终止心室颤动,双相波除颤器不劣于甚至优于单相波除颤器,但两者对自主循环状态的恢复并无差异。

有关电静止心搏骤停的研究相对古老,心脏起搏似乎无法提高电静止患者的生存率,甚至可能因此而打断CPR的实施,因此目前的指南不建议CPR过程中实施经皮心脏起搏。

三、高级心血管支持治疗

(一)气道管理实施时机

无论是院外还是院内SCD,因其经常合并其他的情况及并发症,气道管理常常是困难的。有关SCD中气道控制时机和技术的证据不足。对于院内SCD,心搏骤停后5 min内实施气管插管并未提高或降低了24 h的抢救生存率。对于院外SCD,结论并不统一。回顾性研究显示气管插管似乎能提高院外SCD抢救成功率。但同时有研究发现,最小化程度中断CPR进行气道管理和通气的策略并未显示出优势。因此,目前强调,当高级气道管理和通气的实施可能导致心脏按压和除颤的延迟时,应首先尝试心脏按压和除颤,直至这两种措施无法获得自主循环功能的恢复。

(二)气道管理的技术

当将气道管理和通气进行单独实施时,气管内插管是理想的方式,它能为患者提供安全的气道、预防误吸的发生、简化通气和氧气供应的方式,同时还是潜在的给药途径。然而,气管内插管的实施需要相当的技巧,在急诊抢救中可能伴随并发症的发生。一个有效的替代方式是声门上气道建立,包括喉管、喉罩及气管食管双腔通气管等。喉管是其中最为常用的一种,它将一根单腔管道盲插入食管,远端位于食管内,近端设置有通向气管的开口用于通气和给氧。它的放置无须复杂的培训且放置成功率更高,能够更少的打断胸外按压的过程。另一种辅助气道管理和通气的设备为阻抗阈值装置(impedance threshold device),它作为连接在气道上的活瓣装置,能够有效减少胸外按压回缩阶段的气体入量,借此产生更大的胸腔内负压,促进静脉的回流。目前指南建议,在由受训人员的实施下,成人CPR应考虑应用阻抗阈值装置。近期的一项研究显示,对比未应用阻抗阈值装置的标准CPR,应用阻抗阈值装置进行CPR的患者不但拥有更高的出院生存率,且随访1年后,神经功能存在显著差异,应用阻抗阈值装置的患者临床结局更佳。相信未来更多评估阻抗阈值装置的研究将为该设备在CPR中的应用提供更多有力的证据。

(三)高级气道建立的验证和监测

应用可靠的手段验证气道建立的成功与否是非常重要的步骤。临床判断手段包括明确胸廓的起伏、双侧呼吸音听诊及剑突下听诊无呼吸音均为有效的手段。对于气管内插管,目前强调应用CO_2监测来验证和监测后续的气道管理。尽管CO_2监测可以辅助判断气管内插管的成功实施,但部分研究并未在SCD人群中实施,同时存在将气管内插管误判为食管内插管的情况,因此建议CO_2监测应同传统临床判断手段共同应用,以确定和监测气道的建立。

(四)SCD药物治疗的进展

一般来说,药物应该能提高SCD自主循环恢复成功率、同时对重要器官有一定的保护作用。但不幸的是,既有的研究仅发现药物应用可能提高短期抢救成功率,对出院生存率无明显影响。药物领域的研究较少,因此目前的建议均为基于对既往推荐药物的重新分析。然而,针对电静止和抗心律失常药物的应用有一定的进展。目前,指南不再推荐应用阿托品治疗电静止或无脉电活动。在2010指南发布后,一项比较单用肾上腺素和联合肾上腺素与阿托品的研究显示,两药联用能提高自主循环功能恢复的概率及入院时生存率,但出院生存率,出院后30 d生存率及神经功能等参数在两组间无差异。

胺碘酮是目前治疗心室颤动和无脉室性心律失常的首选药物。研究证实,胺碘酮能较安慰剂及利多卡因更有效的治疗难治性室颤及室速。近期的一项研究显示,相较于新型抗心律失常药物尼非卡兰,胺碘酮组的除颤成功率及出院生存率更高。一个回顾性研究显示,利多卡因能提高入院时自主循环功能恢复成功率,但不改善出院成功率。因此,当胺碘酮可以获得时,不建议应用利多卡因。同其他药物研究结论一致,胺碘酮及利多卡因无法改善心搏骤停患者的出院生存率。

四、心肺复苏后治疗

心搏骤停后综合征这一概念,最早在2008年国际复苏联合委员会发表的共识声明中被提及,它指待心搏骤停后自主循环功能恢复后发生的一系列复杂病理生理状态,具体指停搏事件所引起的脑损伤、心肌功能异常及全身缺血/再灌注反应,包括停搏事件前存在的潜在疾病的持续恶化。心搏骤停后综合征具有非常高的死亡率,多数死亡发生在停搏事件发生后的 24 h 内,因此对于该综合征的研究是极其重要的。

(一)心搏骤停后综合征的综合治疗

不同研究显示,心搏骤停引起的临床结局存在地区差异,提示种族、人群健康状况、社会经济水平、旁观者及急救人员的能力差别对其存在影响。同时,收治医院的总心搏骤停患者接诊量、低温治疗、PCI 治疗水平及心搏骤停后综合治疗水平也不同程度的影响抢救的成功率。

不同医疗中心提供的多学科综合诊疗水平存在差别,这一差别显著影响患者的临床结局。例如,设置以稳定血流动力学和优化低温治疗为目标的心搏骤停后治疗策略,整合血流动力学、低温治疗及 PCI 手术的综合治疗策略等,这些综合的治疗手段均被证实可以显著改善生存率和保护神经功能。尽管具备这些特殊治疗措施的个别中心能显著提高接诊患者的生存率,但发展地区整合急救及后续治疗系统是改善整个地区人群心搏骤停生存率的重要基础。目前指南指出,针对创伤、急性心肌梗死及脑血管意外开展区域协作抢救系统的地区,心搏骤停患者的生存率更高。

(二)关键治疗措施

低温治疗及早期 PCI 治疗是心搏骤停后综合治疗中的关键措施。正如 SCD 及复苏后的病理生理学过程异常复杂,低温治疗的获益机制也并未完全阐明。大量的神经科学研究证据表明,神经递质兴奋性、炎症因子、白介素、炎症细胞及活化自由基等因素水平的降低,神经细胞凋亡的抑制,神经保护因子的增殖,脑细胞代谢需求的减少和癫痫活动的抑制,以上所有的因素均在低温治疗中发挥作用。低温治疗的最佳获益人群为心室颤动导致的心搏骤停患者。近期研究显示,无论是否具有可除颤的心律失常,心搏骤停的死亡率均能被低温治疗降低 20%。相对的,无脉电活动及电静止患者无法通过低温治疗获益。因此,目前的证据清楚地显示低温治疗可以用于具有可被除颤心律并恢复自主循环功能的心搏骤停患者,而不具备可被除颤心律的患者是否能明确从低温治疗中获益需要进一步研究。

大约近半数的心搏骤停患者具有显著冠状动脉损伤。而典型的心电图表现,如 ST 段抬高及新发左束支传导阻滞则很少被确认。目前证据强烈支持 PCI 治疗能改善心搏骤停患者的生存率,但溶栓治疗并未被发现显著有效。无论是否具有明显的 ST 段抬高心电图表现,PCI 治疗均能改善心肌梗死患者的院

内生存率。接受 PCI 治疗后,表现为 ST 段抬高心电图表现的心肌梗死后心搏骤停患者同未发生心搏骤停患者的生存率相似,且神经功能在术后 6 个月及 12 个月持续获得改善。

因涉及多学科协同,低温治疗和 PCI 治疗的联合应用具有挑战性。已经有研究发现,两种治疗方法的联合应用是可行及安全的,但需要指出,同时接受两种治疗的患者可能具有更高的出血概率。通过良好的协同,成功实施低温治疗可能并不延迟接受急诊 PCI 治疗的时机。目前,针对具有可被除颤心律的心肌梗死患者,低温及 PCI 的联合治疗显示出较采取任一单一治疗措施更好的疗效。为进一步确定理想的治疗策略模式,未来这一领域的深入研究仍十分重要。

五、未来心肺复苏的研究方向

SCD 是严重影响公众健康的重大问题,目前的高级生命支持技术仍无法显著改善这一症候群的恶性效应。尽管近年来社区 AED 部署、低温治疗及 PCI 治疗在心搏骤停患者的救治中获得持续的进展,但鉴于 SCD 病因的复杂性及心搏骤停后综合征的具体机制尚未明了,SCD 仍在很大程度上危及患者的生命。近年来,心搏骤停的抗心律失常药物研究始终不断进行,但现今仍未发现新的有效药物。相当数量的基础研究及复苏技术研究的结论是令人鼓舞的,但如何将此转化实施至抢救实践仍存在难点。

基于大量患者人群数据的研究与大型研发公司支持的大数据研究是未来 CPR 研究的关键一环。多个基于地区及国家数据库的注册研究均为 CPR 实施策略的确定提供重要的数据支持。这些研究能够帮助我们更好地了解 SCD 的病理生理机制,制定更为有效的基于社区的 CPR 治疗体系,评估相应治疗措施的实际疗效。近来,有研究者创立了新的 CPR 数据收集和管理方法,他们通过开发基于网络的心搏骤停患者数据库来集中管理低温治疗的实施和数据收集管理,通过制定标准,提高数据的有效性和可靠性,这一方法将可能有助于对跨地域多中心大量患者实施不同治疗方法的有效性研究。

六、结论

SCD 及心搏骤停后患者的综合治疗依然是充满挑战的。治疗的成功率的不断提高,受益于临床一线治疗专家不断应用最新研究结果指导临床实践,同时也体现了心肺复苏研究者对这一领域的坚持努力。心搏骤停患者治疗的关键进展包括,CPR 的实施技

术,气道管理和通气策略及早期电击除颤。在完善基础及高级生命支持的基础上,低温治疗及早期 PCI 等先进治疗方式能够进一步提高患者的生存率。区域协同的急救系统能够优化患者的转运,使其能够尽快接受更专业的心搏骤停后综合治疗。对多中心 CPR 研究支持的加强,将简化新的治疗方法的研究过程,同时能优化目前的治疗策略。最后,调动公众人群的积极性及有效的培训,能够提高整个急救系统的治疗质量及效率,社区和三级医院协同努力的开展优化治疗策略,将确保心肺复苏研究的进展快速的转化为患者生存率的提高。

(张　凝)

参 考 文 献

[1] Lund-Kordahl I,Olasveengen TM,Lorem T,et al. Improving outcome after out-of-hospital cardiac arrest by strengthening weak links of the local Chain of Survival:quality of advanced life support and post-resuscitation care. Resuscitation,2010,81:422-426.

[2] Carr BG,Kahn JM,Merchant RM,et al. Inter-hospital variability in post-cardiac arrest mortality. Resuscitation,2009,80:30-34.

[3] Pokorna M,Necas E,Skripsky R,et al. How accurately can the aetiology of cardiac arrest be established in an out-of-hospital setting? Analysis by concordance in diagnosis crosscheck tables. Resuscitation, 2011, 82:391-397.

[4] Dumas F,Grimaldi D,Zuber B,et al. Is hypothermia after cardiac arrest effective in both shockable and nonshockable patients? Insights from a large registry. Circulation,2011,123:877-886.

[5] Ogawa T,Akahane M,Koike S,et al. Outcomes of chest compression only CPR versus conventional CPR conducted by lay people in patients with out of hospital cardiopulmo-nary arrest witnessed by bystanders:nationwide population based obser-vational study. BMJ,2010,342:c7106.

[6] Dumas F,Cariou A,Manzo-Silberman S,et al. Immediate percutaneous coronary intervention is associated with better survival after out-of-hospital cardiac arrest:insights from the PROCAT(Parisian Region Out of hospital Cardiac ArresT) registry. Circ Cardiovasc Interv,2010,3:200-207.

[7] KitamuraT,IwamiT,KawamuraT,et al. Implementation Working Group for the All-Japan Utstein Registry of the Fire and Disaster Management. Time-dependent effectiveness of chest compression-only and conventional cardiopulmonary resuscitation for out-of-hospital cardiac arrest of cardiac origin. Resuscitation,2011,82:3-9.

[8] Weisfeldt ML,Becker LB. Resuscitation after cardiac arrest:a 3-phase time-sensitive model. JAMA,2002,288:3035-3038.

第6章

其他心脏疾病

1. 心肌心包炎处理:减慢心率药物是否有前景

心肌心包炎是指心包炎伴有不同程度的心肌炎症,临床上心包炎和心肌炎可以同时存在,因为导致这两种疾病的病原微生物是共同的(如柯萨奇病毒 A 和 B 组、EB 病毒、巨细胞病毒、人类疱疹病毒 6 等具有亲心性的病毒)。绝大多数的心肌心包炎患者还是以原发的"心包综合征"为主要特点,而心包心肌炎则以原发心肌炎症所致的综合征为主,临床上这两个概念在未明确主要的炎症累及类型前常可混用。

急性心包炎在欧洲的发病率为每 100 000 人每年新增 27.7 例。所有到急诊就诊的非缺血性胸痛的患者约有 5% 被诊断为心包炎。心包炎的病因复杂,最常见的是由病毒或细菌导致的心包感染。心肌炎比心包炎略少见一些,主要归因于其临床表现个体差异很大,从急性暴发型到终末期扩张型心肌病的病例均有报道。而且,病理过程及分类方法较为纷繁复杂,目前缺乏流行病学研究及确切的发病率和流行程度方面的相关数据。有前瞻性研究数据显示心肌炎导致的年轻患者心源性猝死的比例为 8.6%～12%。心包炎中有 15% 的患者因合并心肌酶的升高、室壁活动异常、心律失常和传导障碍被诊断为心肌心包炎。专门针对心肌心包炎的研究数据鲜有发表,大多由急性心包炎和心肌炎的相关数据推算而来。

一、临床特点

心肌心包炎的临床表现变化较多,主要根据累及心肌是局限的、弥漫的或全腔室性的而有所差异。可能有相当多的病例是亚临床型和轻症型的,其相关症状和体征又被病毒感染导致的全身系统性表现所掩盖。在病程初期,发热、系统性主诉、胃肠道症状和肌痛都很明显。Imazio M 等在关于病毒性或特发性心肌心包炎的前瞻性研究指出有发热综合征病史的患者中大约 50% 被诊断为心肌心包炎,而单纯的急性心包炎只占 21%。有临床症状的心肌心包炎患者最常见的主诉是胸痛,可伴有乏力、活动耐量下降和心律失常所致的心悸,多数情况下心肌炎和心包炎的症状非常类似,无法进行鉴别诊断。有时胸痛很难区分出是否为缺血性的,急性心肌炎的患者由于受累心肌的炎症刺激也可出现急性冠状动脉综合征,Sarda L 等研究显示有 78% 的具有急性冠状动脉综合征临床表现的患者其冠状动脉造影结果正常,仅影像学检查提示存在弥漫或局限的心肌炎。Imazio M 等的研究连续入选了 274 例急性心包炎的患者,其中 14.6% 为心肌心包炎。与心包炎相比,心肌心包炎有如下特点:年轻、男性、近期有发热史伴有胃肠道症状和(或)骨骼肌酸痛,ST 段抬高的表现,不典型的 ST 变化或者心电图有不同于急性心包炎 4 个阶段的经典特征,心律失常和较少发生心包积液。这些特征中与心肌心包炎独立相关的有心律失常、男性、年龄小于 40 岁、ST 段抬高和近期有发热史。

二、心肌酶谱变化特点

在急性心包炎和心肌炎的患者中心肌酶升高均提示了心肌的损伤,由活检证实的心肌炎中其肌钙蛋白的升高较 CK-MB 更为普遍,单纯的肌钙蛋白升高而肌红蛋白与CK-MB均正常可能提示了心肌非常轻微的损伤。有32%～49%的病毒性或特发性心包炎患者存在肌钙蛋白的升高，尤其在新近起病伴有ST段抬高的年轻男性患者中多见。肌钙蛋白的升高与心肌炎症累及范围的相关性不显著而且并不提示预后不佳，这一特点与急性冠状动脉综合征不同。研究表明目前心包炎患者肌钙蛋白有两种释放模式：一种是轻度升高，其数值低于急性心肌梗死的阈值，一般下降很快；另外一种其释放的曲线类似急性冠状动脉综合征。对心肌炎而言，肌钙蛋白可以比CK-MB更敏感地反映心肌的损伤，但是有44%～66%的活检证实的心肌炎患者该指标可能是正常的，肌钙蛋白升高提示心肌炎的可能性高达90%。

三、影像学特点

心肌心包炎与心包炎相比较其心电图特点有如下几点（表6-1）。

（1）ST段的抬高（在90%的患者中出现）比急性心包炎更多见。

（2）非典型性的ECG变化并不常见（40%～45%的患者）；局限性的ST段抬高（尤其是下侧壁或前侧壁），在ST段恢复前出现T波倒置都是常见的非典型性变化。

（3）心律失常多见（超过60%患者）：主要是室性的，包括室上性或室性的期前收缩，在较重的患者中可见期前收缩连发和非持续性的室性心动过速。与单纯急性心包炎相比，房颤在心肌心包炎中较为少见。持续性的心律失常在单纯急性心包炎中不多见，大约只有7%的患者出现这种情况，且均为房性的，本身都合并有心脏基础疾病。治疗可能会加速或改变ECG的演进过程。

表6-1　急性心包炎和心肌心包炎心电图特征比较

心电图特点	急性心包炎	心肌心包炎
ST段抬高	弓背向下样，抬高<5 mm	弓背向上样，抬高<5 mm（STEMI中可>5 mm）
导联分布	广泛性的	可能是局限性的
相互转化	无	有时
T波倒置	一般在ST段恢复正常后	可在ST段恢复正常前出现
P-R段压低	有	有
新出现的Q波	无	可能
Q-T间期延长	无	可能
心律失常	少见（<10%，通常为室上性）	常见（>60%，通常为室性）

在心肌心包炎患者中出现类似急性冠状动脉综合征型的ST段抬高，应予以行冠状动脉造影以排除冠状动脉本身的病变。对于年龄较轻，病史和胸痛特点比较典型且属于冠心病低危风险的患者应优先考虑心肌心包炎。就这类患者而言MRI是一项准确性较高的无创检查，但缺乏有针对性的研究数据，可能是因为MRI在心肌心包炎的诊断中应用尚不普遍。

超声心动图在心肌心包炎中可发现一些非特异性的改变如心包层由于炎症作用纤维蛋白沉积导致的回声增强，而心包积液的发生率比急性心包炎要低。超声心动图在侦测左心室功能下降方面是最有价值的，即使是亚临床的改变也能发现。轻度的心肌功能受损可以在静息状态下被观察到，但有时运动负荷后的心室壁活动异常可以反映微血管的功能障碍。尽管目前还没有大型研究的依据，但组织多普勒上的异常表现可以作为心肌受累的旁证。

四、心肌心包炎的诊断

临床确诊心肌心包炎可以通过心肌酶谱的升高（CK-MB、肌钙蛋白I或T），或影像学上新出现的无其他病因可解释的局灶或弥漫性的左心室功能降低（通常是超声心动图）。炎症指标如C反应蛋白对确诊临床疑似病例很有价值，因为无论是急性心包炎还是心肌心包炎都是十分明确的炎症性疾病，C反应蛋白阴性的患者可以排除这两个诊断。虽然心内膜活检是心肌炎诊断的"金标准"，但临床上应用比较局限，尤其是以心包炎症为主的心肌心包炎。目前有另外一个替代的方法能提高取样的成功率——心包镜引导下心包和心外膜的活检，但这项新技术仍缺乏临床实践，且仅在少数几个有经验的医学中心开展。

五、心肌心包炎的处理

对于无明显心功能不全的心肌心包炎患者其治疗方法与急性心包炎类似。非甾体类消炎药（NSAID）的应用需充分考虑其心肌炎症累及的程度，因为在心肌炎的动物模型中，NSAID治疗效果不佳且有促使心肌炎症恶化和增加死亡率的作用，临床实践中较低抗炎剂量的NSAID足可以用来控制症状。

休息可以帮助急性心包炎患者缓解胸痛症状，降低心率和心包炎症反应。在急性心包炎的病程中，患者不能参加体育活动，病情完全稳定后可以恢复运动。对于心肌炎和心肌心包炎患者而言休息是一种推荐的治疗方法，动物模型显示剧烈的体力活动可以增加柯萨奇病毒感染后病毒在心肌内的复制，提高死亡率。而且运动可能会导致心肌心包炎患者心律失常的恶化，在恢复期内（起病后4～6周）避免剧烈的体力活动，目前的专家共识是起病后的6个月内体育活动都是禁止的，当然这个观点仍需进一步的循证医学研究数据的支持。

心率和心包炎症之间是否有关联？Ziad K等进行了一项回顾性研究，共入选了73例于2007年3月—2010年2月住院的急性心包炎患者，诊断要点符合下列标准中的2条：典型的胸痛，心包摩擦感，超声心动图上可见心包积液或者具有典型的心电图改变。初级终点是生物性的：C反应蛋白，包括入选时的，入选后第1、2、3天和峰值。结果：患者的年龄中位数是38岁，住院天数的中位数是2.0 d。入选时的心率中位数是88.0/min，出院时的心率中位数是72.0/min。入选时的心率与C反应蛋白的峰值显著相关（$P<0.01$），独立于入选时的体温，住院天数和年龄。有32%的患者在出院后1个月内复发。出院时的心率与复发相关，独立于年龄。C反应蛋白是临床上评价及预测急性心包炎患者其炎症严重程度的重要指标，它的水平与心率之间的显著相关性提示了心率与炎症有关。心动过速本身参与了炎症的病理生理过程，两者之间形成了一个恶性循环。复发是心包炎的主要并发症，造成了巨大的医疗资源与经费的负担和患者低下的生活质量。有20%～30%的患者通过初次有效的治疗后在12个月内复发。控制心率可以缩短住院天数，降低第1年内的复发率。当前的共识是休息可以降低心率，减轻心包炎症，虽然这一观点仍需病理学方面的研究依据证实。事实上，休息这一治疗方法在临床实践中很难做到，尤其是年轻的患者。Ziad K等大胆假设通过应用耐受性较好的减慢心率

药物如伊伐布雷定（对血压、心排血量、心脏传导等影响很小）来获得"药理性休息"，既能够使患者在日常生活中的心率可以达标，也不会让其过度抑制，通常下降的幅度应控制在10/min。有一项鼠的病毒性心肌炎的基础研究显示伊伐布雷定和卡维地洛都可以减低心率，抑制促进炎症的细胞因子产物。两者均可减少心肌的损伤和纤维化，通过诱导一氧化氮合成酶来抑制一氧化氮的合成，降低两种主要的促进炎症的细胞因子——肿瘤坏死因子α（TNF-α）和白介素-6（IL-6）。

β受体阻滞药在心包炎方面的临床应用无相关数据可参考，主要是因为它不仅仅只是单纯的减慢心率的药物，还对血压，交感肾上腺素的释放有作用。这些特点可以解释β受体阻滞药在心肌炎中正面的治疗效应，它对心肌炎早期的心律失常有帮助并且可以改善那些合并有心力衰竭患者的远期预后。因此，心肌炎合并左心功能不全或者临床心力衰竭都是β受体阻滞药应用的强指征。病毒性心肌炎的啮齿动物模型显示存在β受体的上调，这给β受体阻滞药的应用提供了一定依据。尽管所有的β受体阻滞药都对血流动力学有益，但各个具体药物之间仍有个体差异性。实验研究结果强烈提示卡维地洛对病毒性心肌炎的心肌有保护作用。其心肌保护的上游机制是上调了抗炎的细胞因子水平，同时下调了促进炎症的细胞因子水平，增强了抗氧化的效应，且抑制了基质金属蛋白酶的产物，产生了正向的免疫调节。

其他减慢心率药物如钙离子通道拮抗药，动物模型研究显示可以抑制炎症通路的激活和氧化应激，但这一效应并不独立于心率。由于钙离子通道拮抗药在是心力衰竭应用的反指征，所以应在心肌炎和心包炎患者中避免使用。地高辛并不被推荐使用于重度心力衰竭的患者，其临床应用越来越局限。动物模型研究显示其可以促进炎症通路的激活，因此在心肌炎和心包炎的研究中不被使用。

六、结论

关于心率与心包炎症之间的医学假设仍需进一步的研究来完善充实。可以对心包炎患者进行匿名的问卷调查来评价休息的治疗效果；通过析因分析对心包炎患者β受体阻滞药的使用情况进行研究及应用伊伐布雷定来获得"药理性的休息"等一系列的方法。当然，大型的前瞻性的临床研究可以提供更为确切的依据。

（王鸿珍）

参 考 文 献

[1] Spodick DH. Myopericarditis/perimyocarditis. The Pericardium. New York: Marcel Dekker, Inc, 2001: 114-125.

[2] Shabetai R. Etiology of pericardial disease. In: Rose BD, editor. UptoDate, Waltham, MA, 2007.

[3] Cooper LT. Etiology and pathogenesis of myocarditis. In: Rose BD, editor. UptoDate, Waltham, MA, 2007.

[4] Maisch B, Seferovic PM, Ristic AD, et al. Guidelines on the diagnosis and management of pericardial diseases, executive summary: the Task force on the diagnosis and management of pericardial diseases of the European society of cardiology. Eur Heart J, 2004, 25: 587-610.

[5] Imazio M, Trinchero R. Myopericarditis: etiology, management, and prognosis. Int. J. Cardiol, 2008, 127 (1): 17-26.

[6] Imazio M, Cecchi E, Demichelis B, et al. Myopericarditis versus viral or idiopathic acute pericarditis. Heart, 2008, 94: 498-501.

[7] Sagar S, Liu PP, Cooper Jr LT. Myocarditis. Lancet, 2012, 379: 738-747.

[8] Schultheiss HP, Kuhl U, Cooper LT. The management of myocarditis. Eur Heart J, 2011, 32: 2616-2625.

[9] Magnani JW, Dec GW. Myocarditis: current trends in diagnosis and treatment. Circulation, 2006, 113: 876-890.

[10] Fabre A, Sheppard MN. Sudden adult death syndrome and other non-ischaemic causes of sudden cardiac death. Heart, 2006, 92: 316-320.

[11] Doolan A, Langlois N, Semsarian C. Causes of sudden cardiac death in young Australians. Med J Aust, 2004, 180: 110-112.

[12] Dec Jr GW, Palacios IF, Fallon JT, et al. Active myocarditis in the spectrum of acute dilated cardiomyopathies. Clinical features, histologic correlates, and clinical outcome. N Engl J Med, 1985, 312: 885-890.

[13] O'Connell JB, Mason JW. Diagnosing and treating active myocarditis. West J Med, 1989, 150: 431-435.

[14] Olinde KD, O'Connell JB. Inflammatory heart disease: pathogenesis, clinical manifestations, and treatment of myocarditis. Annu Rev Med, 1994, 45: 481-490.

[15] Imazio M, Cecchi E, Demichelis B, et al. Myopericarditis versus viral or idiopathic acute pericarditis. Frequency, clinical clues to diagnosis, and prognosis.

Heart 2007 [Electronic publication ahead of print].

[16] Dec Jr GW, Waldman H, Southern J, et al. Viral myocarditis mimicking acute myocardial infarction. J Am Coll Cardiol, 1992, 20: 85-89.

[17] Sarda L, Colin P, Boccara F, et al. Myocarditis in patients with clinical presentation of myocardial infarction and normal coronary angio-grams. J Am Coll Cardiol, 2001, 37: 786-792.

[18] Miklozek CL, Crumpacker CS, Royal HD, et al. Myocarditis presenting as acute myocardial infarction. Am Heart J, 1988, 115: 768-776.

[19] Angelini A, Calzolari V, Calabrese F, et al. Myocarditis mimicking acute myocardial infarction: role of endomyocardial biopsy in the differential diagnosis. Heart, 2000, 84: 245-250.

[20] Karjalainen J, Heikkila J. Incidence of three presentations of acute myocarditis in young men in military service. A 20-year experience. Eur Heart J, 1999, 20: 1120-1125.

[21] Bonnefoy E, Godon P, Kirkorian G, et al. Serum cardiac troponin I and ST-segment elevation in patients with acute pericarditis. Eur Heart J, 2000, 21: 832-836.

[22] Brandt RR, Filzmaier K, Hanrath P. Circulating cardiac troponin I in acute pericarditis. Am J Cardiol, 2001, 87: 1326-1328.

[23] Imazio M, Demichelis B, Cecchi E, et al. Cardiac troponin I in acute pericarditis. J Am Coll Cardiol, 2003, 42: 2144-2148.

[24] Smith SC, Ladenson JH, Mason JW, et al. Elevations of cardiac troponin I associated with myocarditis. Experimental and clinical correlates. Circulation, 1997, 95: 163-168.

[25] Lauer B, Niederau C, Kuhl U, et al. Cardiac troponin T in patients with clinically suspected myocarditis. J Am Coll Cardiol, 1997, 30: 1354-1359.

[26] Nieminen MS, Heikkila J, Karjalainen J. Echocardiography in acute infectious myocarditis: relation to clinical and electrocardiographic findings. Am J Cardiol, 1984, 53: 1331-1337.

[27] Pinamonti B, Alberti E, Cigalotto A, et al. Echocardiographic findings in myocarditis. Am J Cardiol, 1988, 62: 285-291.

[28] Urhausen A, Kindermann M, Bohm M, et al. Images in cardiovascular medicine. Diagnosis of myocarditis by

cardiac tissue velocity imaging in an olympic athlete. Circulation,2003,108:e21.

[29] Halsell JS,Riddle JR,Atwood JE,et al. Myopericarditis following smallpox vaccination among vaccinia-naïve US military personnel. JAMA, 2003, 289: 3283-3289.

[30] Maisch B,Ristic A. Practical aspects of the management of pericardial disease. Heart, 2003, 89: 1096-1103.

[31] Seferovic PM,Ristic AD,Maksimovic R,et al. Diagnostic value of pericardial biopsy:improvement with extensive sampling enabled by pericardioscopy. Circulation,2003,107:978-983.

[32] Costanzo-Nordin MR,Reap EA,O′Connell JB,Robinson JA,Scanlon PJ. A nonsteroidal anti⁃nflammatory drug exacerbates coxsackievirus B3 murine myocarditis. J Am Coll Cardiol,1985,6:1078-1082.

[33] Rezkalla S,Khatib G,Khatib R. Coxsackievirus B3 murine myocarditis. Deleterious effects of non-steroidal anti-inflammatory agents. J Lab Clin Med, 1986, 107:393-395.

[34] Khatib R,Reyes MP,Smith FE. Enhancement of Coxsackievirus B3 replication in Vero cells by indomethacin. J Infect Dis,1990,162:997-998.

[35] Kiel RJ,Smith FE,Chason J,Khatib R,MeyesMP. Coxsackievirus B3 myocarditis in C3H/HeJ mice:description of an inbred model and the effect of exercise on virulence. Eur J Epidemiol,2003,5:348-350.

[36] Khoueiry Z,Roubille C,Nagot N,et al. Could heart rate play a role in pericardial inflammation? Med Hypotheses,2012,79:512-515.

[37] Maisch B. Guidelines on the diagnosis and management of pericardial diseases executive summary:The Task force on the diagnosis and management of pericardial diseases of the European society of cardiology. Eur Heart J,2004;25(7):587-610.

[38] Imazio M. Colchicine in addition to conventional therapy for acute pericarditis:results of the Colchicine for acute PEricarditis(COPE)trial. Circulation,2005,112 (13):2012-2016.

[39] Imazio M. Individualized therapy for pericarditis. Expert Rev Cardiovasc Ther,2009,7(8):965-975.

[40] Imazio M et al. Colchicine for pericarditis:hype or hope? Eur Heart J,2009,30(5):532-539.

[41] Imazio M. Colchicine as first-choice therapy for recurrent pericarditis:results of the CORE(colchicine for recurrent pericarditis)trial. Arch Intern Med, 2005, 165(17):1987-1991.

[42] Imazio M. Diagnosis and management of pericardial diseases. Nat Rev Cardiol,2009,6(12):743-751.

[43] Francois Roubillea,Francois Tournouxc,Camille Roubilled,et al. Management of pericarditits and myocarditis:Could heart-rate-reducing drugs hold a promise. Archives of Cardiovascular Disease, 2013, 106: 672-679.

[44] Yue-Chun L,Teng Z,Na-Dan Z,et al. Comparison of effects of vabradine versus carvedilol in murine model with the Coxsackievirus B3-induced viral myocarditis. PLoS One,2012,7,e39394.

[45] Kanda T,Adachi H,Ohno T,et al. Myocardial beta-receptor and cardiac angiotensin alterations during the acute and chronic phases of viral myocarditis. Eur Heart J,1994,15:686-690.

[46] Rezkalla S,Kloner RA,Khatib G,et al. Effect of metoprolol in acute coxsackievirus B3 murine myocarditis. J Am Coll Cardiol,1988,12:412-414.

[47] Yue-Chun L,Li-Sha G,Jiang-Hua R,et al. Protective effects of carvedilol in murine model with the coxsackievirus B3-induced viral myocarditis. J Cardiovasc Pharmacol,2008,51:92-98.

[48] Li YC,Ge LS,Yang PL,et al. Carvedilol treatment ameliorates acute coxsackievirus B3-induced myocarditis associated with oxidative stress reduction. Eur J Pharmacol,2010,640:112-116.

[49] Yuan Z,Shioji K,Kihara Y,et al. Cardioprotective effects of carvedilol on acute autoimmune myocarditis:anti-inflammatory effects associated with antioxidant property. Am J Physiol Heart Circ Physiol, 2004,286:H83-90.

[50] Liu H,Li W,Gu W,et al. Immunoregulatory effects of carvedilol on rat experimental autoimmune myocarditis. Scand J Immunol,2010,71:38-44.

[51] Pauschinger M,Rutschow S,Chandrasekharan K,et al. Carvedilol improves left ventricular function in murine coxsackievirus-induced acute myocarditis association with reduced myocardial interleukin-1beta and MMP-8 expression and a modulated immune response. Eur J Heart Fail,2005,7:444-452.

[52] Nishio R,Shioi T,Sasayama S,et al. Carvedilol increases the production of interleukin-12 and interferon-gamma and improves the survival of mice infected with the encephalomyocarditis virus. J Am Coll Cardiol,2003,41:340-345.

[53] Wahed MI,Watanabe K,Ma M,et al. Effects of pranidipine,a novel calcium channel antagonist,on the progression of left ventricular dysfunction and remodeling

in rats with heart failure. Pharmacology, 2004, 72: 26-32.

[54] Yuan Z, Kishimoto C, Shioji K. Beneflcial effects of low dose benidipine in acute autoimmune myocarditis: suppressive effects on inflammatory cytokines and inducible nitric oxide synthase. Circ J, 2003, 67:

545-550.

[55] Matsumori A, Igata H, Ono K, et al. High doses of digitalis increase the myocardial production of proinflammatory cytokines and worsen myocardial injury in viral myocarditis: a possible mechanism of digitalis toxicity. Jpn Circ J, 1999, 63: 934-940.

2. 严重主动脉瓣狭窄伴无症状左心室功能不全患者的特点和预后

主动脉瓣钙化狭窄是一种常见的心脏瓣膜病,如果伴有晕厥、心绞痛或心力衰竭往往提示预后不良。主动脉瓣置换术是改善患者症状和生存率的有效方法,然而对于无症状的患者治疗方案目前尚存争议。以往认为,无症状的主动脉瓣狭窄患者猝死风险较小,一般可采用药物非手术治疗,然而这类患者猝死等心源性风险远高于其他疾病的患者。如何判断和识别哪些具有高猝死风险的患者并及时行主动脉瓣置换术成为目前亟待解决的医学问题。

评价无症状主动脉瓣狭窄患者风险的方法主要为超声心动图。主动脉瓣狭窄患者左心室射血分数(LVEF)降低与主动脉瓣狭窄患者预后相关,瓣膜置换术后 LVEF 无改善患者预后较 LVEF 改善者差,然而对于无症状患者其作用有待进一步研究。无症状主动脉瓣狭窄患者主动脉峰值流速增加与主动脉瓣狭窄患者心源性风险相关。左心房大小是反映室充盈压的指标,Mayo 的一项研究发现,左心房面积>12.2 cm² 为无症状主动脉瓣狭窄患者不良心脏事件的独立预测因子。负荷超声心动图中主动脉瓣跨瓣压差较静息状态下增加≥20 mmHg 为不良心脏事件的独立预测因子。虽然主动脉瓣平均跨瓣压差和最大流速受左心室功能影响,而且可能对主动脉瓣严重程度分级造成干扰,依据 AVA 指数判定的瓣膜狭窄程度却相对不依赖血流。与无症状的 LVEF≥50% 成人严重主动脉瓣狭窄相比,那些伴左心室功能减退患者往往多合并高血压病史及超声心动图显示的左心室偏心性肥厚的特征。依据目前的 ACC/AHA 指南,对于主动脉瓣狭窄患者应每年行经胸超声心动图,以确定无症状患者左心室功能的减退趋势。

其他方法如 CT,虽然可以准确判断瓣口面积和钙化程度,但对严重主动脉瓣狭窄患者预测预后价值不大。脑钠肽(BNP)随着心功能恶化而增加,有研究发现,BNP>130 pg/ml 的患者临床预后较 BNP<130 pg/ml 的患者更差。但 BNP 往往受其他临床因素如慢性阻塞性肺病或肥胖的影响,因此临床上依据 BNP 判断无症状主动脉瓣狭窄患者的风险须谨慎。

依据目前的 ACC/AHA 指南,严重主动脉瓣狭窄定义为超声心动图显示的峰值流速≥4 m/s,平均压差>40 mmHg,主动脉瓣面积[AVA]<1 cm²,或主动脉瓣面积指数<0.6 cm²/m²。左心室收缩功能障碍是指左心室射血分数<50%。

美国胸外科医师学会数据显示,单纯的主动脉瓣置换术风险为 3%~4%,长期风险包括感染性心内膜炎、血栓栓塞、抗凝相关出血及瓣膜蜕变。以往认为,无症状严重主动脉瓣狭窄患者整体猝死率为每年1%,因此有学者建议,这些患者可等待症状出现后再行手术治疗。一般而言,瓣膜置换可给严重主动脉瓣狭窄患者带来预后的改善,然而这一结论也可能受研究人群中较轻患者入选的影响。对无症状的严重主动脉狭窄患者的处理目前尚存在争议。目前还没有随机试验来确定这类患者的理想治疗策略。依据 ACC/AHA 指南,左心室收缩功能障碍是无症状严重主动脉狭窄患者行瓣膜置换术的 IC 类指征。但是这一推荐主要来源于专家共识,其所依据的循证医学证据有限。目前仍不清楚无症状严重主动脉狭窄患者左心室功能不全的病程。迄今,关于无症状严重主动脉狭窄患者早期外科干预与晚期外科干预的差异的研究不多。

Pai RG 等回顾了 740 例无症状严重主动脉狭窄患者,其中 29% 行瓣膜置换术,随访发现手术患者1年、2年和5年生存率分别为 94%、93% 和 90%,而非手术治疗患者分别为 67%、56% 和 38%。Cox 回归发现,与死亡相关矫正的危险比瓣膜置换为 0.17(95% CI 0.10~0.29),非手术患者中肾功能不全为(危险比 3.1)、β受体阻滞药(危险比 0.52)、他汀(危险比 0.52)、年龄(危险比每年 1.03)、LVEF(危险比每百分数 0.99)为死亡相关的独立危险因子。该研究提示,无症状的严重主动脉狭窄患者预后不良,瓣膜置换可改善这些患者预后,β受体阻滞药、他汀使用可改善那些不能手术或未行手术治疗患者生存预后。

Henkel 等的一项包含 9940 例严重主动脉狭窄患者回顾性研究中 2403(24%)例为有症状伴左心室功能不全患者,只有 43(0.4%)例为无症状伴左心室功能不全患者。研究发现,虽然患者可以继续保持无症状状态,但左心室功能可持续减退。他们的研究还发现,左心室收缩功能和高血压可能与不良预后有关。

Pellikka 等和 Hachicha Z 等在严重主动脉瓣狭窄伴正常左心室功能研究中发现,左心室肥厚和主动脉瓣-动脉阻抗分别是远期病死率的独立危险因子。

伴左心室功能异常的无症状严重主动脉瓣狭窄患者的临床代偿状态会导致对潜在并发症和病死率的误判。在 Danielle M 等的研究中,53%(18/34)的未手术治疗无症状严重主动脉瓣狭窄患者 2 年内症状逐渐显现,5 年死亡率为 48%。既往研究显示低危老年主动脉瓣狭窄患者和有症状的左心室功能不全主动脉瓣狭窄患者行主动脉瓣置换术可获益,Henkel

等的研究也显示伴左心室功能不全无症状严重主动脉瓣狭窄患者也可从主动脉瓣置换术中获益,但在矫正了年龄、性别和研究时期后获益并不明显。

无论行外科治疗还是药物治疗,这类患者病死率依然较高。2014 AHA/ACC 瓣膜病指南对于严重主动脉瓣狭窄伴无症状左心室功能不全患者给出了明确的推荐,这类患者应首先考虑外科瓣膜置换手术(Ic),对于那些在运动负荷试验中血压下降或运动耐量不佳的患者应考虑外科瓣膜置换手术(Ⅱa),而对于病变进展较快、且外科手术风险较低的患者也应考虑外科瓣膜置换手术(Ⅱb)。

(张瑞岩)

参 考 文 献

[1] Baumgartner H,Hung J,Bermejo J,et al. Echocardiographic assessment of valve stenosis:EAE/ASE recommendations for clinical practice. J Am Soc Echocardiogr,2009,22:1-23,quiz 101-102.

[2] Bonow RO,Carabello BA,Chatterjee K,et al. 2008 focused update incorporated into the ACC/AHA 2006 guidelines for the management of patients with valvular heart disease:a report of the American College of Cardiology/American Heart Association Task Force on Practice Guidelines(Writing Committee to Revise the 1998 Guidelines for the Management of Patients With Valvular Heart Disease):endorsed by the Society of Cardiovascular Anesthesiologists,Society for Cardiovascular Angiography and Interventions,and Society of Thoracic Surgeons. J Am Coll Cardiol,2008,52:e1-142.

[3] Brown ML,Pellikka PA,Schaff HV,et al. The benefits of early valve replacement in asymptomatic patients with severe aortic stenosis. J Thorac Cardiovasc Surg,2008,135:308-315.

[4] Mihaljevic T,Nowicki ER,Rajeswaran J,et al. Survival after valve replacement for aortic stenosis:implications for decision making. J Thorac Cardiovasc Surg,2008,135:1270-1278,discussion,1278-1279.

[5] Pai RG,Kapoor N,Bansal RC,Varadarajan P. Malignant natural history of asymptomatic severe aortic stenosis:benefit of aortic valve replacement. Ann Thorac

Surg,2006,82:2116-2122.

[6] Owen A,Henein MY. Challenges in the management of severe asymptomatic aortic stenosis. Eur J Cardiothorac Surg,2011,40:848-850.

[7] Henkel DM,Malouf JF,Connolly HM,et al. Pellikka P, Journal of the American College of Cardiology,2012,60(22):2325-2329.

[8] Pellikka PA,Sarano ME,Nishimura RA,et al. Outcome of 622 adults with asymptomatic,hemodynamically significant aortic stenosis during prolonged follow-up. Circulation,2005,111:3290-3295.

[9] Hachicha Z,Dumesnil JG,Pibarot P. Usefulness of the valvuloarterial impedance to predict adverse outcome in asymptomatic aortic stenosis. J Am Coll Cardiol,2009,54:1003-1011.

[10] Ashikhmina EA,Schaff HV,Dearani JA,et al. Aortic valve replacement in the elderly:determinants of late outcome. Circulation,2011,124:1070-1078.

[11] Chiappini B,Camurri N,Loforte A,et al. Outcome after aortic valve replacement in octogenarians. Ann Thorac Surg,2004,78:85-89.

[12] Connolly HM,Oh JK,Schaff HV,et al. Severe aortic stenosis with low transvalvular gradient and severe left ventricular dysfunction:result of aortic valve replacement in 52 patients. Circulation, 2000, 101:1940-1946.

3. 主动脉夹层并发症及处理

主动脉夹层(aortic dissection,AD)是指主动脉腔内的血液从主动脉内膜撕裂口进入主动脉中膜,并沿主动脉长轴方向扩展,造成主动脉真假两腔分离的一种病理改变,通常因为其是继发瘤样改变,故将其称主动脉夹层动脉瘤。急性主动脉夹层是严重危及生命的急症,需要及时识别、紧急处理。

主动脉夹层的人群发病率较难确定,漏诊率可达30%～40%。文献报道在美国主动脉夹层动脉瘤发病率为5～10/100万人,发病率与年龄正相关,50～70岁为高发年龄,男性较女性高发。美国明尼苏达州Olmested县的调查显示,1980—1994年,平均每1 000 000名登记人口中有39例被确诊为主动脉夹层。其中15例(38%)患者经尸检确证,其余24例患者经药物或外科治疗后5年存活率仅为51%。Hirst等研究显示,未经治疗的主动脉夹层第一个24 h内死亡率为每小时1%,48 h内为37%,2周内为74%,3个月内为90%。主要致死原因为主动脉夹层动脉瘤破裂至胸、腹腔或者心包腔,进行性纵隔、腹膜后出血,以及急性心力衰竭或肾衰竭等。

一、发病机制

主动脉夹层动脉瘤绝大多数是由于致动脉内膜撕裂后血流进入中层,部分患者是由于中层滋养动脉破裂产生血肿后压力过高撕裂内膜所致,血管壁撕裂后出现内膜瓣从而分离为真腔和假腔。内膜裂口多发生于主动脉应力最强的部位,多数位于升主动脉近心端,少部分位于左锁骨下动脉开口处下方2～5 cm处,其他部位还包括主动脉弓和腹主动脉。心脏搏动引起主动脉移位,使得升主动脉、主动脉弓与相对固定的降主动脉交界处易受牵拉,可能是内膜撕裂多发生于升主动脉近心端和主动脉峡部的重要原因。左心室射血对主动脉壁的应力作用是引起内膜撕裂产生夹层动脉瘤的主要因素。当内膜撕裂形成夹层后,促发夹层蔓延扩大恶化因素包括血压幅度、脉压、血液黏稠度、血液流速及涡流,其中以血压与脉压影响最大。另外,心脏收缩力与外周血管阻力也对夹层病理进程具有重要影响。尽管夹层血肿可以逆行扩张,

但大部分为顺行发展,撕裂的长轴常常与主动脉长轴相垂直。一旦向外膜破裂可引起大出血,发生心脏压塞、左侧血胸、纵隔、后腹膜积血及出血性休克危及生命;若在下行过程中向内破入主动脉腔内形成双通道主动脉,病情则趋于稳定。由于受腹主动脉段内脏动脉开口的影响,使得主动脉夹层动脉瘤的走向多呈螺旋形下降,而内脏动脉可开口于真腔、假腔或是骑跨真、假两腔,从而引起一系列的临床表现。

二、易感因素

发生主动脉夹层易感因素有先天性因素和获得性因素。先天性因素包括马方综合征、Ehlers-Danlos综合征、家族性胸主动脉瘤、二叶主动脉瓣疾病、主动脉缩窄、Noonan综合征、Turner综合征及多囊性肾病。获得性因素主要有高血压、严重外伤、医源性因素、妊娠、炎性主动脉炎及使用可卡因。最重要的两个因素是高血压和主动脉中层疾病。70%～80%主动脉夹层是由于高血压所致。在报告的尸检中病理学检查提示有高血压的病理学改变,如左心室明显增厚或有肾动脉硬化者占90%。高血压可使主动脉壁长期处于应激状态,弹性纤维常发生囊性变性或者坏死,导致夹层动脉形成。然而,在各型夹层动脉瘤中,高血压的检出率不同,以Ⅰ、Ⅲ型合并高血压者常见,其中Ⅲ型夹层合并高血压者占88%。而Ⅱ型夹层伴有高血压百分比最少见。结缔组织疾病马方综合征患者因结缔组织病变,主动脉壁变薄易受损,可诱发主动脉夹层动脉瘤,约占主动脉夹层动脉瘤的1/4,仅次于高血压。马方综合征是较年轻患者或非高血压患者引起夹层病变的重要病因。另外,在其他合并有动脉瘤或夹层的结缔组织疾病,如类马方综合征和Loeys-Dietz综合征中发现了转化生长因子β(TGF-β)受体1和2的突变,提示TGFβ在减弱主动脉壁张力的过程中发挥了重要的作用,其中已发现TGF-β受体2上的3P24-25基因突变。Ehlers-Donlas综合征病理表现为主动脉中层囊性坏死,平滑肌细胞和弹性组织丧失、瘢痕及纤维化,亦可诱发主动脉夹层动脉瘤。文献中偶有Erdheim中层坏死或者Behcet病引

起主动脉夹层动脉瘤的报道。

三、病理特征

急性主动脉夹层动脉瘤的病理学特征为主动脉中膜因血流冲击引起进行性分离。主动脉解剖内腔称为真腔,在中膜内形成的壁间腔隙称为假腔。内膜撕裂口贯通真、假腔,两腔之间的主动脉壁结构称维瓣片。慢性期可有主动脉壁膨出,形成瘤样变。组织学可见主动脉中膜退行性改变,弹性纤维减少、断裂和平滑肌细胞减少等变化,慢性期可见纤维样改变。

四、分型、分类与分期

(一)分型

1955年,DeBakey等根据内膜撕裂口的部位和主动脉夹层动脉瘤波及范围,将主动脉夹层动脉瘤分为3型。

1. Ⅰ型 内膜裂口多位于主动脉瓣上5cm内,夹层病变顺逆行扩展,近端夹层动脉瘤可引起主动脉瓣关闭不全和冠状动脉闭塞;远端则可累及主动脉弓、胸降主动脉、腹主动脉,甚至可达髂动脉。

2. Ⅱ型 内膜裂口与Ⅰ型相同,但夹层动脉瘤血肿仅限于升主动脉。马方综合征患者大多为此型。

3. Ⅲ型 内膜裂口位于左锁骨下动脉开口处2～5cm的主动脉峡部,夹层动脉瘤向近远端扩展。向远端可累及腹主动脉甚至髂动脉;向近端波及主动脉弓,但尚未累及主动脉根部,故此型不产生主动脉瓣关闭不全和心脏压塞等严重并发症。此型又分为仅限于隔上降主动脉的Ⅲa型和夹层动脉瘤扩展到隔下腹主动脉的Ⅲb型。

Sranford大学Daily等根据手术的需要,将主动脉夹层动脉瘤又分为A、B两型。无论夹层起源于哪一部位,只要累及升主动脉者称为A型,相当于DeBakeyⅠ型和Ⅱ型,夹层起源于胸降主动脉且未累及升主动脉者称为B型,相当于DeBakeyⅢ型。此种分型具有重要的临床意义,两者的治疗原则及预后也不尽相同。

(二)分类:Svensson将主动脉夹层分为5类

1. Ⅰ类 典型的主动脉夹层,即撕脱的内膜片将主动脉分为真、假两腔。其病理特征为主动脉内中膜撕裂,所形成的隔膜将主动脉管腔分为真、假两腔。假腔周径往往大于真腔,两腔经内膜撕裂口交通。夹层病变可以从裂口开始向近、远端发展,病变累及分支血管时可引起相应的并发症。

2. Ⅱ类 主动脉中膜变性,内膜下出血并有继发血肿。由于主动脉内、外膜弹力系数不同,加之主动

脉中层变性等综合因素,易造成主动脉壁内滋养动脉破裂出血,并继发壁内血肿。影像学检查往往不能发现其内膜破口。此类病变占主动脉夹层的10%～30%。依据超声检查又可分为两个亚类:A类,表现为主动脉内壁光滑,主动脉直径＜3.5cm,主动脉壁厚度＜0.5cm。超声检查约1/3的患者可发现主动脉壁内低回声区,其内无血流信号,血肿的平均长度约11cm。该类夹层常见于升主动脉。B亚类,多发生于主动脉粥样硬化患者,主动脉壁内有粗糙的粥样斑块及钙化区,主动脉直径＞3.5cm,壁厚约1cm,该患者中70%可在超声中发现低回声区,多见于降主动脉。随访资料证实主动脉壁内出血及血肿形成的病人中28%～47%会发展成为Ⅰ型主动夹层,10%的患者可以自愈。

3. Ⅲ类 微夹层继发血栓形成,常见微小的主动脉壁内膜破损且有附壁血栓形成。这种病变在随访中呈现两种预后。如果破裂处在继发血栓的基础上愈合则称为不完全微小夹层;如果破损扩大,血流进入已经破裂的中膜则形成典型的Ⅰ型主动脉夹层。

4. Ⅳ类 主动脉斑块破裂形成主动脉壁溃疡,可经CTA、MRA或腔内超声检查等予以确诊。此类病变往往局限于胸降主动脉和腹主动脉,一般不影响主动脉主要分支,溃疡病变持续发展可导致主动脉破裂、假性动脉瘤或典型主动脉夹层。

5. Ⅴ类 创伤性,包括外伤或医源性损伤引起的主动脉夹层。

(三)分期

起病2周内为急性期,2周至2个月为亚急性期,超过2个月者则为慢性期。体格检查偶然发现的无症状的患者常为慢性期主动脉夹层。

五、临床表现

本病临床表现取决于主动脉夹层动脉瘤的部位、范围和程度、主动脉分支受累情况、有无主动脉瓣关闭不全及向外破溃等并发症。

1. 疼痛 是本病最主要和常见的表现。约90%患者以突发前胸或胸背部持续性、撕裂样或刀割样剧痛引起。疼痛可放射到肩背部,尤其可沿肩胛间区向胸、腹部及下肢等处放射。疼痛部位与病变位置有关。A型夹层可引起前胸及肩胛间区剧痛,有时可放射到颈、喉、下颌等,夹层动脉瘤扩大压迫右冠状动脉时易误诊为急性下壁心肌梗死。B型夹层表现为前胸及后背剧痛,说明夹层动脉瘤较广泛。若疼痛向下累及腰背部和下肢,提示病变向远端发展;若夹层动脉瘤内血流重新破入主动脉内则疼痛减轻。本病常

可伴有一个静止期或称潜伏期。夹层动脉瘤进展或者破裂时,疼痛可能再次剧烈发作或者突然死亡。1/3以上患者伴有脸色苍白、出冷汗、四肢发凉、神志改变等休克样表现。

值得引起临床注意的是,发生夹层动脉瘤而无疼痛的病例,如马方综合征、激素治疗者及其他极少数病例。

2. 高血压 95％以上患者合并高血压。这可能与主动脉弓压力感受器受累,释放儿茶酚胺或者肾动脉阻塞引起肾缺血导致肾素-血管紧张素系统(RAAS)激活有关。如果出现心脏压塞、血胸或冠状动脉供血受阻引起心肌梗死,则可能出现低血压。

3. 心脏表现 约半数A型主动脉夹层患者出现主动脉瓣关闭不全,此时主动脉瓣区可闻及舒张期杂音。重度主动脉瓣关闭不全可致急性左心衰竭,出现呼吸困难、胸痛和咳粉红色泡沫痰等症状,其发生机制:①主动脉根部夹层使瓣环扩张;②主动脉根部一侧出现假腔,使该侧瓣叶明显下移;③瓣叶或瓣环的撕脱。慢性期可出现主动脉瓣关闭不全的体征,即股动脉杂音(Duroziez征)、毛细血管搏动征(Quincke征)、点头征(Musset征)及股动脉枪击音(Traube征)等。

4. 脏器或者肢体缺血

(1)神经系统缺血症状:40％的患者出现神经系统症状,为夹层累及颈动脉、无名动脉造成动脉缺血所致,患者可有头晕、一过性晕厥、精神失常,甚至发生缺血性脑卒中。夹层压迫颈交感神经节常出现Horner综合征,压迫左侧喉返神经出现声音嘶哑,若向下延伸至第2腰椎水平,可累及脊髓前动脉,出现截瘫、大小便失禁等。

(2)四肢缺血症状:夹层动脉瘤累及腹主动脉或髂骨动脉可表现为急性下肢缺血,易误诊为下肢动脉急性栓塞。体检常发现脉搏减弱,甚至消失,肢体发凉和发绀等表现。主要是分支受压或内膜瓣片堵塞开口所致。

(3)内脏缺血:肾动脉供血受累时,可出现血尿、少尿以及其他肾功能损害症状。肠系膜上动脉受累可引起肠坏死、黄疸及血清氨基转移酶升高则是肝动脉闭塞缺血的表现。

5. 夹层动脉瘤破裂症状 主动脉夹层动脉瘤可破入心包腔、左侧胸膜腔引起心脏压塞或胸腔积液;也可破入食管、气管内或腹腔,出现休克及呕血、咯血等症状。心脏压塞时可发现Beck三联症;血胸时患者肋间隙饱满,叩诊呈浊实音及听诊时呼吸音减弱,胸膜腔穿刺抽出血液等。

六、影像学检查及诊断

1. 胸部X线平片检查 胸部X线平片检查的诊断符合率为67.5％。根据X线平片可大致估计病变类型与范围。如胸部X线平片检查提示主动脉夹层,应立即行主动脉CTA检查。X线体征为:①主动脉弓增宽等改变;②纵隔内出现肿块影;③主动脉结消失伴气管左移;④主动脉弓出现局限性膨隆;⑤升主动脉与降主动脉直径比例不对称;⑥主动脉内膜钙化斑内移。

2. 超声检查

(1)经食管超声心动图(TEE):几乎可显示整个胸腹主动脉,特别是双平面和多平面探头使检查盲区降低到了最小范围。TEE诊断敏感性与特异性分别为99％和98％,比血管造影或CT检查敏感性高,而特异性并无明显差别。TEE可确定破口位置,动态观察内膜瓣片的活动,但主动脉弓部附近或者升主动脉根部局限性病变回声欠清晰,要结合超声心动图检查,提高诊断的准确性。TEE检查时应充分做好口咽部麻醉,以防患者呃逆诱发血压升高导致病情加重。

(2)彩色多普勒(CDEF)检查:可进一步提高主动脉夹层动脉瘤诊断的准确性,不仅有助于确定夹层动脉瘤破口,区分真假腔,判定假腔中有无血栓,并可了解主动脉瓣反流情况。

(3)CT检查通过增强扫描:可显示真、假两腔的大小及累及范围、弓上分支血管受累情况、内脏动脉开口、假腔内血栓和远端破口等。通过横断面扫描可了解支架近端锚定区的主动脉直径。另外,SCTA三维重建可了解假腔形态、内脏动脉受累情况、髂骨血管有无扭曲等,为腔内修复术前评估提供一定依据。对于内膜破口、活动瓣片和一些小的继发破口显示欠清,但随着128排螺旋CT的面市,有望解决上述问题,结合三维重建的后处理技术,可更为精确地显示全程主动脉及分支血管。此外,休克者不宜进行CT检查。

(4)磁共振血管显影(MRA)检查:具有多体位,多层面成像的优点。①全程主动脉检查成像,能准确鉴别内膜撕裂部位、夹层范围,识别真、假腔及腔内有无血栓形成,若腔内无血流反映撕裂口已闭合或为血栓阻塞;②了解夹层动脉瘤是否累及头壁血管及受累范围与程度;③了解心包或者胸腔积液情况;④清晰显示主动脉弓及其主要分支,此点优于CT检查;⑤鉴别纵隔肿物性质,但体内有金属物者不宜进行本检查。

(5)DSA 检查:诊断主动脉夹层动脉瘤敏感性为80%。特异性可达 95%。因为 DSA 是创伤性检查,尽在Ⅲ型主动脉夹层动脉瘤内膜撕裂位置不能确定时才考虑进行本检查。当然,腔内治疗主动脉夹层动脉瘤一定要在 DSA 进行。

一项对 TEE、CTA 和 MRA 检查诊断准确性的系统回顾认为,三者诊断的平均敏感性和特异性均超过 95%。MRA 在疑似病例中显示夹层较好于其他两者,而 CTA 检查在排除夹层的诊断方面更为准确。

七、诊断与鉴别诊断

剧烈胸痛(持续性)、高血压、突发主动脉瓣关闭不全、急腹症或下肢动脉缺血等,应考虑主动脉夹层,但应与急性心肌梗死、急性肺栓塞、急性心包炎、窦瘤破裂、胃肠道疾病和下肢动脉栓塞等相鉴别。

八、治疗

本病是一种危重的心血管疾病,一旦诊断应立即住院进行监护治疗。

(一)药物治疗

1. 控制高血压 血压与主动脉夹层有密切的关系,迅速有效的控制血压是防止病情恶化的一项重要措施。血压应控制在能保持重要脏器灌注的最低水平,通常为收缩压 90～100 mmHg,心率一般为60～80/min,这样可有效地稳定夹层的进展,缓解症状。有学者报道认为平均动脉压过低可导致脊髓缺血,因此控制血压不宜过低,除了避免脊髓缺血的发生,还可有效灌注主动脉分支血管,保证各脏器的功能。

2. 降低左心室收缩 有报道单纯应用血管扩张药反而引起心肌收缩力和速率的增加使夹层恶化,故主张 β 受体阻滞药与血管扩张药合用,前者比后者更为重要。静脉用药物控制血压后,如果病情允许可同时开始口服降压药。通常需要多种药物联合降压才能达到效果。

3. 镇静镇痛等 口服镇静、镇痛类药物缓解疼痛,稳定患者情绪从而降低血压。另外,避免患者用力或剧烈咳嗽、通畅排便等措施对预防严重并发症也有很大作用。

(二)外科处理

主动脉夹层早期死亡率与撕裂部位与主动脉瓣的距离成反比。所有 A 型患者均应行急诊外科手术,无并发症的 B 型患者可以使用药物非手术治疗。若药物非手术治疗无效,出现破裂或趋于破裂征象、重要分支动脉受累导致脏器急性缺血,以及药物无法控制的高血压和(或)持续的胸背部疼痛应予以外科处

理。对于慢性期夹层,如果夹层动脉瘤>5 cm 或每年增长>1 cm 也应考虑手术。

经皮腔内隔绝术(TEVAR)

由于 TEVAR 技术的迅速发展,DebakeyⅢ型(Stanford B)夹层中绝大多数均可行 TEVAR。目前,多数学者不主张在急性期主动脉壁水肿的情况下行腔内修复术,除非夹层破裂为抢救患者生命,或内脏严重缺血急需开通真腔而患者无法耐受手术的前提下可试行腔内修复术。

九、主动脉夹层并发症的处理

(一)脏器或者肢体缺血

1. 神经系统缺血 夹层累及颈动脉、无名动脉造成颅内动脉缺血,这种情况多发生在 A 型患者,提示夹层撕裂范围较广,通常需要外科紧急升主动脉或全弓置换术。若 B 型夹层累及左锁骨下动脉引起优势左椎动脉供血不足,且 Willis 环不完整、既往行冠状动脉旁路移植术的患者,可分期或同期行左椎动脉或左锁骨下动脉的重建手术,同样的,对于 A 型夹层累及左颈总动脉的患者,也可将左颈总动脉及左锁骨下动脉序贯重建,然后再行 TEVAR。

夹层压迫颈交感神经节常出现 Horner 综合征,压迫左侧喉返神经出现声音嘶哑,这通常与假腔过大或压力过大压迫神经有关,症状往往在外科修复术后可以恢复。

若夹层向下延伸至第 2 腰椎水平,少数情况下可累及脊髓前动脉,出现截瘫、大小便失禁等。此时应及时行外科手术或 TEVAR 开通真腔,使假腔内压力降低以减少对脊髓前动脉的压迫。但有时仍不能使脊髓前动脉供血恢复。

2. 冠状动脉缺血 若 A 型夹层累计主动脉根部有时可累计冠状动脉,严重时引起急性心肌梗死,此时应在行外科紧急升主动脉或全弓置换术的同时行冠状动脉旁路移植术。

3. 内脏缺血 夹层对内脏分支血管的影响分为以下几种类型:①真腔压迫型:夹层假腔压迫真腔造成由真腔供血的内脏动脉血流减少,真、假两腔之间并无沟通;此时假腔压力高于真腔。如果腔内支架修复原发破口后,真腔内重新得到血流灌注,压力增大,内脏动脉可完全恢复真腔供血。②内膜撕裂型:夹层造成内脏动脉内膜撕裂,真、假腔之间存在交通,内脏动脉主要有真、假腔同时供血;通常由于假腔压力高于真腔,往往以假腔供血为主;一旦近端破口封闭后,真腔压力增高,内脏动脉恢复真腔供血。③内膜断裂型:夹层造成内膜完全断裂,假腔将内脏动脉完全分

开,远端破口暴露在假腔中,内膜动脉完全由假腔供血。此时行 TEVAR 应注意避免术后发生内脏缺血,可采用两项措施:一是避免封堵远端破口,使得通过远端破口的血流反向维持内脏血供;二是在内脏动脉处置放口径合适的支架,以恢复内脏动脉连续性血供避免缺血发生。Deeb 及同事报道,9 例存在严重灌注不良的行早期近端主动修补术的患者中,8 例出院前死亡。所有死亡均源于缺血所至的不可逆性器官损害和心肺转流后的再灌注损伤。目前观点认为,严重脏器灌注不良的患者应延迟外科手术,而应采取诊断性血管造影术、经皮开窗术或支架术恢复受压血管分支的血供,待灌注不良完全恢复后再择期行夹层修复术。

4. 四肢缺血 夹层动脉瘤累及腹主动脉或髂动脉可表现为急性下肢缺血,主要是分支受压或内膜瓣片堵塞开口所致。其处理原则与内脏缺血类似。对于真腔压迫型和内膜撕裂型,一旦近端破口封闭后,真腔压力增高,内脏动脉恢复真腔供血;对于内膜断裂型可在缺血动脉处置放口径合适的支架,以恢复内脏动脉连续性血供避免缺血发生。

(二)主动脉瓣关闭不全

①主动脉根部夹层使瓣环扩张;②主动脉根部一侧出现假腔,使该侧瓣叶明显下移;③瓣叶或瓣环的撕脱。大部分患者主动脉瓣与主动脉外壁的连合都有一处或多处分离,所引起的主动脉瓣关闭不全可通过主动脉瓣修补术矫正,手术术式包括连和处重悬浮、连和处瓣膜成形术及重悬浮加成形术。对于严重主动脉瓣关闭不全,利用上述瓣膜修复术无法恢复其功能时,可采用瓣膜置换术治疗。

(三)夹层动脉瘤破裂

主动脉夹层动脉瘤可破入心包腔、左侧胸膜腔引起心脏压塞或胸腔积液;也可破入食管、气管内或腹腔,出现休克以及呕血、咯血等症状。A 型患者往往需要急诊行升主动脉或全弓置换。B 型患者可急诊行 TEVAR。心脏压塞时应在心包穿刺引流条件下行外科修复术。

主动脉夹层时出现并发症往往提示病情危重,及时诊断并制订最佳治疗方案可提高救治率并改善患者预后。近年来血管外科技术迅猛发展,腔内治疗具有创伤小、痛苦少、恢复快、住院时间短的优点,日益受到血管外科医师及患者的关注。开窗型支架的应用、头臂分支移植物、内脏分支移植物、带髂内分支移植物等带分支血管移植物的应用,以及"烟囱"技术的应用都在很大程度上增加了处理主动脉夹层并发症的手段。

(张瑞岩)

参 考 文 献

[1] Clouse WD, Hallett JW Jr, Schaff HV, et al. Acute aorta dissection: Population based incidence compared with degenerative aorta aneurysm rupture. Mayo Clin Proc, 2004, 79:176-179.

[2] Hirst AE Jr, Johns VJ Jr, Kime SW, et al. Dissecting aneurysm of the aorta: A review of 505 cases. Medicine(Baltimore), 1958, 37:217-220.

[3] Cosseli JS, LeMaire SA, Conklin LD, et al. Morbidity and mortality after extent Ⅱ thoracoabdominal aorta aneurysm repair, ANN Thorac Syrg, 2002, 73: 1107-1109.

[4] Akin I, Kische S, Ince H, et al. Indication, timing and results of endovascular treatment of type B dissection. Eur J Vasc Endovasc Surg, 2009, 37:289-296.

[5] Amabile P, Grisoli D, Giorgi R, et al. incidengce and determinants of spinal cord ischemia in stent graft repair of the thoracic aorta. Eur J Vasc Endovasc Surg, 2008, 35:455-461.

[6] Bolger AF. Aortic intramural haematoma. Hreat, 2009, 94:1670-1674.

[7] Botta L, Buttazzi K, Russo V, et al. Endovascular repair for penetrating atherosclerotic ulcer of the decending thoracic aorta: Early and mid term results. ANN Thora Surg, 2008, 85:987-993.

[8] EVAR trial participants: Endovascular aneurysm repair and outcome in patients unfit for open repair of abdominal aorta aneurysm(EVAR trial 2) randomized control trial. Lancet, 2005, 365:2187-2192.

4. 肺动脉高压临床最新分类

肺动脉高压是由一组由异源性疾病和不同发病机制引起的以肺血管阻力持续增高为特征的临床病理生理综合征。不同病因,不同组织病理变化,将出现不同的药物治疗反应,带来不同的预后。鉴此,合理的肺动脉高压临床分类对指导治疗和疾病管理有着极其重要意义。

早在1973年,WHO组织的首届肺动脉高压世界论坛在日内瓦召开,会上将肺动脉高压分为两大类(原发性和继发性)。此后,历经长达25年的缓慢发展期。于1998年,在法国依云(Evian)召开第二届世界论坛,提出肺动脉高压分5类。随后,在2003年的意大利威尼斯(Venice)和2008年的美国达纳波因特(Dana Point)分别举行了第三届和第四届世界论坛。进一步对肺动脉高压的临床分类进行部分调整和完善。去年2月,在法国尼斯(NICE)召开了第5届世界肺动脉高压论坛,会上公布了肺动脉高压最新临床分类。这一最新分类于2013年底在著名的心血管杂志JACC上发表(表6-2)。本文重点讨论与2008 Dana Point版相比较,在新版上新增或新调整的内容。

一、在第1类动脉性肺动脉高压(pulmonary arterial hypertension, PAH)中新增与调整

1. PAH致病基因 PAH的家族性病例通常以常染色体显性遗传为特征,一些家族性病例遗传原因不明。在PAH家族史中,80%属骨形态发生蛋白受体2型(BMPR2)基因突变,5%属于转移生长因子(TGF-β)超家族。另外,大约20%的家庭没能检测与疾病相关的突变基因。

表6-2 肺动脉高压的最新临床分类(2013 NICE版)

1. 动脉性肺动脉高压	3. 与呼吸系统疾病或缺氧相关的肺动脉高压
1.1 特发性PAH	3.1 慢性阻塞性肺疾病
1.2 遗传性PAH	3.2 间质性肺疾病
1.2.1 骨形成蛋白受体Ⅱ基因(BMPR2)	3.3 其他同时存在限制性和阻塞性通气功能障碍的肺疾病
1.2.2 活化素受体样激酶I(ALK-1)、转化生长因子-β受体 III(endoglin)、SMAD9*、CAV1*、kcnk3*	3.4 睡眠呼吸紊乱
	3.5 肺泡低通气综合征
1.2.3 未知基因	3.6 慢性高原病
1.3 药物和毒素引起的*	3.7 发育相关肺部疾病
1.4 相关因素引起的	4. 慢性血栓栓塞性肺动脉高压
1.4.1 结缔组织病	5. 机制不明或多种因素所致肺动脉高压
1.4.2 人类免疫缺陷病毒感染	5.1 血液系统疾病:慢性溶血性贫血*,骨髓增生性疾病,脾切除
1.4.3 门脉高压	5.2 全身性疾病:结节病,肺朗格汉斯组织细胞增多症肺组织细胞增生症,淋巴管平滑肌瘤
1.4.4 先天性心脏病*	
1.4.5 血吸虫病	5.3 代谢紊乱:糖原贮积病,戈谢病,甲状腺疾病
1′肺静脉闭塞性疾病和(或)肺毛细血管瘤病	5.4 其他:肿瘤阻塞,纤维性纵隔炎,慢性肾衰竭,节段性肺动脉高压*
1″对新生儿持续肺动脉高压(PPHN)*	
2. 左心疾病相关性肺动脉高压	
2.1 左心室收缩功能障碍	
2.2 左心室舒张功能障碍	
2.3 心瓣膜病	
2.4 先天/后天左心流入/流出道梗阻和心肌病*	

与2008版比较,"*"新增内容或有调整变化的内容。2008版,"肺静脉闭塞病和肺毛细血管瘤样增生病"单列为"1′",而在新的版本中将原来"1.5"也单独列出,被归为"1″"

在新版临床分类中,新增了 3 个致病基因:SMAD9、CAV1 和 kcnk3。kcnk3 为酸敏感钾离子通道蛋白 3,属导致肺动脉高压的一种新型离子通道异常。这一新发现,首次揭示肺动脉高压发病与离子通道有关,对于拓宽新发病机制的研究有着重要实际意义。当然,这些突变基因除了致病以外,还需进一步研究在诊断、治疗和预后中的意义与价值。

2. 药物和毒素引起的 PAH 一些药物和毒素已被确定为引起 PAH 的危险因素(表 6-3)。"明确"被定义为,依据流行病学或大型多中心流行病学研究显示药物和 PAH 之间的关联。"可能"被定义为,仅有单个病例对照研究显示有关或多个病例系列。"较高可能"被定义为,同属于"明确"或者"可能"范畴范围内的药物,具有类似的作用机制,但还没有被证实。"不太可能"是指,一种药物已在流行病学研究中研究和 PAH 相关性尚未得到证实。在新版分类中,新增加以下内容:①苯氟雷司、选择性 5-羟色胺再摄取抑制剂(SSRIs)列为"明确增加肺动脉高压发生的危险";干扰素和类安非他命药物(如罗匹尼罗等)列为"较高可能增加肺动脉高压发生的危险";达沙替尼,"可能增加肺动脉高压发生的危险"。这些药物由于增加肺动脉高压的风险,建议在服用期间密切监测肺动脉压力。②属新型降糖药和食物抑制药的苯氟雷司(Benfluorex),曾一度畅销国外,因心脏毒性和诱发肺动脉高压而于 1998 年撤离欧盟市场,在国内未上市。

③SSRIs包括:氟伏沙明、氟西汀、西酞普兰、舍曲林和帕罗西汀等抗抑郁药,在临床上应用较为广泛。总结过去 15 年的大样本研究,发现孕妇在妊娠期间服用 SSRIs,其持续性新生儿动脉性肺动脉高压发生的危险增加至少 2 倍以上。正因如此,SSRIs 在 2008 版为"较高可能",而在新版中被调整为"明确",以便引起肺动脉高压的不良反应被更高关注。④在国际上,连续有病例报道治疗慢性髓细胞白血病的达沙替尼诱发肺动脉高压。其作用类似于安非他命的药物,包括用于减肥的 Qsiva、用于治疗注意力缺陷障碍的利他能、用于最新治疗帕金森、脑萎缩的罗平尼咯和用于发作性睡眠的正马吲哚。这些药物中,有些是新药,没有注意到;有些是老药,但在长期临床积累中发现该不良反应;也有些服药在孕妇的妊娠期,但影响的是新生儿。由此可见,追问病史十分重要,尤其是用药情况和细节。

3. PAH 与成人先天性心脏病相关 据估计,10% 的成年先天性心脏病患者可能也有 PAH。在新版中,做了以下修改:第一,取消"先天性体肺分流相关 PAH 的解剖病理学分类(从威尼斯 2003 修改)";第二,重新定义了"先天性心脏病合并肺动脉高压临床分类"。该分类方法更为科学,更为简便,增加临床可操作性(表 6-4)。第三,增加了对该类肺动脉高压患者封堵手术的标准(表 6-5),具有重要的实际意义。

表 6-3 药物和毒素诱导的肺动脉高压更新的分类

明确	较高可能	可能	不可能的
阿米雷司	可卡因	苯异丙胺	口服避孕药
芬氟拉明	苯丙醇胺	色氨酸	雌激素
右芬氟拉明	圣约翰麦汁	脱氧麻黄碱	吸烟
有毒菜籽油	化疗药物的毒性	达沙替尼	
苯氟雷司	干扰素 α 和 β		
SSRIs	类安非他命药物		

表 6-4 先天性心脏病合并肺动脉高压最新的临床分类

1. 艾森门格综合征
包括所有大的心脏内和心脏外的缺损,开始时都是以体循环向肺循环分流,随着时间的推移,最终导致肺血管阻力严重
  升高和肺循环向体循环逆流或双向分流;发绀、继发性红细胞增多症和多器官受累

2. 左向右分流
(1)纠正
(2)不能纠正
包括中到大的缺损;肺血管阻力是轻度到中度增加体循环向肺分流,而不发生发绀

3. PAH与先天性心脏病正巧同时存在

心脏缺损但出现显著增高的肺血管阻力,它本身不能解释如此高的肺血管阻力;临床表现与特发性PAH非常相似;关闭缺损是禁忌的

4. 手术后PAH

先天性心脏病已修补,但PAH术后即刻便出现或术后几个月或几年后发生,术后血流动力学方面没有变化。临床表型往往是进行性的

表 6-5　先天性心脏病所致 PH 患者封堵手术标准

肺血管阻力指数 （Wood units/m²）	肺血管阻力 （Wood units）	是否可以矫正
<4	<2.3	可以
>8	>4.6	不可以
4～8	2.3～4.6	在有经验中心做个体评估

4."新生儿持续肺动脉高压(persistent pulmonary hypertension of newborn,PPHN)　在 2008 Dana Point 版,"肺静脉闭塞病和肺毛细血管瘤样增生病"单列为"1′",而在新的版本里,将原来"1.5"的"PPHN"也单独列出,被归为"1″"。这二亚类所致 PAH 与特发性 PAH 既有相同又有一些不同之点。考虑到 PPHN 特殊的发病人群,治疗策略(吸入一氧化氮)和临床转归(部分治疗后可完全好转)与第 1 大类中其他亚类疾病有明显差异,但 PPHN 的病理基础主要单纯累及肺动脉。因此在新临床分类中,作为特殊分类列于"1″"类,以便与其他类型相区别。

二、在第 2 类(左心疾病引起的 PH)中的新增和调整

在最更新版,先天性或获得性左心流入或流出梗阻性病变和心肌病,已被添加到第 2 类。完善左心疾病所致 pH 的涉及面。

三、在第 3 类和第 4 类中的新增加调整

第 3 类化[肺部疾病和(或)缺氧所致 pH]和第 4 类(慢性血栓栓塞所致 pH)没有调整和没变。

四、在第 5 类中的新增和调整

1. 慢性溶血性贫血　PH 在慢性溶血性贫血患病特点一直只在镰状细胞病(SCD)广泛的研究。在 Evian 分类,它被归在第 4 类(慢性血栓栓塞),而在 Venice 和 Dana Point 分类,被调整为第 1 类(PAH)。然而在最新版,被定义第 5 类。究其原因:第一,在该类 PH 患者中约 50% 会出现肺毛细血管楔压增高,意味着慢性溶血性贫血相关 PAH 的病变并非仅限于肺动脉,肺静脉可能同时受累;第二,该类患者的病理改变尚未发现第 1 类 PAH 患者可能存在的小肺动脉丛样病变;第三,对 PAH 靶向治疗的药物反应没有取得与第 1 大类 PAH 患者相似的临床益处。

2. 节段性 PH　在新版中新增的类型。这是一特殊类型,所谓节段性肺动脉高压即肺动脉血管的压力分布不均匀,仅部分肺叶或肺段呈现 PH,较为罕见。该类疾病的病因,包括:①常出现在复杂先天性心脏病手术后,如肺动脉闭锁的 B-T 分流,术前存在粗大的主动脉-肺动脉侧支(MAPCAs)伴肺内分布不均;②先天性肺动脉分支狭窄和术后肺动脉侧吻合口局限狭窄导致的节段性肺动脉高压;③其他,如肿瘤挤压。

随着 PH 基础研究、临床流行病学研究和病理学等研究的不断深入,以及研究成果的不断涌现,将挖掘新机制和推动病因学的进展,使临床分类的调整更趋合理,使临床治疗策略更具针对性,给肺动脉高压患者带来新的希望。

（何玉虎　朱　茜　吕安康）

参 考 文 献

[1]　S Hatano,T Strasser. Primary Pulmonary Hypertension. Report on a WHO Meeting,World Health Or-

ganization,Geneva,1975:7-45.

[2] G Simonneau,N Galiè,LJ Rubin,et al. Clinical classi-fication of pulmonary hypertension J Am Coll Cardi-ol,2004,43(Supl):5S-12S.

[3] G Simonneau,I M Robbins,M Beghetti,et al. Updated clinical classification of pulmonary hypertension J Am Coll Cardiol,2009,54:S43-S54.

[4] Simonneau G,Gatzoulis MA,Adatia I,et al. Updated clinical classification of pulmonary hypertension. J Am Coll Cardiol,2013,62(25 Suppl):D34-41.

[5] L Ma,D Roman-Campos,E Austin,et al. A novel channelopathy in pulmonary arterial hypertension N Engl J Med,2013,369:351-361.

[6] B S Lowe,J Therrien,R Ionescu-Ittu,et al Marelli Di-agnosis of pulmonary hypertension in the congenital heart disease adult population impact on outcomes J Am Coll Cardiol,2011,26:538-546.

[7] D Ivy,S H Abman,R J Barst,et al. Pediatric pulmo-nary hypertension J Am Coll Cardiol,2013,62(Sup-pl):D118-D127.

[8] W Seeger,Y Adir,J S Barberà,et al. Pulmonary hy-pertension in chronic lung diseases J Am Coll Cardiol,2013,62(Suppl):D109-D116.

[9] N H Kim,M Delcroix,D P Jenkins,et al. Chronic thromboembolic pulmonary hypertension. J Am Coll Cardiol, 2013, 62 (Suppl): D92-D99http://fy. iciba. com/-♯ http://fy. iciba. com/-♯ http://fy. iciba. com/-♯ http://fy. iciba. com/-♯ http://fy. iciba. com/-♯

[10] F Parent,D Bachir,J Inamo,et al. A hemodynamic study of pulmonary hypertension in sickle cell disease N Engl J Med,2011,365:44-53.

[11] A Mehari,M T Gladwin,X Tian,et al. Mortality in a-dults with sickle cell disease and pulmonary hyperten-sion JAMA,2012,307:1254-1256.

5. 肺动脉高压的治疗进展

肺动脉高压(PAH)是由多种原因所引起的血管内皮细胞及平滑肌细胞异常增殖所致的肺血管阻力进行性增加及平均肺动脉压力增高,最后导致右心衰竭的一类疾病,具有早期诊断困难、治疗棘手、死亡率高等特点。在 20 年以前,一旦诊断为肺动脉高压,患者就意味着死亡。在血管舒张药物出现以前,美国国立卫生研究院(INH)对 PAH 的自然病程进行研究,其中报道 PAH 患者存活时间中位数为 2.8 年,1 年、3 年、5 年的生存率分别为 68%、48%、34%。随着 PAH 病理生理学的深入研究,发现血管活性介质失调在 PAH 发病及疾病进展中起重要作用。血管舒张药物的出现,PAH 的治疗无论从临床症状到生存率都有显著改善。近几年,RohA/ROK 途径在肺动脉高压发病的关键作用被不断认识,为 PAH 治疗提供了新的药物靶点。2009 年美国心脏病学会/美国心脏学会(ACCF/AHA)建议将肺动脉高压血流动力性诊断标准定义为:静息平均肺动脉压(mPAP)>25 mmHg,肺毛细血管楔压(PCWP)、左心房压或左心室舒张末压(LVEDP)≤15 mmHg,肺血管阻力(PVR)>3WOOD 单位。由于诊断标准的逐步完善,检查技术的不断进步,PAH 的检出率逐年上升,本文就对近几年 PAH 相关药物进展做一综述。

一、肺动脉高压经典治疗

1. *基础治疗* 基础治疗主要有合理的饮食,限制钠盐摄入,平时应进行适量的运动和呼吸锻炼,以提高运动耐量。注意防止受凉,以免加重症状。对于无出血风险的患者应予以抗凝治疗,防止血栓形成,延缓疾病的进程。对于右心衰竭出现肝淤血、腹水、水肿时,应予以强心、利尿治疗。对于心动过速伴房颤患者,可予以地高辛纠正。

2. *扩血管药物治疗* 主要有钙通道阻滞药(CCBs)。钙通道阻滞药治疗肺动脉高压始于 1992 年,基于其对血管平滑肌舒张作用。钙通道阻滞药治疗肺动脉高压之前必须先进行急性血管扩张试验,试验阳性(在使用血管扩张药后患者 mPAH 和 PVR 下降均>20%)后方可使用,由于治疗剂量相对较大,在治疗时应注意其不良反应。对于那些基础心率较慢的患者建议服用二氢嘧啶类钙拮抗药,基础心率较快着选用地尔硫䓬,由于维拉帕米明显的负性肌力作用,应避免使用。Sitbon O 等报道特发性肺动脉高压(IPAH)对急性血管扩张试验的阳性反应率约为 12.6%,而长期有效率(口服 CCBs 1 年后重新经行急性血管扩张试验)仅为 6.8%,并发现对 CCBs 长期有效患者往往是一些临床症状较轻、心功能分级较好(NYHA I ~ II 级),且急性血管扩张试验中 mPAP、PVR 显著下降几乎接近正常值的患者。另一项关于非特发性肺动脉高压对口服 CCBs 长期疗效的研究报道 anorexigen 相关性 PAH 的长期疗效约为 9.4%,与 IPAH 相仿,而 HIV、门静脉高压、结缔组织相关的 PAH 长期有效率分别仅为 1.6%、0.7%、0.6%,对肺静脉闭塞病、肺毛细血管瘤、先心病相关的 PAH 无 1 例长期有效。可见,CCBs 对非特发性肺动脉高压的有效率与基础疾病有关。两研究都表明对 CCBs 长期有效的患者预后相对都很好,而 CCBs 长期疗效不明显的患者口服 CCBs 病情不但无改善,反而加重。可见在 CCBs 治疗之前患者的选择很重要。

二、前列环素及其类似物

1. *前列环素和血栓素 A2* 前列环素/血栓素 A2 合适的比例在维持血管活性、细胞增殖和血小板聚集中起重要作用。两者都是花生四烯酸在体内代谢的活性产物。前列环素主要有血管内皮细胞及平滑肌细胞产生,其作用于腺苷酸活化酶,从而使胞内 cAMP 含量增加,进而促进血管舒张、抑制血小板激活和聚集,并有抗平滑肌细胞增殖及抗凝作用。血栓素 A2 主要有血小板膜产生,其功能主要是促进血管收缩、细胞有丝分裂,同时还可加速血小板的聚集。两者作用相反。有研究显示 PAH 患者体内前列环素合酶表达下降而血栓素 A2 含量增加。导致前列环素与血栓素 A2 的比值失调,从而使其调节血管舒缩、平滑肌细胞增殖、血小板聚集的平衡打破。

2. *依前列醇* 依前列醇为美国食品药物监督管理局(FDA)允许治疗 PAH 的第一个药物。依前列醇半衰期极端(3~6 min),在体内迅速分解,必须中心静脉导管给药。依前列醇与前列环素一样具有血管舒张、抗增殖、抗血小板聚集作用。英国肺动脉高压中心对1997—2007年应用依前列醇的PAH患者进行分析,结果显示依前列醇对PAH患者的心功能分级、6min步行距离(6MWD)、血清N末端脑钠肽、社区生活质量均有所改善。另有报道,Mclaughlin等对162例PAH患者进行静脉输注依前列醇治疗,平均跟踪观察36.3个月(中位数31个月),研究显示,经过依前列醇治疗,在1期评估中115例患者心功能分级得到明显改善从平均3.5级提高到2.5($P<$0.001),87例患者运动持续时间由217 ± 192 s提高到432 ± 282 s($P<0.000\ 1$),经由心导管显示115例患者血流动力学参数有明显改善,平均心排血量(CO)由3.14 ± 1.15 L/min提高到5.05 ± 2.00 L/min($P<0.000\ 1$),mPAP由61 ± 13 mmHg下降到53 ± 13 mmHg($P<0.000\ 1$),PVR由16.7 ± 6.4Wood unit下降到10.02 ± 5.4Wood unit($P<0.000\ 1$),期间1年、2年、3年的生存率分别为87.8%、76.3%、62.8%显著优于其预期生存率58.9%、46.3%和36.4%(每一时间点 $P<0.001$)。可见依前列醇对PAH患者的临床症状和生存率都有明显改善。国内曹铁生等对69例心功能Ⅲ~Ⅳ级并伴有严重充血性心力衰竭的PAH患者静脉输注依前列醇治疗结果显示依前列醇可使患者右心室压力下降,CO上升,并可延长患者寿命。优于依前列醇静脉用药限制了其广泛应用,主要用于住院患者和心功能较差(Ⅳ级)患者和肺移植前的替代治疗。依前列醇静脉用药的推荐初始剂量为$1\sim2$ ng/(kg·min),以患者对药物的不良反应及临床改善程度分步加量,以防药物过量引起的循环衰竭。静脉注射依前列醇不可突然停药,以防肺动脉高压反弹,临床症状恶化。其常见不良反应为头痛、下颌痛、颜面潮红、腹泻、骨骼肌疼痛等。中心静脉给药途径,增加了患者发生感染、气栓及中心静脉导管脱位风险。因此,对静脉导管的护理十分重要。研究称中心静脉导管枢纽封闭可使感染率下降。由于操作的复杂性和并发感染的风险,进行依前列醇治疗要有一定的经验。治疗成本相对较大,且长期应用患者还会产生耐药。

3. 前列环素类似物:曲前列环素,伊洛前列素,贝前列素　由于依前列醇的用药复杂性和较高的成本,人们相继开发了可皮下注射的去前列环素,可口服的贝前列素,可口服、吸入治疗的伊洛前列素。曲前列环素半衰期为$2\sim4$ h,在室温下稳定,可皮下注射,应用较为安全、方便。Simonneau. G等对470例

PAH患者进行了12周的双盲、多中心、安慰剂对照试验,结果显示与安慰剂对比,皮下注射曲前列环素患者运动耐量、6MWD、血流动力学指标、临床症状都有显著改善,且对病情较重的患者运动耐量改善更大。常见不良反应为注射部位疼痛(发生率约8%),研究期间有3例患者出现消化道出血。另有研究称PAH患者可安全从静脉输注依前列醇转向皮下注射曲前列环素治疗。伊洛前列素半衰期为$15\sim30$ min,是一种人工合成前列环素类似物,需雾化吸入给药。Olshewski等对203例严重PAH患者(心功能Ⅲ~Ⅳ级)经行12周的吸入伊洛前列素组(101例),安慰剂组(102例)对照研究,与试验前基数相比,吸入伊洛前列素组血流动力学参数显著改善($P<0.001$),安慰剂组则更加恶化,而且吸入伊洛前列素组心功能分级($P=0.03$)、呼吸困难($P=0.015$)、生活质量($P=0.026$)均有明显改善。有报道称吸入伊洛前列素对波生坦难治性肺动脉高压也有效。一般建议伊洛前列素吸入量为$5\sim20$ μg,$6\sim9$/d。雾化给药的方式使其可直接作用于肺部,减少了药物剂量和不良反应。常见不良反应有头痛、干咳、颜面潮红、诱发哮喘发作等。贝前列素是可以口服的前列环素类似物,空腹给药后30 min达浓度峰值,口服给药半衰期约40 min。Galièn等对130例PAH患者经行12周随机、双盲、安慰剂对照试验研究,结果示与安慰剂相比,贝前列素组患者运动量、生活质量都有明显改善,但血流动力学参数和心功能分级无明显改善。口服贝前列素使用方便,常见不良反应有头痛、颜面潮红、骨骼肌疼痛等,主要与其扩张体循环血管有关。

三、内皮素受体拮抗药

1. 内皮素-1(ET-1)　ET-1是一个21氨基酸肽,其主要有内皮细胞产生。内皮素-1受体分两型,包括血管平滑肌细胞的ETA受体和血管内皮细胞和血管平滑肌细胞的ETB受体。ET-1主要通过作用于平滑肌细胞的ETA受体引起血管平滑肌的强烈收缩,促进平滑肌增殖。ET-1作用于与血管内皮细胞的ETB受体则通过促进PGI2、NO释放使血清内的ET-1清除,达到扩张血管的作用。同时ETB受体介导的效应还抗增殖,改善血管重塑。有证据显示在PAH患者体内ET-1含量显著升高,且血浆ET-1的水平和肺动脉高压的严重程度相关。因此,人们开发了内皮素受体拮抗药来治疗PAH。

2. 波生坦　波生坦是一种应用比较广泛的内皮素受体拮抗药。其对ETA、ETB受体都有作用。波生坦是FDA批准用于治疗纽约心功能分级(NYHA)

Ⅱ～Ⅲ级PAH的一线药物，也是我国唯一批准上市的口服治疗PAH的药物。一项对波生坦治疗20例（65%为先心病相关PAH）PAH患者的长期（5年）观察研究称波生坦单药治疗肺动脉高压1年、2年、3年、4年、5年的治疗成功率分别为：95%、83%、78%、61%、41%。Akeogh等对2004年4月—2007年9月澳大利亚注册登记波生坦治疗的528例PAH（58%为特发性，42%为结缔组织相关性）患者经行前瞻性、多中心跟踪观察研究，结果显示与历史数据对照波生坦治疗可改善特发性肺动脉高压和结缔组织相关肺动脉高压生存率。Kararaliac，GK等在常规治疗基础上加用波生坦（每次62.5 mg，每日2次，服用1个月，改为每次125 mg，每日2次，服用11个月）治疗16例心功能Ⅱ～Ⅲ级的特发性肺动脉高压，观察波生坦治疗短期（2个月）和长期（12个月）抗炎效应，发现2个月后6MWD（$P<0.001$）、心功能分级（$P<0.001$）显著改善。PVR（$P<0.001$）、细胞内黏附分子-1（$P<0.001$）、IL-6（$P<0.001$）明显下降；12个月后以上指标进一步改善（各指标均$P<0.001$），说明额外加用波生坦有很好的抗炎效应，并与临床症状和血流动力学参数改善有很好相关性。波生坦还可长期改善HIV相关肺动脉高压患者临床症状、血流动力学参数和运动耐量，并改善生存率。而且，对于部分服用前列环素类药物的PAH患者加服波生坦可提高其运动耐量和改善心功能分级。国内也有相似研究，荆志成等对21例不同病因的PAH患者口服波生坦治疗，观察12周显示波生坦可提高PAH患者的运动耐量和血流动力学参数，并有良好的难受性。波生坦国内推荐剂量为初始每次62.5 mg，每日2次连用4周，后加量之每次125 mg，每日2次。主要的不良反应为肝毒性，故服药期间应定期检测肝功能。其他不良反应有致畸作用，不推荐孕妇使用，还可能导致男性睾丸萎缩、引起男性不育等，因此，PAH患者在生育前服用波生坦要详细向相关专家咨询。

3. 西他生坦和安倍生坦　两者为选择性内皮素拮抗药，相对波生坦治疗更具有针对性。Benza RL等进行为期1年的关于西他生坦治疗PAH的前瞻性、多中心、随机、开放性研究，结果称1年内西他生坦患者的生存率96%，发生临床恶化事件风险为34%，转氨酶（AST）升高风险6%，其中有约15%患者因肝毒性放弃治疗，相比较波生坦的1年生存率为88%，临床恶化事件发生率为40%，AST升高风险为14%，其中有30%病人因肝毒性放弃治疗。说明了西他生坦对PAH治疗相对安全性及有效性。Oudiz RJ等对383例PAH患者给予安倍生坦（2.5 mg，5 mg

或10 mg）治疗2年，发现安倍生坦可持久的改善患者运动耐量，在联合剂量组1年内生存率和临床恶化事件风险分别为94%和17%，2年内生存率和临床恶化事件风险分别为88%和28%，AST升高>3正常上限每年发生率约2%，在此期间患者对药物很好的耐受。另一项关于安倍生坦的研究，共收集36例因服用波生坦和（或）西他生坦产生肝毒性而终止治疗的患者（31例波生坦，2例西他生坦，3例两药均服），给予安倍生坦2.5 mg，每日1次治疗4周后，加量之5 mg，每日1次治疗8周结果显示没有患者因肝毒性退出治疗，1例患者AST升高>3正常上限（ULN），但减少药物剂量肝酶渐恢复正常。而且患者6MWD、Brog呼吸困难指数、心功能分级明显改善。12周后继续服药治疗患者，长期随访（中位数102周），尽管半数以上病人药物剂量在10 mg，每日1次，但并没有发现患者AST>3ULN。可见安倍生坦可用于那些不能耐受波生坦和西他生坦所致肝毒性的PAH患者。而且在今年3月份，PDA取消了服用安倍生坦患者的例行肝酶检测。这两种药在我国还未上市，在我国PAH患者研究还很少。

四、磷酸二酯酶抑制剂

1. 磷酸二酯酶　NO作为一种强烈的舒血管因子，能够抑制血小板的活化和血管平滑肌增殖，且NO具有拮抗内皮素-1作用。NO主要有内皮细胞内的一氧化氮合成酶（eNOS）催化L-精氨酸转变为L-瓜氨酸而产生。NO的血管舒张效应主要依赖细胞内第二信使cGMP。cGMP可被细胞内的磷酸二酯酶降解，阻止了NO得信号效应。磷酸二酯酶抑制剂正是通过特异性抑制磷酸二酯酶，从而使胞内的cGMP浓度增加，进而增加NO介导的信号效应。可见磷酸二酯酶抑制剂在这里相当于NO的供体。

2. 昔多芬　昔多芬是一种强有力的磷酸二酯酶特异性抑制剂。在过去主要用于男性勃起功能障碍。但研究发现PAH患者体内cGMP水平下降，NO合成下降。因此，可将其用于治疗肺动脉高压。Evangelos. D等对5例PAH患者口服昔多芬（50 mg 每8小时1次）单药治疗观察3个月，结果称治疗前后所有患者的6MWD由376±30 m提高到504±27 m（$P<0.0001$），心功能分级改善均>1级，mPAP由70±3 mmHg下降到52±3 mmHg（$P<0.007$），PVR由1762±151 dyne·s/（cm·$5m^2$）下降到996±92 dyne·s/（cm·$5m^2$）（$P<0.006$），体循环压力未见明显改变，未见明显不良反应，通过MRI可见昔多芬可减轻右心室肥大，患者月花费480美元。说明昔多芬对肺

循环具有选择性,相对其他药物更经济。有研究称对于长期静脉注射依前列醇的PAH患者加用昔多芬治疗,可提高运动耐量,血流动力学参数,延长临床恶化时间,改善生活质量。但对呼吸困难改善不显著,且可增加昔多芬引起的头痛和消化不良发生率。而且对于某些长期服用前列环素类药物伴有严重心功能障碍的特发性肺动脉高压患者,在心功能恶化后联合昔多芬可改善患者心功能分级,减少右心室衰竭失代偿的发生率。在国内熊长明等对90例中国PAH患者口服昔多芬(75 mg/d),经行为期12周的前瞻性多中心、开放性研究,治疗前后患者6MWD由342±93 m提高到403±88 m($P<0.000\ 1$),Brog呼吸困难评分由2.9±2.6下降到2.4±2.0($P=0.046$)心功能分级、血流动力学参数明显改善,心指数(CI)由2.6±1.3 L/(min·m²)上升到3.2±1.5 L/(min·m²)($P<0.000\ 1$)mPAP由72.7±21.3 mmHg下降到67.1±19.4 mmHg($P=0.000\ 1$),PVR由1743.8±907.7 dyne.s/(cm·5m²)下降到1334.4±657.4 dyne.s/(cm·5m²)($P<0.000\ 1$),几乎所有患者未出现临床恶化事件。说明口服昔多芬对中国PAH患者安全有效。国内推荐昔多芬用量多为每次20 mg,每日3次,国外也有加量到80 mg,每日3次,具体视患者对药物的耐受性和不良反应而定。昔多芬常见的不良反应有头痛、消化不良、腹泻等,可能与外周血管扩张有关。

五、Roh 激酶抑制剂

1. RohA/ROK 途径和PAH　在以前肺动脉高压治疗的病理生理基础主要集中在内皮功能紊乱和血管活性介质失调。近几年随着RohA/ROK途径在PAH中关键作用不断揭示,为PAH的病理生理提供了新的视角,同时为PAH治疗提供新的靶点。RohA/ROK系统是血管张力的关键调节因素。当外源性的血管收缩因子(如ET-1、5-HT等)作用于平滑肌细胞的G-蛋白偶联受体,从而激活小G蛋白RohA,使其由GDP连接的RohA转变为GTP连接的RohA,并由胞质向胞膜移动,激活的RohA激活其下游最重要的底物Roh激酶(ROK),从而使肌球蛋白轻链磷酸酶肌球蛋白结合亚基磷酸化,抑制肌球蛋白轻链磷酸酶去磷酸化作用,使肌球蛋白轻链持续磷酸化,进而血管平滑肌持续收缩。另外,ROK还可作用于单丝氨酸蛋白激酶(LIMK),使其磷酸化失活,进而影响平滑肌细胞增殖、迁移。体内RohA/ROK途径激活程度取决于磷酸化的肌球蛋白结合亚基于总肌球蛋白结合亚基比值。由Doe Z等测量40例PAH患者循环血液中性粒细胞中磷酸化肌球蛋白结合亚基的量,发现与对照组相比,除了慢性血栓栓塞性肺动脉高压外,特发性、先天性、和结缔组织相关的肺动脉高血压磷酸化肌球蛋白结合亚基的量都显著增加,并发现内皮依赖的血管舒张受损,而血清素介导的血管收缩明显增强,这种收缩效应可被ROK抑制剂阻断。这项研究为PAH患者体内RohA/ROK途径异常激活提供了直接证据。而且RohA/ROK途径激活可下调eNOS表达,其作用同样可被ROK抑制剂阻断。另外,RohA/ROK途径激活可引起巨噬细胞聚集和加速血栓形成。上述都说明了ROK抑制剂在PAH患者的应用价值。

2. 法舒地尔　法舒地尔为目前上市Roh激酶唯一的特异性抑制剂。在过去主要用于治疗脑血管疾病如蛛网膜下腔出血、脑血管痉挛等。随着RohA/ROK途径在PAH揭示,法舒地尔在PAH高压研究受到关注。一项法舒地尔、昔多芬、波生坦对野百合碱诱导的大鼠PAH研究表明法舒地尔可明显改善大鼠PAH,与昔多芬、波生坦相比,法舒地尔更有效。法舒地尔可改善缺氧诱导的大鼠PAH和由此引起的右心室肥厚。基于对动物模型的研究,在PAH患者也进行了相应研究。Fukumoto等对9例正在应用前列环素类似物的严重PAH患者静脉注射法舒地尔(1 mg/min,共30 min),通过Swan-Ganz导管测定PVR,收缩期肺动脉压和心指数,结果示9例患者PVR平均下降17%,显著降低PVR,对收缩期肺动脉压、心指数也有轻度改善,但不显著,期间未发现明显体循环低血压。在我国也有类似研究,李福海等对12例由先心病引起的PAH进行了研究,静脉给予法舒地尔1 mg/(kg·min)超过30 min,比较治疗前后结果示肺动脉收缩压由38.5±6.3 mmHg下降到32.0±7.6 mmHg($P<0.01$),PVR由7.3±1.64 Wood unit下降到4.9±1.30 Wood unit($P<0.01$),CI由3.6±0.47 L/(min·m²)上升到4.2±0.56 L/(min·m²)($P<0.05$)氧饱和度由65.9±2.1上升到70.9±2.3($P<0.01$),体循环收缩压无明显改变,说明法舒地尔对肺循环具有选择性。同样,一项对15例PAH患者研究,先吸入NO(40 ppm,10 min),测定mPAP、PVR、SVR,间隔足够长时间(>30 min)待血流动力学恢复原来水平后吸入法舒地尔(30 mg,10 min)治疗测定mPAP、PVR、SVR,发现法舒地尔与NO一样有效且对肺循环具有选择性。上述研究都说明了法舒地尔对PAH治疗有效,但其如何使用、最佳适应证、临床长期疗效如何还待继续研究。目前一项关于口服长效法舒地尔在PAH患者中其临床效应正在日本进行。

六、他汀类药物

他汀类药物　他汀类药物是3-羟基-3-甲基戊二酯辅酶A还原酶抑制剂,他汀类药物主要用于预防治疗冠心病。近几年证实他汀类药物可改善野百合碱诱导的大鼠PAH,在早期甚至有逆转作用。Kao PN等对16例PAH患者给予斯伐他汀治疗,患者的6MWD、心排血量、超声测得右心室压力都较治疗前明显改善,并缓减PAH的进展,对心功能Ⅳ及患者和提高生存率,并无横纹肌坏死、肝功能损害等严重不良。他汀类药物改善PAH的机制尚不十分清楚,研究称其多效性可能与其直接作用于末端肺动脉平滑肌细胞并抑制RohA/ROK信号途径有关。他汀类药物治疗PAH的长期疗效、合适剂量等仍需大样本、长期前瞻研究进一步确定。

七、联合治疗

随着肺动脉高压可选药物的不断增多,联合治疗也引起了人们的关注。特别是ROK抑制剂在PAH应用,使联合治疗更有前景。前列环素类似物和ROK抑制:由于两者作用的途径不同,理论上应有协同效应。一项研究联合法舒地尔和前列环素治疗野百合碱诱导的大鼠肺动脉高压,其改善右心室肥厚、肺动脉中层肥厚都优于单药治疗组。同样ROK抑制剂和波生坦:波生坦为特异性内皮素受体拮抗药,但血管收缩物质很多,如5-HT、血管紧张素Ⅱ等,上述收缩因子(特别是5-HT)都可激活RohA/ROK信号途径,而法舒地尔可阻断其信号通路,可见两者应该有协同效应。但尚未有这方面研究报道。同时前面也提到了一些联合治疗的例子,如前列环素类药物与昔多芬;前列环素类药物与波生坦等,都显示了联合治疗的有效性。但在疗效增加的同时,药物引起的不良反应也再增加。且不同药物之间还可发生相互作用,导致药效反而下降,如波生坦可降低昔多芬血清药物浓度。因此,如同抗生素一样,合理联合应用也应值得注意。

八、存在问题及展望

尽管各种药物的出现,使PAH患者的临床症状和生存率都有所改善,但PAH患者的死亡率仍很高,期望寿命并没有显著延长。如Humbert M等对354例特发性肺动脉高压、家族型肺动脉高压、Anorexigen相关肺动脉高压在现代药物治疗状况下的生存率研究分析,发现其中56例新发现病例其在现代药物治疗情况下的1年、2年、3年生存率分别为:87.7%、69.6%、54.9%;其中190例(包括56例新发病例)在3年以内确诊PAH的患者再现今治疗情况下1年、2年、3年的生存率分别为:82.9%、67.1%、58.2%,并发现死亡率与男性、右心室血流动力学功能、运动受限紧密相关。与PAH自然病程比较说明PAH的现今治疗并不令人满意,仍然是一个进行性加重最终导致死亡的疾病。不同类型的肺动脉高压患者对药物的反应各不相同,如何个体化选择药物仍不十分清楚,待进一步研究。目前大多数有关PAH治疗药物注册临床研究大多在12周以内,不足以证明其长期疗效。研究多选择功能终点(如6MWD等)为主要观测目标,但6MWD常受患者的年龄、身高、体重、是否经常锻炼有很大关系。而且非双盲研究使试验结果有一定的主观性。没有一项试验以死亡率为研究终点,研究样本例数相对较少。总之,现今肺动脉高压的治疗还远远不能满足患者的需求,需进一步研究。随着PAH发病与遗传因素之间关系不断明确,基因治疗可能为PAH患者提供新的希望,如替代突变的骨形成蛋白受体2(BMPR2)基因,诱导下调的BMPR2基因和控制血管舒张基因(eNOS和前列环素合酶)的表达等。

（何玉虎）

参 考 文 献

[1] D'Alonzo GE, Barst RJ, Ayres SM, et al. Survival in patients with primary pulmonary hypertension. Results from a national prospective registry, 1991, 115 (5):343-349.

[2] Connolly MJ, Aaronson PI. Key role of the RhoA/Rho kinase system in pulmonary hypertension. , 2011, 24 (1):1-14.

[3] Sitbon O, Humbert M, Jaïs X, et al. Simonneau GLong-term response to calcium channel blockers in idiopathic pulmonary arterial hypertension, 2005, 111 (23):3105-3111.

[4] Montani D, Savale L, Natali D, et al. Long-term response to calcium-channel blockers in non-idiopathic pulmonary arterial hypertension, 2010, (15): 1898-1907.

[5] Tuder RM, Cool CD, Geraci MW, et al. Prostacyclin

synthase expression is decreased in lungs from patients with severe pulmonary hypertension, 1999, 159 (6):1925-1932.

[6] Christman BW, McPherson CD, Newman JH, et al. An imbalance between the excretion of thromboxane and prostacyclin metabolites in pulmonary hypertension, 1992,327(2):70-75.

[7] Church AC, Sanabria D, Peacock A, et al. use in a National Pulmonary Hypertension Centre from, 1997 to 2007,2009,64(7):642.

[8] McLaughlin VV, Shillington A, Rich S. Survival in primary pulmonary hypertension: the impact of epoprostenol therapy,2002,106(12):1477-1482.

[9] 曹铁生,袁丽君,段云友,等. 依前列醇长期治疗原发性肺动脉高压的临床资料分析. 中华内科杂志,2003,42(2).

[10] Akagi S, Matsubara H, Ogawa A, et al. Prevention of catheter-related infections using a closed hub system in patients with pulmonary arterial hypertension, 2007,71(4):559-564.

[11] Sitbon O, Humbert M, Simonneau G. Primary pulmonary hypertension: Current therapy, 2002, 45 (2): 115-128.

[12] Simonneau G, Barst RJ, Galie N, et al. Treprostinil Study Group. Continuous subcutaneous infusion of treprostinil, a prostacyclin analogue, in patients with pulmonary arterial hypertension: a double-blind, randomized, placebo-controlled trial, 2002, 165 (6): 800-804.

[13] Vachiéry JL, Hill N, Zwicke D, et al. Transitioning from i. v. epoprostenol to subcutaneous treprostinil in pulmonary arterial hypertension, 2002, 121 (5): 1561-1565.

[14] Olschewski H, Simonneau G, Galié N, et al. Speich R, Hoeper MM, Behr J, Winkler J, Sitbon O, Popov W, Ghofrani HA, Manes A, Kiely DG, Ewert R, Meyer A, Corris PA, Delcroix M, Gomez-Sanchez M, Siedentop H, Seeger W; Aerosolized Iloprost Randomized Study Group Inhaled iloprost for severe pulmonary hypertension,2002,347(5):322-329.

[15] Ahmadi-Simab K, Lamprecht P, Gross WL. Successful therapy of bosentan-refractory pulmonary arterial hypertension(PAH) with inhalative iloprost, 2005, 23 (3):402-403.

[16] Galié N, Humbert M, Vachiéry JL, et al. Arterial Pulmonary Hypertension and Beraprost European (ALPHABET)Study Group. Effects of beraprost sodium, an oral prostacyclin analogue, in patients with pulmonary arterial hypertension: a randomized, double-

blind, placebo-controlled trial, 2002, 39 (9): 1496-1502.

[17] Rubens C, Ewert R, Halank M, et al. Big endothelin-1 and endothelin-1 plasma levels are correlated with the severity of primary pulmonary hypertension, 2001, 120 (5):1562-1569.

[18] Avellana P, Segovia J, Sufrate E, et al. ia-paria P, Gutiérrez Landaluce C, Pérez Pereira E, Alonso-Pulpón L. Long-term(5 years) effects of bosentan in patients with pulmonary arterial hypertension, 2011, 04(8):667-673.

[19] Keogh A, Strange G, McNeil K, et al. The bosentan patient registry: long-term survival in pulmonary arterial hypertension,2011,41(3):227-234.

[20] Karavolias GK, Georgiadou P, Gkouziouta A, et al. Short and long term anti-inflammatory effects of bosentan therapy in patients with pulmonary arterial hypertension: relation to clinical and hemodynamic responses,2010,14(12):1283-1289.

[21] Degano B, Yaïci A, Le Pavec J, et al. Long-term effects of bosentan in patients with HIV-associated pulmonary arterial hypertension,2009,33(1):92-98.

[22] Seyfarth HJ, Pankau H, Hammerschmidt S, et al. Bosentan improves exercise tolerance and Tei index in patients with pulmonary hypertension and prostanoid therapy,2005,128(2):709-713.

[23] 荆志成,徐希奇,等. 波生坦治疗肺动脉高压患者的初步结果. 中华医学杂志,2008,88(30).

[24] Benza RL, Barst RJ, Galie N, et al. Sitaxsentan for the treatment of pulmonary arterial hypertension: a 1-year, prospective, open-label observation of outcome and survival,2008,134(4):775-782.

[25] Oudiz RJ, Galiè N, Olschewski H, et al. ARIES Study Group. Long-term ambrisentan therapy for the treatment of pulmonary arterial hypertension, 2009, 54 (21):1971-1981.

[26] McGoon MD, Frost AE, Oudiz RJ, et al. Ambrisentan therapy in patients with pulmonary arterial hypertension who discontinued bosentan or sitaxsentan due to liver function test abnormalities, 2009, 135 (1): 122-129.

[27] Michelakis ED, Tymchak W, Noga M, et al. Long-term treatment with oral sildenafil is safe and improves functional capacity and hemodynamics in patients with pulmonary arterial hypertension,2003,108 (17):2066-2069.

[28] Simonneau G, Rubin LJ, Galié N, et al. PACES Study Group. Addition of sildenafil to long-term intravenous

epoprostenol therapy in patients with pulmonary arterial hypertension: a randomized trial, 2008, 149 (8): 521-530.

[29] Jiménez López-Guarch C, Escribano Subias P, Tello de Meneses R, et al. Efficacy of oral sildenafil as rescue therapy in patients with severe pulmonary arterial hypertension chronically treated with prostacyclin. Long-term results, 2004, 57(10): 946-951.

[30] Xiong CM, Lu XL, Shan GL, Wu BX, et al. Oral Sildenafil Therapy for Chinese Patients With Pulmonary Arterial Hypertension: A Multicenter Study, 2011, Mar 17.

[31] Do e Z, Fukumoto Y, Takaki A, et al. Evidence for Rho-kinase activation in patients with pulmonary arterial hypertension, 2009, 73(9): 1731-1739.

[32] Takemoto M, Sun J, Hiroki J, et al. kinase mediates hypoxia-induced downregulation of endothelial nitric oxide synthase, 2002, 106(1): 57-62.

[33] Mouchaers KT, Schalij I, de Boer MA, et al. Fasudil reduces monocrotaline-induced pulmonary arterial hypertension: comparison with bosentan and sildenafil, 2010, 36(4): 800-807.

[34] Abe K, Tawara S, Oi K, et al. Long-term inhibition of Rho-kinase ameliorates hypoxia-induced pulmonary hypertension in mice, 2006, 48(6): 280-285.

[35] Fukumoto Y, Matoba T, Ito A, et al. Acute vasodilator effects of a Rho-kinase inhibitor, fasudil, in patients with severe pulmonary hypertension, 2005, 91 (3): 391-392.

[36] Li F, Xia W, Yuan S, et al. Acute inhibition of Rho-kinase attenuates pulmonary hypertension in patients with congenital heart disease, 2009, 30(3): 363-366.

[37] Fujita H, Fukumoto Y, Saji K, et al. Acute vasodilator effects of inhaled fasudil, a specific Rho-kinase inhibitor, in patients with pulmonary arterial hypertension, 2010, 25(2): 144-149.

[38] Kao PN. Simvastatin treatment of pulmonary hypertension: an observational case series, 2005, 127 (4): 1446-1452.

[39] Ali OF, Growcott EJ, Butrous GS, et al. Pleiotropic effects of statins in distal human pulmonary artery smooth muscle cells, 2011, 12(1): 137.

[40] Tawara S, Fukumoto Y, Shimokawa H. Effects of combined therapy with a Rho-kinase inhibitor and prostacyclin on monocrotaline-induced pulmonary hypertension in rats, 2007, 50(2): 195-200.

[41] Paul GA, Gibbs JS, Boobis AR, et al. Bosentan decreases the plasma concentration of sildenafil when coprescribed in pulmonary hypertension, 2005, 60 (1): 107-112.

[42] Humbert M, Sitbon O, Chaouat A, et al. Survival in patients with idiopathic, familial, and anorexigen-associated pulmonary arterial hypertension in the modern management era, 2010, 122(2): 156-163.

[43] Grünig E, Ehlken N, Ghofrani A, et al of exercise and respiratory training on clinical progression and survival in patients with severe chronic pulmonary hypertension, 2011, 81(5): 394-401.

6. 难治性高血压的诊治

一、定义

JNC-7 于 2003 年定义难治性高血压（Resistant Hypertension）为使用适宜剂量的 3 种以上降压药物，包括利尿药，但血压未能控制于 140/90 mmHg 以下。2008 年，美国心脏病协会（AHA）对上述定义进行了补充，即使用 4 种以上降压药物，血压被控制亦被认定是难治性高血压。除此之外，Calhoun 等学者近期将使用 5 种以上降压药物，但血压依旧未控制的难治性高血压定义为顽固性高血压（refactory hypertension，RH）（Calhoun DA，Booth 3rd JN，Oparil S，hypertension 2014）。上述定义都是基于随测血压的测量数值。

二、流行病学

依据 JNC-7 的定义，高血压人群中有 13% 为难治性高血压，而依据 AHA 的定义，这个比例升至 21%。但是，由于存在降压药物治疗方案不恰当（如未使用利尿药等）、药物治疗依从性差、同时服用干扰药物（NSAIDS），或者由于白大衣现象，血压测量误差等，实际真正的难治性高血压比例没有如此之高。一项回顾性研究显示新发高血压患者在降压治疗启动 1.5 年后有仅 1.9% 的人成为难治性高血压。

三、临床风险及易感人群

相对于达标的患者，难治性高血压患者具有更高的心血管疾病风险和更严重的靶器官损害，更多比例的继发性高血压和死亡。研究显示难治性高血压患者的心血管病事件是血压达标者的近 5 倍。靶器官损害的标志，如左心室质量，左心室质量指数，室间隔，左心室后壁等参数均显著高于血压控制者。

目前认为缩期高血压、基础高血压、老年人（60～70 岁）、黑种人、高钠饮食、饮酒、肥胖、空腹血糖升高、糖尿病及左心室肥厚、慢性肾脏病是难治性高血压的预测因子。

四、发生机制

目前关于难治性高血压的具体机制尚不确切，但多数学者认为与高容量和交感神经系统过度兴奋有关。

高容量主要与醛固酮增多有关。研究显示难治性高血压患者，无论有无原发性醛固酮增多症，血浆醛固酮水平均高于血压控制者。此外研究发现醛固酮过多可导致交感活性增加。

交感神经系统高度激活（hyperactivation）与高血压的发生和血压水平持续升高相关。与血压达标患者相比，难治性高血压患者的心率明显增快。交感神经活化与血管紧张素系统关系密切。肾脏交感神经过度兴奋可以导致肾素的分泌及去甲肾上腺素的溢出率增加，从而增加血管紧张素和醛固酮的水平，使肾小管钠重吸收增加，升高血容量，影响利尿、利尿钠，导致高血压、心功能不全和肾脏疾病。

五、诊断

在确认患者为真性难治性高血压之前，首先要排除一些假性的难治性高血压（pseudoresistant hypertension），其中最常见的是白大衣现象和治疗依从性低。

1. 排除白大衣现象 白大衣现象高血压在难治性高血压中比较普遍，使用动态血压监测后发现那些使用三联降压药物不达标者，诊室血压超过 140/90 mmHg 者中有占 37.5% 的患者动态血压正常，即 24 h 平均血压小于 130/80 mm Hg。依据 24 h 平均，白天平均和夜间平均血压的定义，白大衣高血压发生的比例分别为 40.1%、47.3% 和 33.4%。白大衣高血压患者的检出避免了进一步的药物强化降压治疗。但是近期有研究显示约有 25% 的此类患者在 3～6 个月的随访后会发展为真正的难治性高血压，因此，这类患者需定期进行动态血压的随访复查。使用动态血压后还可以发现一些隐匿性的难治性高血压，即使用 3 种以上降压药物治疗后随测血压正常，但动态血压增高，据此这类患者尚需要强化药物治疗。

除了白大衣高血压外，血压测量方法亦很重要，需要注意测压袖带大小应与患者的上臂直径匹配，尤其是肥胖患者，避免过小袖带导致测量血压过高。

2. 了解治疗依从性　了解患者是否遵循医嘱服用降压药物,可以使用自我汇报、计算药片数量、使用电子药盒计算药盒开启次数和计算重配药(Refill)频率等方法。采用问卷调查或者药房重配药资料,统计显示8%～40%患者的降压治疗未遵循医嘱。如果采用更为敏感的血中药物浓度测定方法了解治疗依从性,无依从性的比例可升高到50%～60%(Strauch B,J hypertens 2013)。现有很多降压药物都可以测定血药浓度,因此这是一个非常客观的评价药物治疗依从性的方法。

患者治疗依从性差主要有下面几种原因:药物不良反应(如水肿、头痛、干咳等)、服药方案复杂(一天数次服药)、经济状况不佳、患者认知功能异常等。

依从性的改善有赖于良好的医患沟通,医生应该告知患者高血压为慢性病,需要长期药物治疗,尽量处方长效药物和(或)复方制剂(single pill combination),减少患者的服药次数及药物片数,告知常见的不良反应。对于经济条件有限的患者,可以多处方非原研药物。对于认知功能障碍的患者,应加强与家属的沟通。

3. 明确其他药物及有关因素影响　常见的影响降压药物的药物有非甾体类消炎药物、交感兴奋制剂(鼻黏膜充血抑制剂,食欲抑制剂,可卡因,咖啡因等)、口服避孕药、肾上腺激素、甘草、环孢菌素、他克莫司、促红素等。

其他相关疾病或危险因素,如吸烟,肥胖,胰岛素抵抗,大量饮酒(>1oz/d),焦虑导致的过度通气或惊恐发作,慢性疼痛,过多钠盐摄入,进行性肾脏损害(肾硬化)等。

4. 排除继发性高血压　难治性高血压中继发性高血压的发生比例远远高于普通高血压。按发生率排序,比较常见的继发性高血压有阻塞性睡眠呼吸暂停与低通气(60%～70%),原发性醛固酮增多症(7%～20%),肾动脉狭窄(2%～24%),肾实质疾病(1%～2%),甲状腺等疾病(<1%)。

六、治疗

(一)原发性高血压

针对难治性原发性高血压患者,血压的有效控制取决于生活方式的改善,降压药物的合理使用。此外,新近出现的介入降压治疗亦为高血压控制带来了新希望。

1. 生活方式改善

(1)限盐:研究显示难治性高血压患者如果极度限盐到每天摄入1.1 g盐,动态血压监测显示血压降低幅度大23/9 mmHg。国内大部分人群每天食盐摄入量为12 g,2010年中国高血压指南要求每日摄入食盐含量小于6 g。因此限盐尤为重要。应当减少烹饪用盐,减少腌制、卤制及泡制加工食品的食用。

(2)减轻体重:减轻体重可以有效降低血压。体重减轻10 kg可以降低血压5～20 mmHg。对于那些已经长期采取有效的饮食控制和体育锻炼,但是体重指数依旧在35 kg/m² 以上的患者,可以考虑使用胃转流手术。

此外,减少酒精摄入,戒烟等也是改善血压控制的有效措施。

2. 降压药物治疗　降压药物治疗是使血压达标的重要步骤。合理的降压药物使用可以使46.9%的难治性高血压患者血压达标,利尿药是难治性高血压药物治疗的基石,此外,还需注意降压药物的合理搭配与剂量,及时增加盐皮质激素受体拮抗药。

对于使用三联降压药物血压依然控制不佳的患者,利尿药的添加可以改善血压控制。已知利尿药中,氯噻酮、吲达帕胺的降压疗效优于氢氯噻嗪。对于肾功能不全的患者,噻嗪类利尿药疗效不佳,应考虑使用襻利尿药。使用利尿药需注意定期监测电解质。

盐皮质激素受体拮抗药近来被认为是治疗难治性高血压的有效手段,而且降压疗效不依赖于血醛固酮水平。在ASPIRANT研究中,螺内酯25 mg/d有效降低已经使用利尿药治疗的117例难治性高血压患者的动态收缩压达10 mmHg。近期一项研究显示在难治性高血压患者中,在已经联合使用血管紧张素受体拮抗药、利尿药和钙离子拮抗药的基础上,加用小剂量的螺内酯比加用血管紧张素转化酶抑制药具有更好的降压疗效(19/8 mmHg 对 8/7 mmHg,$P<0.001$),而且降低左心室重量指数(8.2 g/m vs 1.8 g/m,$P<0.05$)。依普立酮作为第二代高选择性的盐皮质激素受体拮抗药,男性乳房发育等不良反应小,50 mg每日2次也显示样的降压疗效。该类药物的使用应定期监测电解质和肾功能,对于肾功能不佳的患者应该慎用。

在合理使用利尿药的基础上,联合应用血管紧张素转化酶抑制药/血管紧张素受体拮抗药和钙离子拮抗药有助于血压的控制。单片复方制剂的使用(single-pill)有利于提高患者的治疗依从性,而且费用较为低廉,可以改善血压的控制。

3. 介入降压治疗　对于经生活方式改善和降压药物治疗方案调整后,血压依然无法控制的难治性患者,非药物的器械降压治疗似乎是另外一种选择。

肾神经射频消融术(renal denervation,RDN)

如前所述,阻断肾脏交感兴奋的传出和传入,有利于高血压治疗。2009 年,Krum 等对 45 例难治性高血压患者(使用 3 种以上降压药物,包括利尿药,诊室收缩压≥160 mmHg)进行了 RDN 术。术后 12 个月,诊室血压依旧持续降低 27/17 mmHg,且安全性好。这是首个证明 RDN 是安全、有效理念的研究。之后扩大样本量,先后进行了 Symplicity HTN-1 和 2 研究。前者没有采用随机对照,后者使用了对照,两项研究都是采用诊室血压进行难治性高血压的筛查及疗效评价,两者都获得了显著的降压效果,前者降压幅度达到 29/14 mmHg,后者达到 32/12 mmHg,对照组为 1/0 mmHg。此外,对人群和动物的研究显示RDN 不仅可以显著降低患者的随测血压,还可以改善糖脂代谢,改善左心室肥厚和心功能等。RDN 一度让医学界以为找到了治疗难治性高血压的最佳方法。但是 2014 年 3 月发布的 Symplicity HTN-3 的研究结果却令人失望。这是首个随机分组,单盲,使用假手术组作为对照的研究,对 535 名难治性高血压患者进行肾动脉消融术,并且用动态血压评估降压疗效。术后 6 个月,RDN 组平均收缩压下降 14.1 mmHg,对照组降低 11.7 mmHg,两组仅相差 2.4 mmHg,未达到显著差异。面对这个未曾预期的结果,目前普遍认为以往的研究未使用动态血压来筛查,导致一部分白大衣性高血压患者被纳入研究中,扩大了 RDN 的降压效果。另外,Symplicity-3 研究纳入较多的黑种人患者和肥胖患者,后者血压控制不佳可能多与高容量或 OSAS 引起的交感兴奋有关,故RDN 对此类患者不一定有效。此外,降压药物使用观察期不够长也是一个原因。还有学者认为手术操作者的技术熟练程度差异、使用的消融电极为单点,而非多点,有可能导致部分肾动脉神经没有被完全消融。近期 2014ESC 会议上 Linda Schmiedel 博士通过小规模研究发现 RDN 时,如果将包括肾动脉、副肾动脉神经等在内的大、小肾动脉神经全部消融掉,则术后的降压效果非常理想。尽管 Symplicity-3 的研究结果降低了人们对 RDN 治疗难治性高血压的热情,但是 RDN 并不是就此终结。今后的研究方向应该是如何筛查出对 RDN 预期有效的患者,改进仪器设备,以期达到消融完全的效果。此外,RDN 治疗长期安全性的问题也需进一步观察。

压力反射激活系统(baroreflex activation therapy,BAT)

人体颈动脉窦上的压力调节感受器能够感受来自血管的机械牵张力信号。通常情况下,当正常人群血压升高时,压力感受器信号增强,经过大脑延髓等中枢调节,通过抑制交感活性(包括肾脏的交感活性)、上调迷走神经活性,达到减慢心率、扩张外周血管、降低心脏收缩力、增加尿钠排泄及减少肾素分泌等作用降低血压。高血压人群中颈动脉窦动脉压力感受器的反射功能下降,不能有效的负调控血压。压力反射激活系统利用了上述的原理,通过手术植入压力反射激活装置,刺激颈动脉窦压力调节感受器,以达到长期有效控制血压的目的。该类系统包括刺激电极(双极或单极),导线和一个脉冲发生器。电极一般缝绕在颈动脉窦处,脉冲发生器固定在胸部皮肤下。在一项随机、双盲和平行设计的研究中,该系统的第一代,Rheos 系统在置入 6 个月后收缩压降低幅度是 16 ± 29 mmHg,对照组(置入系统,但置入的最初 6 个月内未启动装置,之后启动激活)是 9 ± 29 mmHg($P=0.08$),12 个月后两组患者中有 54% 的人血压达标,即小于 140/90 mmHg。第二代的 Barostim neo 系统较一代体积更小,而且仅用单个电极,使得置入手术更为简便和安全。它的降压疗效与第一代相当。BAT 目前仅在小规模的难治性高血压患者中进行研究,大规模的临床使用有待进一步在疗效和安全性上获得验证。

(二)继发性高血压

继发性高血压一旦确诊,治疗通常都是针对性的,包括特定药物、手术切除、介入或器械辅助治疗等。目前对于 OSAS 的治疗有手术及药物、器械治疗、CPAP 等。阻塞性睡眠呼吸暂停与低通气治疗主要依靠持续正压通气治疗(CPAP),持续规律使用可以有效降低血压达 7~10 mmHg,此外减轻体重,减少酗酒,纠正甲状腺功能低下亦很重要。对于原发性醛固酮增多症患者,如果有手术指征和意愿,且检查提示单侧肾上腺醛固酮优势分泌,应尽量行病变侧肾上腺切除,研究显示原醛手术后高血压治愈率达 30%,血压改善达 70%。对于无手术指征的患者,以螺内酯为主的降压可以有效控制血压。对于因为动脉粥样硬化导致的肾动脉狭窄,现有的研究主张强化降压药物及他汀的治疗,因介入治疗仅导致 2 mmHg 的血压下降,但是如果动脉粥样硬化狭窄伴有快速肾功能减退,介入治疗较药物治疗能够改善预后。对于由于肌纤维发育不良导致的狭窄,球囊扩张术具有良好的降压效应。

七、结论

难治性高血压在高血压人群中常见,主要见于老年人,肥胖,肾功能不全及继发性高血压患者中。诊断应首先排除血压测量不准确、白大衣高血压等现象,排除影响血压控制的相关因素,排除继发性高血压后方可诊断。治疗主要包括限盐、体育锻炼、减轻体重等生活方式的改善,以及降压药物的调整。药物治疗应以利尿药为基石,合理联合各类降压药物,包括盐皮质激素受体拮抗药。非药物介入治疗的广泛使用有待进一步的验证。

(朱理敏)

参 考 文 献

[1] Chobanian AV, Bakris GL, Black HR, Cushman WC, Green LA, Izzo JL, Jr. Jones DW, Materson BJ, Oparil S, Wright JT, Jr. , Roccella EJ, National Heart L, Blood Institute Joint National Committee on Prevention DE, Treatment of High Blood P, National High Blood Pressure Education Program Coordinating C. The seventh report of the joint national committee on prevention, detection, evaluation, and treatment of high blood pressure: The jnc 7 report. JAMA : the journal of the American Medical Association, 2003, 289:2560-2572.

[2] Calhoun DA, Jones D, Textor S, Goff DC, Murphy TP, Toto RD, White A, Cushman WC, White W, Sica D, Ferdinand K, Giles TD, Falkner B, Carey RM. Resistant hypertension: Diagnosis, evaluation, and treatment. A scientific statement from the american heart association professional education committee of the council for high blood pressure research. Hypertension, 2008, 51:1403-1419.

[3] Egan BM, Zhao Y, Axon RN, Brzezinski WA, Ferdinand KC. Uncontrolled and apparent treatment resistant hypertension in the united states, 1988 to 2008. Circulation, 2011, 124:1046-1058.

[4] Sarafidis PA, Georgianos P, Bakris GL. Resistant hypertension——its identification and epidemiology. Nature reviews. Nephrology, 2013, 9:51-58.

[5] Daugherty SL, Powers JD, Magid DJ, Tavel HM, Masoudi FA, Margolis KL, O'Connor PJ, Selby JV, Ho PM. Incidence and prognosis of resistant hypertension in hypertensive patients. Circulation, 2012, 125: 1635-1642.

[6] Pierdomenico SD, Lapenna D, Bucci A, Di Tommaso R, Di Mascio R, Manente BM, Caldarella MP, Neri M, Cuccurullo F, Mezzetti A. Cardiovascular outcome in treated hypertensive patients with responder, masked, false resistant, and true resistant hypertension. American journal of hypertension, 2005, 18:1422-1428.

[7] Cuspidi C, Macca G, Sampieri L, Michev I, Salerno M, Fusi V, Severgnini B, Meani S, Magrini F, Zanchetti A. High prevalence of cardiac and extracardiac target organ damage in refractory hypertension. Journal of hypertension, 2001, 19:2063-2070.

[8] Gupta AK, Nasothimiou EG, Chang CL, Sever PS, Dahlof B, Poulter NR, investigators A. Baseline predictors of resistant hypertension in the anglo-scandinavian cardiac outcome trial(ascot): A risk score to identify those at high-risk. Journal of hypertension, 2011, 29:2004-2013.

[9] Calhoun DA, Nishizaka MK, Zaman MA, Thakkar RB, Weissmann P. Hyperaldosteronism among black and white subjects with resistant hypertension. Hypertension, 2002, 40:892-896.

[10] Martins LC, Figueiredo VN, Quinaglia T, Boer-Martins L, Yugar-Toledo JC, Martin JF, Demacq C, Pimenta E, Calhoun DA, Moreno H, Jr. Characteristics of resistant hypertension: Ageing, body mass index, hyperaldosteronism, cardiac hypertrophy and vascular stiffness. Journal of human hypertension, 2011, 25: 532-538.

[11] Menon DV, Arbique D, Wang Z, Adams-Huet B, Auchus RJ, Vongpatanasin W. Differential effects of chlorthalidone versus spironolactone on muscle sympathetic nerve activity in hypertensive patients. The Journal of clinical endocrinology and metabolism, 2009, 94:1361-1366.

[12] Brambilla G, Bombelli M, Seravalle G, Cifkova R, Laurent S, Narkiewicz K, Facchetti R, Redon J, Mancia G, Grassi G. Prevalence and clinical characteristics of patients with true resistant hypertension in central and eastern europe: Data from the bp-care study. Journal of hypertension, 2013, 31:2018-2024.

[13] de la Sierra A, Segura J, Banegas JR, Gorostidi M, de la Cruz JJ, Armario P, Oliveras A, Ruilope LM. Clinical features of 8295 patients with resistant hypertension classified on the basis of ambulatory blood pressure monitoring. Hypertension, 2011, 57:898-902.

[14] de la Sierra A, Banegas JR, Oliveras A, Gorostidi M, Segura J, de la Cruz JJ, Armario P, Ruilope LM. Clinical differences between resistant hypertensives and patients treated and controlled with three or less

drugs. Journal of hypertension,2012,30:1211-1216.

[15] Muxfeldt ES,Fiszman R,de Souza F,Viegas B,Oliveira FC,Salles GF. Appropriate time interval to repeat ambulatory blood pressure monitoring in patients with white-coat resistant hypertension. Hypertension, 2012,59:384-389.

[16] Daugherty SL,Powers JD,Magid DJ,Masoudi FA, Margolis KL,O'Connor PJ,Schmittdiel JA,Ho PM. The association between medication adherence and treatment intensification with blood pressure control in resistant hypertension. Hypertension,2012,60:303-309.

[17] Irvin MR,Shimbo D,Mann DM,Reynolds K,Krousel-Wood M,Limdi NA,Lackland DT,Calhoun DA,Oparil S,Muntner P. Prevalence and correlates of low medication adherence in apparent treatment-resistant hypertension. Journal of clinical hypertension(Greenwich,Conn.),2012,14:694-700.

[18] Kaplan NM,Victor RG. Kaplan's clinical hypertension. Philadelphia, PA 19106 USA: Lippincott Williams&Wilkins,2010.

[19] Shimbo D,Levitan EB,Booth JN,3rd,Calhoun DA, Judd SE,Lackland DT,Safford MM,Oparil S,Muntner P. The contributions of unhealthy lifestyle factors to apparent resistant hypertension:Findings from the reasons for geographic and racial differences in stroke (regards) study. Journal of hypertension,2013,31:370-376.

[20] Vongpatanasin W. Resistant hypertension:A review of diagnosis and management. JAMA :the journal of the American Medical Association,2014,311:2216-2224.

[21] Pimenta E,Gaddam KK,Oparil S,Aban I,Husain S, Dell'Italia LJ,Calhoun DA. Effects of dietary sodium reduction on blood pressure in subjects with resistant hypertension:Results from a randomized trial. Hypertension,2009,54:475-481.

[22] 中国高血压防治指南修订委员会. 中国高血压防治指南 2010. 中华心血管病杂志,2011,39:579-616.

[23] Aucott L,Poobalan A,Smith WC,Avenell A,Jung R, Broom J. Effects of weight loss in overweight/obese individuals and long-term hypertension outcomes:A systematic review. Hypertension, 2005, 45: 1035-1041.

[24] Jensen MD,Ryan DH,Apovian CM,Ard JD,Comuzzie AG,Donato KA,Hu FB,Hubbard VS,Jakicic JM, Kushner RF,Loria CM,Millen BE,Nonas CA,Pi-Sunyer FX,Stevens J,Stevens VJ,Wadden TA,Wolfe BM,Yanovski SZ,American College of Cardiology/American Heart Association Task Force on Practice G, Obesity S. 2013 aha/acc/tos guideline for the management of overweight and obesity in adults:A report of the american college of cardiology/american heart association task force on practice guidelines and the obesity society. Journal of the American College of Cardiology,2014,63:2985-3023.

[25] Persu A,Jin Y,Baelen M,Vink E,Verloop WL, Schmidt B,Blicher MK,Severino F,Wuerzner G,Taylor A,Poohere Bertschi A,Jokhaji F,Fadl Elmula FE, Rosa J,Czarnecka D,Ehret G,Kahan T,Renkin J,Widimsky J,Jr.,Jacobs L,Spiering W,Burnier M,Mark PB,Menne J,Olsen MH,Blankestijn PJ,Kjeldsen S, Bots ML,Staessen JA,European Network Coordinating research on RDC. Eligibility for renal denervation:Experience at 11 european expert centers. Hypertension,2014,63:1319-1325.

[26] Krum H,Schlaich M,Whitbourn R,Sobotka PA,Sadowski J,Bartus K,Kapelak B,Walton A,Sievert H, Thambar S,Abraham WT,Esler M. Catheter-based renal sympathetic denervation for resistant hypertension:A multicentre safety and proof-of-principle cohort study. Lancet,2009,373:1275-1281.

[27] (UK). NCGC. Hypertension:The clinical management of primary hypertension in adults:Update of clinical guidelines 18 and 34. London:National Clinical Guideline Centre,2011.

[28] Vaclavik J,Sedlak R,Plachy M,Navratil K,Plasek J, Jarkovsky J,Vaclavik T,Husar R,Kocianova E,Taborsky M. Addition of spironolactone in patients with resistant arterial hypertension(aspirant):A randomized,double-blind,placebo-controlled trial. Hypertension,2011,57:1069-1075

[29] Karns AD,Bral JM,Hartman D,Peppard T,Schumacher C. Study of aldosterone synthase inhibition as an add-on therapy in resistant hypertension. Journal of clinical hypertension (Greenwich, Conn.), 2013, 15:186-192.

[30] Gaddam K,Corros C,Pimenta E,Ahmed M,Denney T,Aban I,Inusah S,Gupta H,Lloyd SG,Oparil S, Husain A,Dell'Italia LJ,Calhoun DA. Rapid reversal of left ventricular hypertrophy and intracardiac volume overload in patients with resistant hypertension and hyperaldosteronism:A prospective clinical study. Hypertension,2010,55:1137-1142.

[31] Azizi M,Perdrix L,Bobrie G,Frank M,Chatellier G, Menard J,Plouin PF. Greater efficacy of aldosterone

blockade and diuretic reinforcement vs. Dual renin-angiotensin blockade for left ventricular mass regression in patients with resistant hypertension. Journal of hypertension,2014,32:2038-2044.

[32] Symplicity HTNI. Catheter-based renal sympathetic denervation for resistant hypertension: Durability of blood pressure reduction out to 24 months. Hypertension,2011,57:911-917.

[33] Symplicity HTNI,Esler MD,Krum H,Sobotka PA,Schlaich MP,Schmieder RE,Bohm M. Renal sympathetic denervation in patients with treatment-resistant hypertension(the symplicity htn-2 trial): A randomised controlled trial. Lancet,2010,376:1903-1909.

[34] Bhatt DL,Kandzari DE,O′Neill WW,D′Agostino R,Flack JM,Katzen BT,Leon MB,Liu M,Mauri L,Negoita M, Cohen SA, Oparil S, Rocha-Singh K, Townsend RR,Bakris GL,Investigators SH-. A controlled trial of renal denervation for resistant hypertension. The New England journal of medicine,2014,370:1393-1401.

[35] Bisognano JD,Bakris G,Nadim MK,Sanchez L,Kroon AA,Schafer J,de Leeuw PW,Sica DA. Baroreflex activation therapy lowers blood pressure in patients with resistant hypertension:Results from the double-blind, randomized, placebo-controlled rheos pivotal trial. Journal of the American College of Cardiology,2011,58:765-773.

[36] Hoppe UC,Brandt MC,Wachter R,Beige J,Rump LC,Kroon AA,Cates AW,Lovett EG,Haller H. Minimally invasive system for baroreflex activation therapy chronically lowers blood pressure with pacemaker-like safety profile:Results from the barostim neo tri-al. Journal of the American Society of Hypertension : JASH,2012,6:270-276.

[37] Martinez-Garcia MA,Campos-Rodriguez F,Montserrat JM. Cpap and reduced blood pressure——reply. JAMA :the journal of the American Medical Association,2014,311:2022-2023.

[38] Letavernier E, Peyrard S, Amar L, Zinzindohoue F, Fiquet B,Plouin PF. Blood pressure outcome of adrenalectomy in patients with primary hyperaldosteronism with or without unilateral adenoma. J Hypertens, 2008,26:1816-1823.

[39] Cooper CJ,Murphy TP,Cutlip DE,Jamerson K,Henrich W,Reid DM,Cohen DJ,Matsumoto AH,Steffes M,Jaff MR,Prince MR,Lewis EF,Tuttle KR,Shapiro JI,Rundback JH,Massaro JM,D′Agostino RB, Sr.,Dworkin LD,Investigators C. Stenting and medical therapy for atherosclerotic renal-artery stenosis. The New England journal of medicine, 2014, 370: 13-22.

[40] Ritchie J,Green D,Chrysochou C,Chalmers N,Foley RN,Kalra PA. High-risk clinical presentations in atherosclerotic renovascular disease: Prognosis and response to renal artery revascularization. American journal of kidney diseases :the official journal of the National Kidney Foundation,2014,63:186-197.

[41] Persu A, Giavarini A, Touze E, Januszewicz A, Sapoval M,Azizi M,Barral X,Jeunemaitre X,Morganti A,Plouin PF,de Leeuw P,Hypertension ESH-WG,the K. European consensus on the diagnosis and management of fibromuscular dysplasia. Journal of hypertension,2014,32:1367-1378.

7. 心力衰竭伴正常左心室射血分数

流行病学研究发现近一半慢性心力衰竭患者的左心室射血分数正常或接近正常,这部分患者被称为射血分数正常的心力衰竭(heart failure with preserved ejection fraction,HFPEF)。HFPEF 是一种临床综合征,其患病率占心力衰竭患者的 40%～71%(平均约 56%),它的特征为具有心力衰竭的症状(活动后呼吸困难)和体征(颈静脉怒张、胫前水肿、肺部湿啰音等)、射血分数正常或接近正常以及舒张功能异常,多见于老年人、女性,伴有高血压、肥胖及房颤、糖尿病等疾病。HFPEF 既往被称为舒张性心力衰竭(diastolic heart failure,DHF),但其实有别于 DHF,DHF 指 LVEF 值大于 50%,且有明确舒张功能障碍证据,因此除了 DHF 之外,HFPEF 还包括那些 EF 轻度异常伴或不伴有舒张功能障碍。

一、诊断

HFPEF 的诊断与射血分数降低的心力衰竭(heart failure with reduced ejection fraction,HFREF)相比更为困难,因为它是一个排他性的诊断,需要排除心瓣膜病、心包疾病、肥厚型心肌病、限制型心肌病等。目前尚没有任何一种实验室检查或辅助检查方法可以独立诊断 HFPEF。HFPEF 的诊断需要结合心力衰竭的症状、体征及心超检查、血清标志物的辅助诊断。国内外指南对 HFPEF 诊断标准大致相同,但对左心室射血分数值正常的标准不一。2012 年欧洲心脏病学会(ESC)急性/慢性心力衰竭诊断治疗指南定义 HFPEF 为 LVEF 值>45%,2013 年美国心脏病学会基金会/美国心脏病协会(ACCF/AHA)心力衰竭管理指南定义为 LVEF 值>50%,同时将 LVEF41%～50%定义为临界 HFPEF。2014 年中国成人心力衰竭诊断治疗指南定义 HFPEF 为 LVEF>45%(表 6-6)。

表 6-6 2013—2014 年心力衰竭指南

2012 年 ESC 急性/慢性心力衰竭诊断治疗指南	2013 年 ACCF/AHA 心力衰竭管理指南	2014 年中国成人心力衰竭诊断治疗指南
满足四点: 1. 典型心力衰竭的症状 2. 典型心力衰竭的体征 3. LVEF 正常或轻度下降(≥45%),且左心室不大(LVEDVi<97 ml/m², LVEDDi<29 ml/m²) 4. 有相关结构性心脏病存在的证据和(或)舒张功能不全[LAVi>34 ml/m²,LVMi>115 g/m²(男),LVMi>95 g/m²(女性),E/E'≥8,平均 E'<9 cm/s]	心力衰竭 C 阶段: 1. 已知的结构性心脏病 2. 典型心力衰竭的症状和体征 3. LVEF 保留 (1)LVEF≥50% HFPEF (2)LVEF41%～50%临界 HFPEF	1. 典型心力衰竭的症状和体征 2. LVEF 正常或轻度下降(≥45%),且左心室不大 3. 有相关结构性心脏病存在的证据(如左心室肥厚、左心房扩大)和(或)舒张功能不全 4. 超声心动图检查无心瓣膜病,并可排除心包疾病、肥厚型心肌病、限制型(浸润性)心肌病等

LVEDVi. 左心室舒张末容积指数;LVEDDi:左心室舒张末内径指数;LAVi:左心房容积指数 ;LVMi:左心室重量指数;LVEF:左心室射血分数

二、辅助检查

1. 多普勒超声心动图是目前诊断 HFPEF 最主要的手段,它可用于评估左心室的充盈、二尖瓣环的运动和左心房的大小。左心室舒张功能不全的超声心动图相关指标包括 E/E' 值、E/A 值、左心室舒张末容积指数(LVEDVi)、左心室舒张末内径指数(LVEDDi)、左心房容积指数(LAVi)、左心室重量指数(LVMi)等。反映舒张功能障碍目前最常用的指标是舒张早期二尖瓣血流速率(E)与舒张早期心肌组织多普勒运动速率(E')的比值,E/E' 值为 8～15,E/E' 值增加(>15)提示左心室舒张功能障碍。此外舒张早期血流峰值速度(E)与心房收缩血流峰值速度(A)的比值(E/A 值)也常用于评估左心室舒张功能。左心室充盈正常时 1<E/A<2;轻度左心室舒张功能障碍时 E/A<1;中度受损时,左心室松弛性和僵硬度均有异常时,E/A 比值可正常,称之为"假性正常化";重度左心室舒张功能障碍时,E 峰明显增大,E/A>2,提示左心室限制性充盈异常。

2. 血清标志物 B 型脑钠肽/N 末端脑钠肽前体(N-terminal pro-B-type natriuretic peptide,NT-proBNP)对左心室舒张功能障碍有参考价值。左心室舒张压、左心房舒张压及肺静脉压均可影响 BNP 水平。主要用于排除诊断,NT-proBNP≤120 ng/L 或 BNP≤100 ng/L,可基本除外 HFPEF。但 BNP/NT-proBNP 升高不能作为单一标准诊断 HFPEF,老年、肾功能不全、心房颤动、慢性肺病及左心室肥厚等患者可伴有 BNP/NT-proBNP 升高而没有心力衰竭。

三、治疗

目前 HFPEF 尚无有效的治疗,专门用于评估 ACEI 和 ARB 对 HFPEF 的作用的 3 个大型的临床研究均未能证实 ACEI 和 ARB 可改善 HFPEF 患者的预后和降低病死率。坎地沙坦对减少心力衰竭的发病率和死亡率评估试验-射血分数正常(Candesartan in Heart Failure Assessment of Reduction in Mortality and Morbidity-Preserved,CHARM-Preserved)共入选 3023 例患者,平均随访 36.6 个月后,坎地沙坦组和安慰剂组心血管原因的死亡率几乎相同,结果未能证实 ARB 可减少死亡风险,但发现可减少心力衰竭患者的住院率。培哚普利在慢性心力衰竭老年患者的评估试验(Perindopril in Elderly People with Chronic Heart Failure,PEP-CHF)也是一个中性的结果。厄贝沙坦在射血分数正常的心力衰竭(Irbesartan in Heart Failure with Preserved Ejection Fraction,

I-PRESERVE)试验共入选 4128 例 HFPEF 患者,平均随访 49.5 个月,厄贝沙坦组与安慰剂组在心血管死亡或心力衰竭再住院等一级终点上没有显著差异。与之前的研究结果不同,最近 C-K Wu 等进行了一项临床研究,共入选 438 例经心超诊断为 HFPEF 的患者,对其进行长达 12 年的跟踪随访,发现其 5 年生存率为 83%,12 年生存率为 72%,使用 ACEI、CCB 可显著减少死亡率和主要心血管事件。

HFPEF 治疗的主要目标是阻止或延缓病情进展,治疗的最佳方式是控制基础疾病,有可能改善预后。目前 HFPEF 的推荐治疗包括积极控制高血压、使用利尿药、改善心肌缺血、控制房颤心室率等,如果同时有 HFREF,以治疗 HFREF 为主。

1. 积极控制高血压 高血压可继发左心室肥厚和向心性重构,可直接影响左心室舒张功能,因此控制高血压能够给 HFPEF 的患者带来益处。目标血压宜低于单纯高血压患者的标准,即收缩压< 130/80 mmHg。五大类降压药均可应用,优选 β 受体阻滞药、ACEI 或 ARB。

2. 使用利尿药 存在容量负荷过重的患者可使用利尿药。利尿药可减少水钠潴留,降低心室充盈压,缓解呼吸困难和水肿症状。但不宜过度利尿,以免前负荷过度降低而致低血压和心排血量下降。

3. 控制房颤心室率 房颤心室率过快可导致舒张期充盈时间缩短,心排血量减少,因此可使用 β 受体阻滞药或非二氢吡啶类 CCB(地尔硫䓬或维拉帕米)维持房颤适宜的心室率和左心室充盈时间,条件允许下尽可能重建正常的房室收缩顺序,转复并维持窦性心律。

4. 血运重建 由于心肌缺血可以损害心室的舒张功能,冠心病患者如有症状或证实存在心肌缺血,应做冠状动脉血运重建术。

四、预后

许多研究证实,HFPEF 的预后要好于 HFREF,但是其发病率和死亡率仍极高,HFPEF 患者 6 个月内心力衰竭再入院率达到 50%,年死亡率达 10%～15%,目前影响预后的因素尚不明确。

五、总结

HFPEF 是一种复杂且常见的疾病,具有很高的发病率,且逐年增长,但是目前有关 HFPEF 的诊断和治疗的研究进展缓慢,所以我们需要更多有关 HFPEF 患者的大规模临床研究来帮我们完善 HFPEF 的诊断和治疗策略。

(王 芳)

参 考 文 献

［1］ Hogg K,Swedberg K,McMurray J. Heart failure with preserved left ventricular systolic function:epidemiology,clinical characteristics,and prognosis. J Am Coll Cardiol,2004,43(3):317-327.

［2］ Rigolli M1,Whalley GA. Heart failure with preserved ejection fraction. J Geriatr Cardiol,2013,10(4):369-376.

［3］ 中国心力衰竭诊断和治疗指南. Chin J Cardiol,February,2014,42 No 2.

［4］ Paulus WJ,Tschöpe C,Sanderson JE,et al. How to diagnose diastolic heart failure:a consensus statement on the diagnosis of heart failure with normal left ventricular ejection fraction by the Heart Failure and Echocardiography Associations of the European Society of Cardiology. Eur Heart J,2007,28(20):2539-2550.

［5］ Yusuf S,Pfeffer MA,Swedberg K,et al. Effects of candesartan in patients with chronic heart failure and preserved left-ventricular ejection fraction: the CHARM-Preserved Trial. Lancet,2003,362(9386):777-781.

［6］ Cleland JG,Tendera M,Adamus J,et al. The perindopril in elderly people with chronic heart failure(PEP-CHF)study. Eur Heart J,2006,27(19):2338-2345.

［7］ Massie BM,Carson PE,McMurray JJ,et al. Irbesartan in patients with heart failure and preserved ejection fraction. N Engl J Med,2008,359(23):2456-2467.

［8］ Wu CK,Lee JK,Chiang FT,et al. Prognostic factors of heart failure with preserved ejection fraction:a 12-year prospective cohort follow-up study. Int J Cardiol,2014,171(3):331-337.

［9］ Meta-analysis Global Group in Chronic Heart Failure (MAGGIC). The survival of patients with heart failure with preserved or reduced left ventricular ejection fraction:an individual patient data meta-analysis. Eur Heart J,2012,33(14):1750-1757.

8. 妊娠期高血压的药物治疗

妊娠期高血压(hypertension disorders in pregnancy)是指妊娠妇女出现的血压异常增高,是最常见的妊娠合并症或并发症,发病率占孕妇的6%～15%。妊娠期高血压可显著增加孕妇胎盘早剥、脑血管意外、急性心力衰竭及肾衰竭,甚至弥散性血管内凝血(DIC)的风险,是导致孕产妇死亡的重要原因。

一、妊娠期高血压疾病的分类与诊断

(一)美国妇产科医师学会(ACOG)妊娠期高血压指南(2013版),将妊娠期高血压分为4类

1. 子痫前期/子痫(preeclampsia/eclampsia) 子痫前期是妊娠期特有的疾病,是指妊娠20周后首次出现高血压[收缩压≥140 mmHg和(或)舒张压≥90 mmHg)]和伴或不伴有蛋白尿,并可能伴随多种其他症状,如水肿,视觉障碍,头痛及上腹部疼痛等。子痫前期又分为无严重表现的子痫前期和伴有严重表现的子痫前期。以下表现则作为子痫前期的严重表现:①收缩压≥160 mmHg或舒张压≥110 mmHg(卧床休息,两次血压测量间隔至少4 h);②血小板减少(血小板<100×10⁹/ L);③肝功能损害(血清转氨酶水平为正常参考值2倍以上);④肾功能损害(血肌酐升高大于97.2 μmol/L或为正常参考值2倍以上);⑤肺水肿;⑥新发生的脑功能或视觉障碍。在没有蛋白尿的病例中,出现以上六点,仍可诊断为子痫前期。子痫定义为子痫前期孕妇新发抽搐。

2. 慢性高血压(chronic hypertension) 妊娠前或孕龄20周前即出现高血压,或产后12周后血压仍不能恢复正常。依照ACOG分级标准,收缩压140～159 mmHg和(或)舒张压90～109 mmHg为轻度高血压,收缩压≥160 mmHg和(或)舒张压≥110 mmHg,特别是并发靶器官损害时称为重度高血压。

3. 妊娠期高血压(gestational hypertension) 妊娠20周后首次出现的高血压。患者尿蛋白阴性,产后12周内血压逐渐恢复正常。该病可能会进展为子痫前期。部分妊娠期高血压患者在分娩后12周仍不能恢复正常者应诊断为慢性高血压。

4. 慢性高血压并子痫前期(chronic hypertension with superimposed preeclampsia) 妊娠前或孕龄20周前出现高血压,并在妊娠过程中发生子痫前期或子痫。子痫前期与子痫的诊断标准如上文所述。

(二)欧洲心脏病协会(ESC)妊娠期心血管疾病指南(2011年版),将妊娠期高血压分为以下4类;并根据血压水平分为轻度(140～159/90～109 mmHg)和重度(≥160/110 mmHg)

1. 妊娠前已患高血压(pre-existing hypertension) 妊娠前或妊娠20周前就发现血压≥140/90 mmHg,并持续到产后42 d以后,常合并蛋白尿。

2. 妊娠期高血压(gestational hypertension) 妊娠导致的高血压合并或不合并蛋白尿,占妊娠期高血压的6%～7%。妊娠期高血压多见于妊娠20周以后,多数于产后42 d内缓解,主要以器官灌注不良为特点。如果临床合并明显蛋白尿(≥0.3 g/d或尿蛋白肌酐比值≥30 mg/mmol)则称为先兆子痫,发生比例为5%～7%,但在妊娠前就有高血压的孕妇中可以高达25%。

3. 妊娠前高血压合并妊娠期高血压并伴有蛋白尿(pre-existing hypertension plus superimposed gestational hypertension with proteinuria) 妊娠20周已患高血压孕妇,血压突然升高,伴有大量蛋白尿(24 h尿蛋白≥3 g)。

4. 产前不可归类的高血压(antenatally unclassifiable hypertension) 妊娠20周以后才第一次记录血压,发现的高血压。

(三)中国妊娠期高血压治疗指南(2012年版)将妊娠期高血压分为5类

1. 妊娠期高血压 妊娠期出现高血压,收缩压≥140 mmHg和(或)舒张压≥90 mmHg,于产后12周恢复正常,无尿蛋白。产后方可确诊。少数患者伴有上腹部不适或血小板减少。

2. 子痫前期 轻度:妊娠20周后出现收缩压高血压伴蛋白尿≥0.3 g/24 h;重度:血压和尿蛋白持续升高,发生母体脏器功能不全或胎儿并发症。

3. 子痫 子痫前期基础上发生不能用其他原因

解释的抽搐。

4. 妊娠合并慢性高血压　妊娠20周前收缩压≥140 mmHg 和（或）舒张压≥90 mmHg，妊娠期无明显加重；或妊娠20周后首次诊断高血压并持续到产后12周以后。

5. 慢性高血压并发子痫前期　慢性高血压孕妇妊娠前无蛋白尿，妊娠后出现蛋白尿≥0.3 g/24 h；或妊娠前有蛋白尿，妊娠后尿蛋白明显增加或血压进一步升高或出现血小板减少<100×10⁹/L。

二、妊娠期高血压的诊断步骤

妊娠期高血压的诊断步骤如下（图6-1）。

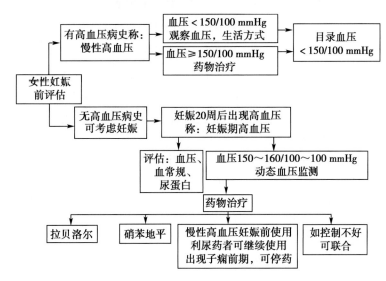

图 6-1　妊娠高血压的诊断流程

三、妊娠期高血压的降压治疗及降压目标

目前对于妊娠期高血压的降压治疗尚无一致意见。降压对于重度妊娠高血压是有益的，但对轻中度高血压的降压治疗一直争议较大，因为药物降压虽然对母亲有益，但降压治疗的同时也会影响胎盘的灌注，升高胎儿风险。

中国妊娠高血压治疗指南（2012年版）：收缩压≥160 mmHg 和（或）舒张压≥110 mmHg 的高血压孕妇应降压治疗；收缩压≥140 mmHg 和（或）舒张压≥90 mmHg 的高血压患者可使用降压治疗。孕妇无并发脏器功能损伤，收缩压应控制在130～155 mmHg，舒张压应控制在80～105 mmHg；孕妇并发脏器功能损伤，则收缩压应控制在130～139 mmHg，舒张压应控制在80～89 mmHg。降压过程力求下降平稳，不可波动过大，且血压不可低于130/80 mmHg，以保证子宫胎盘血流灌注。

美国 ACOG 则建议，妊娠慢性高血压患者，收缩压>160 mmHg 或者舒张压>105 mmHg 或出现靶器官损害建议予以药物治疗；而对于轻度高血压且不伴有靶器官损害，建议非药物治疗。对于妊娠期高血压及子痫前期患者，收缩压>160 mmHg 或者舒张压>110 mmHg 建议予以药物治疗。

ESC 建议：妊娠前就已有高血压的女性如果妊娠期血压仅为轻度（140～150/90～99 mmHg），在妊娠期发生心血管事件的风险较低，肾功能正常的高血压母亲和胎儿预后较好，由于目前未发现药物治疗可以改善新生儿预后，所以此类低危患者可以考虑非药物治疗，而对于妊娠前已服用药物治疗的患者，建议继续使用原有药物，若原有药物为妊娠禁忌则需要换药。对于血压≥140/90 mmHg 的妊娠高血压合并靶器官损害，建议药物治疗；对于所有血压持续升高≥150/95 mmHg 的妊娠妇女应均应考虑药物治疗。对于收缩压≥170 mmHg 和（或）舒张压≥110 mmHg 的妊娠高血压，则视为高血压急诊，建议留院观察。

四、妊娠期高血压的降压药物选择（表6-7）

1. 甲基多巴　妊娠期伴有高血压首选治疗药物，为中枢 α 受体激动药，抑制交感神经活性，从而起到降压作用。有研究证实，甲基多巴不影响子宫胎盘及胎儿血流。一项随访时间长达7.5年随访的大规模对照研究显示，该药对于母婴安全。但是由于此药在我国内市场很少供应，因此我国实际应用甚少。

表 6-7　有循证医学证据的口服降压药物在孕妇中的使用安全分级

药物（安全性分级）	剂　　量	对孕妇的不良影响	证据水平（临床研究）
甲基多巴	0.5～3.0 g/d，2/d	外周水肿、焦虑、恶梦、嗜睡、口干、低血压、孕妇肝损害，对胎儿无严重不良影响	大型
拉贝洛尔	200～1200 mg/d，2～3d	持续的胎儿心动过缓，低血压，新生儿低血糖	大型
氢氯噻嗪	12.5～25.0 mg/d	胎儿畸形、电解质紊乱、血容量不足	大型
硝苯地平	30～120 mg/d	低血压，抑制分娩（尤其与硫酸镁合用时）	小型
肼屈嗪	50～300 mg/d，2～4/d	低血压，新生儿血小板减少	中型
ACEI、ARB	孕妇禁忌	羊水过少、宫内生长迟缓、肾衰竭、低体质量出生、心血管畸形、多指趾畸形、尿道下裂、自发性流产、胎儿肺发育不全、颅骨面骨发育不全	大型 中型 无

ACEI. 血管紧张素转化酶抑制药；ARB. 血管紧张素受体拮抗药

2.β受体阻滞药　除拉贝洛尔外，其他类型β受体阻滞药虽然应用广泛，但仍缺少大规模临床研究的证据。此类药物可透过胎盘屏障，有胎儿宫内发育迟缓，新生儿呼吸抑制，心动过缓和低血糖等不良反应，但这些副作用多在妊娠早期（12～24周）应用时发生。

（1）拉贝洛尔：兼有α、β受体阻滞作用，临床研究显示：降压作用显著且对胎儿无明显不良反应，推荐可优先考虑选用。

（2）美托洛尔：有小规模临床研究应用证据，对胎儿影响很小，可考虑使用，但需注意加强对胎儿的监测，警惕心动过缓与低血糖的发生。

（3）普萘洛尔和阿替洛尔：可影响胎儿血流动力学而导致妊娠早期胎儿宫内发育迟缓或低体重儿。因此不推荐选用普萘洛尔及阿替洛尔。

3.钙拮抗药

（1）硝苯地平：硝苯地平可有效降压，孕妇低血压的发生率低，且不影响脐带及子宫动脉的血流，对母婴安全。硝苯地平有多种剂型，短效的平片，缓释胶囊及长效控释片。有研究发现，短效平片与缓释胶囊均可有效降压，但同时发现有少量孕妇低血压及胎儿窘迫的发生，故目前指南大多推荐使用长效硝苯地平制剂，虽然循证医学证据并不充分。有研究认为，舌下含服硝苯地平降压同时不影响子宫胎盘的血流，但有报道发现舌下含服硝苯地平可导致严重的低血压及胎儿宫内窘迫，故不建议常规使用。

（2）尼卡地平：为双氢吡啶类钙拮抗药，常在高血压急诊时静脉使用。最近有研究显示，尼卡地平较拉贝洛尔在有效降压同时低血压的发生率低，是具有潜力的安全有效的妊娠高血压药物，相关的随机对照研究正在进行。

（3）氨氯地平、非洛地平、地尔硫䓬、维拉帕米：目前尚无关于此类药物导致胎儿畸形的报道，但其对胎儿的安全性仍有待论证。

4.利尿药　利尿药在妊娠期高血压的治疗中仍存在争议。理论上来讲，孕期一般不使用利尿药降压，以防血液浓缩、有效循环血量减少和高凝倾向。中国治疗指南不建议使用。ESH/ESC及英国高血压协会认为利尿药对母婴有害，故为相对禁忌使用。而美国心肺血液研究所则将利尿药与CCB及β受体阻滞药一起作为妊娠高血压的二线用药。近一项纳入9个随机试验共7000例新生儿的荟萃分析显示利尿药并不会对胎儿产生不利影响，并可使孕妇获益。据此，中国高血压专家组建议妊娠前已服用噻嗪类利尿药治疗的孕妇可继续应用。妊娠期间发生全身性水肿、急性心力衰竭或肺水肿者也可选用。如并发子痫前期则应停止服用。

5.血管紧张素化酶抑制药（ACEI）与血管紧张素受体拮抗药（ARB）　ACEI与ARB是妊娠期禁用的药物。妊娠早期服用ACEI可致胎儿心血管畸形、多指趾畸形、尿道下裂、自发性流产，并导致妊娠中晚期孕妇的胎盘血流灌注下降，羊水过少、胎儿宫内生长受限、肾衰竭、低出生体质量、胎儿肺发育不全、颅骨面骨发育不全等。ARB作用机制及不良反应均与ACEI相似，也禁用于妊娠妇女。正在服用此类药物的慢性高血压妇女在计划妊娠前应停止服用。

6.硫酸镁　常被用于子痫前期或子痫患者，具有镇惊、止抽、镇静及促胎肺成熟的作用，但不建议将硫酸镁作为降压药物使用。现已证实硫酸镁在预防抽搐发作和复发，降低孕妇死亡率方面优于镇静药。有关子痫前期及子痫期慢性高血压的血压处理见相应学科指南。

上述单药治疗后血压仍控制不满意时，需考虑联合应用降压药物。

五、妊娠高血压急诊静脉注射药物的选择

拉贝洛尔、尼卡地平、乌拉地尔的注射剂型可用于静脉注射,但均应从小剂量开始并加强监测,避免引起低血压反应。以上药物常用于妊娠期重症高血压患者(血压>180/110 mmHg)。

六、妊娠期高血压血压管理的建议

妊娠期高血压患者需严密监测血压。在血压波动时建议进行 24 h 动态血压监测以及家庭血压测量。在每次产前检查时需进行尿蛋白测定。妊娠期高血压患者发生子痫前期和先兆子痫时应及时到产科就诊,在产科医师和心血管医师的共同协作下控制血压,同时采取镇惊止抽、镇静、促胎肺成熟等治疗手段,由产科医师依据指南和临床评估后决定是否需要终止妊娠。

七、结语

妊娠期高血压疾病的发病率较高且常对孕妇与胎儿构成严重危害,但由于其病理生理机制的特殊性及相关循证医学证据的匮乏,其治疗策略仍有待进一步完善。对于孕妇而言,目前没有任何一种降压药物是绝对安全的。多数降压药物在美国食品药品管理局的安全性评价中属于 C 类水平(即不能除外对母儿具有风险),因此为妊娠期高血压疾病患者选择药物时应权衡利弊。正确的监测和治疗、配合生活方式和饮食习惯的调整均有助于维持孕妇的正常分娩及胎儿的安全。妊娠期高血压疾病患者的最佳降压策略仍需大规模、设计严谨的临床试验进一步探讨。

(许建忠)

参 考 文 献

[1] James PR, Nelson-Piercy C. Management of hypertension before, during, and after pregnancy. Heart, 2004, 90:1499-1504.

[2] Report of the National High Blood Pressure Education Program Working Group on High Blood Pressure in Pregnancy. Am J Obstet Gynecol, 2000, 183: S1-S22.

[3] Kuklina EV, Ayala C, Callaghan WM. Hypertensive disorders and severe obstetric morbidity in the United States. Obstet Gynecol, 2009, 113:1299-1306.

[4] Regitz-Zagrosek V, Blomstrom Lundqvist C, Borghi C, et al. ESC Guidelines on the management of cardiovascular diseases during pregnancy: the Task Force on the Management of Cardiovascular Diseases during Pregnancy of the European Society of Cardiology (ESC). Eur Heart J, 2011, 32:3147-3197.

[5] American College of Obstetricians and Gynecologists. Task Force on Hypertension in Pregnancy, 2013.

[6] 中国妊娠高血压诊治疗指南(2012 年版).

[7] Mancia G, Fagard R, Narkiewicz K, et al. 2013 ESH/ESC Guidelines for the management of arterial hypertension: the Task Force for the management of arterial hypertension of the European Society of Hypertension (ESH) and of the European Society of Cardiology (ESC). J Hypertens, 2013, 31:1281-1357.

[8] Gunenc O, Cicek N, Gorkemli H, Celik C, Acar A, Akyurek C. The effect of methyldopa treatment on uterine, umblical and fetal middle cerebral artery blood flows in preeclamptic patients. Arch Gynecol Obstet, 2002, 266:141-144.

[9] Cockburn J, Moar VA, Ounsted M, et al. Final report of study on hypertension during pregnancy: the effects of specific treatment on the growth and development of the children. Lancet, 1982, 1:647-649.

[10] Frishman WH, Schlocker SJ, Awad K, et al. Pathophysiology and medical management of systemic hypertension in pregnancy. Cardiol Rev, 2005, 13:274-284.

[11] Plouin PF, Breart G, Maillard F, et al. Comparison of antihypertensive efficacy and perinatal safety of labetalol and methyldopa in the treatment of hypertension in pregnancy: a randomized controlled trial. Br J Obstet Gynaecol, 1988, 95:868-876.

[12] Pickles CJ, Broughton Pipkin F, et al. A randomised placebo controlled trial of labetalol in the treatment of mild to moderate pregnancy induced hypertension. Br J Obstet Gynaecol, 1992, 99:964-968.

[13] el-Qarmalawi AM, Morsy AH, al-Fadly A, et al. methyldopa in the treatment of pregnancy-induced hypertension. Int J Gynaecol Obstet, 1995, 49:125-130.

[14] Jannet D, Carbonne B, Sebban E, et al. Nicardipine versus metoprolol in the treatment of hypertension during pregnancy: a randomized comparative trial. Obstet Gynecol, 1994, 84:354-359.

[15] Hanretty KP, Whittle MJ, Howie CA, et al. Effect of nifedipine on Doppler flow velocity waveforms in se-

vere pre-eclampsia. BMJ,1989,299:1205-1206.

[16] Lindow SW,Davies N,Davey DA,et al. The effect of sublingual nifedipine on uteroplacental blood flow in hypertensive pregnancy. Br J Obstet Gynaecol,1988, 95:1276-1281.

[17] Brown MA,Buddle ML,Farrell T,et al. Efficacy and safety of nifedipine tablets for the acute treatment of severe hypertension in pregnancy. Am J Obstet Gynecol,2002,187:1046-1050.

[18] Sanchez RA,Ayala M,Baglivo H,et al. Latin American guidelines on hypertension. Latin American Expert Group. J Hypertens,2009,27:905-922.

[19] Williams B,Poulter NR,Brown MJ,et al. Guidelines for management of hypertension:report of the fourth working party of the British Hypertension Society, 2004-BHS IV. J Hum Hypertens,2004,18:139-185.

[20] Impey L. Severe hypotension and fetal distress following sublingual administration of nifedipine to a patient with severe pregnancy induced hypertension at 33 weeks. Br J Obstet Gynaecol,1993,100:959-961.

[21] Elatrous S,Nouira S,Ouanes Besbes L,et al. Short-term treatment of severe hypertension of pregnancy: prospective comparison of nicardipine and labetalol. Intensive Care Med,2002,28:1281-1286.

[22] Hanff LM,Vulto AG,Bartels PA,et al. Intravenous use of the calcium-channel blocker nicardipine as second-line treatment in severe,early-onset pre-eclamptic patients. J Hypertens,2005,23:2319-2326.

[23] Nooij LS,Visser S,Meuleman T,et al. The optimal treatment of severe hypertension in pregnancy:update of the role of nicardipine. Curr Pharm Biotechnol, 2014,15:64-69.

[24] Chobanian AV,Bakris GL,Black HR,et al. The Seventh Report of the Joint National Committee on Prevention,Detection,Evaluation,and Treatment of High Blood Pressure:the JNC 7 report. JAMA,2003,289: 2560-2572.

[25] Collins R,Yusuf S,Peto R. Overview of randomised trials of diuretics in pregnancy. Br Med J(Clin Res Ed),1985,290:17-23.

[26] Altman D,Carroli G,Duley L,et al. Do women with pre-eclampsia,and their babies,benefit from magnesium sulphate? The Magpie Trial:a randomised placebo-controlled trial. Lancet,2002,359:1877-1890.

9. 阻塞性睡眠呼吸暂停相关性高血压临床诊断和治疗

阻塞性睡眠呼吸暂停综合征（obstructive sleep apnea syndrome，OSA）是睡眠期间上呼吸道频繁的完全或部分塌陷导致的夜间打鼾、呼吸暂停、频繁觉醒和白天过度嗜睡等的一种综合征。临床中绝大多数OSA为阻塞性睡眠呼吸暂停低通气综合征（obstructive sleep apnea-hypopnea syndrome，OSAHS）。研究发现 OSA 所致低氧血症、高碳酸血症及睡眠片段化等病理机制可导致高血压、心血管疾病、卒中及多器官功能损害等，其中证据最充分的是 OSA 与高血压密切相关。

一、流行病学及 OSA 与高血压相关性资料

据 1993 年的 Wisconsin 睡眠队列研究，在 30～60 岁的中年人群中，有 4% 的男性及 2% 的女性患有OSA。但随后的研究发现，在高收入国家有 20% 的男性及 10% 的女性患有 OSA，患病率明显高于上述研究，其原因可能为肥胖患者的增加及 OSA 检测技术的改良。流行病学及临床研究证实 OSA 与高血压之间存在密切关系。研究发现高血压和 OSA 两个疾病有很高的共存性，30%～50% 的高血压患者同时存在OSA，而在 OSA 患者中，有 40%～60% 患者合并有高血压。最近一项西班牙的研究（1889 名参与者，平均12.2 年随访）发现，OSA 患者其患高血压的危险比明显升高，且独立于年龄与肥胖。而对于老年单纯收缩期高血压，OSA 则与其无明显相关。

二、危险因素及机制

（一）危险因素

1. 各种病因导致的上气道解剖或肌肉功能障碍 包括鼻腔阻塞（鼻中隔偏曲、鼻甲肥大、鼻息肉等），扁桃体肿大，软腭松弛，咽部疾病，舌体肥大，舌根后坠，上气道舒张肌功能障碍等。

2. 肥胖 体重指数（BMI）≥28 kg/m²，OSA 患病率明显增加，为正常 BMI 者的 10 倍。其机制可能为脂肪组织在上气道周围的堆积直接导致了气道塌陷。

3. 男性 男性患者明显多于女性。其机制尚不清楚，有研究发现男性气道较女性长，这导致气道塌

陷的概率高，可能为导致男性患者明显多的原因。

4. 年龄 成年后，随着年龄增长，患病率增加。可能出于随着年龄增长，气道胶原的丢失导致气道容易塌陷；年龄大导致睡眠唤醒阈值降低，过度换气导致低碳酸血症，使气道呼吸肌的舒张功能障碍导致气道塌陷。另外，年龄增长后，肺容积减少也是一个因素。

5. 种族及遗传因素 OSA 有一定的遗传背景，与颅面部解剖结构不同及肥胖发生率不同等有关。

6. 长期吸烟 确切的机制尚不清楚，可能与吸烟增加上气道感染，鼻塞，减少气道的感知和降低睡眠阈值等有关。

（二）OSA 引起高血压的机制

（1）交感神经兴奋性增强：OSA 夜间呼吸暂停可使交感神经兴奋，而交感神经会作用于肾上腺素受体，使心肌收缩力增强，心率加快，心排血量增加；交感神经兴奋还可致血液中儿茶酚胺浓度增高，从而使阻力小动脉收缩增强，甚至血管重构，外周血管阻力随之升高，最终导致 OSA 患者夜间及白天血压增高。

（2）肾素-血管紧张素-醛固酮系统（RAAS）激活：OSA 导致 RAAS 激活是另外一个潜在机制。RAAS 直接参与血压调节。血管紧张素Ⅱ可刺激醛固酮分泌，而醛固酮控制水及盐的代谢，致使水盐潴留，血压增高。

（3）内皮功能障碍、炎性介质及氧化应激：OSA 患者由于反复、短暂的缺氧-复氧，诱发炎性介质释放、氧化应激、血管活性物质释放，从而导致血管内皮受损。OSA 导致血压增高可能与内皮依赖性血管舒张功能障碍有关，而其中间媒介可能是一氧化氮（nitric oxide，NO）及氧化应激。研究发现长期间断缺氧，内源性血管内皮一氧化氮合成酶活性降低，循环中 NO 水平下降，而循环中 NO 水平下降可减弱血管舒张能力，从而使血压升高。

三、OSA 相关高血压的临床特点

1. 夜间高血压 患者表现为夜间睡眠及晨起血压明显升高，日间高血压或血压正常。24 h 动态血压监测示血压曲线为"非杓型"，甚至为"反杓型"，部分患者表现为单纯夜间高血压。

2. 难治性高血压　OSA 是导致难治性高血压的一个重要的病因,PedrOSA 对 125 例有继发性病因的难治性高血压患者进行筛查,发现 64％的患者合并 OSA。多种药物联合血压难以控制,血压的控制依赖于 OSA 的有效治疗。

3. 隐匿性高血压　OSA 患者中隐匿性高血压的发生率明显高于普通人群。有研究发现,在 OSA 人群中,有 30％的隐匿性高血压。

四、OSA 相关高血压的诊断及实验室检查

多导睡眠图监测(polysomnography,PSG)是诊断 OSA 的"金标准",20 世纪 70 年代以睡眠呼吸暂停指数(apnea index,AI)≥5 即可诊断 OSA。后来研究发现,睡眠低通气,也可起严重的低氧血产症及睡眠紊乱,其临床意义与呼吸暂停相同,因而现在以睡眠呼吸暂停低通气指数(apnea hypopnea index,AHI)诊断 OSA。据 ERS/ESH 的定义,呼吸暂停是指伴随上气道完全闭塞的阻塞性呼吸紊乱(鼻气流降低的幅度＞80％),且持续时间在 10 s 以上;低通气是指鼻气流比平稳呼吸时降低 20％～70％的阻塞性呼吸事件,持续时间 10 s 以上。AHI 是平均每小时呼吸暂停与低通气次数之和,是呼吸暂停严重程度的测量指标。目前以 AHI≥5/h 作为诊断 OSA 的标准,中年人群的患病率是 2％～7％。ERS/ESH 以 AHI 将 OSA 分为不同的严重程度,轻度 OSA:5～15/h,中度 OSA:15～30/h;重度 OSA:＞30/h。

据中国 OSA 相关性高血压临床诊治专家共识,OSA 诊断:主要根据病史、体征和 PSG 监测结果进行诊断。诊断标准是临床有典型的夜间睡眠打鼾伴呼吸暂停、日间嗜睡(ESS 评分≥9 分)等症状,查体可见上气道任何部位的狭窄及阻塞,AHI≥5/h 者。对于日间嗜睡不明显(ESS 评分≥9 分)者,AHI≥10/h 或者 AHI≥5/h,存在认知功能障碍、冠心病、脑血管疾病、糖尿病和失眠等 1 项或 1 项以上合并症者也可确立诊断。

OSA 相关性高血压的诊断:高血压同时合并有 OSA 时可以做出诊断。血压可以表现为持续的血压升高、清晨高血压或夜间高血压,或血压伴随呼吸暂停呈周期性的升高,或睡眠时血压的水平与呼吸暂停的发生、睡眠时相、低氧程度、呼吸暂停持续时间及针

对 OSA 的治疗效果有明显的相关性。

五、OSA 相关高血压的治疗

1. 病因治疗　可选用外科手术等方式解除引起上气道阻塞的各种病因。

2. 改变生活方式　减重,有研究显示减重 10％,AHI 可下降 26％;锻炼,锻炼理论上可助 OSA 患者恢复;有研究显示适度饮酒可降低 OSA 的严重程度;其他包括白天避免过于劳累、慎用镇静催眠药及其他可引起或加重 OSA 的药物、改仰卧位为侧位睡眠等。

3. 无创气道正压通气治疗(CPAP)　被认为是目前成人 OSA 疗效最为肯定的治疗方法,每晚坚持 5 h 以上的 CPAP 治疗能降低 OSA 患者的血压,临床观察发现以 CPAP 治疗 OSA 后,多数患者夜间血压下降并恢复为正常的"杓形",日间血压也有所下降,甚至降至正常,对重度 OSA 合并高血压患者尤为明显。

4. OSA 相关性高血压的药物治疗　目前仅有几项小规模的横断面研究比较过不同类型降压药物对 OSA 的作用,但证据力度明显不够。目前研究发现,血压下降能减少 OSA 的发生,但目前尚无证据表明有任何特殊的抗高血压药物能够直接减轻睡眠呼吸暂停的严重程度,药物治疗的研究相对较少,且样本量偏小,降压药物疗效目前还存在争议,降压药物种类的选择和具体目标水平尚缺乏相关证据,有待进一步研究证实。根据 OSA 的发病机制,推荐选用 RAS 抑制剂 ACEI/ARB,研究发现 ACEI 能明显降低患者 24 h 收缩压和舒张压,对睡眠各阶段均有降压作用,且有改善患者呼吸暂停及睡眠结构的作用,可降低 AHI,对纠正患者血压昼夜节律紊乱具有良好的影响。其次可选用 CCB,有一定的治疗作用,但对动眼睡眠期的血压无明显降低作用。不建议使用 β 受体阻滞药及可乐定,前者可诱发呼吸道痉挛加重缺氧,后者中枢抑制导致嗜睡加重。

六、小结

OSA 相关性高血压是临床上常见的病症,是长期被忽略的继发性高血压,也是难治性高血压的重要病因。及时明确诊断和有效治疗,可以明显地改善 OSA 患者的预后。

(许建忠)

参 考 文 献

[1] Jordan AS, McSharry DG, Malhotra A. Adult obstructive sleep apnoea. Lancet,2014,383;736-747.

[2] Young T, Palta M, Dempsey J, et al. The occurrence of sleep-disordered breathing among middle-aged a-

dults. N Engl J Med,1993,328:1230-1235.

[3] Young T,Peppard PE,Gottlieb DJ. Epidemiology of obstructive sleep apnea:a population health perspective. Am J Respir Crit Care Med, 2002, 165: 1217-1239.

[4] Konecny T,Kara T,Somers VK. Obstructive sleep apnea and hypertension:an update. Hypertension, 2014,63:203-209.

[5] Marin JM,Agusti A,Villar I,et al. Association between treated and untreated obstructive sleep apnea and risk of hypertension. JAMA, 2012, 307: 2169-2176.

[6] Cano-Pumarega I,Duran-Cantolla J,Aizpuru F,et al. Obstructive sleep apnea and systemic hypertension: longitudinal study in the general population:the Vitoria Sleep Cohort. Am J Respir Crit Care Med,2011, 184:1299-1304.

[7] Haas DC,Foster GL,Nieto FJ,et al. Age-dependent associations between sleep-disordered breathing and hypertension:importance of discriminating between systolic/diastolic hypertension and isolated systolic hypertension in the Sleep Heart Health Study. Circulation,2005,111:614-621.

[8] Kapur VK. Obstructive sleep apnea:diagnosis,epidemiology, and economics. Respir Care, 2010, 55: 1155-1167.

[9] Schwartz AR,Patil SP,Laffan AM,et al. Obesity and obstructive sleep apnea:pathogenic mechanisms and therapeutic approaches. Proc Am Thorac Soc,2008,5: 185-192.

[10] Malhotra A,Huang Y,Fogel RB,et al. The male predisposition to pharyngeal collapse:importance of airway length. Am J Respir Crit Care Med, 2002, 166: 1388-1395.

[11] Edwards BA,O'Driscoll DM,Ali A,et al. Aging and sleep:physiology and pathophysiology. Semin Respir Crit Care Med,2010,31:618-633.

[12] Abboud F,Kumar R. Obstructive sleep apnea and insight into mechanisms of sympathetic overactivity. J Clin Invest,2014,124:1454-1457.

[13] Dudenbostel T,Calhoun DA. Resistant hypertension, obstructive sleep apnoea and aldosterone. J Hum Hypertens,2012,26:281-287.

[14] Drager LF,Polotsky VY,Lorenzi-Filho G. Obstructive sleep apnea:an emerging risk factor for atherosclerosis. Chest,2011,140:534-542.

[15] Pedrosa RP,Drager LF,Gonzaga CC,et al. Obstructive sleep apnea:the most common secondary cause of hypertension associated with resistant hypertension. Hypertension,2011,58:811-817.

[16] Alajmi M,Mulgrew AT,Fox J,et al. Impact of continuous positive airway pressure therapy on blood pressure in patients with obstructive sleep apnea hypopnea:a meta-analysis of randomized controlled trials. Lung,2007,185:67-72.

[17] Ohkubo T,Kikuya M,Metoki H,et al. Prognosis of " masked" hypertension and "white-coat" hypertension detected by 24-h ambulatory blood pressure monitoring 10-year follow-up from the Ohasama study. J Am Coll Cardiol,2005,46:508-515.

[18] Baguet JP,Levy P,Barone-Rochette G,et al. Masked hypertension in obstructive sleep apnea syndrome. J Hypertens,2008,26:885-892.

[19] Kushida CA,Littner MR,Morgenthaler T,et al. Practice parameters for the indications for polysomnography and related procedures:an update for 2005. Sleep, 2005,28:499-521.

[20] Parati G,Lombardi C,Hedner J,et al. Position paper on the management of patients with obstructive sleep apnea and hypertension:joint recommendations by the European Society of Hypertension,by the European Respiratory Society and by the members of European COST (COoperation in Scientific and Technological research)ACTION B26 on obstructive sleep apnea. J Hypertens,2012,30:633-646.

[21] 阻塞性睡眠呼吸暂停相关性高血压临床诊断和治疗专家共识,中国呼吸与危重监护杂志,2013,9(12) 5.

[22] Peppard PE,Young T,Palta M,et al. Longitudinal study of moderate weight change and sleep-disordered breathing. JAMA,2000,284:3015-3021.

[23] Barbe F,Duran-Cantolla J,Capote F,et al. Long-term effect of continuous positive airway pressure in hypertensive patients with sleep apnea. Am J Respir Crit Care Med,2010,181:718-726.

[24] Bazzano LA,Khan Z,Reynolds K,He J. Effect of nocturnal nasal continuous positive airway pressure on blood pressure in obstructive sleep apnea. Hypertension,2007,50:417-423.

[25] Ziegler MG,Milic M,Sun P. Antihypertensive therapy for patients with obstructive sleep apnea. Curr Opin Nephrol Hypertens,2011,20:50-55.

[26] Grote L,Wutkewicz K,Knaack L,et al. Association between blood pressure reduction with antihypertensive treatment and sleep apnea activity. Am J Hypertens,2000,13:1280-1287.

10. 心血管疾病的康复治疗

心脏康复是涉及医学评价、处方运动、危险因素矫正、教育、咨询和行为干预的综合长期程序。1964年，世界卫生组织（WHO）最早明确定义心脏康复："心脏康复是使心血管病患者获得最佳体力、精神及社会状况的活动综合，从而使患者通过自己的努力能够在社会上重新恢复尽可能正常的位置，并能自主生活。"这一定义实际上已经包含了现代二级预防的概念，即通过减少危险因素延缓疾病进展和减少心血管事件。而后40余年间，二级预防逐渐融入心脏康复，而心脏康复也拓展成为广义二级预防的一部分。心脏康复的对象涵盖了急性心肌梗死、稳定型心绞痛、经皮冠状动脉介入术后、心力衰竭、起搏器置入术后、心脏移植术后及心脏外科术后（如瓣膜修补术/置换术）等诸多领域。

心脏康复/二级预防项目的主要内容包括如下。

(1)患者评价。

(2)营养咨询。

(3)血脂管理。

(4)高血压管理。

(5)戒烟。

(6)体重管理。

(7)糖尿病管理。

(8)社会心理学管理。

(9)体力活动咨询。

(10)运动训练。

一、患者评价

(一)评估

1. 病史　应该回顾多种诊断，包括以下各项：心血管病（包括现有的冠状动脉疾病）；既往心肌梗死、血管成形术、心脏手术、心绞痛、高血压；肺疾病，包括哮喘、肺气肿、支气管炎；脑血管病，包括卒中；糖尿病；外周动脉疾病；贫血、静脉炎或栓塞；癌症；妊娠；骨骼肌营养不良、神经肌肉和关节疾病；骨质疏松症；情绪紊乱和进食障碍；心血管病症状，动脉粥样硬化疾病发展的危险因素，药物治疗及依从性。

2. 体格检查　包括生命体征，心肺检查，体重、身高、体重指数、腰臀比值、脐水平腰围；术后伤口部位，关节、神经肌肉检查；对于冠状动脉旁路移植术或经皮冠状动脉成形术后的患者，应检查胸部和腿部的伤口及血管周围区域，提供桥血管区域的情况。

3. 检测　静息心电图，心肺功能，血脂、血糖，使用标化量表（评价症状、生活质量等）。

(二)干预

撰写书面记录，能够反映患者评估状况，包括一份详尽的重点降低危险和促进康复的患者治疗计划；积极与患者和初级保健人员沟通、交流该计划。

(三)预期效果

制定和实施短期（数周或数个月）和长期（数年）目标和策略，减少致残和心血管病后遗症的危险；通过随访量表所反映的有益变化，来识别生活质量的改善；项目结束后完成一个书面的患者结果总结，提供给患者及初级和转诊机构的医务人员。这份书面总结应该指明需要进一步干预和监测的特殊范围。

二、营养咨询

(一)评估

估计每日总热量摄入和膳食脂肪、饱和脂肪酸、胆固醇、钠盐和其他营养素的含量；评价饮食习惯，包括用餐次数、快餐、外出就餐次数和酒精摄入量；评定营养干预的目标范围，如主要内容中概括的超重、高血压和糖尿病，还有心力衰竭、肾病和其他共存疾病。

(二)手段干预

制定个体化的膳食调整处方（表6-8）；教育患者及其家属有关膳食目标的情况和如何达到，并提供咨询服务；在咨询中将改变行为模式和依从性策略结合起来。

(三)预期效果

患者坚持营养处方，理解有关膳食热量、饱和脂肪酸、胆固醇和其他营养素的基本原则；设立适当的计划以解决饮食行为问题。

表 6-8　2000 年修改的 AHA 美国健康成人膳食指南

1. 健康饮食模式
   每天摄入 5 份或更多单位的蔬菜和水果
   每天摄入 6 份或更多单位的各种谷类食物,包括全麦
2. 健康体重
   能量摄入和需要对等
   体力活动的水平要等于或超过能量摄入
3. 合理的血脂谱
   限制摄入饱和脂肪酸、反式脂肪酸和胆固醇
   选择摄入谷类食物、鱼、蔬菜、豆类和坚果
4. 正常血压
   限制盐(氯化钠)和酒精摄入
   保持健康的体重
   保持以蔬菜、水果和低脂牛奶为主的膳食模式

三、血脂管理

(一)评估

测量空腹总胆固醇(TC)、高密度脂蛋白胆固醇(HDL-C)、低密度脂蛋白胆固醇(LDL-C)和三酰甘油(TG),对于血脂水平异常的患者,应取得其详细病史包括影响血脂水平的饮食、药物和(或)其他因素(如有无糖尿病、甲状腺功能低下、肾病综合征及阻塞性肝病等);评价目前的治疗和依从性;住院治疗后 4～6 周,开始时,或改变调脂药物治疗后 2 个月复查血脂指标。

(二)干预手段

对 LDL-C≥100 mg/dl 的患者提供有关营养和体重管理的咨询,对 LDL-C＞130 mg/dl 的患者考虑加用药物治疗;提供干预措施使 HDL-C 水平升至＞35 mg/dl,包括运动、戒烟和有针对性的药物治疗;提供干预措施使 TG 降低到＜200 mg/dl,包括营养咨询、控制体重、运动、适量饮酒、药物治疗;与初级保健人员合作,提供和(或)监控药物治疗。

(三)预期效果

1. 短期效果　连续评估和调整干预措施直至 LDL-C＜100 mg/dl。
2. 长期效果　LDL-C＜100 mg/dl 的次要目标包括 HDL-C＞35 mg/dl 和 TG ＜200 mg/dl。

四、高血压管理

(一)评价方法

测量不同日静息血压≥2 次;评估最近的治疗情况和依从性。

(二)干预手段

如果患者收缩压为 130～139 mmHg 或舒张压为 85～89 mmHg:提供改变生活方式的方法,包括运动、控制体重、适度限制钠盐摄入、控制饮酒和戒烟;对合并心力衰竭、糖尿病或肾衰竭的患者给予药物治疗。

如果患者收缩压≥140 mmHg 或舒张压≥90 mmHg:给予改变生活方式的方法和药物治疗;与初级保健人员合作,提供和(或)监控药物治疗。

(三)预期效果

1. 短期效果　连续评估和调整干预措施直至收缩压＜130 mmHg 和舒张压＜85 mmHg。
2. 长期效果　收缩压＜130 mmHg 和舒张压＜85 mmHg。

五、戒烟

(一)评估

记录吸烟的状况:不吸烟、曾经吸烟或当前吸烟(因为复吸率高,包括近 6 个月内的戒烟患者),明确吸烟量(包/d)和吸烟持续时间(年数),评估使用雪茄、烟斗、咀嚼烟草及吸二手烟的情况;评估社会心理学等混淆因素。

如果吸烟者在前 6 个月已经考虑戒烟,通过询问,决定做好戒烟的准备:如果仍未打算戒烟(反思前期),要坚持劝说,让其有戒烟的想法,并计划将来回访时再次询问其戒烟打算;如有戒烟打算(沉思期),进入以下干预程序。

如果吸烟者正在戒烟:在戒烟的前 2 周,每一次的随访都要观察目前的状态,其后定期回访至少维持 6 个月。

(二)干预手段

当肯定做好了改变的准备,要帮助吸烟者确立一个戒烟日,并选择适当的治疗策略(准备)。

1. 最低限度 由工作人员进行个体化的宣教和咨询服务,发给辅助自学资料;鼓励医生、工作人员和家庭成员给予支持;预防复吸。

2. 理想状况 由小组和(或)用个体咨询的方式,提供正式的戒烟项目;如有需要,与初级保健医生合作,给予药物支持;通过回访或电话联系的方式至少随访6~12个月。

(三)预期效果

1. 短期效果 以患者已开始表达戒烟决定,证明已经做好改变的准备(思考期)而未决定戒烟的具体日子(准备阶段);随后,患者将放弃吸烟和使用一切烟草产品(行动期);对所开药物治疗依从;执行推荐的方法;一旦复吸尽快重新开始戒烟计划。

2. 长期效果 戒烟之日起12个月时达到完全禁绝吸烟和使用烟草产品。

六、体重管理

(一)评估

测量体重、身高和腰围,计算 BMI。

(二)干预手段

对 BMI >25 kg/m² 和(或)腰围男性>102 cm(40 英寸)、女性>88 cm(35 英寸)的患者:制定合理的短期和长期体重控制目标,要个体化并兼顾危险因素[如以每周减少 $0.45\sim0.9$ kg(1~2 磅)的速率在大约 6 个月内至少减重 10%];制定一个结合饮食、运动和行为改变的方案,以减少总热量摄入,保持摄入合理比例的营养素和纤维,并增加热量的消耗;每天的热量负平衡目标为 $500\sim1000$ kcal。

(三)预期效果

1. 短期效果 不断评估和调整干预措施使体重逐渐下降。如未达标,可转入到确实有效的专业减肥项目。

2. 长期效果 为达到既定的体重目标坚持饮食控制和运动计划。

七、糖尿病管理

(一)评估

通过早期病史检出糖尿病患者。记录药物的类型、剂量用法;血糖监测的类型和频率;低血糖反应病史。对所有患者测量空腹血糖(FBG),对糖尿病患者还要测量糖化血红蛋白 HbA1c 以便监测治疗。

(二)干预手段

制定控制饮食和体重的治疗方案,包括运动、口服降糖药物、胰岛素治疗和其他危险因素的理想控制。与初级卫生保健者合作,提供和(或)监测药物治疗每次运动前后监测血糖水平。指导患者如何认识和治疗运动后低血糖。当血糖$\geqslant300$ mg/dl 时,限制或禁止做运动。建议 FBG >110 mg/dl 而未知晓患有糖尿病的患者做进一步评估和治疗。

(三)预期效果

把 FBG 降至正常水平($80\sim110$ mg/dl 或 HbA$_1$c <7.0),尽量减少糖尿病并发症,并控制合并的肥胖、高血压(血压$<130/85$ mmHg)和血脂异常。

八、社会心理学管理

(一)评估

采用面谈和标准化测量方法,识别临床上表现明显的抑郁、焦虑、愤怒或敌意等心理疾病,社会孤立感,性功能障碍/失调和滥用酒精或精神调理药物。

(二)干预手段

以单独和(或)小组的方式,提供关于如何适应冠心病和心理压力的治疗以及向健康生活方式转变的宣教和咨询。并尽可能把家庭成员和重要的相关人员也包括在内;开发有利于康复的环境和社会资源,以提高患者及其家属的社会支持水平;传授和支持自助方法;与初级卫生保健工作者协调一致,让有明显临床表现的心理疾病患者到相应的精神卫生专家那里做进一步的评价和治疗。

(三)预期效果

取得预示心理健康的证据,没有明显心理疾病的临床表现、社会孤立感和药物依赖。证实有自制力去改变不健康行为;掌握放松和其他压力管理技能;获得有效社会支持的能力;顺从精神调理药物治疗(如医生开有处方的);减少或放弃酒精、烟草、咖啡因及其他非处方的影响心理状态的药物。如果存在重大的心理问题,应制订一份持续治疗方案。

九、体力活动咨询

(一)评估

评估现有的体力活动水平,并确定在家务、职业和娱乐休闲方面的体力活动需要;询问与年龄、性别和日常生活相关的活动,包括驾车、性生活及能产生积极作用的社会支持。

(二)干预手段

在初次评估和随访中,提供关于体力活动量的建议、支持和咨询服务;制订适合个体需求的运动计划;提供宣传资料;对于从事重体力劳动工作的患者可考虑进行模拟工作测试。确立目标以增加体力活动,包括每周5 d，每天30 min的中等体力活动；探索如何设法将增加的活动量结合到日常生活中（如把车停泊在离入口更远一些的位置，上楼时步行2段或更多段的楼梯，午饭休息时间步行15 min）。建议采用影响小的有氧运动以尽量减少受伤危险；推荐通过数周时间逐渐增加活动强度。

（三）预期效果

增加家庭、职业和娱乐方面的活动参与度；改善心理健康，减缓压力，促进功能性的独立，预防残疾，提高自我保健的机会从而达到推荐的目标。

十、运动训练

（一）评估

参加运动前做运动试验（或其他标准的运动耐量测量法），临床条件有变化时要重复做。试验应包括评价心率、心律、体征、症状、ST段变化和运动耐量。

（二）干预手段

在考虑评估结果、危险分层、患者情况、项目的目标和可利用资源的基础上，制定书面的个体化运动处方，开展有氧运动和阻力训练。运动处方应明确频度（F）、强度（I）、持续时间（D）和运动形式（M）。

有氧健身运动：$F = 3 \sim 5$ d/周，$I =$ 运动耐量的$50\% \sim 80\%$，$D = 30 \sim 60$ min，$M =$ 步行、跑步机、骑单车、划船、爬楼梯、手臂测力计等；

阻力训练：$F = 2 \sim 3$ d/周，$I =$ 每个肌群做$8 \sim 15$ 次最大重复值（肌群最大重复值指某一肌群在疲劳前重复举起负荷的最大次数），$D = 1 \sim 3$ 套包含$8 \sim 10$ 个不同的上身和下身的运动项目（$20 \sim 30$ min），$M =$ 弹力带、腕/手负重器、哑铃、杠铃、滑轮或举重器。

每次运动内容包括热身运动、放松运动和柔韧性运动。常规或在患者条件许可时进行更新运动计划。构建门诊或家庭运动的项目是可取的，必要时可以包括心电图监测。运动项目的针对性目标为每周热量消耗最至少1000 kcal（4186 kJ）。

（三）预期效果

作为心脏康复/二级预防总项目的组成要素之一，运动有助于降低心血管病危险和改善整个预后；通过增强肌肉的耐力和强度、身体的柔韧性、体重管理来改善功能，可改善对体能挑战的症状和生理性反应，有助于改变各种各样的不健康行为和社会心理特征；患者在运动中掌握安全性问题。

心脏康复项目能够有效开展患者教育，提高患者对治疗目标的理解、了解药物知识、调整患者治疗性生活方式干预措施，强化家庭及其他社会支持，从而使患者能够长期依从疾病治疗方案。同时由专业的医护人员对患者进行康复指导，使心脏康复训练有效安全的实行并普及，将能够减少心血管疾病复发，改善患者生理及心理状态，提高生存质量，使更多的患者获益。

（倪靖炜）

参 考 文 献

[1] Hammill BG，Curtis LH，Schulman KA，et al. Relationship between cardiac rehabilitation and long-term risks of death and myocardial infarction among elderly Medicare beneficiaries. Circulation，2010，121：63-70.

[2] Goel K，Lennon RJ，Tilbury RT，et al. Impact of cardiac rehabilitation on mortality and cardiovascular events after percutaneous coronary intervention in the community. Circulation，2011，123：2344-2352.

[3] Niebauer J，Hambrecht R，Velich T，et al. Attenuated progression of coronary artery disease after 6 years of multifactorial risk intervention：role of physical exercise. Circulation，1997，96：2534-2341.

[4] Austin J，Williams R，Ross L，et al. Randomised controlled trial of cardiac rehabilitation in elderly patients with heart failure. Eur J Heart Fail，2005，7：411-417.

[5] Stewart KJ，Badenhop D，Brubaker PH，et al. Cardiac rehabilitation following percutaneous revascularization，heart transplant，heart valve surgery，and for

chronic heart failure. Chest，2003，123：2104-2111.

[6] Chien KL，Chen PC，Hsu HC，et al. Habitual sleep duration and insomnia and the risk of cardiovascular events and all-cause death：report from a community-based cohort. Sleep，2010，33：177-184.

[7] 世界卫生组织烟草或健康合作中心，中国疾病预防控制中心控烟办公室，中国控制吸烟协会医院控烟专业委员会. 中国临床戒烟指南（2007年版，试行本）. 国际呼吸杂志，2008，28：961-970.

[8] Mittag O，Kolenda KD，Nordman KJ，et al. Return to work after myocardial infarction/coronary artery bypass grafting：patients' and physicians' initial viewpoints and outcome 12 months later. Soc Sci Med，2001，52：1441-1450.

[9] Medical director responsibilities for outpatient cardiac rehabilitation/secondary prevention programs：2012 update：a statement for health care professionals from the American Association of Cardiovascular and Pul-

monary Rehabilitation and the American Heart Association. King M, Bittner V, Josephson R, et al. Circulation, 2012, 126: 2535-2543.

[10] Scrutinio D, Temporelli PL, Passantino A, Giannuzzi P. Long-term secondary prevention programs after cardiac rehabilitation for the reduction of future cardiovascular events: focus on regular physical activity. Future Cardiol, 2009, 5: 297-314.